JN223685

見える！できる！

気管挿管
Tracheal Intubation

写真・イラスト・動画でわかる
手技のコツ

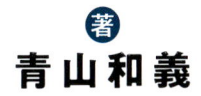

著

青山和義

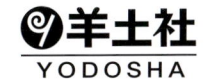
羊土社
YODOSHA

序

　本書の前身である『ビジュアル基本手技シリーズ　必ずうまくいく！気管挿管』は，**臨床研修医，若手医師，医学生，そして看護師，救急救命士，その他メディカルスタッフ**を対象に，気管挿管を初めて学ぶひとのために，**初歩の初歩から解説したわかりやすい本**を目指して誕生しました．本書もこの目的は同じです．初心者が気管挿管，気道管理を効率よく学べるように，またそれを指導する立場の先生が補助として利用できるように，**多くの写真，イラスト，表**を使用した解説も継承しています．

　2004年の初版からは15年，2009年の改訂版からは10年が経過し，この間気管挿管，気道管理の分野でも大きな変化がありました．新しい気管挿管用器具である，**ビデオ喉頭鏡**の出現，普及はその１つです．当初，困難症例に使用されていたビデオ喉頭鏡は，一般的にも使用されるようになり，将来的にはおそらく主要器具となるでしょう．そこで本書では，今現在も多く使用されている従来のマッキントッシュ喉頭鏡に加えて，本邦で代表的なビデオ喉頭鏡である，マックグラス喉頭鏡，エアウェイスコープについて解説しました．

　ビデオ喉頭鏡により喉頭の観察，そして気管挿管は容易になりました．しかし，その成否には患者の安全・生命がかかっています．器具への精通，使用方法，使用のポイント，注意点を知らずに成功はありえません．本書ではこれらを，「**鉄則**」「**Tips**」「**注意**」として詳しく解説しました．「**鉄則**」は，器具が変わっても，気管挿管を行うにあたり守るべき普遍的な原則をまとめたものです．

　また近年，気道管理に関する多くの**ガイドライン**が策定され，気道管理の概念がエビデンスを基にまとめられています．本書では，「日本麻酔科学会　気道管理ガイドライン 2014」，「人工呼吸器離脱に関する 3 学会合同プロトコル」，「日本呼吸療法医学会　気管吸引ガイドライン 2013」，「DAS（英国困難気道学会）抜管ガイドライン」を積極的に取り入れ，解説に加えました．

　前版から好評であった気道管理全般に関連する多くの動画は**Web動画**に進化し，スマートフォン，タブレット端末などによりどこでも視聴可能となりました．ビデオ喉頭鏡，挿管の介助など，新たなコンテンツも追加しました．これらは，見るだけで自分自身の経験を深め，静止画のみでは伝わりにくいニュアンスの理解に役立ちます．ぜひ視聴いただきたいと思います．

　初版から本書まで写真・動画の撮影ならびに掲載に関して，ご理解と同意をいただいた患者の皆様には，心より感謝を申し上げます．制作，撮影に協力していただいた北九州総合病院麻酔科，手術室スタッフの皆様，そして私にこれまで多くの御指導をいただいた先生方に感謝します．本書の編集にあたり，辛抱強い支援をいただいた羊土社の溝井レナさん，その他制作スタッフのご尽力に感謝します．そして初版から15年もの間，ご利用，ご支持いただいた読者の皆様にも心から感謝申し上げます．

　今後も引き続き，本書が気管挿管，気道管理を学ぶ人，指導する人の手助けとなり，患者の救命，安全へと貢献できれば，著者としてこれ以上の幸せはありません．

2019年 1 月

青山和義

初版の序

　本書の目的は，気管挿管を初めて学ぶ人に，その基礎，器具の準備，手技の実践的手順とポイントを理解してもらうことです．『**とにかくわかりやすく**』を心がけ，多くの実際のカラー写真，イラストを用いました．卒後研修で気管挿管を初めて学ぶ**研修医の先生はもちろん，若手医師，医学生，そして看護師，救急救命士等パラメディカルの方々**も，気管挿管を学びたいと考えている人すべてを対象にしています．

　気道管理のゴールドスタンダードである気管挿管は，すべての医師が習得すべき手技です．私もこれまで多くの若い先生方を指導してきましたが，時間的制約が大きく，なかなか満足のいく成果が得られず，もっと効率よく学べる方法はないかと模索してきました．また，彼（彼女）らにいつも，『気管挿管の本』はありませんかと尋ねられます．多くの優れた気道管理の教科書はすでにありますが，それらは分量も多く，高価で，専門的な教科書です．そして，気管挿管そのものに関しては，わずか数頁に簡単にまとめられています．そこで，気管挿管について基礎の**基礎からわかりやすく解説した，気軽に読める手引き書**を作ろうと，本書の製作を思い立ちました．

　今年度（2004年度）は，新医師臨床研修制度が始まる年でもあります．医師として必要な基本的臨床能力の習得，経験が求められ，これにはもちろん気管挿管も含まれています．これまでは数ヵ月から年単位で，麻酔科に専従，ローテーションして，気管挿管を学んでいましたが，これからはわずか2〜3ヵ月というきわめて短い間に学ばなければなりません．ただし，気管挿管は安易に学べるものではありません．あらゆる手技がそうであるように，『**気管挿管を何例か成功したことがある**』のと，『**本当に理解し，できること**』**とは全く別**だからです．本当に気管挿管ができる人は，気管挿管の限界と，困難な時の対策を理解しています．短期間で気管挿管を教えることに反対される麻酔科の先生もいます．中途半端な知識と技術による不適切な気道管理は，瞬時にして患者さんの生命を危険に陥れるからです．しかし，多くの緊急の現場で気道管理が患者管理の第一歩である以上，我々は気管挿管の難しさ，恐ろしさも含めて，教育すべきなのでしょう．ただこのように短期間での教育は，学ぶ研修医の先生方にも，教える指導医の先生方にも大変大きな負担となります．

　本書は，忙しくて時間がない人でも，どこからでもすぐに読めるように，**各項目の解説を1〜3頁ぐらいにコンパクト**にまとめ，項目の終わりには**最低限覚えてほしいポイント，注意**をまとめてあります．各解説は，気管挿管の現場を初めて見る人でもわかりやすいように，**カラー写真，イラストを中心**にしました．これらの図は，**実際の臨床の現場の雰囲気が伝わり，見るだけで自分自身の経験とすることができる**と思います．またそれらは，私自身が指導する際に，こんな写真があれば，こんなイラストがあれば，と考えてきたものです．それらは学ぶ側，指導する側，双方の負担を軽減するのに役立つのではないかと思います．

　本書の製作にあたり，まず最初に，手術前という大変不安と緊張の強い中にもかかわらず，本書の主旨を理解し，気管挿管時の写真撮影および本への掲載を快く同意してくださった，患者様に心

から感謝申し上げます．また，同僚の麻酔科医である安永悦子先生の献身的な協力に，門司労災病院手術室の皆さんの多くのご助力に，そして新日鐵八幡記念病院麻酔科の竹中伊知郎，門屋辰男両先生のご指導に，心から感謝致します．最後に，相当な数の写真を美しくまとめてくださった羊土社の久本容子さん，杉田真以子さん，他スタッフの皆様に感謝します．

　本書が，気管挿管を学ぶ方，また指導される方々のお役に，少しでも立てれば幸いに思います．

2004年5月

青山和義

動画視聴ページのご案内

動画について

本書内で（Movie §0-0）マークのある稿では，本文に対応した動画を視聴することができます．

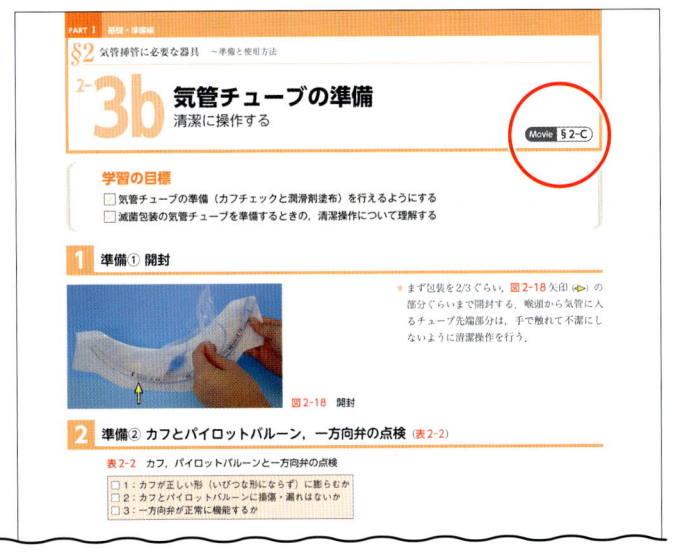

下記の方法でアクセスいただけます

利用手順

1 **羊土社ホームページ**にアクセス（下記URL入力または「羊土社」で検索）

https://www.yodosha.co.jp/

2 **[書籍・雑誌購入特典 利用・登録] ページに移動**
羊土社ホームページのトップページに入り口がございます

3 **書籍・雑誌購入特典等の利用・登録** 欄に下記コードをご入力ください

コード： **lzv** - **tuok** - **dedd** ※すべて半角アルファベット小文字

4 **本書特典ページへのリンクが表示されます**
※ 羊土社会員の登録が必要です．2回目以降のご利用の際はコード入力は不要です
※ 羊土社会員の詳細につきましては，羊土社HPをご覧ください

※付録特典サービスは，予告なく休止または中止することがございます．本サービスの提供情報は羊土社HPをご参照ください．

見える!できる! 気管挿管

写真・イラスト・動画でわかる手技のコツ

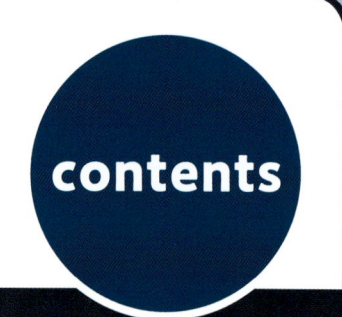

contents

PART I　基礎・準備編

§1　気管挿管のための基礎知識

§2　気管挿管に必要な器具　～準備と使用方法

MEMO

1 口腔・咽頭・喉頭の解剖

Movie §1-A

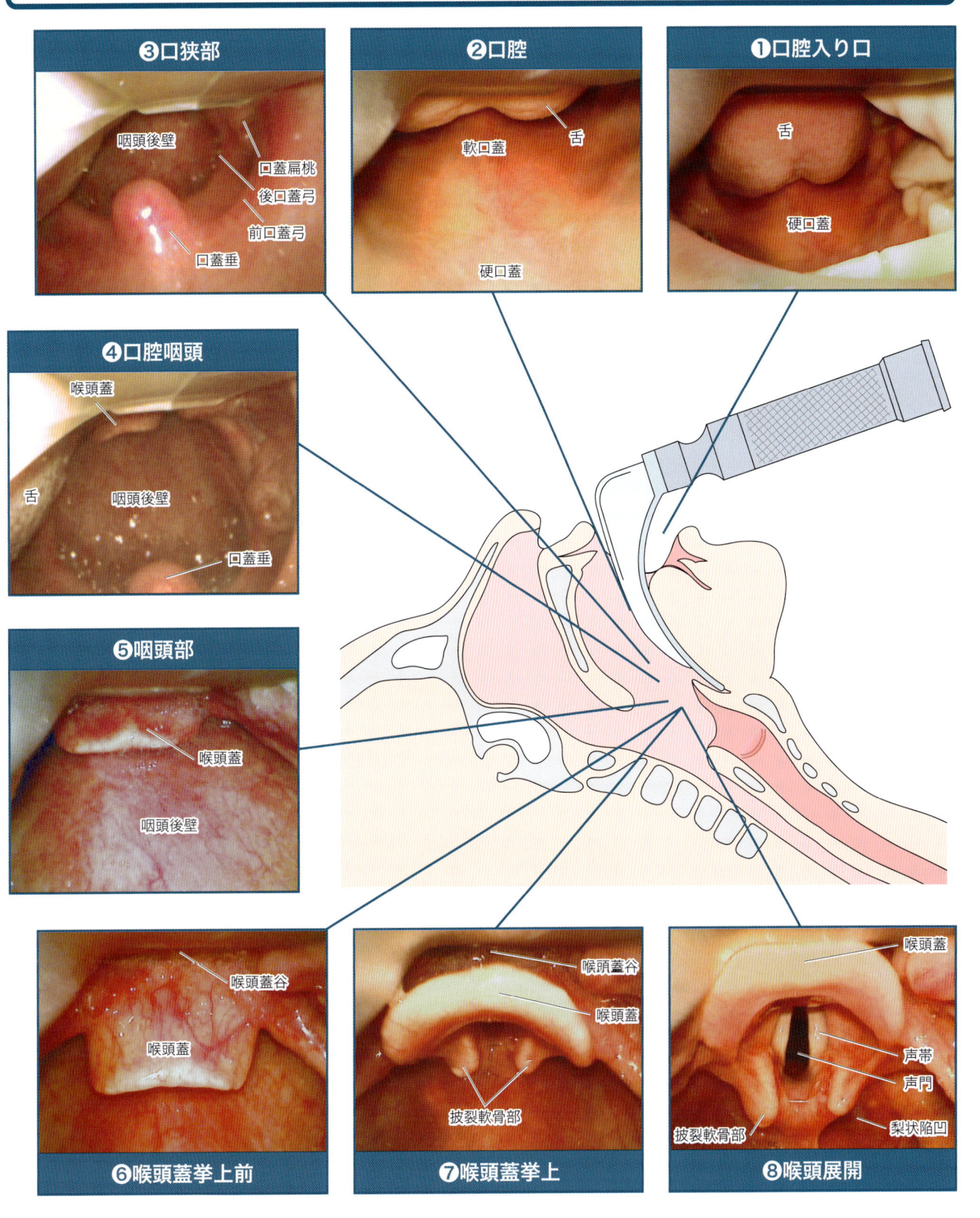

❸口狭部

咽頭後壁
口蓋扁桃
後口蓋弓
前口蓋弓
口蓋垂

❷口腔

軟口蓋
舌
硬口蓋

❶口腔入り口

舌
硬口蓋

❹口腔咽頭

喉頭蓋
舌
咽頭後壁
口蓋垂

❺咽頭部

喉頭蓋
咽頭後壁

❻喉頭蓋挙上前

喉頭蓋谷
喉頭蓋

❼喉頭蓋挙上

喉頭蓋谷
喉頭蓋
披裂軟骨部

❽喉頭展開

喉頭蓋
声帯
声門
披裂軟骨部
梨状陥凹

13

2 マッキントッシュ喉頭鏡

§5参照➡p112〜

Movie §5-A〜

喉頭鏡の口腔内挿入準備	喉頭鏡の口腔内挿入	ブレードの口腔内進行	ブレードを舌根部・喉頭蓋谷へ

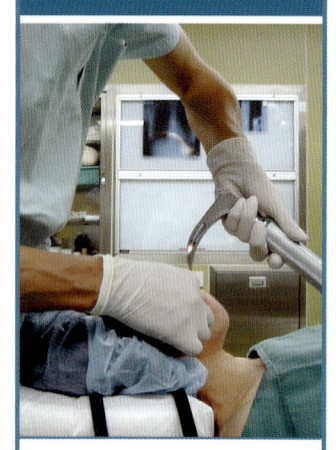

口腔直上

真下
挿入目標

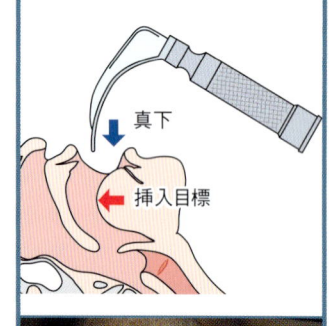

咽頭後壁
口蓋垂

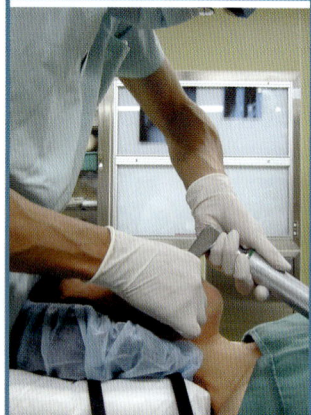

舌体部

① 舌体部
② 舌根

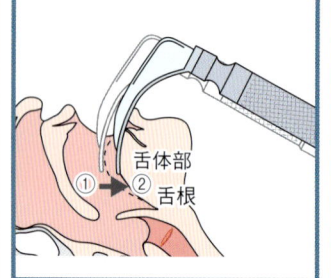

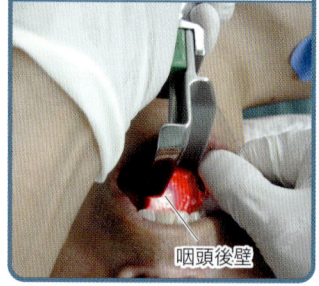

咽頭後壁

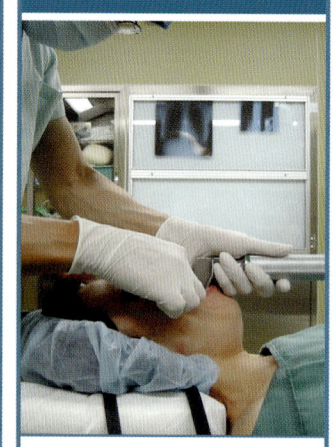

舌根部

舌の左側
舌根
喉頭蓋谷

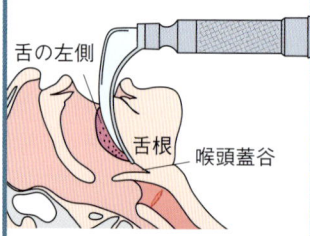

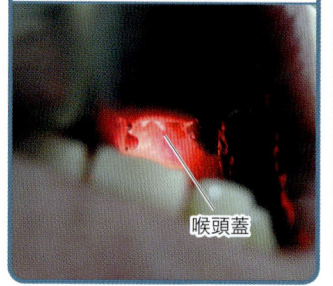

喉頭蓋

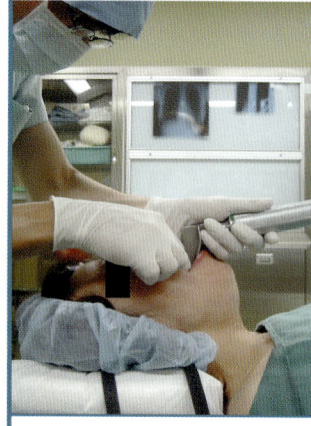

舌根部〜喉頭蓋谷

舌根
喉頭蓋谷

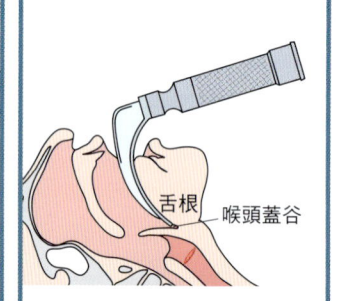

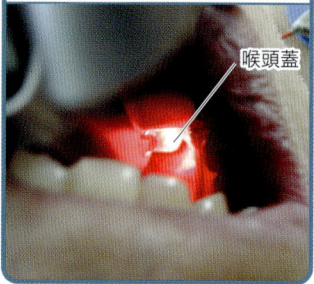

喉頭蓋

喉頭展開	チューブの口腔内挿入	チューブの喉頭への進行	気管挿管

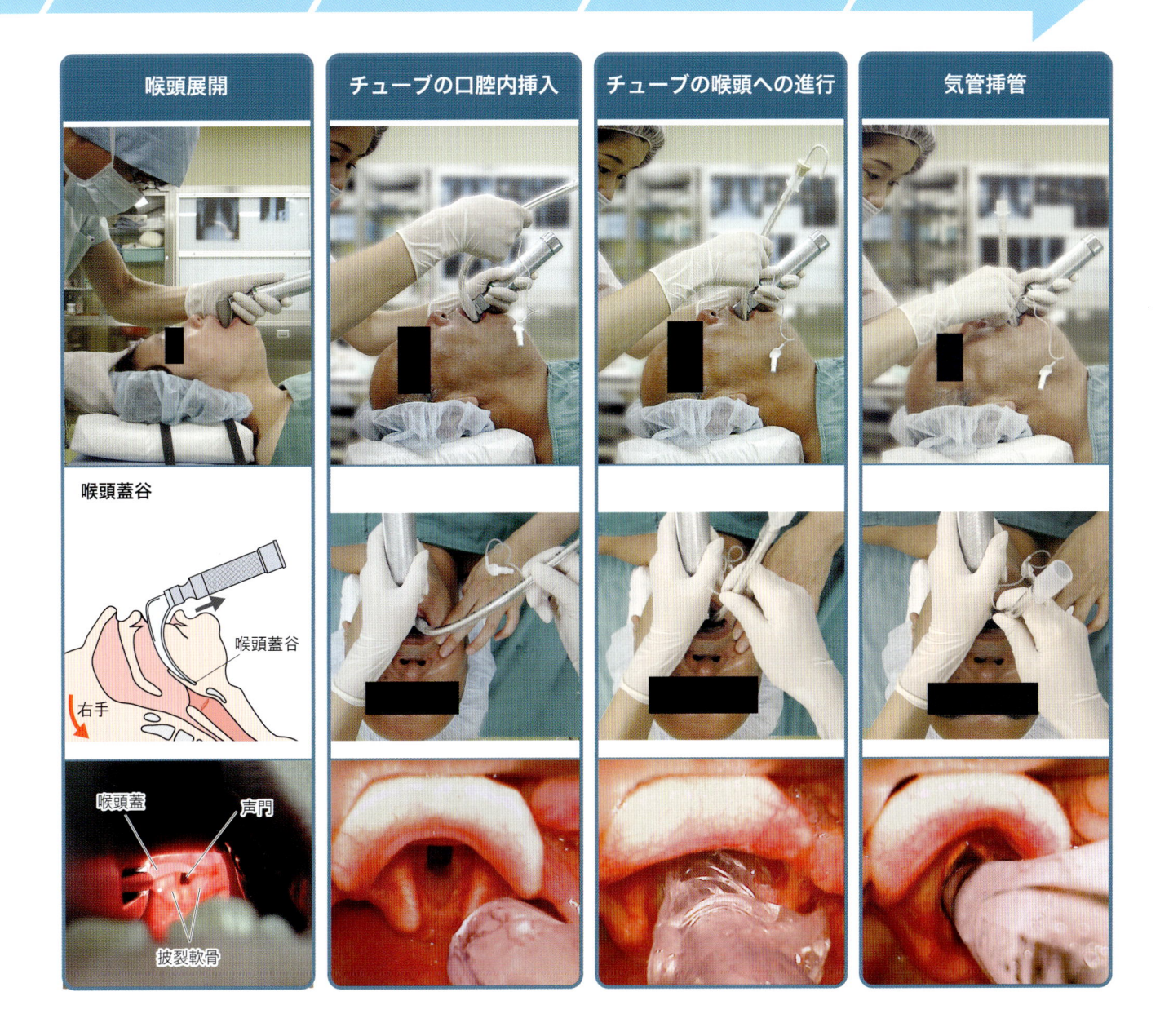

喉頭蓋谷

喉頭蓋谷

右手

喉頭蓋　声門

披裂軟骨

3 マックグラス喉頭鏡

§6参照➡p173〜

Movie §6-B・C

ブレードの挿入準備	ブレードの口腔内挿入	ブレードの口腔内進行

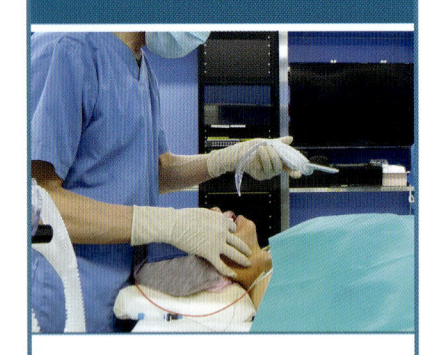

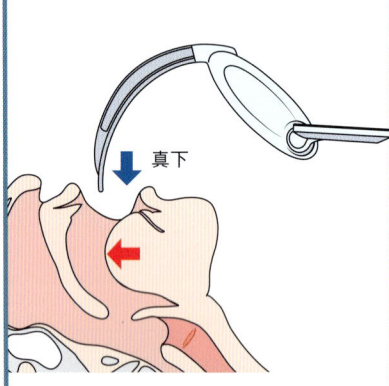

真下

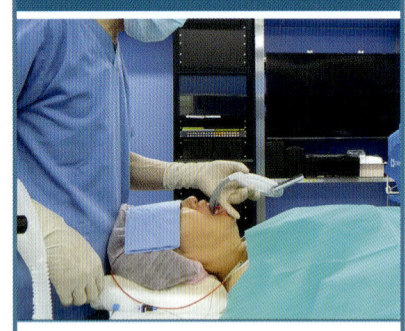

舌体部
① ② 舌根

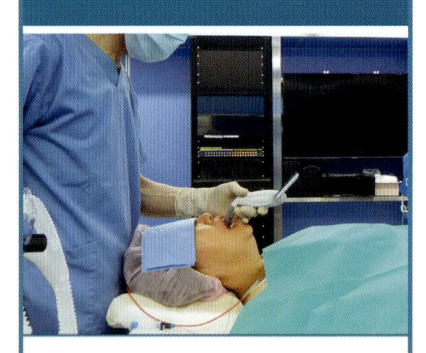

舌の左側

舌根 喉頭蓋谷

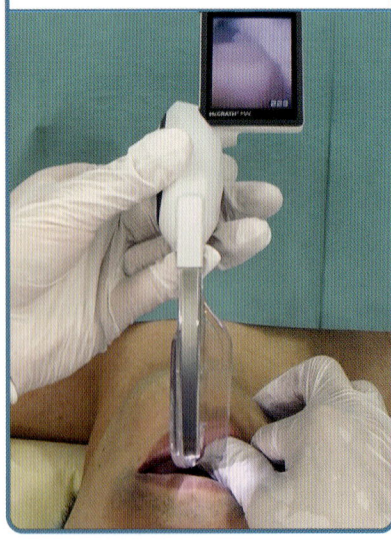

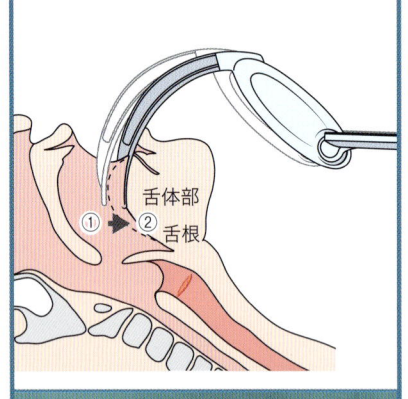

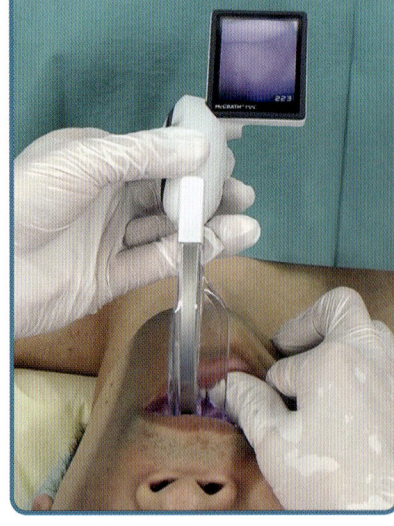

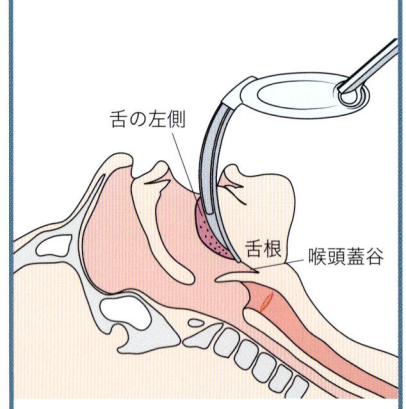

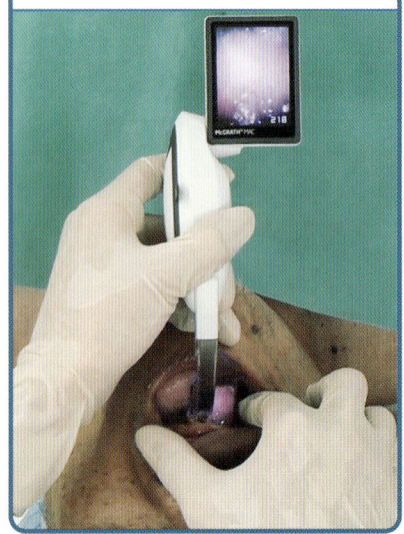

ブレードを舌根部・咽頭蓋谷へ

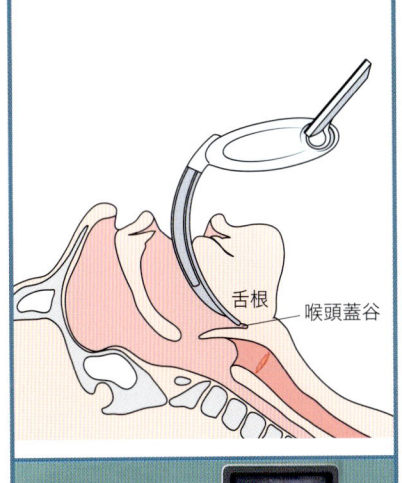

舌根
喉頭蓋谷

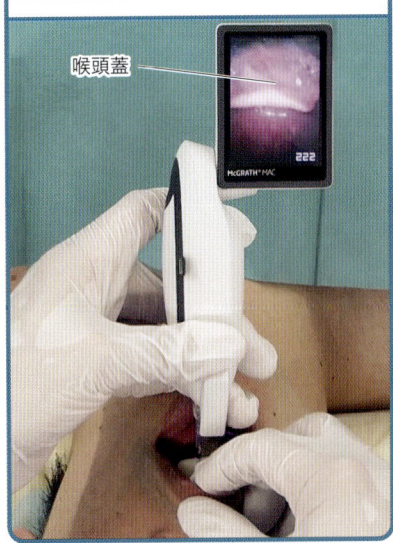

喉頭蓋

喉頭展開

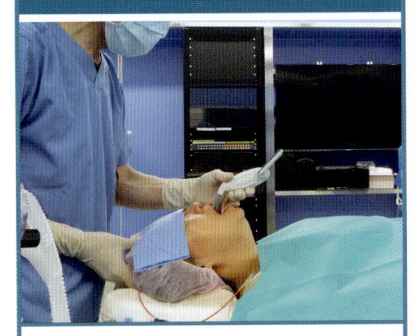

喉頭蓋谷

右手

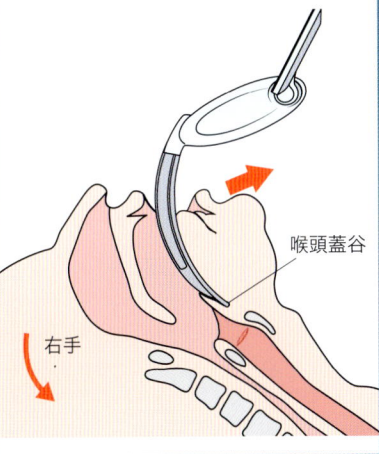

喉頭蓋
披裂軟骨部
声門

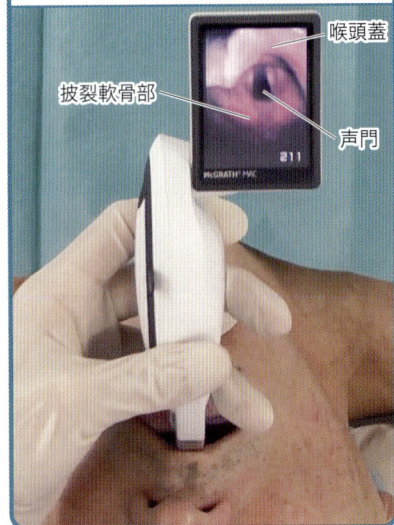

気管チューブの口腔内への挿入

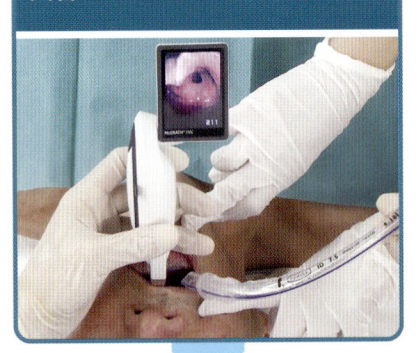

気管チューブの進行

気管チューブ

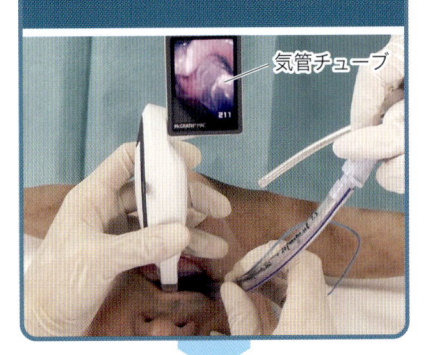

気管挿管

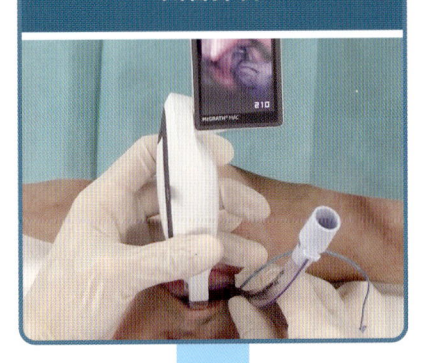

17

4 エアウェイスコープ

§7参照➡p199〜
Movie §7-B〜D

イントロックの口腔内挿入

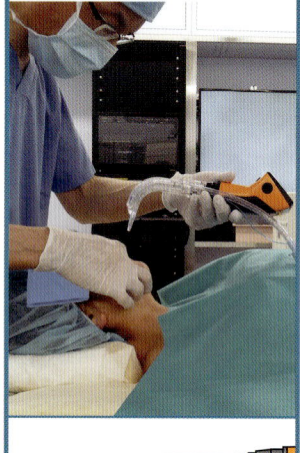

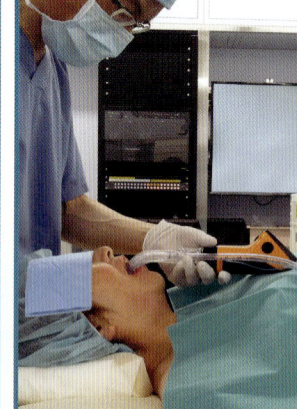

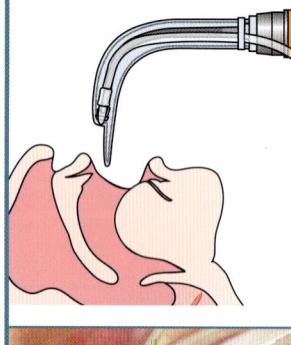

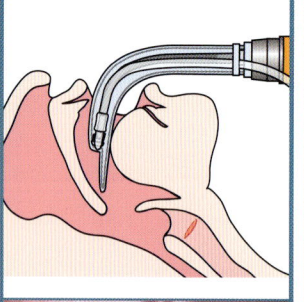

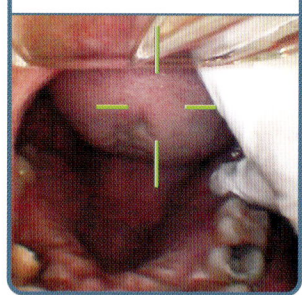

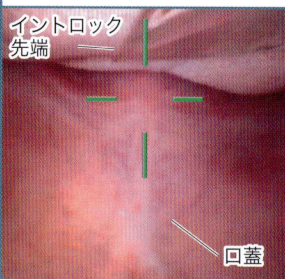

イントロック
先端

口蓋

イントロックの口腔内進行（スコープの回転）

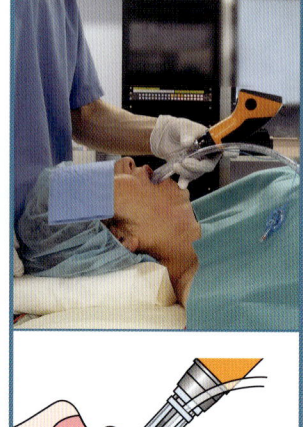

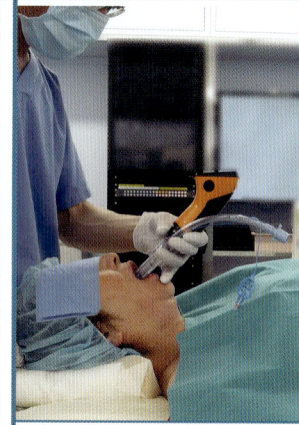

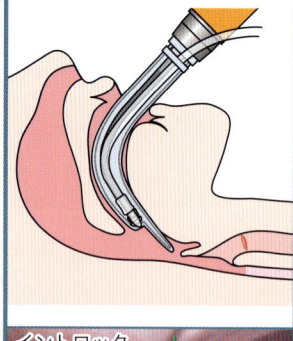

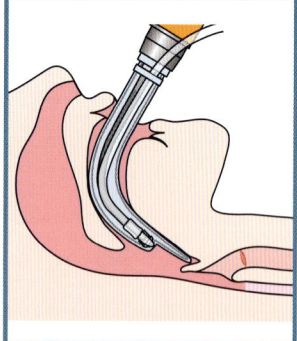

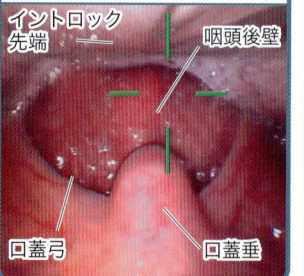

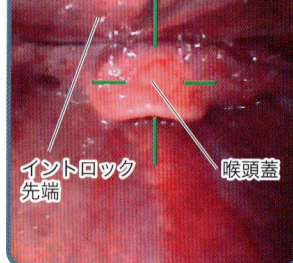

イントロック
先端

咽頭後壁

口蓋弓

口蓋垂

イントロック
先端

喉頭蓋

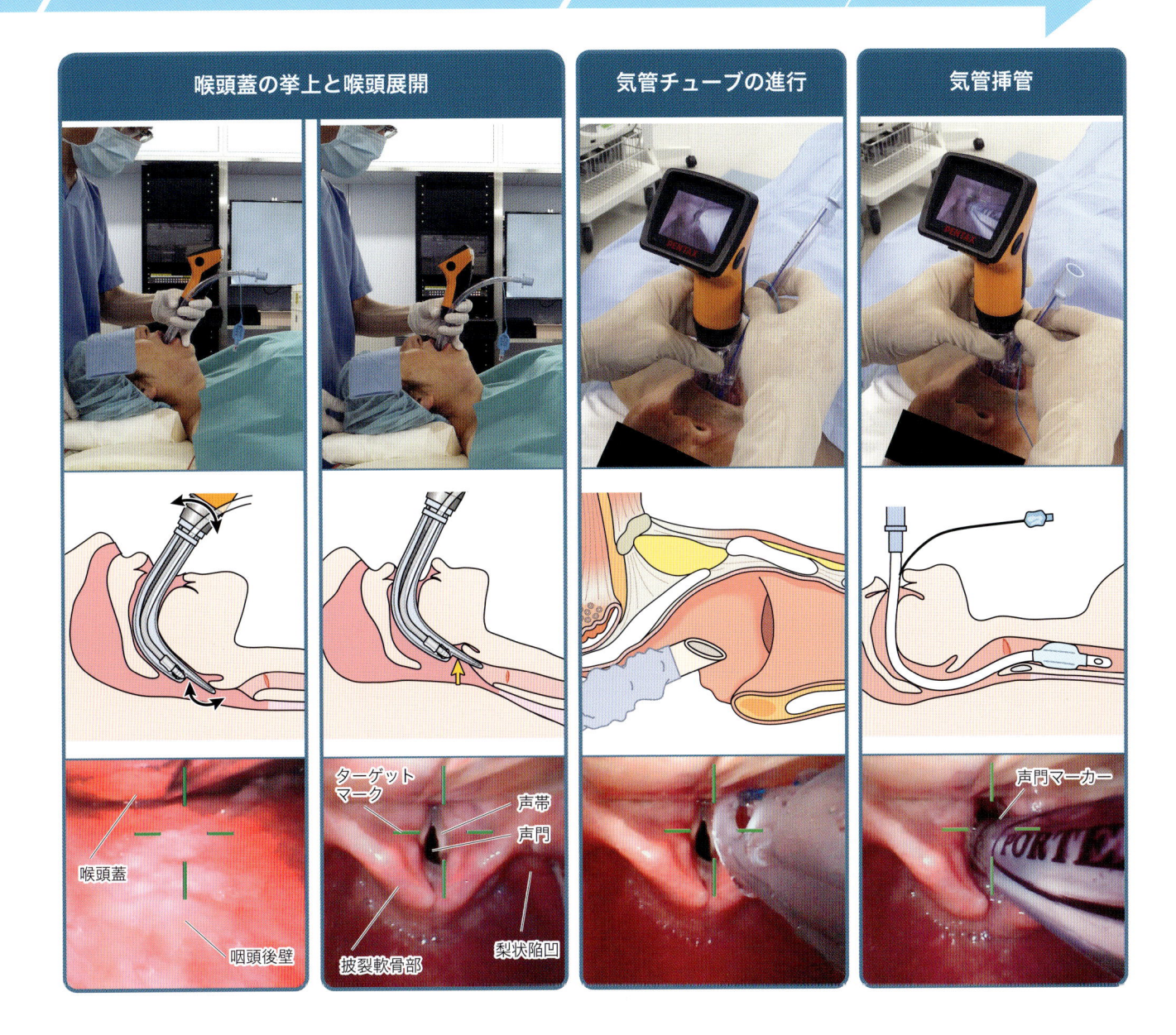

喉頭蓋の挙上と喉頭展開	気管チューブの進行	気管挿管

喉頭蓋

咽頭後壁

ターゲットマーク

声帯

声門

披裂軟骨部

梨状陥凹

声門マーカー

気管挿管：手技の鉄則

気管挿管の鉄則		マッキントッシュ喉頭鏡		マックグラス喉頭鏡	エアウェイスコープ
		§5		§6-2	§7-2
鉄則❶ 気管挿管は，スニッフィング・ポジションで行う		§5-2	p.113	p.173	
鉄則❷ 気管挿管の操作前には必ず酸素化を行う		§5-3	p.115	p.174	p.200
鉄則❸ 喉頭鏡挿入前には，十分に，適切に開口する		§5-4	p.117	p.174	p.200
鉄則❹ 喉頭鏡ブレードは，舌の右側に挿入する		§5-7a	p.124	p.175	
鉄則❺ 喉頭鏡の正しい進行により，舌は自然に右から左へよけられる		§5-7b	p.128	p.177	
鉄則❻ 喉頭蓋は超重要目印！ 喉頭蓋を必ず観察する		§5-7c	p.132	p.179	p.202
鉄則❼ 喉頭蓋を挙上するためには，ブレード先端を最適位置に置く		§5-8a	p.134	p.180	p.203
鉄則❽ 歯をてこの支点として喉頭鏡を操作しない		§5-8a	p.135	p.181	p.205
鉄則❾ 喉頭の視野が悪い場合には，外部喉頭圧迫を行い，視野を改善させる		§5-8c	p.140	p.183	
鉄則❿ チューブは右口角から口腔内へ挿入する		§5-9a	p.143	p.184	
鉄則⓫ チューブが声門を通過した直後に，スタイレットは抜去する		§5-9c	p.147	p.185	
鉄則⓬ 気管挿管であることを確認する		§5-10	p.154	p.187	p.206
鉄則⓭ さまざまな機器を使用して気管挿管を確認する		§5-11	p.158	p.187	p.206

基礎・準備編

§1 気管挿管のための基礎知識

1-1 気管挿管とは？
なぜ気管挿管が必要なのか

学習の目標
- [x] 気道，気道閉塞，気道確保，気道管理について理解する
- [x] 気道確保方法の１つである気管挿管について理解する

1 気道 ～気道閉塞と気道確保，気道管理とは

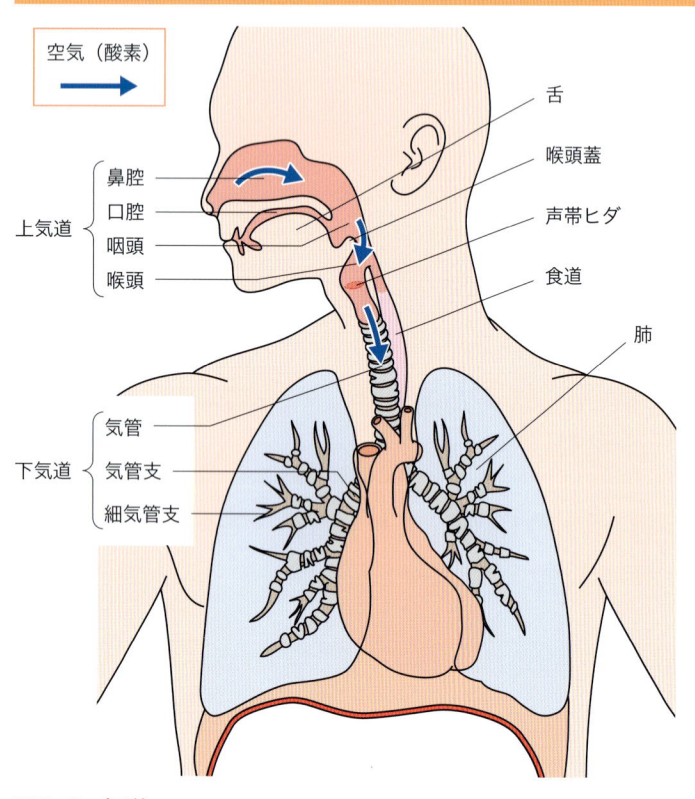

空気（酸素）

舌
喉頭蓋
声帯ヒダ
食道
肺

上気道 ─ 鼻腔／口腔／咽頭／喉頭

下気道 ─ 気管／気管支／細気管支

図1-1 気道

- 人間は，**気道**（上気道・下気道）という通り道を経て，空気中の酸素を肺へと取り込んでいる（**図1-1**）．気道は正常では開通しているが，さまざまな病態（心肺停止，意識障害，ショック状態，多発外傷，浮腫，腫瘍，異物など）や薬剤（全身麻酔薬・鎮静薬）により閉塞する．これを**気道閉塞**（**図1-2A**）という．
- **気道閉塞**（**図1-2A**）が起こると空気（酸素）の通り道が閉塞し，肺に酸素が取り込めなくなるため，生命が危険となる．
- **気道確保**とは，閉塞した気道を何らかの手段で開通した状態に保ち，空気・酸素の通り道（肺におけるガス交換の経路）を確保することをいう．
- **気道管理**とは，「気道が開通した適切な状態を確保し維持するために，さまざまな手段を施すこと」である．

2 気道管理は患者管理の第一歩

- 医師の第一使命は患者の生命の安全確保である．生命維持のために最も重要なものは酸素であり，わずか5分の酸素の途絶で脳は不可逆性の機能障害に陥る．
- 酸素の通り道である気道が閉塞すれば，生命に危機が迫る．気道開通を維持することは，生命維持管理の第一歩である．気道管理は，心肺蘇生のABCのAであり，患者管理の第一歩である．

3 気管挿管とは

● さまざまな原因で気道閉塞（図1-2A）が起こった場合，気道の開通維持すなわち気道確保が必要になる．また，呼吸不全，心不全などの多くの病態で，人工呼吸，陽圧換気が必要になる．このような場合，口腔または鼻腔から，咽頭・喉頭を経て，気管までチューブ（管）を通し，気道を開通した状態に保ち（気道確保），人工呼吸を行える状態にすることが**気管挿管**である（図1-2B）．

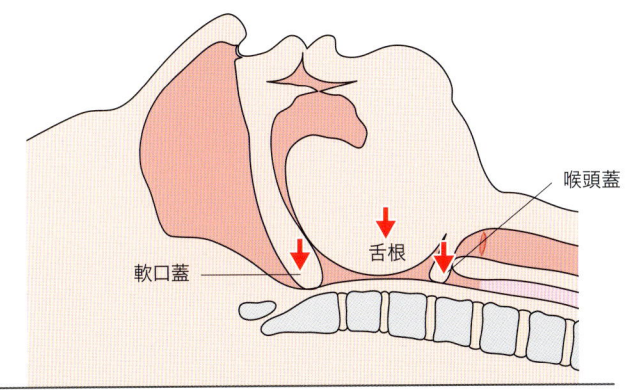

図1-2A　気道閉塞

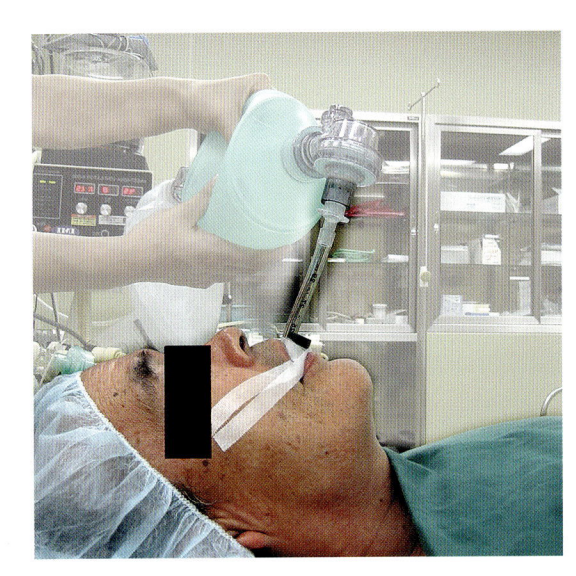

図1-2B　気管挿管による気道確保

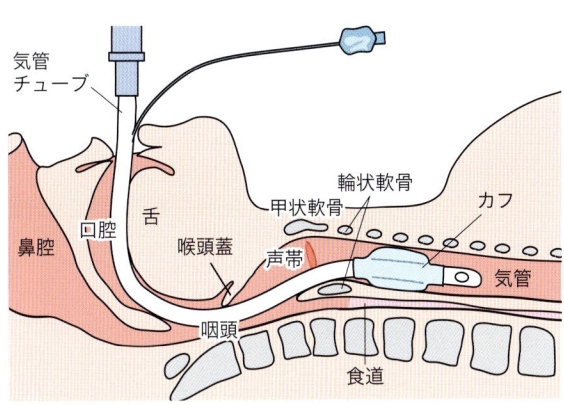

4 気道管理における気管挿管の位置付け

● 気道管理は多岐にわたり，さまざまな手段・方法がある（表1-1）．気道管理の主役である気道確保の4本柱は，「①用手的気道確保とバッグマスク換気」「②気管挿管」「③声門上器具」「④外科的気道確保」である（図1-3）．

● 「①用手的気道確保とバッグマスク換気」「②気管挿管」は有効，かつ最もよく行われる気道確保の方法であり，すべての医師が習得しなければならない，患者管理の第一歩である．これらは，医師臨床研修制度の中でも『臨床研修の到達目標』の経験すべき診察法・検査・手技に含まれている．

表1-1 気道管理の種類

気道管理の種類			管理の具体的内容	解説セクション
A) 気道の監視と上気道閉塞の診断			・上気道開通の確認 ・上気道閉塞の有無，程度（部分上気道閉塞，完全上気道閉塞）の診断	§3-2・3
B) 自発呼吸下の気道管理と酸素投与（軽度上気道閉塞の管理）			①酸素投与（鼻カニューレ，単純酸素マスク，リザーバー付き酸素マスク）	§3-1
			②用手的気道確保（頭位調節）	§3-4
			③経鼻エアウェイ挿入	§3-4
			④非侵襲的陽圧換気療法（NPPV※1）	(MEMO→①→p30)
C) 気道確保	C1. 気道評価（気道確保困難の予測）		・マスク換気困難，気管挿管困難，声門上器具（SGD※2）使用困難，外科的気道確保困難の予測	§4-3
	C2. 気道確保の実施（4本柱：図1-3）	①用手的気道確保とバッグマスク換気		§3-4・5
		②気管挿管		§5〜§10
		③声門上器具（SGD※2）		§11
		④外科的気道確保		§12
	C3. 気道確保の確認		①身体診察による確認（視診，聴診）②機器を使用した確認	§5-10・11
	C4. 気道確保困難対策		・気道管理ガイドライン ・困難気道対策ガイドライン	§12
D) 気道の清浄化			・気道内吸引 ・気管吸引 ・気管支ファイバースコープによる吸引	§8-2
E) 気道の保護（誤嚥の予防）			・胃内容充満の評価 ・胃内容減圧（胃管挿入） ・気管と消化管の分離（気管挿管） ・迅速導入（RSI）※3	§1-2, §4-8, §8-1
F) 抜管			・抜管リスクの評価 ・抜管基準の確認 ・気管チューブ抜去と抜管後の管理	§10
G) 特殊な気道管理			・ダブルルーメンチューブ，気管支ブロッカーの管理 ・気管チューブ交換	

※1 NPPV：noninvasive positive pressure ventilation（非侵襲的陽圧換気療法），※2 SGD：supraglottic airway device（声門上器具）
※3 RSI：rapid sequence induction（迅速導入）

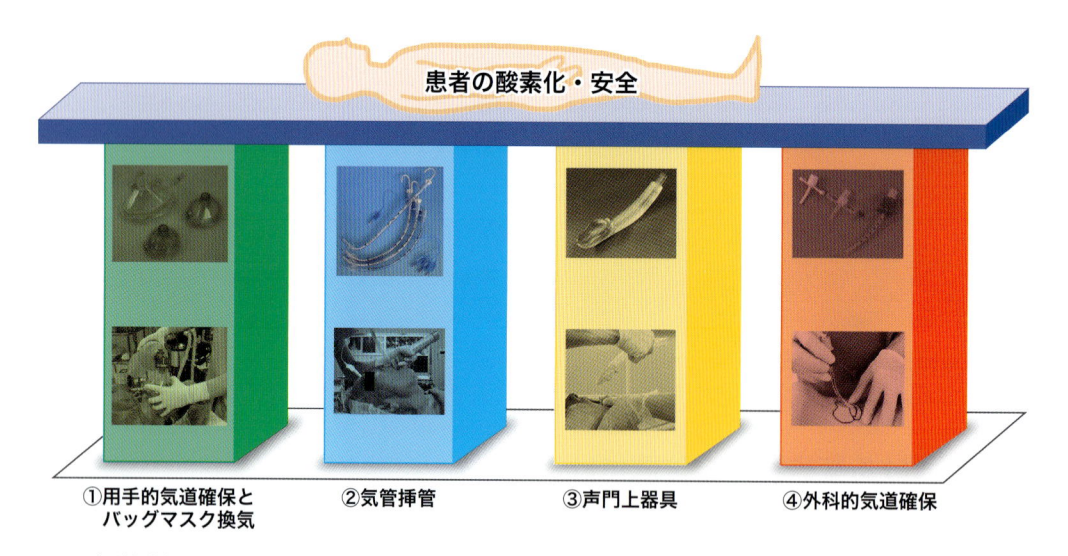

患者の酸素化・安全

①用手的気道確保と　　②気管挿管　　　　③声門上器具　　　④外科的気道確保
バッグマスク換気

図1-3 気道確保の4本柱

ポイント
1) 気管挿管は，現在では最も確実で，最もよく行われる気道確保の方法である
2) 気管挿管は，医師臨床研修制度の中でも『臨床研修の到達目標』に含まれている

1-2 気管挿管の目的と機能
気管挿管は何のために？

学習の目標

☑ 気管挿管および気道管理の2つの究極の目的（表1-2）について理解する
☑ 究極の目的を達成するための，気管挿管の4つの機能（表1-3）について理解する

表1-2　気管挿管，気道管理の究極の目的

①酸素化の確保
②換気による二酸化炭素―酸塩基平衡の維持

表1-3　気管挿管の機能

①上気道開通の確保
②人工呼吸・陽圧換気の実施
③気道・肺の保護
④気道・肺の清浄化

1 目的① 酸素化の確保　～生命維持（重要臓器機能維持，細胞生命維持）のために

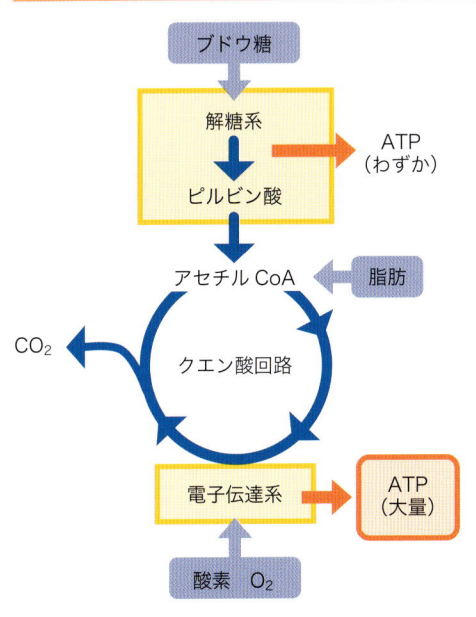

図1-4　酸素を利用したエネルギー産生
概略図．生化学・生理学の教科書参照

- 人間の各組織を形成している細胞は，酸素とブドウ糖・脂肪（ときにタンパク質）を利用して，**ATP（アデノシン三リン酸）**というエネルギーを作り出している（**図1-4**）．酸素は，呼吸により気道から肺，肺胞へと取り入れられ，循環により末梢組織の細胞内へと運ばれ，エネルギー（ATP）の産生に利用される．細胞はこのATPを利用して生きているため，生命維持のためには酸素が必要不可欠である．

- 低酸素血症から組織の酸素不足に陥ると（低酸素血症性低酸素症），細胞はエネルギーを産生できなくなり死滅する．脳，心臓などの重要臓器の細胞が活動できなくなると，人間は死に至る．

- **気管挿管により気道を確保し，人工呼吸により酸素を供給し，細胞生命の維持を計ることが，気管挿管の最も大きな目的である．**

2 目的② 換気による二酸化炭素ー酸塩基平衡の維持

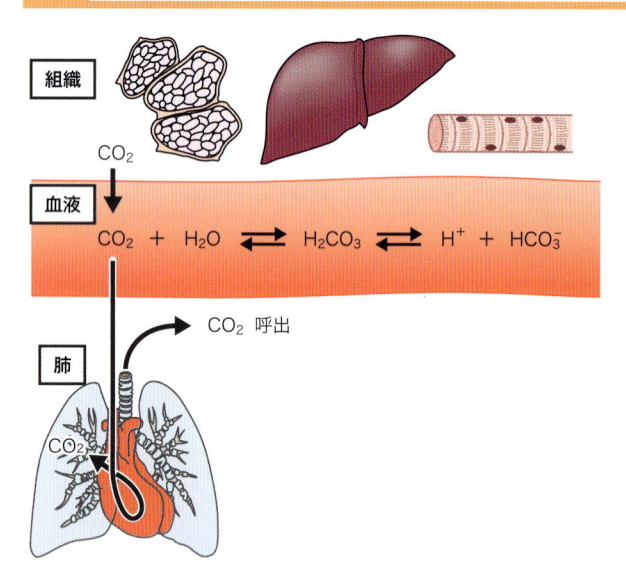

図1-5　換気による二酸化炭素の排泄
概略図. 生化学・生理学の教科書参照

- 各細胞において，酸素を利用してATPを作り出す過程で二酸化炭素も産出される（**図1-4**）．二酸化炭素は，各組織からさまざまな形〔重炭酸イオン（HCO_3^-），カルバミノ化合物，溶存二酸化炭素など〕で血液中を運ばれ，換気（肺内の気体と大気との入れ替え）により肺から（一部腎臓から）体外へと排出される（**図1-5**）．
- 呼吸状態が悪くなり，肺から二酸化炭素が排出されないと（高二酸化炭素血症），体内に水素イオン（H^+）すなわち酸が蓄積され（**呼吸性アシドーシス**），酸血症（アシデミア）に至る．細胞がエネルギーを作り出す過程（**図1-4**）で重要な働きをする細胞内の酵素の活性は，H^+濃度により変化する．酸が細胞内に蓄積した状態では，酵素の働きは悪くなり，エネルギー（ATP）不足になる．
- 気管挿管を行い，**人工呼吸により二酸化炭素を体外に適切に排出し，酸塩基平衡を維持すること**も気管挿管の重要な目的の1つである．

3 機能① 上気道開通の確保

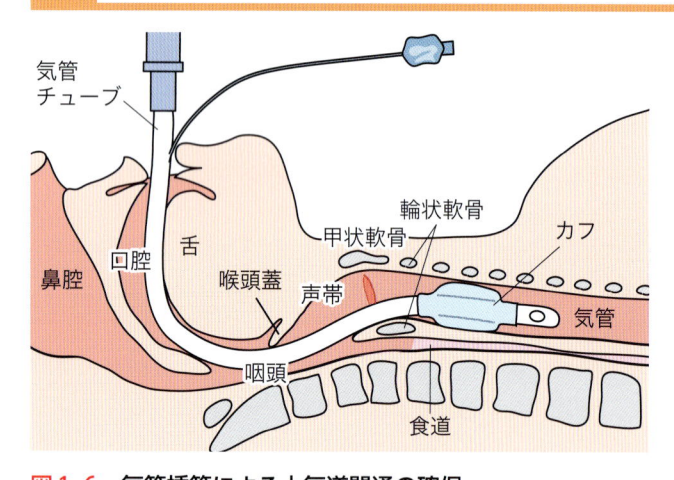

図1-6　気管挿管による上気道開通の確保

- 病態や薬剤により上気道が閉塞すると（上気道閉塞，**図1-2A**），肺へ酸素（空気）を送ることができなくなり，低酸素血症から組織の酸素不足（低酸素症）に陥る．また気道閉塞が起こると，換気による肺からの二酸化炭素の排出は低下し，高二酸化炭素血症から酸血症（アシデミア）に至る．
- 気管挿管により上気道閉塞を防止し（**図1-6**），肺におけるガス交換（酸素化と換気）の経路を確保することにより，**気道閉塞による低酸素血症および高二酸化炭素血症を防止すること**が可能となる．

4 機能②：人工呼吸・陽圧換気の実施

● 重症の肺疾患・心疾患では，低酸素血症，高二酸化炭素血症を伴った**急性呼吸不全**を引き起こし，生命に危険が及ぶ．人工呼吸による陽圧換気（PEEP：呼気終末陽圧，CPAP：持続的気道内陽圧を含む）と高濃度酸素の投与により，低酸素血症を改善できる．また人工呼吸による肺の換気（空気・酸素の入れ替え）により，高二酸化炭素血症を改善し，酸塩基平衡を維持することも可能となる．

● このような人工呼吸管理において，気管挿管により人工呼吸器と気管・肺とを直接接続することにより（**図1-7**），換気圧・換気量，および気道内・肺内の陽圧の程度を適切に調節することが可能となる．

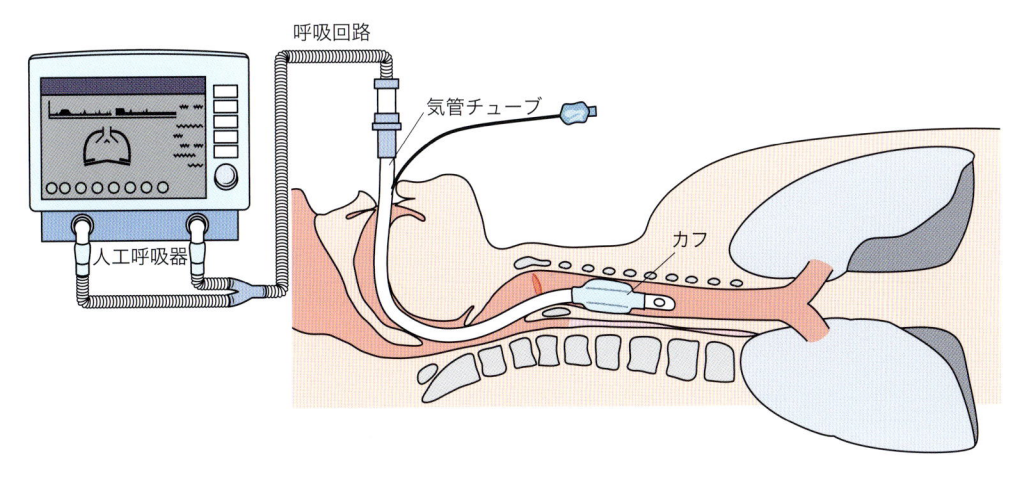

図1-7 気管挿管下人工呼吸管理

5 機能③ 気道・肺の保護 〜気道と消化管の分離

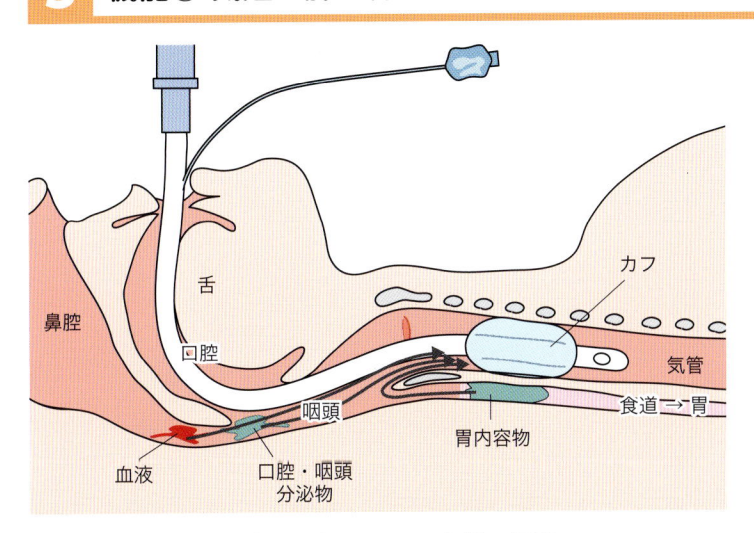

図1-8 気管チューブおよびカフによる気道の保護

● 意識（脳の機能）の正常な人は，喉頭反射，咳反射などで気道内に異物が進入したり，胃内容物を誤嚥するのを防止している．心肺停止，意識障害，ショック状態，多発外傷など重症疾患では，脳の機能障害により気道の防御機構はしばしば失われ，胃内容物，口腔・咽頭分泌物，外傷による血液が，気管内・肺内へ進入する（誤嚥）危険がある．**誤嚥は気道閉塞，無気肺，肺炎を引き起こし，低酸素血症，高二酸化炭素血症に陥る．**

● 気管挿管を行い，カフにより気管を密閉すると（**図1-8**），気道と消化管（口腔・咽頭・食道・胃）を分離できる．これにより，**胃内容物，分泌物，血液が気道内へと侵入するのを防止することが可能**となる．

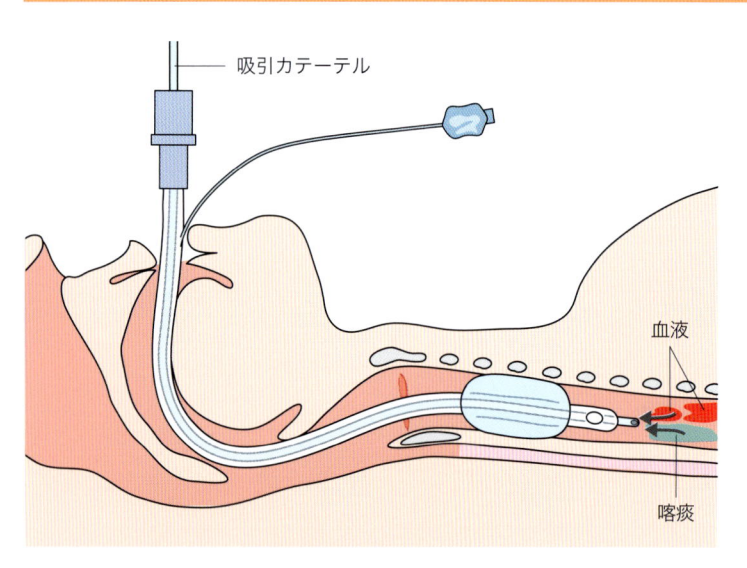

吸引カテーテル

血液

喀痰

図1-9　気管内吸引による喀痰，血液の除去

肺炎時の喀痰，外傷時の血液などは，少量であれば，通常の人間は気道の繊毛機能，咳反射などで，肺・気管から排出することができる．しかしその量が多い場合や，意識障害，外傷時，手術後などで排出機構が障害されている場合には，うまく排出することができずに気管・気管支内，肺内に貯留する．貯留物により気道閉塞，無気肺，肺炎を引き起こし，低酸素血症，高二酸化炭素血症に陥る場合がある．

気管チューブを通して，吸引カテーテルまたは気管支ファイバースコープを使用して**気管気管支内，肺内を吸引**し（**図1-9**），**気道および肺内の喀痰などのドレナージ（排除）を行うことが可能**となる．

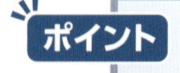
ポイント
1）気管挿管の2つの究極の目的は，①酸素化の確保，②換気による酸塩基平衡の維持
2）気管挿管の4つの機能は
　　①上気道開通の確保，②陽圧換気人工呼吸の実施，③気道・肺の保護，④気道・肺の清浄化

§1 気管挿管のための基礎知識

1-3 気管挿管の適応
どんなときに気管挿管を行うのか

学習の目標

☑ 気管挿管の2つの目的（表1-2）を達成するため，4つの機能（表1-3）のいずれかが必要なとき，気管挿管の適応（表1-4）となる

☑ 気管挿管が適応となる多くの疾患・状況において，適応となる理由（表1-5）を理解する

表1-4　気管挿管の適応

①上気道開通の確保が必要なとき
②陽圧換気（人工呼吸）の実施が必要なとき
③気道の保護が必要なとき
④気管・気管支内の吸引（清浄化）が必要なとき
⑤予防的挿管が必要なとき
⑥全身麻酔時

表1-5　疾患による気管挿管の適応

	上気道確保	陽圧換気	気道の保護	気道の清浄化	予防的挿管
心肺停止	◎	◎	◎	◎	—
肺疾患（肺炎，喘息，慢性閉塞性肺疾患など）	○	◎	○	◎	○
心不全（急性心筋梗塞，弁膜症，心筋症など）	○	◎	○	◎	○
脳障害（脳出血，動脈瘤破裂，脳浮腫）	◎	△	◎	△	—
ショック，循環動態不安定	○	○	○	△	○
多発外傷（胸部外傷を含む）	◎	◎	◎	◎	○
重症熱傷（気道熱傷を含む）	◎	◎	○	○	○
肝性昏睡	◎	△	◎	△	—

◎：よく適応　　○：意識レベル低下などの重症時に適応　　△：ときどき適応

1　適応① 上気道開通の確保

- **上気道閉塞**を起こす病態すべてが，気管挿管の適応となる．これには，意識障害を引き起こすすべての病態と，気道を物理的に直接閉塞させる病態（腫瘍，異物など）がある（§3-2→p70）．
- 上気道閉塞の程度は，わずかなもの，部分的なもの（部分気道閉塞）から完全気道閉塞までさまざまである．自発呼吸が十分あり，上気道閉塞が軽度なら，経鼻エアウェイの挿入（§3-4→p77〜）で十分な場合がある．高度気道閉塞，完全気道閉塞時は，気管挿管が必要になる．

2 適応② 陽圧換気（人工呼吸）の実施

表1-6　陽圧換気（人工呼吸）の適応

1) 酸素化の低下が高度な場合	かなり高濃度（高流量）の酸素を流しても，酸素飽和度が90％以下もしくは90％以下になる可能性が高い場合（動脈血液ガス分析では，酸素分圧［PaO_2］が60mmHg以下）
2) 低換気状態	動脈血液ガス分析で，二酸化炭素分圧が50（〜60）mmHg以上，pHが7.30（〜7.20）以下の場合
3) 呼吸筋の疲労状態	呼吸数≧30回/分，努力呼吸状態

- 重症疾患では，**急性呼吸不全**（低酸素血症，高二酸化炭素血症）を引き起こし，酸素化の確保，換気の維持のために人工呼吸，陽圧換気が必要となる（表1-6，詳細については他の人工呼吸管理の専門書を参照）．呼吸筋の疲労状態を改善する目的で人工呼吸が必要となる場合もある．
- 陽圧換気を施行するためには，①気管挿管による陽圧換気（invasive positive pressure ventilation：IPPVともいう）と，②気管挿管を行わない非侵襲的陽圧換気法（NPPV MEMO▶①）がある．気管挿管による陽圧換気は，より確実な気道確保のもと，より確実な陽圧換気を行うことができる（図1-7）．

MEMO▶

① 非侵襲的陽圧換気法（NPPV）

- 近年，気管挿管を行わずに，自然の気道下で，専用のマスク（鼻マスク，フェイスマスクなど）および専用の人工呼吸器を用いて，陽圧換気を行う非侵襲的陽圧換気法（noninvasive positive pressure ventilation：NPPV）という人工呼吸管理方法が普及してきた．慢性閉塞性肺疾患（COPD）の急性憎悪時や心原性肺水腫がよい適応で，その適応は拡大傾向にある．人工呼吸を行う10〜20％の症例がNPPVで管理されている．気管挿管を行わないため，装着と離脱が容易で，人工呼吸器関連肺炎（VAP）など気管挿管に伴う合併症を減らせる利点がある．
- NPPV困難（非適応）症例（表1-7）は，気管挿管の4つの機能のうち，①上気道開通の確保，③気道・肺の保護，④気道・肺の清浄化のいずれかを必要とする症例である．その場合，気管挿管による陽圧換気を行う．
- NPPV不成功症例（NPPV施行後，酸素化・換気が悪化する，または改善しない）では，気管挿管による人工呼吸への移行が必要となる．

表1-7　NPPV困難（非適応）症例

1) 心停止・呼吸停止
2) 肺（呼吸状態）以外の重篤な病態の合併
   不安定な血行動態，重篤な消化管出血など
3) 患者の理解・協力が得られない症例
4) 上気道の閉塞
5) 咳嗽反射の低下・誤嚥のリスクの高い症例
6) 気道分泌物が多く排出が困難
7) 顔面の解剖学的な異常により，マスク装着保持が困難な症例

小田智三：「ICU実践ハンドブック」（清水敬樹/編），羊土社，2009，p35より引用

3 適応③ 気道の保護

- 意識障害を引き起こす病態においては，咽頭・喉頭反射が障害され，口腔咽頭内分泌物，胃内容物の誤嚥の危険が高くなる．気道の保護のために気管挿管が必要となることがある（§1-2→p25）．

4 適応④ 気管・気管支内の吸引

- 重症肺炎による喀痰の貯留，胸部外傷による気道内・肺内の出血，心不全時の肺水腫状態などでは，喀痰，血液，分泌物を吸引・除去する必要がある．吸引カテーテルまたは気管支ファイバースコープで気管内を吸引するために，気管挿管が必要になることがある（§1-2→p25）．

5 適応⑤ 予防的挿管

- 重症の気道外傷，重症熱傷（気道熱傷），多発外傷などでは，病院到着時は緊急挿管の必要がなくても，病状の時間経過から，気道閉塞・呼吸不全の進行が予測される場合がある．状態が悪化した場合，気道の出血，浮腫により気道の解剖は正常とは大きく変化して，挿管操作は非常に困難になる．予防的に（状態の良いうちに）気管挿管を行う適応となる．
- 呼吸筋疲労が予想される努力呼吸・頻呼吸（呼吸数＞35回／分）がある場合も，予防的挿管の適応となる．
- 心・血行動態が著しく不安定な場合（心不全・出血性ショック）や，大手術後に起こる呼吸不全も，予防的挿管の適応となる場合がある．

6 適応⑥ 全身麻酔

- 手術のための全身麻酔時は，多くの場合気管挿管の適応となる．この場合も，その理由は適応①から⑤に帰着できる．

> **ポイント**
> 1）気管挿管は，4つの機能（表1-3）を必要とするとき適応となる
> 2）さまざまな疾患の気管挿管の適応は
>   ①上気道確保，②陽圧換気の実施，③気道の保護，④気管・気管支内吸引，⑤予防的挿管
>   に帰着できる

§1 気管挿管のための基礎知識

1-4 気管挿管の分類
気管挿管にはどんな種類があるのか

学習の目標

☑ 気管挿管の分類（表1-8）について理解する
☑ 気管挿管において，よく行われる経路，方法，状況，麻酔について理解する

表1-8　気管挿管の分類

1）経路による分類	3）挿管時の状況による分類
① 経口気管挿管（経口挿管）（図1-10A）	① 予定気管挿管（手術・全身麻酔時）
② 経鼻気管挿管（経鼻挿管）（図1-10B：§9）	② 緊急気管挿管
③ 経気管切開孔挿管（気管切開）（図1-10C）	
2）方法（使用器具）による分類	**4）挿管時の患者の意識状態，麻酔（処置）による分類（→§4）**
① 喉頭鏡による気管挿管（図1-11A）	① 意識下（覚醒下）気管挿管（鎮静・局所麻酔下を含む）
② ビデオ喉頭鏡による気管挿管（図1-11BC：§6，7）	② 全身麻酔下気管挿管〔迅速導入（RSI）下気管挿管を含む〕
③ 気管支ファイバースコープによる気管挿管（図1-11D）	③ 蘇生状況下（意識障害下，心肺停止下）気管挿管
④ 声門上器具を通した気管挿管（§11）	
⑤ 光ガイド下気管挿管	
⑥ 盲目的経鼻気管挿管	
⑦ 逆行性気管挿管	
⑧ その他	

---

1 経路による分類

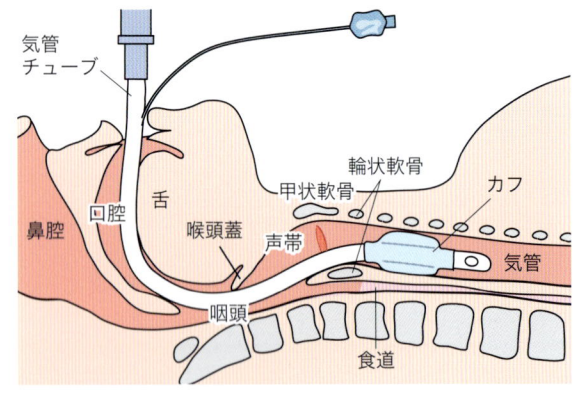

図1-10A　経口気管挿管

● 気管チューブを挿入する経路として，①経口，②経鼻，③経気管切開孔の3種類がある．①**経口気管挿管**（経口挿管，図1-10A）は，口腔から喉頭・声門を通して，気管チューブを気管まで挿入する．最も簡便・迅速で，通常第一選択となる．②**経鼻気管挿管**（経鼻挿管，図1-10B，§9）は鼻腔から，チューブを気管まで挿入する．口腔内，顔面の手術時などに行われる．③**経気管切開孔挿管**（図1-10C）は外科的に（手術で）気管切開を行い，直接気管にチューブを挿入する．長期間の人工呼吸管理時，口腔・咽頭・喉頭の腫瘍，膿瘍における気道確保時に行われる．

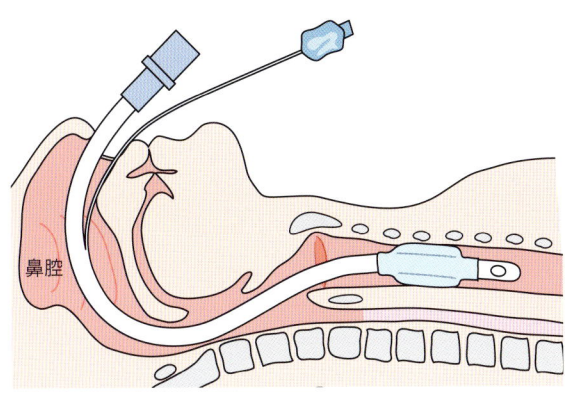

図1-10B　経鼻気管挿管

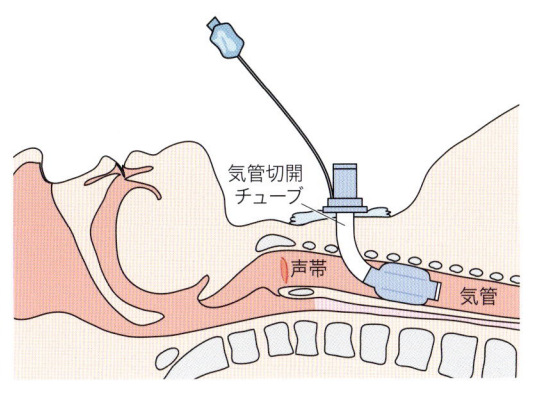

図1-10C　経気管切開孔気管挿管（気管切開）

2　方法（使用器具）による分類

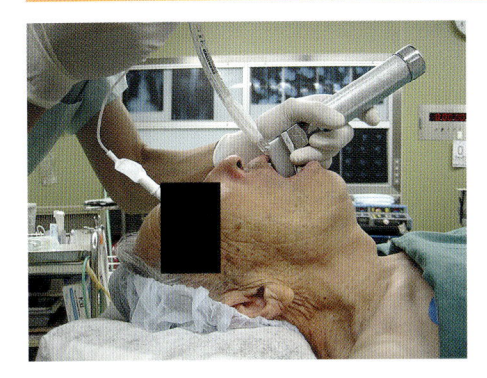

図1-11A　喉頭鏡による気管挿管

気管挿管はさまざまな器具，方法（**図1-11**）により行うことができる．**喉頭鏡（マッキントッシュ喉頭鏡，ビデオ喉頭鏡）による気管挿管**が，最も簡便で，最もよく行われている（**図1-11A～C**）．近年さまざまなビデオ喉頭鏡が開発・導入されてきている（**図1-11BC**）．ほとんどの方法で，経口挿管，経鼻挿管を行うことができる．ある方法による挿管が困難なときには，別の方法に切り替えることが重要である．

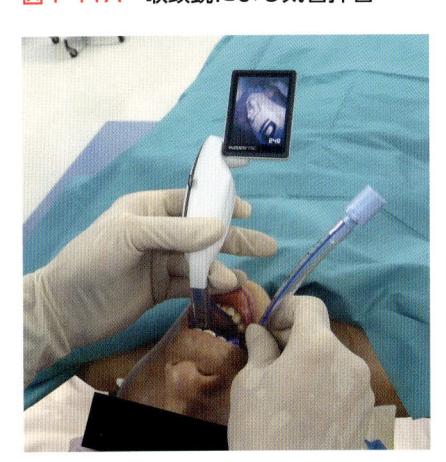

図1-11B　マックグラス喉頭鏡を用いた気管挿管

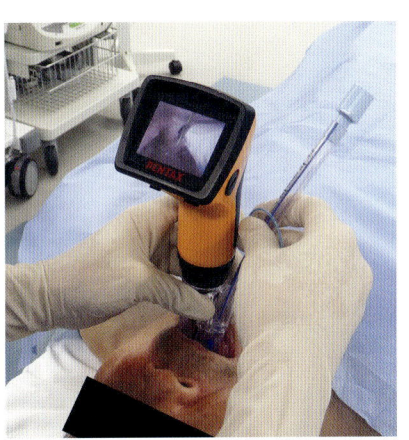

図1-11C　エアウェイススコープを用いた気管挿管

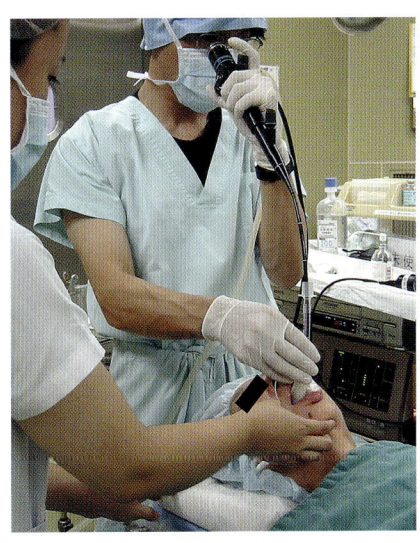

図1-11D　ファイバースコープを用いた気管挿管

気管チューブ内を通した気管支ファイバースコープを気管内に挿入した後，チューブを気管内に挿入する

- **予定気管挿管**は，手術のための全身麻酔時に，気道確保・人工呼吸の目的で行われる．患者の全身状態は評価され，絶飲食は守られ，挿管準備が整った手術室で行われる。挿管操作は比較的容易で，合併症は比較的少ない．
- **緊急気管挿管**は，救急室（ER）や集中治療室（ICU），ときに一般病棟で，救急患者，急変患者に対して，気道確保・人工呼吸の目的で行われる．重症患者に，評価・準備が不十分な状態で行われるため，挿管操作は比較的困難で，重篤な合併症も多い．

4 挿管時の患者の意識状態，麻酔（処置）による分類（§4→p85参照）

- 意識の清明な（またはわずかにレベル低下した）患者に，意識がある状態で気管挿管を行う場合を，**意識下気管挿管**という（→p99）．覚醒下気管挿管ともいわれる．少量の鎮静薬，局所麻酔薬を使用する場合も多い．
- 手術のための全身麻酔時，および一部の緊急気管挿管時では，全身麻酔薬を使用して患者を就眠させて，**全身麻酔下気管挿管**が行われる．筋弛緩薬も併用される場合が多い．全身麻酔の1つの方法として，**迅速導入**（rapid sequence induction：RSI→p108）下気管挿管といわれる方法がある．
- **蘇生状況下**（高度意識障害下，および心肺停止下）では，無麻酔で緊急気管挿管を行う場合が多い．

ポイント　　1）多くの気管挿管では，喉頭鏡を使った経口気管挿管が第一選択である
　　　　　　　　2）緊急気管挿管では意識下（鎮静下）挿管がよく行われる

1-5 気道の解剖
解剖学用語を覚えよう

Movie §1-A

学習の目標

☑ 気管挿管に必要な解剖学的知識を理解する
☑ 頻出する解剖学用語を習得する

1 吸入気は気道を通る 〜気道を構成するもの

● 吸入空気は，通路である気道〔鼻腔，口腔，咽頭，喉頭（声門），気管，気管支〕を通して，ガス交換（酸素の取り込みと二酸化炭素排出）の場である肺へと運ばれる（図1-1，図1-12）．喉頭までは上気道，気管から末梢は下気道と区分される．気道内面は粘膜で覆われ，吸入気は加温・加湿され，肺へと送られる．口腔，咽頭は気道兼消化器である．

2 鼻腔 〜いつもは空気，ときどき経鼻エアウェイ，気管チューブ（経鼻挿管時），経鼻胃管の入り口

● 安静時，吸入気は主に鼻腔を通って入る（図1-13A）．鼻腔の前方，入口は外鼻孔（鼻の穴）で，外気に通じる．鼻腔の後方は後鼻孔で，咽頭につながる．鼻腔は鼻中隔（骨）で左右に分けられる．鼻腔外側の骨壁には，3つの鼻甲介（上・中・下鼻甲介）が突出している．それぞれの鼻甲介の外側下方に上・中・下鼻道の3つの通路がある．鼻腔の天井（上壁）は篩骨で，床（下壁）は硬口蓋（口腔の天井）である．

● 気道管理において，鼻腔から，経鼻エアウェイ，気管チューブ（経鼻挿管時），経鼻胃管を挿入する場合がある．これらのチューブは，下鼻甲介と鼻中隔の間の総鼻道を通る（図1-13B）．鼻中隔は彎曲が多く，一側の鼻腔が非常に狭いこともある．また鼻中隔の前方には血管に富んだキーセルバッハ部位という鼻出血が起こりやすい部位がある．チューブ，エアウェイを通すときには，下鼻甲介粘膜や鼻中隔を傷つけないように注意が必要である．

3 口腔 〜いつもは食べ物，気管挿管時は喉頭鏡や気管チューブの入り口

● 口腔（図1-14）の天井は口蓋である．口蓋の前方2/3は骨性の硬口蓋，後ろ1/3は筋性の軟口蓋である．口腔の前方，歯（歯肉）と口唇の間は口腔前庭で，歯列より内側の空間が固有口腔である．上下の口唇が側方で会するところ，口の横の端を口角という．口腔の前方，底面には舌があり，舌の中央部分は舌体，根本の部分は舌根と呼ばれる．舌が大きいと，喉頭鏡の挿入や喉頭の観察が困難となり，気管チューブ挿入も困難である．口腔後方は，中央に軟口蓋の先端である口蓋垂，左右側方に口蓋舌弓（前口蓋弓），口蓋咽頭弓（後口蓋弓）が見える．口蓋垂，口蓋舌弓と舌で囲まれた空間（＝口峡）を境界として咽頭へと続く．

● 口腔の上下歯列は，最大で50〜60mm（3横指幅）開く．開口時下顎は，下顎骨と側頭骨関節機能により，初期は回旋運動で開き，次に前方移動で広がる．挿管時の開口には，この前方移動を起こし，カクッとした感じがあるまで開口させる．ときに顎関節障害（顎関節症，関節リウマチなど）により開口制限を起こすことがあり，開口が25mm以下の場合は喉頭鏡による挿管は困難で，20mm以下ではマッキントッシュ型サイズ3のブレードは挿入できない．

- **咽頭**は，後鼻孔・口腔後部から喉頭，食道へとつながる筋膜性の腔で，**上・中・下咽頭**の3つに分けられる（図1-12, 図1-15）．**咽頭後壁**を形成する粘膜筋層の後方は，頸椎である．
- 上咽頭は**鼻咽頭**ともよばれ，後鼻孔から軟口蓋（口蓋垂）の高さまでである．
- 中咽頭は**口腔咽頭**ともよばれ，軟口蓋から喉頭蓋の高さまでである．口腔咽頭の前上方は口蓋舌弓から口腔へと開き，前下方には**舌根**部がある（図1-15）．口腔咽頭側壁は，2つの口蓋弓のヒダ，すなわち口蓋舌弓（前口蓋弓）と口蓋咽頭弓（後口蓋弓）により形成される（図1-14）．両ヒダの間に口蓋扁桃があり，巨大扁桃肥大は気道閉塞につながる場合がある．舌根部は多数の舌扁桃があり，舌扁桃肥大はマスク換気困難，気管挿管困難につながる．舌根部と喉頭蓋の間にあるくぼみ（正確には正中・外側舌喉頭蓋ヒダの間）が**喉頭蓋谷**である．気管挿管時は，喉頭鏡ブレード先端を喉頭蓋谷に位置させる（図1-12, 図1-17）．
- 下咽頭は**咽頭喉頭部**ともいわれ，喉頭蓋先端から食道入口部（輪状軟骨下端）までの腔である．下咽頭前方には喉頭がある．側面には喉頭口の両脇に食道入り口への溝である梨状陥凹があり，下方の食道へと続いている．

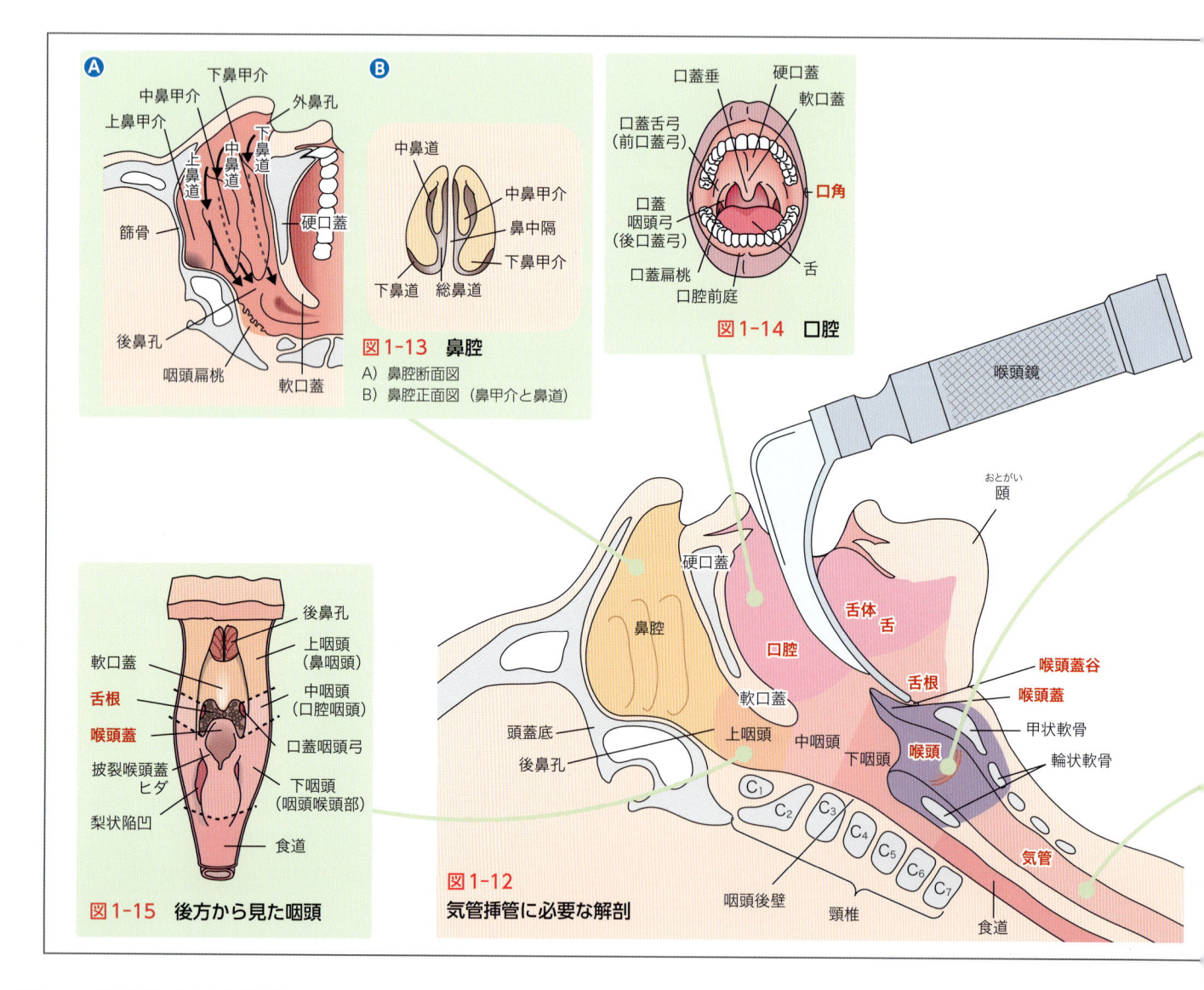

図1-13 **鼻腔**
A）鼻腔断面図
B）鼻腔正面図（鼻甲介と鼻道）

図1-14 **口腔**

図1-15 **後方から見た咽頭**

図1-12
気管挿管に必要な解剖

5 喉頭　〜気管挿管の目標は声門

- **喉頭**は下咽頭前方，第3〜6頸椎の高さに位置する箱状の構造で，軟骨，靱帯，筋，粘膜より構成される．喉頭の機能は，呼吸（気道），発声，嚥下（気道の防御）の3つである．
- 喉頭の枠組みを構成する喉頭軟骨（**図1-16**）は，3つの不対性軟骨（喉頭蓋軟骨，**甲状軟骨**，**輪状軟骨**）と3種の対性軟骨（**披裂軟骨**，小角軟骨，楔状軟骨：左右1個ずつある）からなる．**喉頭蓋**は挿管時の重要な目標物で，靱帯により甲状軟骨，舌骨，舌に付着している．
- 喉頭腔の中央に**声帯**（声帯ヒダ）と前庭ヒダ（室ヒダ：仮声帯）があり，その上方（頭側）が喉頭前庭，下方（尾側）が声門下腔である（**図1-17**）．左右声帯の間が，気管挿管の目標である**声門**（声門裂）である．喉頭の下端は輪状軟骨部分で，気管へとつながっている．
- 喉頭鏡で喉頭を見ると，喉頭蓋，前庭ヒダ，声帯，声門，披裂軟骨，披裂喉頭蓋ヒダ（中に楔状軟骨，小角軟骨が入っている）が観察できる（**図1-18**）．

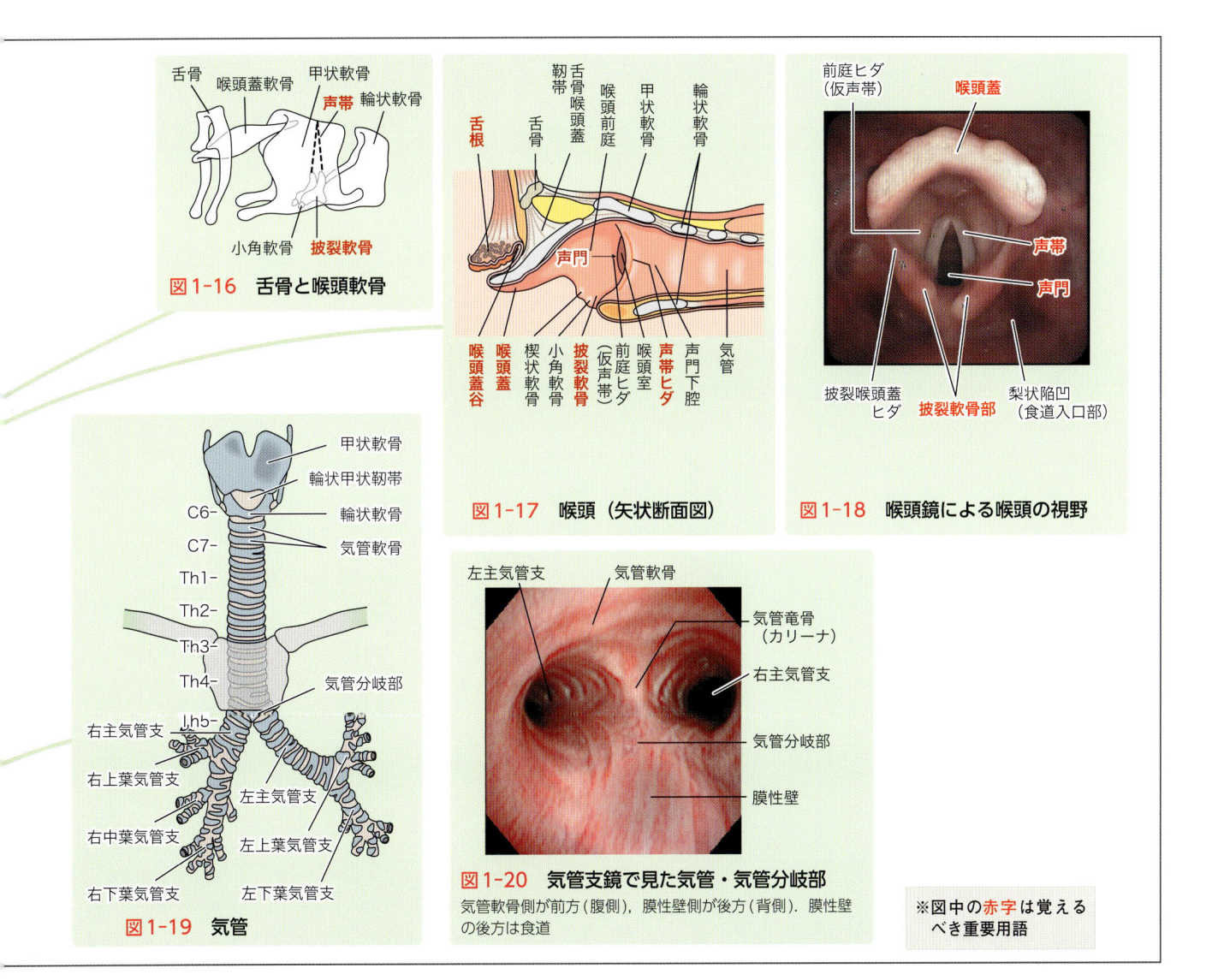

図1-16　舌骨と喉頭軟骨

図1-17　喉頭（矢状断面図）

図1-18　喉頭鏡による喉頭の視野

図1-19　気管

図1-20　気管支鏡で見た気管・気管分岐部
気管軟骨側が前方（腹側），膜性壁側が後方（背側）．膜性壁の後方は食道

※図中の赤字は覚えるべき重要用語

6 気管 ～気管チューブ先端は気管の中央に

- 気管は輪状軟骨下端から気管分岐部までの直径約2〜2.5cm，長さ約10〜12cmの管である（図1-19）．前方には16〜20個のC字型の気管軟骨があり，後方は平滑筋からなる膜性壁で食道と接している（図1-20）．気管は第5胸椎（Th5）レベルで左右の主気管支に分岐する．
- 気管チューブは，その先端が気管の中央に位置するように挿入する．右主気管支は左気管支よりも短く，より直線的なため，気管チューブを深く入れすぎると，多くの場合右主気管支に入る（気管支内挿管）．

7 神経支配 ～複雑である

- 意識下挿管時の気道の局所麻酔には，気道の神経支配の知識が必要である．気道の知覚神経・運動神経は，複数の脳神経（三叉神経：V，顔面神経：Ⅶ，舌咽神経：Ⅸ，迷走神経：X，舌下神経：Ⅻ）が複雑に支配しているため，単一の方法で十分な局所麻酔を行うのは困難である．そのため気道の局所麻酔は，粘膜の表面麻酔が中心となる（§4-5→p97）．概ね，鼻腔は三叉神経（V），口腔・咽頭は舌咽神経（Ⅸ），喉頭・気管は迷走神経（X）支配である．

ポイント 気管挿管のための最低限の超重要用語 = 舌根，喉頭蓋谷，喉頭蓋，披裂軟骨，声帯，声門

2-1 気管挿管および気管挿管前の気道管理に必要な器具

挿管前には確認する

学習の目標

☑ 気管挿管および挿管前の気道管理に必要な器具（図2-1）について理解する

☑ 挿管前の準備，点検ができるようにする

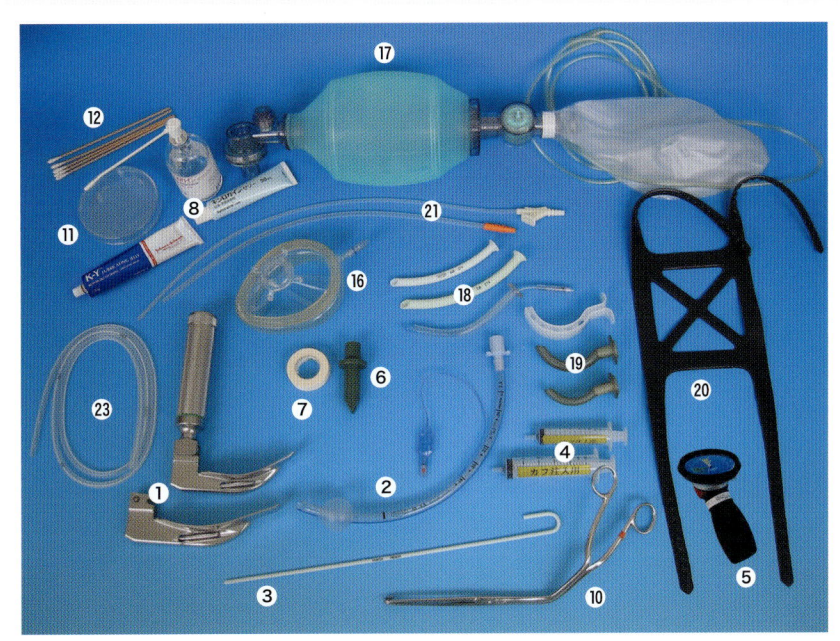

No.	器具名	参照頁	No.	器具名	参照頁
1	**経口気管挿管**		**3**	**酸素投与および気管挿管前の気道管理**	
☐ ①	喉頭鏡	40	☐ ⑬*	酸素供給源（パイピングアウトレットまたは酸素ボンベと酸素流量計）	59
☐ ②	気管チューブ	45	☐ ⑭*	鼻カニューレ	60
☐ ③	スタイレット	52	☐ ⑮*	酸素マスク	60
☐ ④	カフ注入用注射器（10 mL, 20 mL）	57	☐ ⑯	蘇生用マスク（フェイスマスク）	60
☐ ⑤	カフ圧計	57	☐ ⑰	蘇生バッグ	61
☐ ⑥	バイトブロック	57	☐ ⑱	経鼻エアウェイ	62
☐ ⑦	固定用テープ	58	☐ ⑲	経口エアウェイ	62
☐ ⑧	潤滑剤（K-Yゼリー，キシロカイン® ゼリー，キシロカイン® スプレー）	58	☐ ⑳	ヘッドストラップ	63
☐ ⑨*	聴診器	58	**4**	**気管挿管後の処置**	
2	**経鼻気管挿管**		☐ ㉑	吸引カテーテル（気管内用，口腔内用）	64
☐ ⑩	マギル鉗子	231	☐ ㉒*	吸引装置	65
☐ ⑪	シャーレ（鼻腔内処置薬液用）	231	☐ ㉓	胃管	65
☐ ⑫	綿棒（鼻腔内処置用）	231			

図2-1　気管挿管および挿管前の気道確保に必要な道具　*⑨⑬⑭⑮㉒は図中に含まれない

§2　気管挿管に必要な器具　～準備と使用方法

2-2a 喉頭鏡
喉頭鏡の種類と構造

Movie §2-A

学習の目標

- ☑ 喉頭鏡の種類と構造について理解する
- ☑ マッキントッシュ型喉頭鏡，ビデオ喉頭鏡の各部分の名称・構造・役割について理解する
- ☑ 喉頭蓋の直接挙上と間接挙上の違いについて理解する

1　喉頭鏡とは　～喉頭鏡の種類，構造

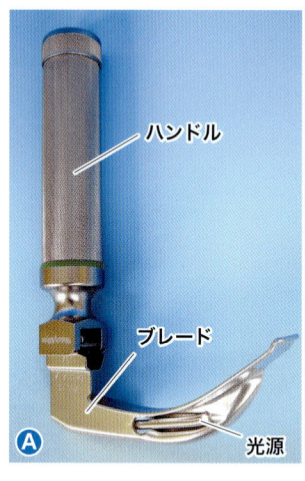
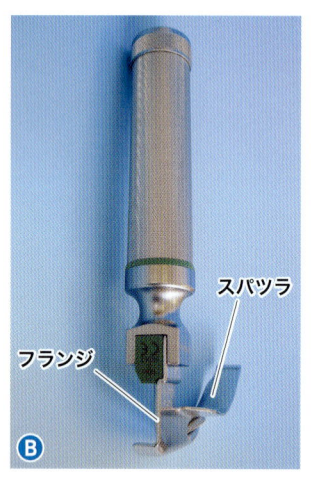
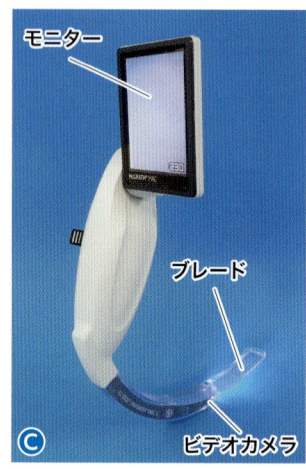
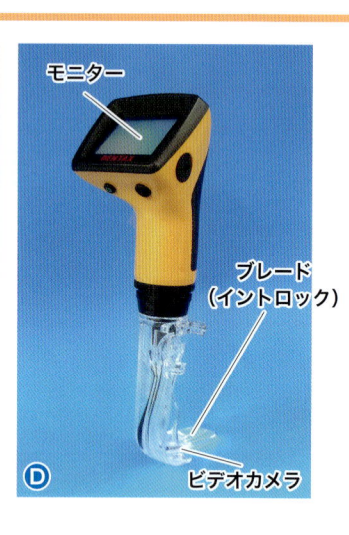

図2-2　マッキントッシュ型喉頭鏡（AB）とビデオ喉頭鏡（CD）
A）前方から　B）後方から　C）マックグラス喉頭鏡　D）エアウェイスコープ

- 喉頭鏡は，① 喉頭の露出・観察を行うため，② 口腔内に気管チューブ挿入のスペースをつくるための器具である．**ハンドル**と取り外し可能な**ブレード**部分に分かれる（**図2-2A**）．**気管挿管時**，ブレード部分を口腔内に挿入，舌を圧排し，ブレード先端で喉頭蓋を挙上して声門を観察する．ブレードには**スパツラ**とよばれる水平な部分，**フランジ**とよばれる垂直部分と，光源がある（**図2-2B**）．

- 最も基本的，古典的な**直接視認型喉頭鏡**と，最近普及してきた**ビデオ喉頭鏡**がある．単に喉頭鏡といった場合は，本書では直接視認型喉頭鏡を指す．

- **直接視認型喉頭鏡**では，喉頭・声門を直接，肉眼で見る（直接視，直視）．マッキントッシュ型（曲型）とミラー型（直型）ブレードが代表的である（**図2-2AB**，**図2-4AB**）．

- **ビデオ喉頭鏡**（詳細は§6，7）は間接視認型で，喉頭・声門をビデオカメラ画像により，間接的に見る（間接視）．日本では**マックグラス喉頭鏡**（**図2-2C**），**エアウェイスコープ**（**図2-2D**）が代表的である．ビデオ喉頭鏡は利便性が高く急速に普及してきたが，基本的な直接視認型喉頭鏡の役割は未だ重要であり，両者の使用に習熟する必要がある．

2 喉頭鏡による2種類の喉頭蓋の挙上方法 〜① 間接挙上法と ② 直接挙上法

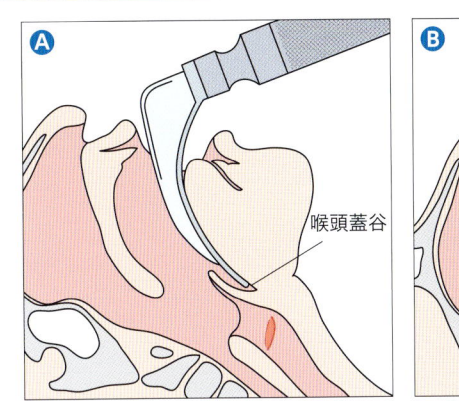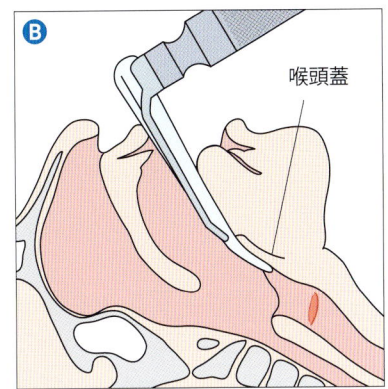

図2-3　喉頭蓋の間接挙上法（A）と直接挙上法（B）

表2-1　喉頭鏡の種類と喉頭蓋の挙上方法

喉頭鏡の種類		喉頭蓋の挙上方法	
		間接挙上法	直接挙上法
直接視認型喉頭鏡	マッキントッシュ型	○	
	ミラー型		○
ビデオ喉頭鏡	マックグラス喉頭鏡	○	○
	エアウェイスコープ		○

- 喉頭鏡のブレードで喉頭を観察するとき（喉頭展開という），**喉頭蓋を挙上する方法**には，① 間接挙上法と ② 直接挙上法の2種類がある（図2-3，表2-1）.
- 喉頭蓋の**間接挙上法**では，ブレード先端を喉頭蓋谷に位置させ，舌根部分を持ち上げることにより**間接的に**喉頭蓋を挙上する（図2-3A）. マッキントッシュ型喉頭鏡，一部のビデオ喉頭鏡（マックグラス喉頭鏡など）では，喉頭蓋の間接挙上法を用いる.
- 喉頭蓋の**直接挙上法**では，ブレード先端を喉頭蓋の喉頭面（背側）に位置させ，喉頭蓋を**直接挙上**（図2-3B）する. ミラー型喉頭鏡と一部のビデオ喉頭鏡（エアウェイスコープ，マックグラス喉頭鏡）で，喉頭蓋の直接挙上法が使用される.
- ★注意：**直接**視認型喉頭鏡が**間接的に**喉頭蓋を挙上し，ビデオ喉頭鏡（**間接**視認型）が**直接**喉頭蓋を挙上する点が複雑である. マッキントッシュ型が間接的喉頭蓋挙上，エアウェイスコープは直接的挙上，マックグラス喉頭鏡は両方，とそれぞれの喉頭鏡を使用しながら身につける.

3 ブレードタイプとサイズ 〜標準はマッキントッシュ型のサイズNo.3

- 直接視認型喉頭鏡のブレードは，マッキントッシュ型（曲型，図2-4A）とミラー型（直型，図2-4B）の2種類が代表的である.

1）マッキントッシュ型（曲型）

　　ブレードは口腔の彎曲に合わせて曲がっており，ブレード先端を喉頭蓋谷に位置させ，舌根を持ち上げることにより**間接的に**喉頭蓋を持ち上げて声門を観察する（間接挙上法，図2-3A）. サイズはNo.1からNo.4（〜No.5）

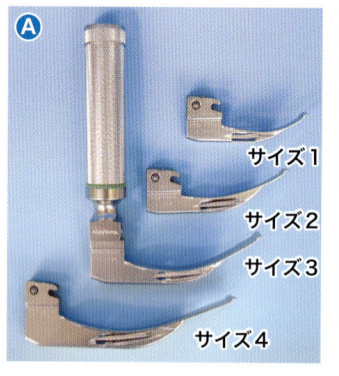
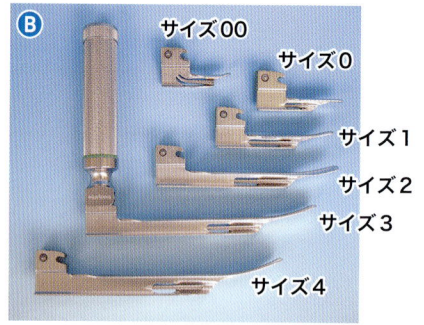

図2-4　マッキントッシュ型（A），ミラー型ブレード（B）とそのサイズ

まである（メーカーにより若干の違いあり）．**成人の標準ブレードはマッキントッシュ型のサイズNo.3である．**本書では以後，最もよく使用されるマッキントッシュ型ブレードを中心に解説する．

2）ミラー型（直型）

ブレードは**直線的**で，先端を喉頭蓋の喉頭面（背側）に置き，喉頭蓋を直接持ち上げ使用される（直接挙上法，**図2-3B**）．ミラー型は乳幼児，小児でよく使用されるが（§13→p282），成人では舌を左方によけるのが難しく，あまり用いられない．直型のサイズにはNo.00からNo.4まである．

4　ハンドルにブレードを取り付け，光源の点灯を確認

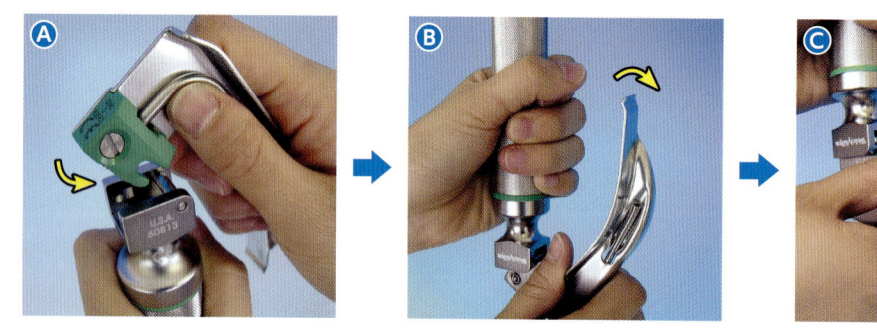
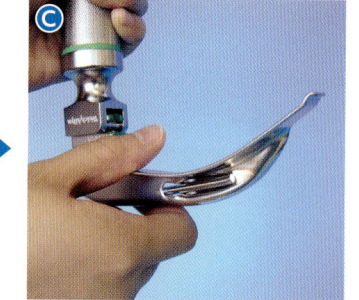

図2-5　ブレードの装着と点灯

- ブレードを矢印の方向へ押してハンドルに装着し（**図2-5A**），ブレードをL字型に開くと（**図2-5B**），ブレード先端の光源が点灯する（**図2-5C**）．
- ★注意：古いタイプの喉頭鏡はブレード先端に電球が付いているものがある．ブレードの使用や洗浄・消毒の際に電球がゆるみやすい．接触不良，使用中のはずれによる気道内異物に注意が必要である．

ポイント
1）直接視認型（マッキントッシュ型）喉頭鏡，ビデオ喉頭鏡の両者を使用できる必要がある
2）成人には，マッキントッシュ型（曲型）・サイズNo.3のブレードを使用する
3）喉頭鏡により，喉頭蓋を間接的または直接的に挙上し，声門を観察する

2-2b 喉頭鏡の持ち方
スタンダードグリップ，フィンガーグリップ

Movie §2-B

学習の目標

☑ マッキントッシュ型喉頭鏡の標準的な持ち方を学ぶ

☑ 喉頭鏡のさまざまな持ち方の利点，欠点について理解する

1 スタンダードグリップ 〜初心者におすすめ！

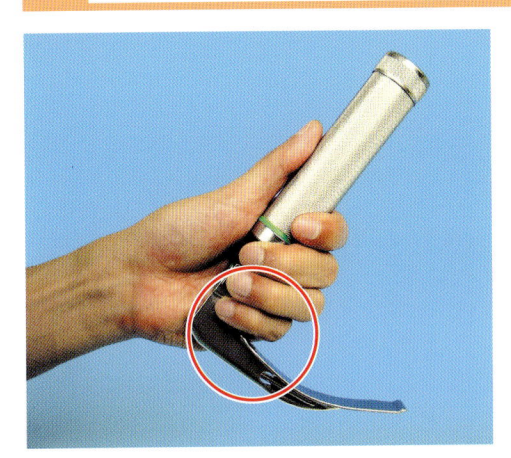

図2-6 標準的な喉頭鏡の持ち方 〜スタンダードグリップ

● マッキントッシュ型喉頭鏡の持ち方は，初心者には標準的なスタンダードグリップがよい．スタンダードグリップでは，左手の主に**指側**でハンドルを握る．最初に，左手示指から小指までの4本の指でハンドルを落ちないように持ち，次にハンドル後面に手のひらと親指を軽くかぶせる（図2-6）．小指はブレード部分に接するぐらい，ハンドルの下部を持つ（図○印）．手のひらはやさしくかぶせる程度で，力いっぱい握らず，ハンドルの重さを感じるくらい軽く持つ．親指は立てなくてもよいが，立てた方がハンドル操作がしやすい．

2 フィンガーグリップ 〜熟練者はこう持つ

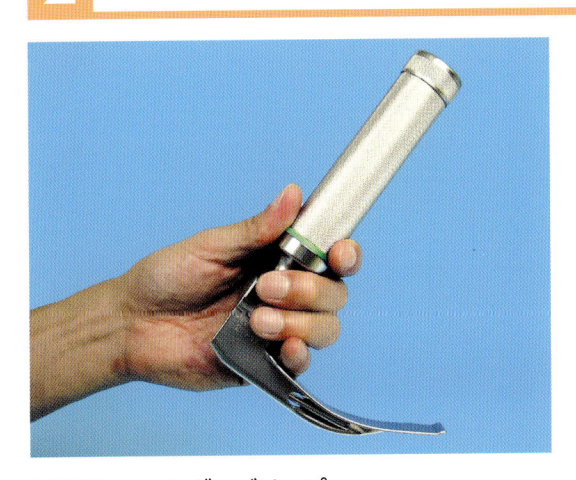

図2-7 フィンガーグリップ

● 熟練者は，指だけを使ったフィンガーグリップでハンドルを持つ人も多い（図2-7）．指で持った方がブレードを口腔内に挿入する操作が容易になる（MEMO▶⑰→p126）．ただし喉頭展開（→p134）で舌根部分を持ち上げるとき力が入りにくいため，初心者や力のない女性はスタンダードグリップがよい．喉頭鏡を持つ左手はあまり力が必要ない．症例を重ねて力の抜き加減がわかると，自然にフィンガーグリップで持てる．

● 小児に小さいブレードとスリム型ハンドルを用いる場合，フィンガーグリップで持つと操作が容易である．

3 ハンドル上部を握りしめるのはやめよう

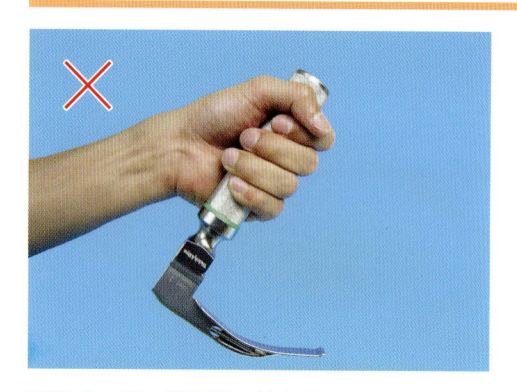

図2-8 悪い喉頭鏡の持ち方

- ハンドル上部を力いっぱい握りしめるのは避けるべきである（図2-8）．手首が固くなり，手首の動きが困難になる．また，喉頭鏡をてこのように使ってしまうことで，歯の損傷につながる．

§2 気管挿管に必要な器具　〜準備と使用方法

2-3a 気管チューブ
気管チューブはどのようなチューブなのか？

学習の目標

- ☑ 標準型気管チューブの基本構造，各部分の名称を覚える
- ☑ さまざまなタイプの気管チューブを知る
- ☑ 気管チューブの持ち方を理解する

1 標準型気管チューブの構造

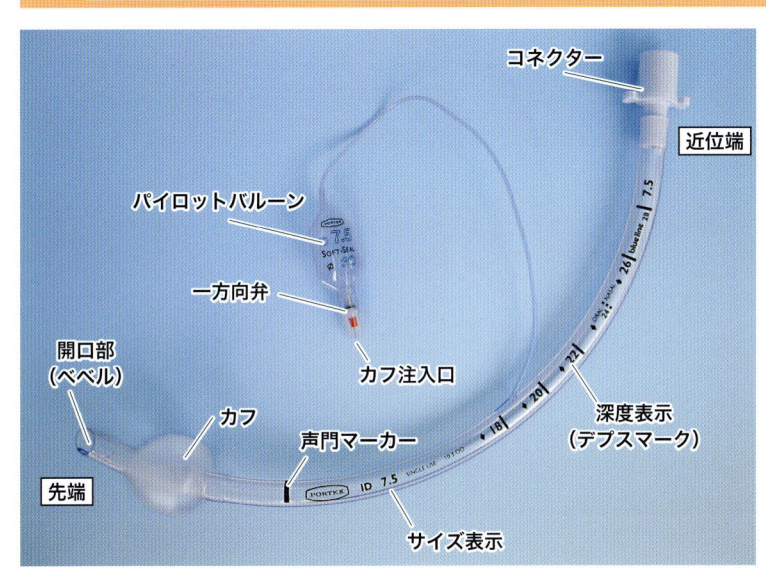

図2-9　標準型気管チューブ

標準型の気管チューブ（図2-9）は，透明のポリ塩化ビニール（PVC）製で，口腔から咽頭にかけての彎曲に適合するように，緩やかなカーブをもつ．チューブ先端（遠位端）部分にカフがあり，近位端に蘇生バッグ，呼吸回路などと接続するためのコネクターが付いている．標準型は経口・経鼻挿管兼用である．エチレンオキサイドガス（EOG）で滅菌後，密封包装されており，1回使用限りのディスポーザブル製品である．

2 カフとパイロットバルーン

チューブ先端部分に付いている**カフ**は，チューブ壁内に埋め込まれている非常に細い管（図2-10A）を通して，カフ注入口およびパイロットバルーンとつながっている．カフ注入口には一方向弁が付いており，注射器先端を強く挿入するとカフへの空気の注入・脱気ができ，注射器をはずすと漏れなくなる（図2-10B）．カフを空気で適度に膨らませることにより，気管壁と気管チューブの隙間を密閉し，陽圧換気時の酸素（空気）の漏れ（リーク）と，分泌物の気管への流入を防止することができる（図2-11A）．カフに過量に空気を注入すると（図2-11B），気管粘膜の血流を圧迫し，虚血による粘膜損傷を起こす．カフ注入量が少ないと（図2-11C），陽圧換気時に，気管壁とカフの隙間から漏れ（リーク）が生じる．

- **パイロットバルーン**は，挿管後は見えなくなるカフの状態の目安となる風船である．パイロットバルーンを指で軽く圧迫することにより，カフの膨らみ具合・およそのカフ内圧を触知できる（スクイーズテスト）（図2-11）．バルーンが過膨張して堅く感じるときは，カフへの空気注入が過量である．パイロットバルーンの状態はあくまで目安であり，正確には，カフ圧計（図2-33→p57）を用いてカフ内圧を計測する必要がある．カフやパイロットバルーンの形状は，メーカーによりさまざまである（図2-12）．

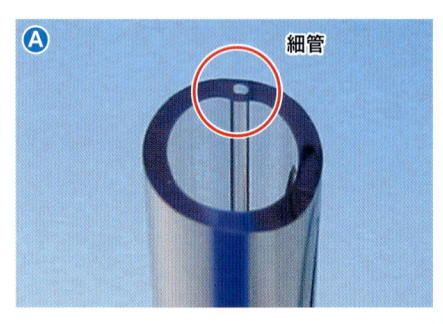

図2-10A　チューブ壁内の細管（チューブ断面図）

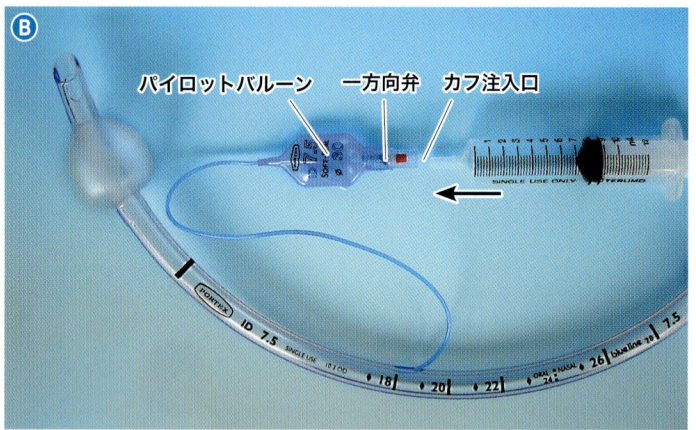

図2-10B　カフ注入口からカフへの空気注入
注射器をカフ注入口へしっかりと挿入してカフへの空気注入・脱気を行う

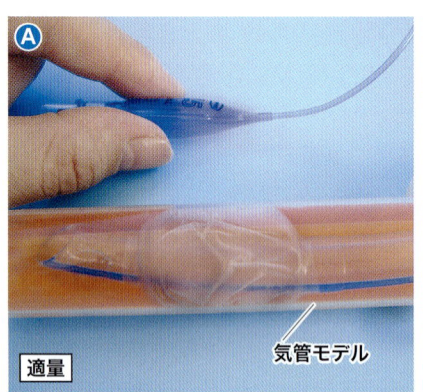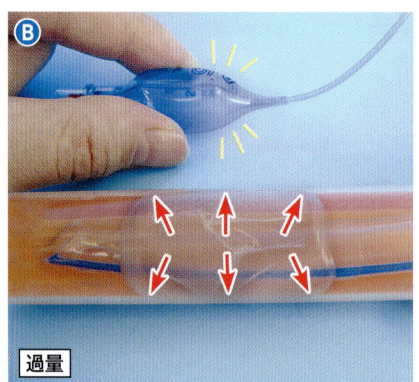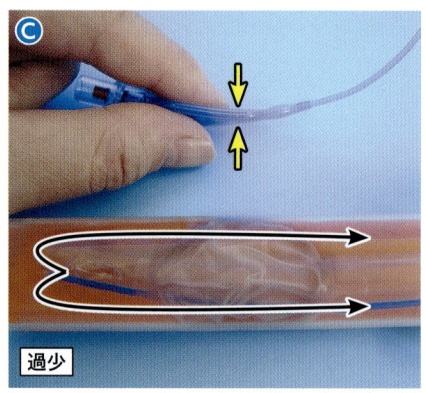

図2-11　気管モデル（内径2cm）内でのカフへの空気注入とカフ内圧の触知テスト（スクイーズテスト）
A）カフ注入適量（8mL注入）．パイロットバルーンは適度な弾力がある
B）過量（15mL注入）．カフおよびパイロットバルーンが過膨張し，バルーンは堅く感じる
C）過少（3mL注入）．カフとパイロットバルーンは虚脱しており，かつ漏れ（リーク）が起こる（➡）

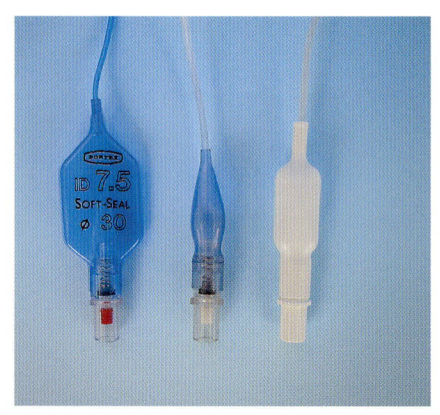

図2-12　いろいろな形状のパイロットバルーン

3 コネクター　〜チューブの近位端

- 気管チューブの近位端には，外径15mmのコネクターが付いており，通常の呼吸回路，蘇生バッグなどと接続できる（図2-9）．チューブに接着してあるものと脱着可能なものがある．

4 ベベル　〜チューブ先端の切り口

- 気管チューブ先端，開口部の斜めの切り口のことを**ベベル**という（図2-9）．多くの気管チューブでは，挿管後のベベル（切り口）の開口は，患者の左側を向く．特殊なベベルを持つチューブもある（図2-16）．

5 マーフィーアイ　〜マーフィーの目

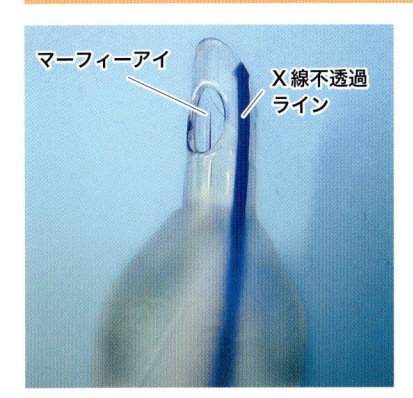

図2-13　マーフィーアイとX線不透過ライン

- チューブ先端，ベベル開口部と反対側にはマーフィーアイと呼ばれる側孔が開いている．分泌物や血液，または気管の蛇行などによりチューブ先端部分が閉塞した場合，この側孔により換気が行えるようになっている（図2-13）．

6 X線不透過ライン

- 多くのチューブは長軸方向に沿って，先端から近位端までX線不透過ラインが付いており，胸部X線写真でチューブの位置が確認できる（図2-13，図8-9→p228）．

7 深度表示（デプスマーク）　〜そのチューブ，深さ何cm？

- チューブ外壁には先端からの距離が2cmごとに表示されており，挿管後にチューブ先端からの距離が確認できる（図2-9）．

8 声門マーカー

- チューブ挿入操作時，カフ上部に付いた印により声門との位置関係が確認しやすくなっている（図2-9）．通常この印を声門の少し手前に位置させる（図5-71→p148）．メーカーにより，マーカーのデザイン，表示位置が違う（図2-16・17）ので準備時に確認する．声門マーカーがないチューブもある．

9 気管チューブのサイズ　〜女性7.0mm，男性7.5（または8.0）mmが第一選択

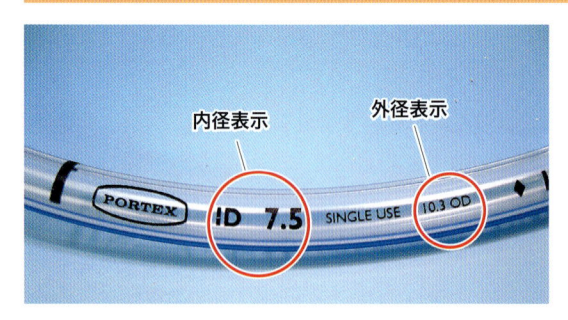

図2-14　気管チューブのサイズ表示

- 気管チューブのサイズは，通常**内径**（internal diameter：ID）が，**mm単位で表示されている**（**図2-14**）．内径2.0ないし3.0mm〜10.0ないし11.0mmまで，0.5mmごとのサイズがある（サイズの種類はチューブの種類，メーカーにより若干違う）．内径サイズが大きくなるとチューブ全体の長さも長い．
- 通常成人では，**女性で内径7.0〜8.0mm，男性で内径7.5〜8.5mm**のチューブが使用される．緊急挿管の場合は，**挿管しやすい細めのチューブ：女性7.0mm，男性7.5（または8.0）mmが第一選択**である．

⟨⟨MEMO⟩

② 内径（ID），外径（OD），フレンチサイズ（Fr）

・気管チューブのサイズは，外径（outer diameter：OD）も表示されている．外径にはmm表示とフレンチサイズ表示がある．フレンチサイズ（Fr）は外径（mm）×π（3.14）〔外径10mmのチューブは30フレンチ（Fr）〕．同じ内径のチューブでも，チューブの種類によってチューブ壁の厚さが違い，外径も違う．スパイラルチューブは標準型チューブに比べて壁が厚く，同じ内径のものでも外径は大きい．

---

10 カフなし気管チューブ （図13-3→p284）

- 6.0mm以下の気管チューブにはカフが付いていない，カフなしタイプがある．小児ではカフなしタイプも使用される．

11 標準型以外の気管チューブ

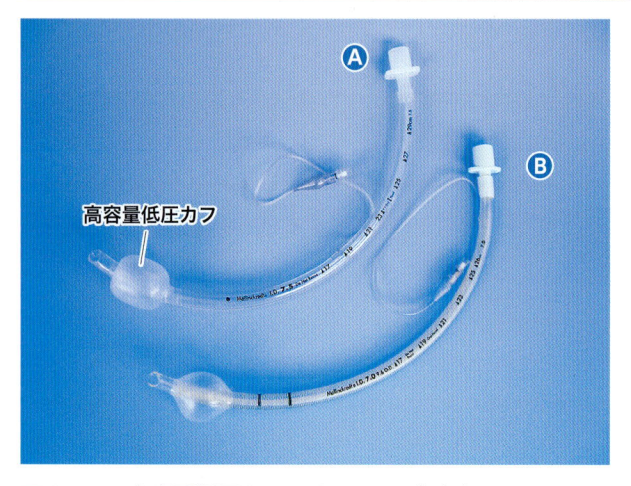

高容量低圧カフ

**図2-15　高容量低圧カフつきチューブ（A）と
　　　　　スパイラルチューブ（B）**

- 気管チューブには，標準型のほかに多くの種類の特殊チューブがある．カフの形状や材種，チューブ先端の形状，チューブ壁の性状など，多彩である．
- **高容量低圧カフ付きチューブ**（**図2-15A**）のカフは，薄く，柔らかく，大きいため，空気注入によるカフにかかる圧が少なく，カフ圧による気管粘膜の損傷を軽減できる．ICUなどで，長期間気管チューブを留置するときに適する．

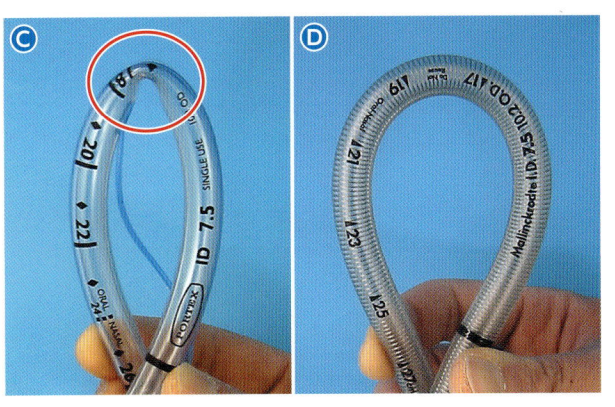

図2-15CD 標準型チューブの折れ曲がりによる閉塞（C○）と折れ曲がらないスパイラルチューブ（D）
スパイラルチューブ内は，らせん状のワイヤーが入っているため折れ曲がらない

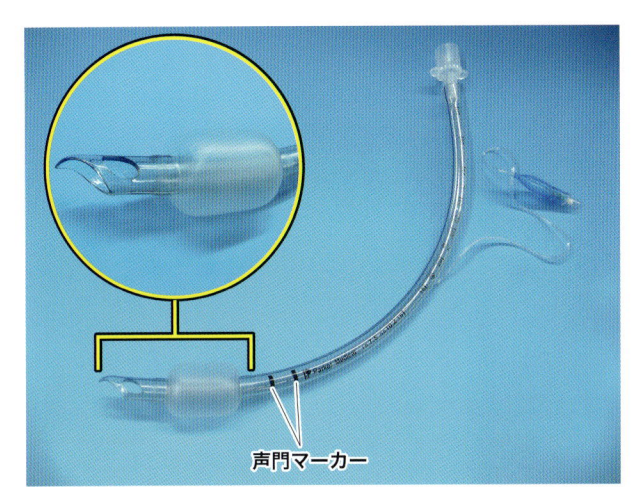

図2-16 パーカー気管チューブとその先端部分

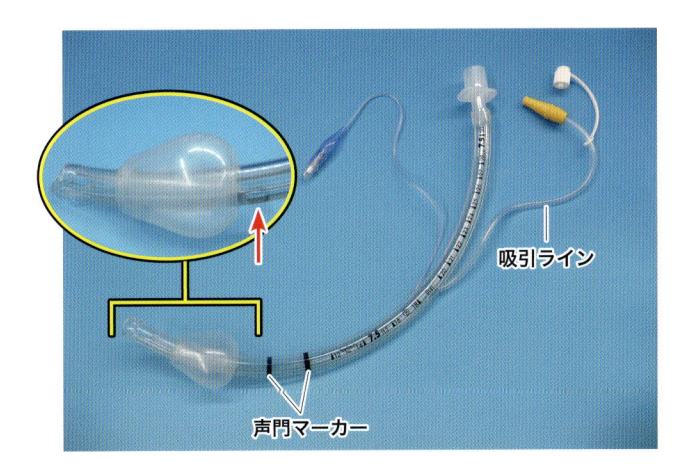

図2-17 カフ上部吸引機能つき気管チューブ
カフ上部の分泌物を，側孔（➡）から吸引ラインを通して吸引することができる

- スパイラル（spiral）チューブ（図2-15B）は，チューブの周りをらせん状のワイヤーで補強してあるため，チューブが折れ曲がらずに閉塞しにくい（図2-15CD）．頭頸部・顔面・気道内の手術時に，よく使用される（手術中にチューブの状態が見えなくなるため）．らせん入りチューブ，リンフォース（reinforced）チューブともよばれる．

- パーカー気管チューブ（図2-16）は，柔らかい独特の先端形状を持ち，ベベル（切り口）は背面を向く．そのため，挿入時に喉頭組織や気管襞に衝突することが少なく，気管内への挿入がスムースであるといわれている．
- 声門マーカーが2本ある気管チューブ（図2-16・17）では，2本のマーカーの間に声門が位置するようにチューブを挿入する．

- カフ上部吸引機能つき気管チューブ（図2-17）は，カフの上部に貯留した分泌物を吸引することができる側孔をもつ．ICUにおける長期人工呼吸管理時には，定期的なカフ上部の吸引により，人工呼吸関連肺炎（VAP）の予防効果があると報告されている．そのため，ICUで使用されることが多い．

ポイント 多くの場合は，挿管しやすい細めのチューブ＝女性7.0mm，男性7.5（または8.0）mmが第一選択

§2 気管挿管に必要な器具 〜準備と使用方法

2-3b 気管チューブの準備
清潔に操作する

Movie §2-C

学習の目標

☑ 気管チューブの準備（カフチェックと潤滑剤塗布）を行えるようにする
☑ 滅菌包装の気管チューブを準備するときの，清潔操作について理解する

1 準備① 開封

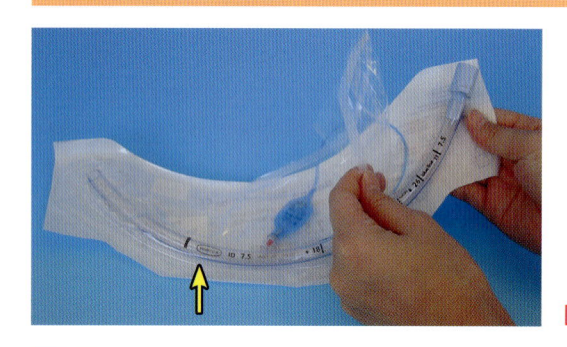

図2-18 開封

● まず包装を2/3ぐらい，図2-18矢印（⇨）の部分ぐらいまで開封する．喉頭から気管に入るチューブ先端部分は，手で触れて不潔にしないように清潔操作を行う．

2 準備② カフとパイロットバルーン，一方向弁の点検（表2-2）

表2-2 カフ，パイロットバルーンと一方向弁の点検

☐ 1：カフが正しい形（いびつな形にならず）に膨らむか
☐ 2：カフとパイロットバルーンに損傷・漏れはないか
☐ 3：一方向弁が正常に機能するか

① 10mLまたは20mLの注射器先端を，パイロットバルーン先端の一方向弁にしっかりと差し込み（図2-10B→p46），15〜20mLの空気を注入してカフを膨らませる．カフが正しい形に膨らむかを確認する（図2-19A）．
② 注射器をはずし，**包装の上から指先で軽くカフ**，パイロットバルーンを押さえて，カフ漏れはないか（カフやパイロットバルーンがすぐにしぼまないか），一方向弁の機能に異常はないかを確認する（図2-19B MEMO▶③）．
③ 再び注射器を一方向弁に差し込み，**カフの空気を完全に脱気しておく**（図2-19C）．カフの空気を完全に脱気していないと，チューブ挿管時に声門の確認，通過が困難になる．

MEMO▶

③ カフのピンホール

・各メーカーは製造後にかなり厳密なカフ漏れチェックを行っているが，新品チューブの約数千本に1本ぐらいの割合でカフ漏れがある．漏れの程度は，カフがすぐにしぼむものから水の中に浸けないと確認できないピンホールまでさまざまである．厳密に確認するには，潤滑剤塗布前に滅菌容器に入れた滅菌水の中にカフを浸け，カフのピンホールを調査する．

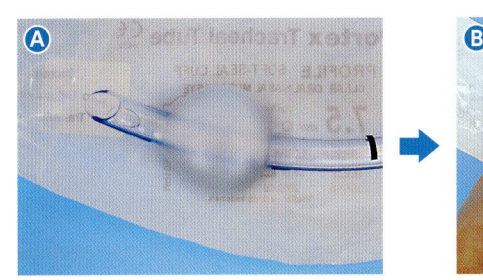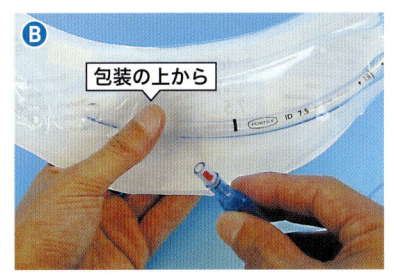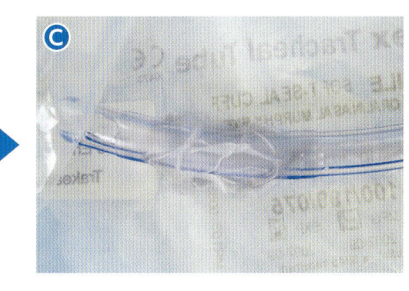

図2-19 A：カフの形状の点検 B：カフ，パイロットバルーン，一方向弁の漏れ点検 C：カフの完全な脱気

B）チューブ先端部分を手で直接触れないように注意する C）カフ内に空気が残らないようにする

3 準備③ 潤滑剤を塗布

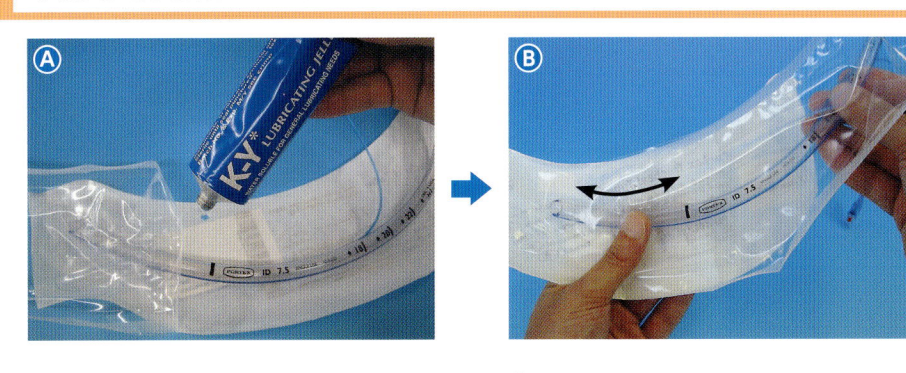

図2-20 潤滑剤塗布

① 潤滑剤（K-Y™ゼリー，キシロカイン®ゼリーなど）を，2〜3mLぐらいカフ付近に落とす（図2-20A）．
★注意：キシロカイン®スプレーの噴霧は，カフを損傷することが証明されているため，避ける．
② 次に左手で包装の上からカフ部分を軽く保持し，チューブを図のように何度か前後に動かして（図2-20B ◄►），カフやチューブに（先端から10cmぐらいのところまで）ゼリーを塗り広げる．

4 準備④ 清潔に保持

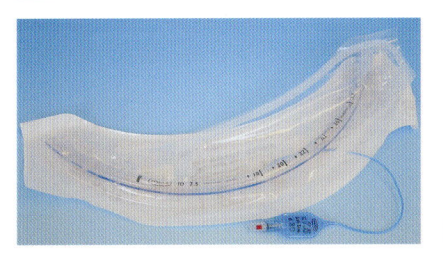

その後包装を元に戻して，使用まで清潔に保つ（図2-21）．

図2-21 清潔保持

5 もう1サイズ太いものと細いものも準備

気管チューブは，もう1サイズ太いものと細いもの（7.5mmを使用するなら7.0mmと8.0mm）を，すぐに使用できるように，開封せずに用意しておく．

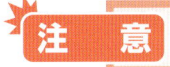
ポイント 気管チューブの準備は，カフチェックと潤滑剤塗布

注　意 チューブ先端部分は手で触れたり，不潔にならないように注意

§2 気管挿管に必要な器具 〜準備と使用方法

2-3c スタイレットの準備
緊急挿管時，挿管困難時はスタイレットを使用

Movie §2-D

学習の目標

- ☑ 気管挿管時に使用するスタイレットと，その利点，欠点，適応について理解する
- ☑ スタイレットの準備（潤滑剤の塗布，チューブへの装着，曲げる）を正しくできるようにする
- ☑ スタイレットの適切な曲げ方について理解する

---

1 スタイレットとは？ 〜スタイレットの構造とサイズ

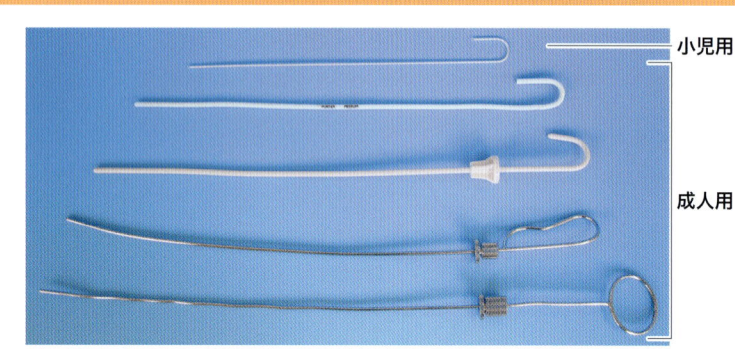

図 2-22 さまざまな種類・サイズのスタイレット

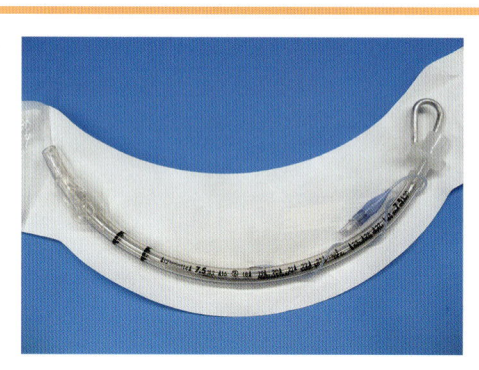

図 2-23 スタイレット装備済みの気管チューブ
スタイレットには潤滑剤塗布の必要がない

- スタイレットは細い金属またはプラスチック製の棒で，気管チューブの中に通して，チューブの形状を適度に変えるための器具である（図2-22）．スタイレットを曲げることにより，チューブをいろいろな形状に保つことができ，気管チューブの進行方向をコントロールできる．本書では原則，スタイレットを使用して気管挿管を行う．スパイラルチューブ（図2-15B）使用時には，スタイレットが必要である．
- スタイレットの材質，太さ，形状にはいろいろな種類がある（図2-22）．サイズもさまざまで，成人用と小児用の2サイズから，大・中・小の3サイズ，または5サイズあるメーカーもある．通常成人には，太さ3.0〜4.5mm，長さ35cm前後（チューブの中に入る太さで，チューブよりも数cm長い）ものを使用する．
- 最初からスタイレットがセットして包装されている製品もある（図2-23）．

---

2 スタイレット使用の利点と欠点

表 2-3 スタイレット使用の利点と欠点

利点	1）気管チューブ先端の進行方向をコントロールしやすい 2）予期せぬ挿管困難にも対処可能
欠点	1）準備，手技が少し煩雑になる 2）スタイレットが固いため，不適切に使用すると，喉頭，気管，食道などの組織を損傷する可能性がある

- スタイレット使用の利点と欠点は左の表2-3のとおりである．

3 スタイレットの適応 ～スタイレットはどんなときに使う？

表2-4 スタイレット使用の適応

> 1）初心者による気管挿管
> 2）マックグラス喉頭鏡による気管挿管時
> 3）緊急の気管挿管
> 4）挿管困難が予想される場合
> 5）予期せぬ挿管困難で，最初の挿管試行が不成功の場合
> 6）誤嚥の危険があり，挿管操作を急ぐ場合（RSI→§4-8, p108）

- 表2-3に示した欠点よりも，利点の方が勝るときはスタイレットを使用する（表2-4）．初心者では，スタイレットを使用したほうがチューブの誘導が容易である．マックグラス喉頭鏡（ビデオ喉頭鏡）使用時は，スタイレットを使用したほうがチューブの誘導が容易になる（§6→p167）．挿管困難時，救急外来（ER），病棟で行う**緊急気管挿管時には，スタイレットを使用する．**

- 熟練麻酔科医は，手技が少し煩雑になるため，通常の全身麻酔時の挿管には，スタイレットを使用しないこともある．

4 準備① スタイレットに潤滑剤を塗布

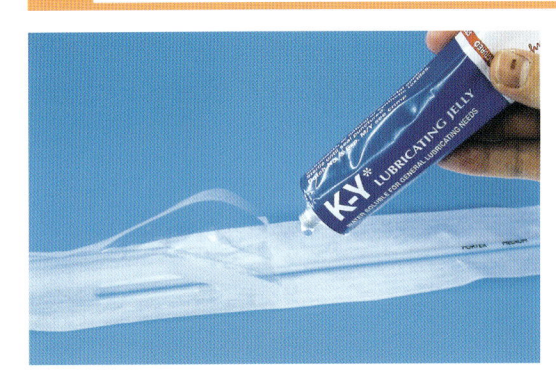

図2-24 スタイレットに潤滑剤を塗布

- スタイレットに潤滑剤（→p58）を塗布する（図2-24）．滅菌または消毒後再使用可能なもので包装してない場合は，ガーゼの上などで潤滑剤を塗布する．潤滑剤は先端から20cmぐらいまで，まんべんなく塗り広げる．

> **MEMO**
> ④ スタイレット装着済み気管チューブ（図2-23）
> ・最近，最初からスタイレットがセットされ，包装されている製品も増えてきた．そのスタイレットは滑りが良く，潤滑剤を塗布する必要はない．チューブ，スタイレットの先端のみ，少し角度をつけ（角度小）曲げておくとよい．

5 準備② チューブ内にスタイレットを挿入

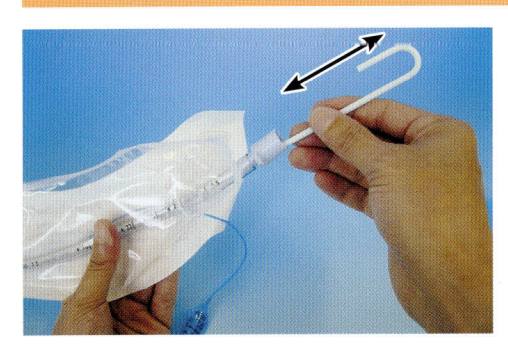

図2-25 チューブ内にスタイレット装着

- 気管チューブを包装の上から軽く保持し，チューブの近位端（コネクター側）からスタイレットを挿入する．チューブの中を前後に数回動かして，スタイレットとチューブ内面に潤滑剤を行き渡らせる（図2-25）．

6 準備③ 先端の長さ調節 〜決して突き出ないように

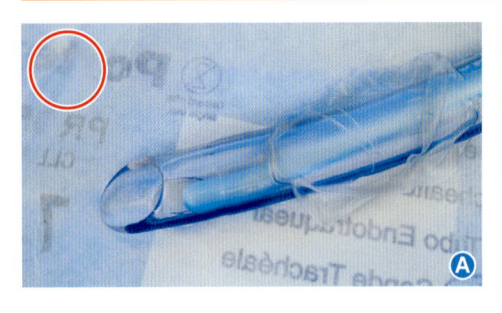
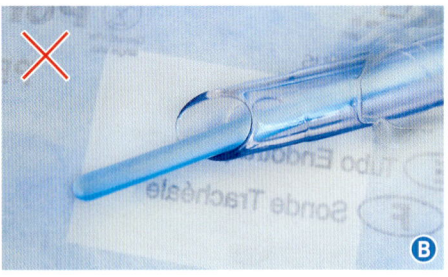

図 2-26
A：スタイレット先端の長さ調節
B：先端が突き出た悪い例

● チューブ先端からスタイレット先端が突出しないように，長さを調節する（図 2-26A）．スタイレット先端が
チューブから突出していると（図 2-26B），喉頭組織損傷の原因となる．先端は絶対に突出しないように調節
する．

7 準備④ スタイレットを曲げよう 〜3種類（角度小，角度中，ホッケースティック型）の曲げ方

● スタイレット挿入直後の気管チューブはほぼ真っ直ぐで，挿管には不適切である．包装の上からチューブを保
持し（図 2-27A），まず全体を既存のカーブと同様に曲げ，さらにチューブ先端から約5〜6cmの部分を，あ
と少し彎曲を強くする方向（X線不透過ラインと反対方向）へ曲げる（図 2-27B）．通常，気管チューブの先
端を，既存の彎曲よりも少し強くする程度（角度小）に曲げる（図 2-27C）．

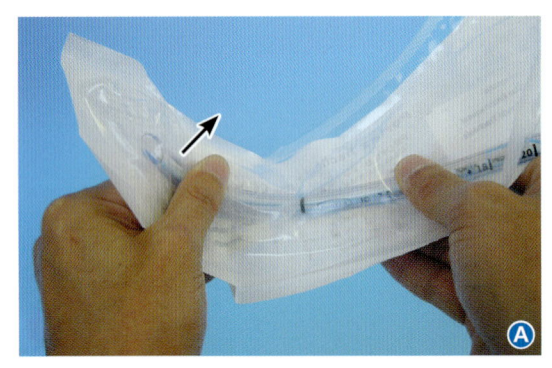

図 2-27A 包装の上からスタイレットを曲げる

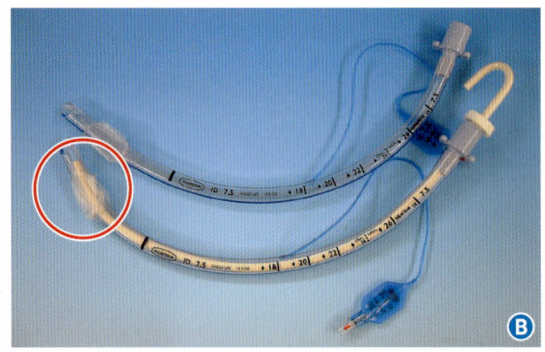

図 2-27B 既存の彎曲と同様に曲げ，先端部の彎曲
を少し強くしたチューブ

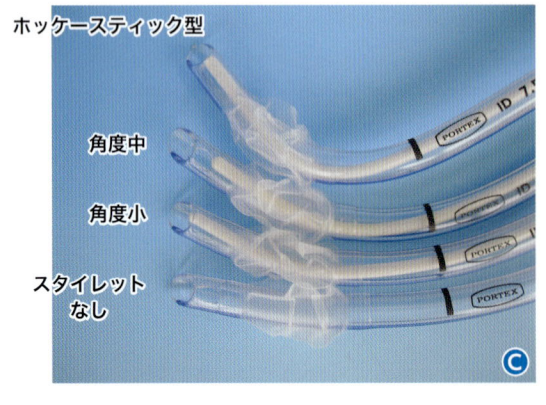

図 2-27C
角度小，角度中，ホッケースティック型に曲げた
チューブの先端部分
最初は角度小が標準的

挿管困難時は，もう少し強く角度をつけたり（角度中），90°近く，ホッケースティック型に曲げ直す（図2-27C）．ホッケースティック型の場合，チューブ近位端側は真っ直ぐにした方が，チューブを進めやすくなる．先端の角度のわずかな違いで，チューブを進めるときの進行方向は大きく変わる．最初から彎曲を強くしすぎると，チューブを進めるのがかえって難しくなる場合もある．まずは少し曲げておき（角度小），チューブの誘導が困難なときは，角度中またはホッケースティック型に曲げ直す．

8 準備⑤ 近位端の調節 ～先端が途中で飛び出さないように

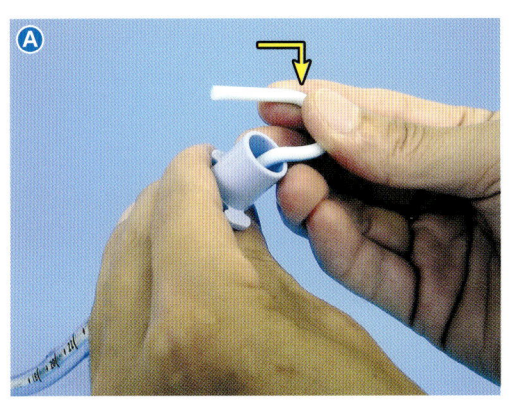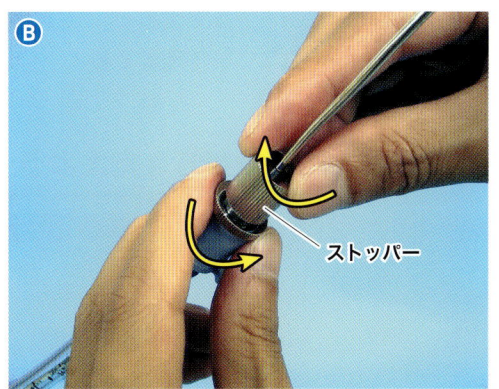

ストッパー

図2-28 スタイレット近位端の調節
A）近位端を曲げる B）ストッパー調節

挿管操作中にスタイレット先端がチューブから飛び出るのを防止するために，スタイレット近位側を曲げるか（図2-28A），ストッパーを調節する（図2-28B）．

9 準備⑥ 抜けるのを確認しよう

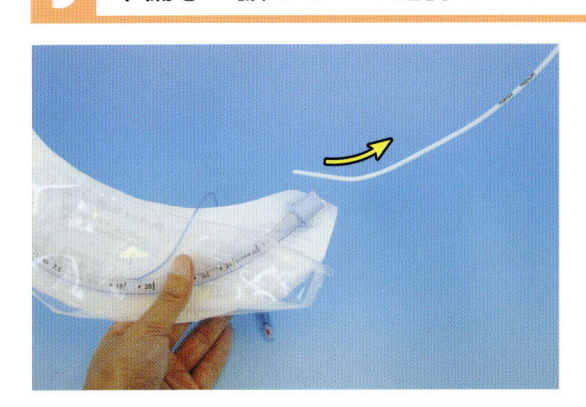

図2-29 抜去可能の確認

スタイレットは挿管操作の途中で抜去するため，速やかに抜けるのを確認しておくとよい（図2-29）．曲げ方が強すぎたり，潤滑剤が不十分だと抜去できなくなり，挿管時にトラブルにつながる．**いったん抜去して確認後，もう一度スタイレットをチューブ内に装着し，曲げ方を調節しておく．**

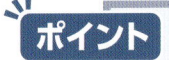 **ポイント** 1）緊急挿管時は，必ずスタイレットを使用して気管挿管
2）スタイレットは，気管チューブの先端の彎曲を通常より少し強くするように曲げておく

§2 気管挿管に必要な器具 〜準備と使用方法

2-3d 気管チューブの基本的な持ち方
チューブを正しく持つ

Movie §2-E

学習の目標

- ☑ 気管チューブの基本的な持ち方を覚える
- ☑ 気管チューブの悪い持ち方について理解する

1 気管チューブの基本的な持ち方を覚えよう

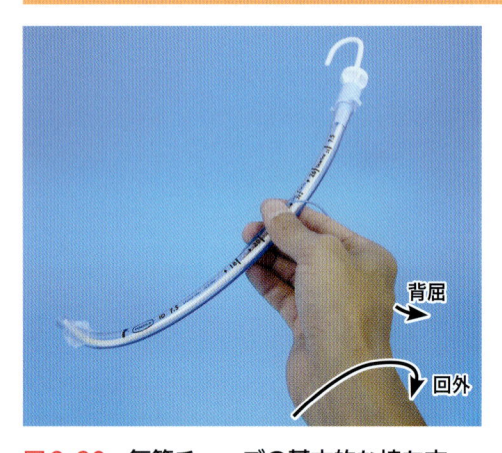

図2-30 気管チューブの基本的な持ち方
気管チューブを実際に進めるときには約45°傾ける

①気管チューブは，右手の親指，示指，中指，薬指の4本の指先で，中心よりやや近位端側（手前側），およそ21cm表示の付近に親指が位置するように持つ（図2-30）．

②その後実際にチューブを進めるときには，前腕（肘関節から先）を少し回外，手関節を少し背屈し，（指先でチューブを少し時計方向へ回して）**ほぼ45°傾けた位置で保持する**（図2-30）．チューブ先端は前方やや下向きに，チューブの凸面（X線不透過ライン側）は左下を向く．
凸面（X線不透過ライン）が真下を向いたままチューブを進めると，喉頭付近でチューブ先端の方向をコントロールするのが困難になる．

■悪い例

- チューブを手のひらで握りしめるのは避ける（図2-31A）．チューブ先端のコントロールが困難になる．
- 持つ場所が先端側すぎると（図2-31B），チューブを口腔から奥へと進める際に，継ぎ足しが必要になる．
- 持つ位置は近位すぎても（図2-31C），チューブの方向のコントロール操作が困難になる．

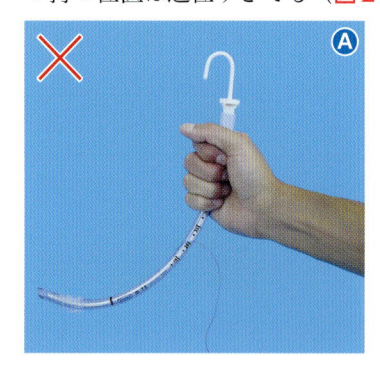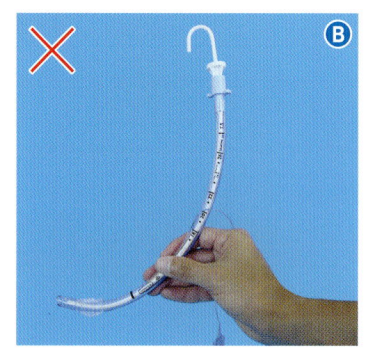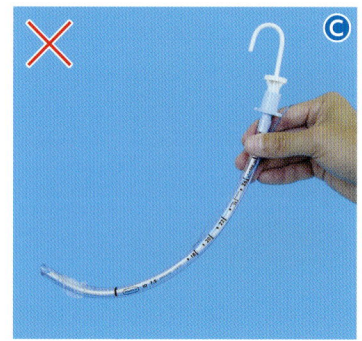

図2-31 よくない持ち方の例 A) チューブを握りしめない　B) チューブの先端を持たない　C) チューブの近位を持たない

ポイント 気管チューブは，前腕をやや回外して約45°傾けて持つ

2-4 経口挿管に必要なその他の器具

学習の目標

☑ 経口気管挿管に必要な，その他の器具について理解する

1 カフ注入用注射器（シリンジ）10mL，20mL（図2-32）

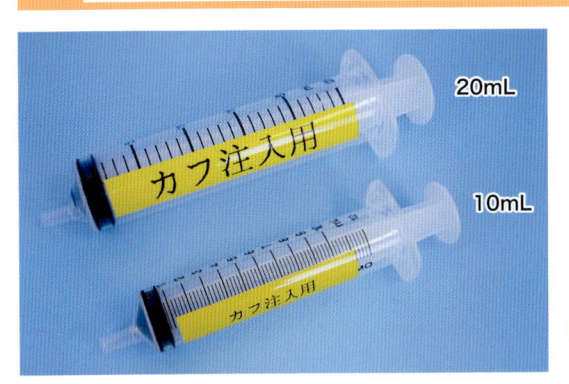

図2-32 ラベルを付けたカフ注入用注射器
10mL，20mL

● 挿管後のカフ注入は，10mLの注射器で行う．チューブ準備のカフチェック時には，チューブの（カフの）種類によっては15〜20mLの空気注入が必要で，20mLの注射器を使用する．カフ注入用注射器はラベルを付けておくか，カラーシリンジを使用すると，あわただしい緊急挿管時でも，他の薬液用注射器と間違えずにみつけやすい．

2 カフ圧計

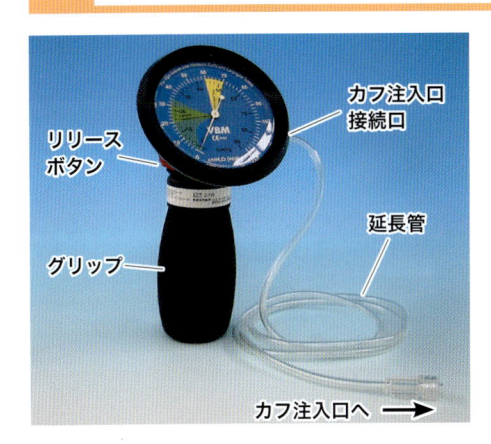

図2-33 カフ圧計

● 挿管後，気管チューブのカフ内圧が，気管粘膜の毛細管環流圧＝約25mmHgよりも高くなると，気管粘膜の血流障害（虚血）を起こし，粘膜を損傷する危険がある．カフへ空気を注入するとき，カフ圧計（図2-33）を用いて至適カフ圧（25〜30cmH$_2$O）までカフ注入を行えば，カフの過膨張による気管粘膜の損傷を防止できる．
● 気管チューブのカフ注入口と，カフ圧計の接続口（延長管を付けて）を接続し，グリップとよばれるゴム球を押すと，カフへ空気を注入できる．リリースボタンを押すと，カフ内の空気を少しずつ脱気して，カフ内圧を減少させて調節を行える．
● 長期人工呼吸中は，カフ圧計を用いたカフ圧の調節を，1日あたり1〜3回行うことが推奨されている．

3 バイトブロック（図2-34）

● バイトブロックは，気管チューブを留置中，患者にチューブを噛まれないように，上下・歯列間に挿入しておく器具である．堅い金属の上をゴムで巻いたものやプラスチック製のものなど，さまざまな形状，材質のもの

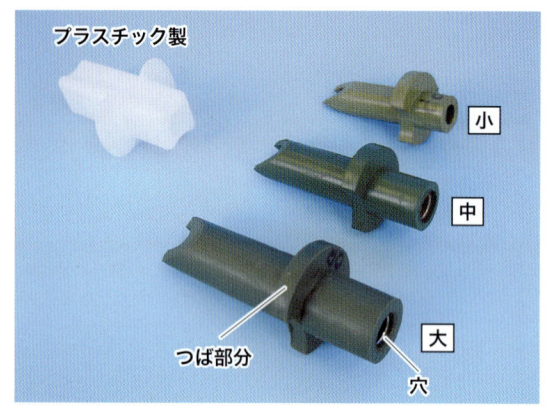

プラスチック製

つば部分

穴

小
中
大

図 2-34　バイトブロック
ゴム製（大・中・小）とプラスチック製

がある．途中のつばの部分が歯にひっかかり，口腔内への落ち込みを防止できる．真ん中に穴が開いており，口腔内吸引や胃管挿入が可能となる．

- サイズはメーカーにより異なり，大・中・小・極小のうち，3〜4種類がある．通常ほとんどの成人には，大または中のサイズ（長さ65mm〜75mm）を，小児には小〜中を使用する．

4　固定用テープ

- 気管チューブの固定には，粘着性の高い布製のテープ（図2-1 ⑦）が好まれる．はさみを使わずに手で切れるものが便利だが，あまり簡単に千切れるテープは固定には不適切である．通常は幅12mmのテープを使用するが，経鼻挿管時は少し幅広の25mmのテープも使用される．
- 気管チューブを固定するための専用器具（図5-99→p165）も使用されている．

5　潤滑剤（K-Yゼリー，キシロカイン® ゼリー，キシロカイン® スプレー）

- 気管チューブ，スタイレット，胃管，エアウェイ，吸引カテーテルなど，さまざまなチューブ類を滑りやすくして挿入を容易にするため，**潤滑剤は必需品である**．潤滑が本来の目的であるため，キシロカイン®（リドカイン）などの局所麻酔薬を含有していない水溶性潤滑剤がよい．滅菌製剤で，局所麻酔薬の入っていない水溶性ゼリーとしては，K-Yゼリー（図2-1 ⑧）が使用されている．
- キシロカイン® ゼリー（図2-1 ⑧）も，滅菌製剤であること，ラミネートチューブで使用しやすいなどの理由から，潤滑剤として使用されている．キシロカイン® が含有されているが，局所麻酔が目的ではなく，あくまでも潤滑が目的である．
- キシロカイン® スプレー（図2-1 ⑧）は，潤滑剤として使用されているが，気管チューブのカフを損傷するため，**チューブのカフ部分には使用しない**（→p51）．キシロカイン® スプレーは気道の表面麻酔（§4→p101）時にも使用する．

6　聴診器

- 聴診器は呼吸音の確認・診断に不可欠である．すぐに使用できるようにしておく．

ポイント　気管挿管には，カフ注入用注射器，バイトブロック，チューブ固定用テープ，潤滑剤，聴診器，吸引カテーテル（→p64）が必需品

注　意　気管チューブのカフ部分には，キシロカイン® スプレーを使用しない

2-5 気管挿管前の気道管理に必要な器具

学習の目標

☐ 気管挿管前に行う酸素投与や，バッグマスク法に使用する器具に習熟する

☐ 詳しい使用法は，§3（→p67〜）を参照する

1 酸素供給源① パイピングアウトレットと酸素流量計

- 手術室，ICU，救急部，回復室，などでは酸素供給源として，壁に取り付けてある酸素パイピングの端末（アウトレット）を使用する（図2-35A）．アウトレットに酸素流量計を接続して（図2-35B），1〜15L/分の酸素を流して使用する．
- ほとんどの病院で，酸素は液体または気体として大きな貯蔵タンク（マニフォールド）に貯蔵されており，配管（パイピング）システムにより，各場所のアウトレットまで送られている．

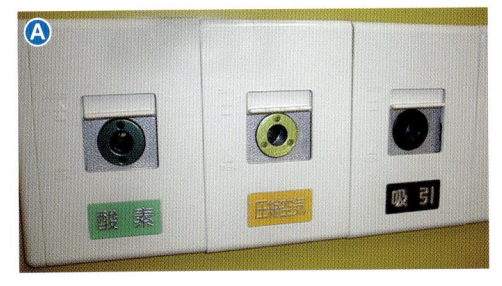
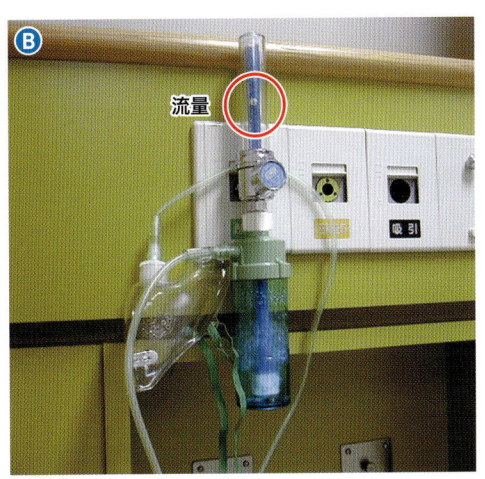

流量

図2-35

A：壁配管システムの酸素・圧縮空気・吸引のアウトレット（端末）

B：酸素アウトレットに取り付けた酸素流量計

浮子（◯印内の球）の中心が酸素流量（L/分）を示している

2 酸素供給源② 酸素ボンベと酸素流量計

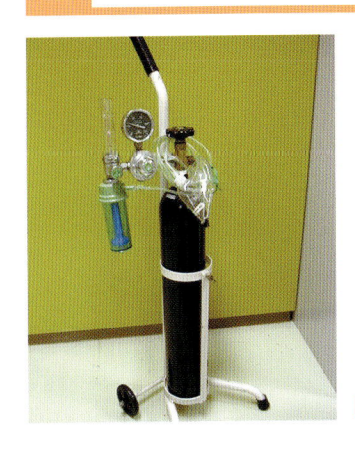

- 酸素アウトレットが使用できない場所や移動中は，酸素ボンベ（図2-36）を使用する．酸素ボンベに酸素流量計を取り付け，1〜15L/分の流量で使用する．
- 日本では酸素ボンベは**黒色**である．ほかのボンベと間違わないように（もし間違えたら大変！）注意する．

図2-36 酸素ボンベと流量計

3 鼻カニューレ （図2-37，図3-2A→p68）

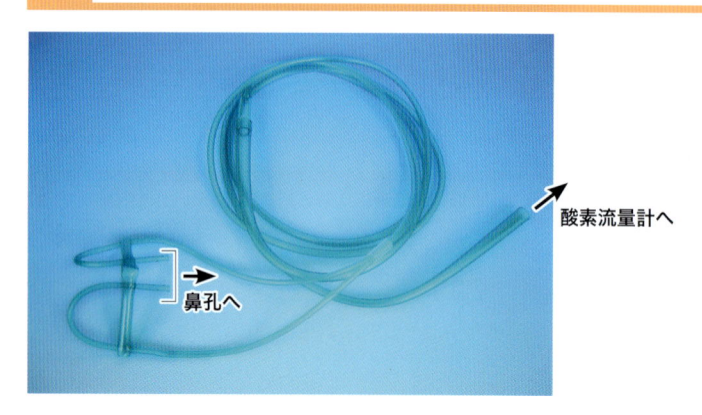

図2-37 鼻カニューレ

- 自発呼吸下の患者に，低流量（1〜5L/分）の酸素を投与する場合に使用する．

4 酸素マスク （図2-38，図3-2B→p68）

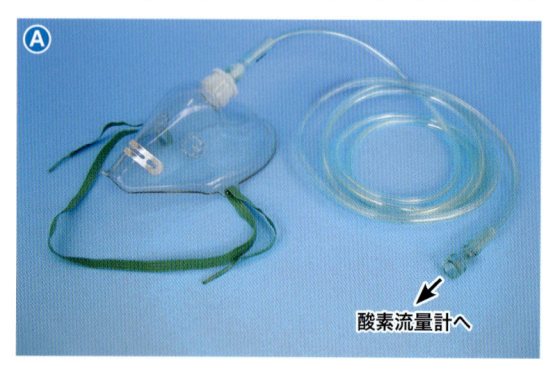
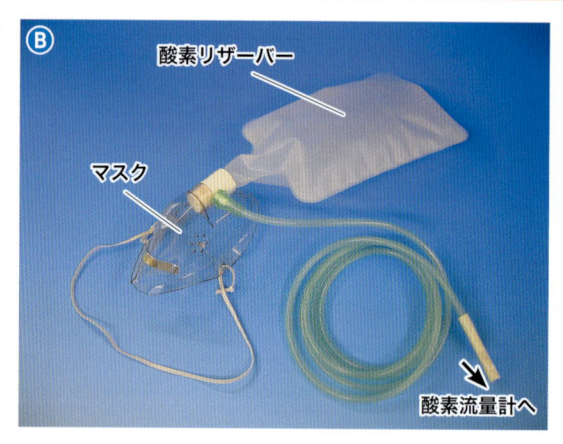

図2-38
A：単純酸素マスク
B：リザーバー付き酸素マスク

- 自発呼吸下の患者に，やや高流量（3〜10L/分）の酸素を投与する場合に使用する．単純酸素マスク（図2-38A）が最も一般的に使用されている．リザーバー付き酸素マスク（図2-38B）は，より高濃度の酸素を供給できる（図3-2C→p68）．

5 蘇生用マスク（フェイスマスク） （図2-39，図3-16→p81）

- 蘇生用マスクは，バッグマスク換気時に蘇生バッグ（→p80）とともに使用する．顔面に密着するクッション部分，体部，蘇生バッグに接続する接続部，ヘッドストラップの留め具であるストラップホックから構成される（図2-39）．透明なプラスチック製マスクは使用しやすく，顔面の観察にも便利である．
- クッション部は，空気注入口から注射器で空気を注入して，固さの程度を調節できる．空気を過度に入れすぎるとクッションが固くなり，顔面への密着が悪くなる．
- サイズの種類はメーカーによりさまざまで，成人用に大・中・小の3サイズ，小児用に小児・幼児・乳児・新生児用など3〜4サイズある（図2-39）．長さ，幅などは統一されていない．下顎〜頬部，口，鼻を覆うことが

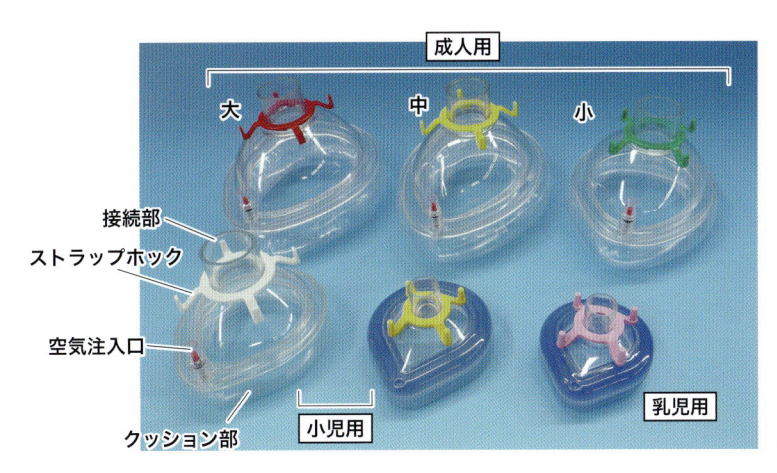

図2-39　蘇生用マスク（フェイスマスク）

成人用
大　中　小
接続部
ストラップホック
空気注入口
クッション部
小児用
乳児用

でき，眼球を圧迫しないサイズを選択する．通常成人にはサイズ中（長さ約12cm前後），小柄な成人には小（長さ約10〜11cm）のサイズがよく使用される．

6 蘇生バッグ（図2-40，図3-16→p81）

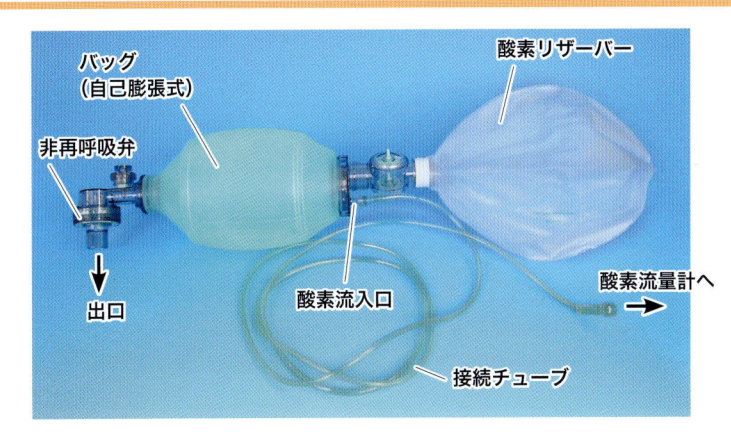

バッグ
（自己膨張式）
非再呼吸弁
出口
酸素流入口
酸素リザーバー
酸素流量計へ
接続チューブ

図2-40　蘇生バッグ

- 蘇生バッグは，蘇生マスクに接続してバッグマスク換気に（§3-5→p80），また気管チューブに接続して挿管後の換気に（§8-3→p224）使用する．自己膨張式バッグ（シリコンまたはゴム製），非再呼吸弁，酸素リザーバー，酸素流入口から構成されている（図2-40）．出口のコネクターは内径15mm，外径22mmで統一されており，酸素マスク，気管チューブに接続できる．一般に使用される成人用サイズの蘇生バッグは，最大約1,300〜1,600mLの容量を送気できる．小児用・乳児用または新生児用のサイズもある．
- 出口に非再呼吸の一方向弁が付属し，バッグを押す（加圧）とバッグ内の酸素，空気が出口から送られ，バッグを離す（解除）と患者からの呼気は外気へと排出される．バッグを手で押す（加圧），離す（解除）を繰り返して，陽圧換気を行う．
- 酸素流入口から酸素接続チューブを介して，壁配管または酸素ボンベに取り付けた酸素流量計に接続し，高濃度酸素を投与できる．吸入酸素濃度は，酸素流量が10L/分の場合，酸素リザーバーがないと40〜50％，リザーバー付きでは80〜100％程度である．高濃度酸素投与時は，酸素リザーバーを使用する．

7 経鼻エアウェイ（鼻咽頭エアウェイ）(→p77〜)

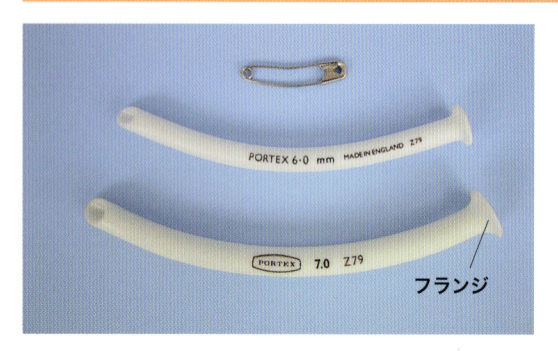

図2-41　経鼻エアウェイ（ポルテックス社製）

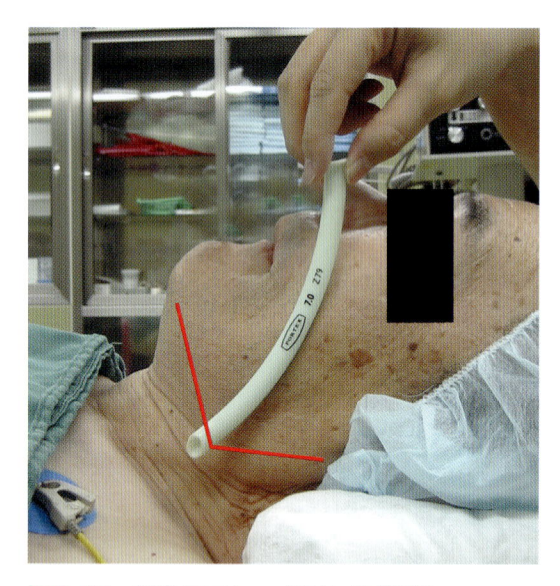

図2-42　経鼻エアウェイのサイズ選択

- 鼻腔から咽頭まで挿入し，沈下した軟口蓋・舌根を持ち上げ，気道を開通させるポリ塩化ビニール（PVC）またはシリコン製チューブである．①自発呼吸患者の部分（〜完全）上気道閉塞時の気道開通を目的に，②バッグマスク換気時の用手的気道確保の補助具として使用される．鼻腔内に落ち込まないように，近位端（フランジ）は太くなっている．経口エアウェイよりも刺激が少なく，咽頭反射や自発呼吸があるときでも使用可能である．挿入時には，先端部分に潤滑剤を塗り広げておく．
- 最も普及しているポルテックス社製エアウェイは，内径6.0，7.0，8.0，9.0mmの4サイズがあり，深さ調節のための安全ピンが付属している（図2-41）．使用サイズは，鼻腔の大きさと，外鼻孔から下顎角までの長さを参考に決定する（図2-42）．**成人男性で内径7.0mm，成人女性で6.0〜7.0mmのサイズが多く用いられている**．
- 抗血栓療法患者では相対的禁忌，頭蓋底骨折患者では禁忌である．

8 経口エアウェイ（口咽頭エアウェイ）(→p78〜)

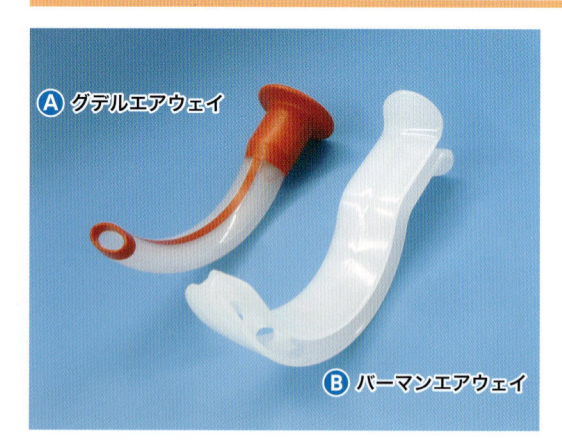

図2-43　A：グデルエアウェイ
　　　　　B：バーマンエアウェイ

- 経口エアウェイは口から挿入し，沈下した舌根，喉頭蓋を持ち上げ気道を開通させるために使用する，プラスチック製の器具である．バッグマスク換気時の用手的気道確保の補助具として使用される．チューブ式のグデルエアウェイ（図2-43A，図2-44）と2枚の板を合わせた型のバーマンエアウェイ（図2-43B）があるが，前者がよく使用されている．

サイズ
（長さcm）

000	00	0	1	1.5	2	3	4	5
(3.5)	(5.0)	(5.5)	(6.5)	(7.0)	(8.0)	(9.0)	(10.0)	(12.0)

長さ

図2-44 経口エアウェイ各サイズ
（インターサージカル，日本メディカルネクスト）

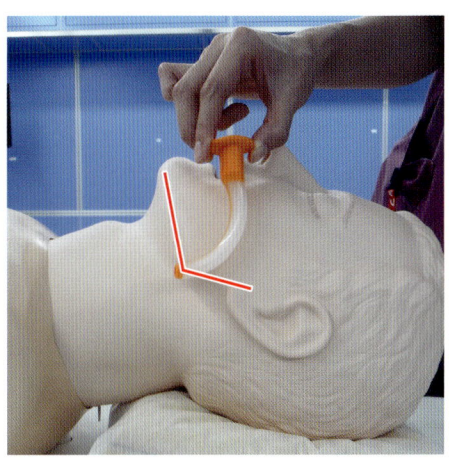

図2-45 経口エアウェイのサイズ選択

- サイズや種類，表示はメーカーにより異なり，統一されていない．サイズ000（長さ35, 40mm），00（50mm），0（55, 60mm），1（65, 70mm），1.5（70mm），2（80mm），3（90mm），4（100mm），5（110, 120mm）6（120mm）などの種類がある（**図2-44**）．**通常の成人には100mm前後が用いられる**．口腔から下顎角までの長さも参考になる（**図2-45**）．

- 有効性は経鼻エアウェイに比べてやや劣り，挿入しただけでは気道閉塞を解除できない場合もある．下顎挙上，あご先挙上など用手的気道確保を必ず併用する．意識があり，気道反射が残っている場合は，嘔吐を誘発するため禁忌となる．準備としては，先端部分に潤滑剤を少量塗っておく．

9 ヘッドストラップ

- バッグマスク換気時にマスクの顔面への密着性を高めることができる，ゴムまたはシリコン性のバンド（**図2-1** ⑳）である．患者の後頭部の下に敷き，バンドの穴を蘇生用マスクのストラップホックにかけて使用する（**図3-20→p84**）．

ポイント　1）蘇生用フェイスマスク，蘇生バッグは，緊急時・心肺蘇生時のバッグマスク換気（人工呼吸）に使用される重要器具である

　　2）経鼻エアウェイ，経口エアウェイは，心肺蘇生時の二次救命処置にも使用される基本的な気道確保補助用具である

§2 気管挿管に必要な器具　〜準備と使用方法

2-6 気管挿管後の処置に必要な器具

学習の目標

☑ 気管挿管後の処置に使用する吸引用器具，胃管について理解する

☑ 詳しい使用法は，§8（→p215〜）を参照する

1 吸引カテーテル（気管内用，口腔内用）（§5-7b→p131，§8-2→p219）

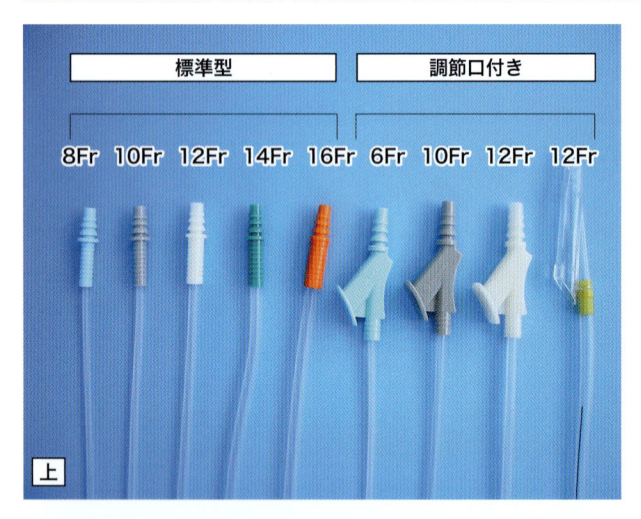
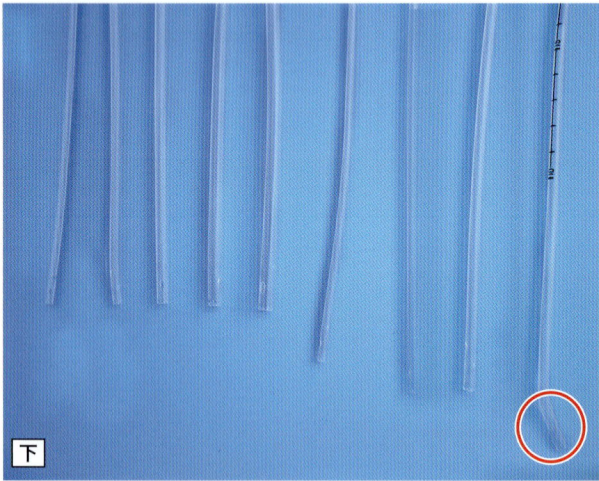

標準型　　調節口付き

8Fr 10Fr 12Fr 14Fr 16Fr 6Fr 10Fr 12Fr 12Fr

上

下

図2-46　吸引用カテーテル

- 口腔内，気道内の分泌物や喀痰，血液などを，吸引し清浄化するための管を吸引カテーテルという（図2-46）．気管挿管前に，挿管操作中に，また挿管終了後に，いつでも使用できるように準備しておく．清潔操作で行う気管吸引用カテーテルと，準清潔で使用する口腔内・鼻腔内吸引用は別のものを使用する．

- 種類は，標準型，調節口付き，先端の曲がったもの（図2-46○）などがある．気管吸引には，吸引の停止，開始が調節可能できる調節口付きが便利である．先端の曲がったものは，左または右の気管支を選択的に吸引したいときに使用する．

- 吸引カテーテルの長さはcm，外径の太さはフレンチサイズ（**MEMO**▶②→p48）で表示され，サイズにより色分けがされている．気管吸引（通常成人）には，その**外径が気管チューブ内径（mm）の1/2以下のサイズ〔気管チューブの内径（mm）×1.5（Fr）〕が推奨**されている．通常成人の気管吸引には，太さ10または12Fr（外径約3.3または4mm），長さ50cmを使用する．口腔内吸引には，太さ12または14Fr，長さ40cm程度のものを使用する．

2 閉鎖式吸引カテーテル（§8-2→p219）

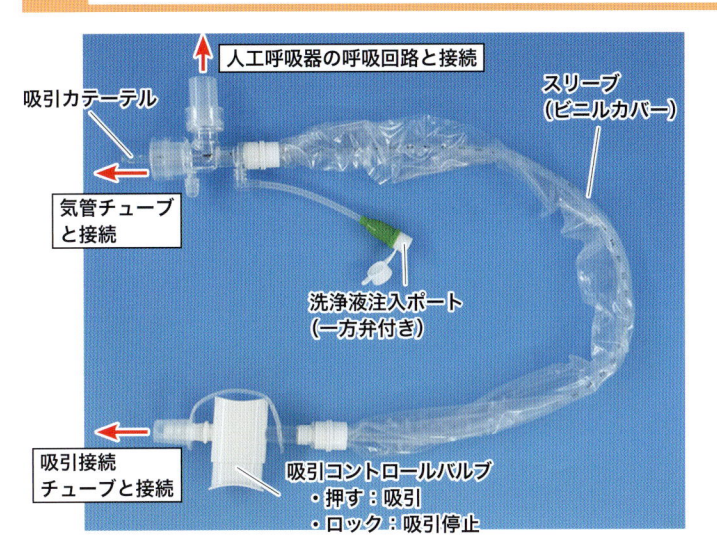

図2-47 閉鎖式吸引カテーテル

● 気管チューブや気管切開チューブに接続したままの状態で，気道を大気に開放することなく行う気管吸引方法を閉鎖式気管吸引という．これには，内面が滅菌されているビニールカバー（シース）で包まれた，特別な閉鎖式吸引カテーテル（図2-47）を使用する．カテーテルに直接触れることなく，カテーテルを気管チューブ内，気管内へと進めることができる．吸引コントロールバルブにより，吸引のオン・オフ，ロックを調節することができる．

3 吸引装置

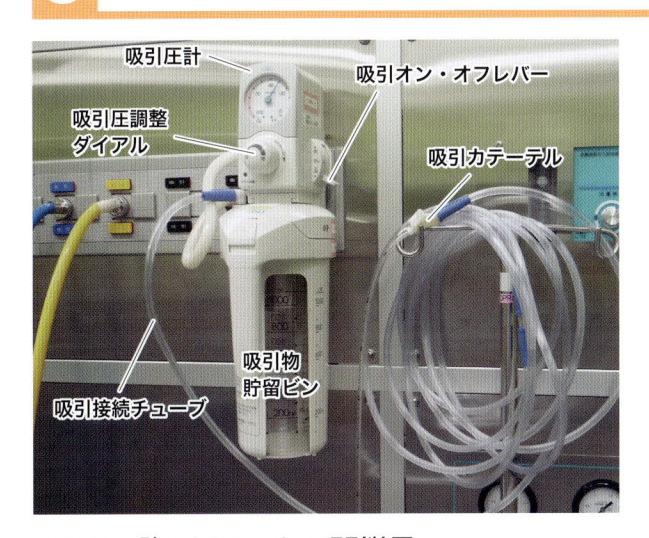

図2-48 壁アウトレットの吸引装置

● 吸引装置（図2-48）は，壁配管の吸引用アウトレット（図2-35A）に取り付け，気管内または口腔内吸引に使用する．吸引装置には，吸引のオン・オフ，吸引圧調整，吸引物貯留ビンが付属し，吸引物を壁配管に直接吸い込まない構造になっている．長い接続チューブを介して吸引カテーテルと接続する．

4 胃管（§8→p215～）

● 気管挿管後，胃内容物のドレナージ（排出），胃内圧減圧の目的で，多くの症例において胃管を挿入する．胃管は，長さ約120～125cmの透明のポリ塩化ビニール（PVC）製チューブで（図2-49），エチレンオキサイドガス（EOG）で滅菌され密封されている．深さ表示のマーク（印）の多くは，先端から45cm，55cm，65cm，75cmの位置に表示されている（図2-49AB）．成人では**14，または16フレンチサイズ**の胃管を使用する．

● 先端の形状，チューブの柔らかさ，近位部の吸引口の形などさまざまな種類がある．意識があるときには，柔らかい胃管の方が挿入時の苦痛は少ない．全身麻酔時，意識障害時，心肺停止時では柔らかいものよりやや硬めの胃管のほうが挿入しやすい．

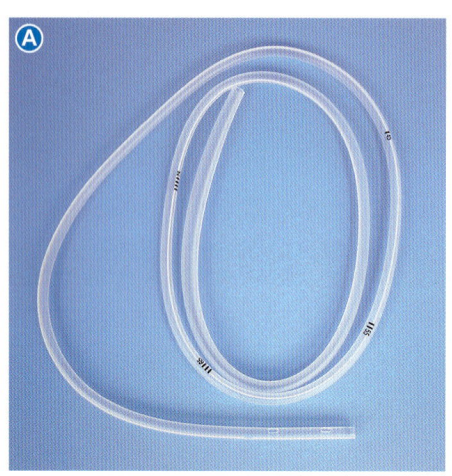
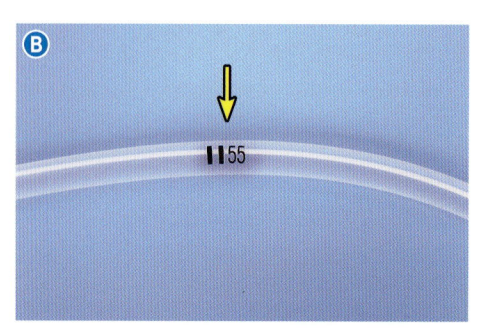
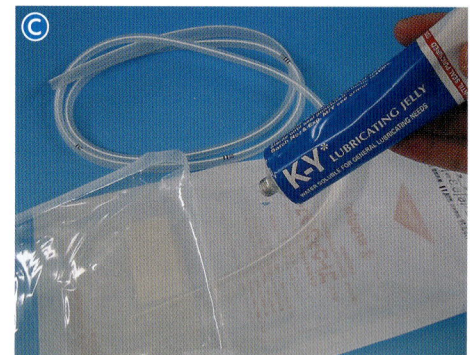

図2-49　A：胃管
　　　　B：深さ表示マーク
　　　　C：胃管準備

● 胃管の準備には，約2/3ほど開封し，潤滑剤2〜3mLを先端から20cm程度まで包装の上から塗り広げておく（図2-49C）.

◆ MEMO ◆

⑤ 準備の最終チェック

・気管挿管に用いる器具の準備は万全だろうか？ 以下の項目は見落としやすいところなので最終チェックをしておく.

　□ 喉頭鏡，ビデオ喉頭鏡は点灯OKか？

　□ 気管チューブのカフは完全に脱気してあるか？ 潤滑剤は塗ってあるか？

　□ 気管チューブにスタイレットが挿入され，適切に曲げてあるか？ 先端は突き出ていないか？

　□ カフ注入用注射器，バイトブロック，固定用テープはそろっているか？

　□ 吸引装置，吸引カテーテルの準備もOKか？

　□ もう1サイズ大きいチューブ，小さいチューブも使用できるか？

ポイント 気管吸引には、麻酔・救急領域では調節口付き気管吸引カテーテルが、ICU領域では閉鎖式吸引カテーテルがよく使用される

3-1 酸素投与開始
とにもかくにも，まず酸素

学習の目標

☐ 酸素投与開始から，上気道閉塞の診断・管理，気管挿管までの流れ（図3-1）を理解する

☐ 酸素流量，吸入酸素濃度に応じて，鼻カニューレ，酸素マスクを選択できる

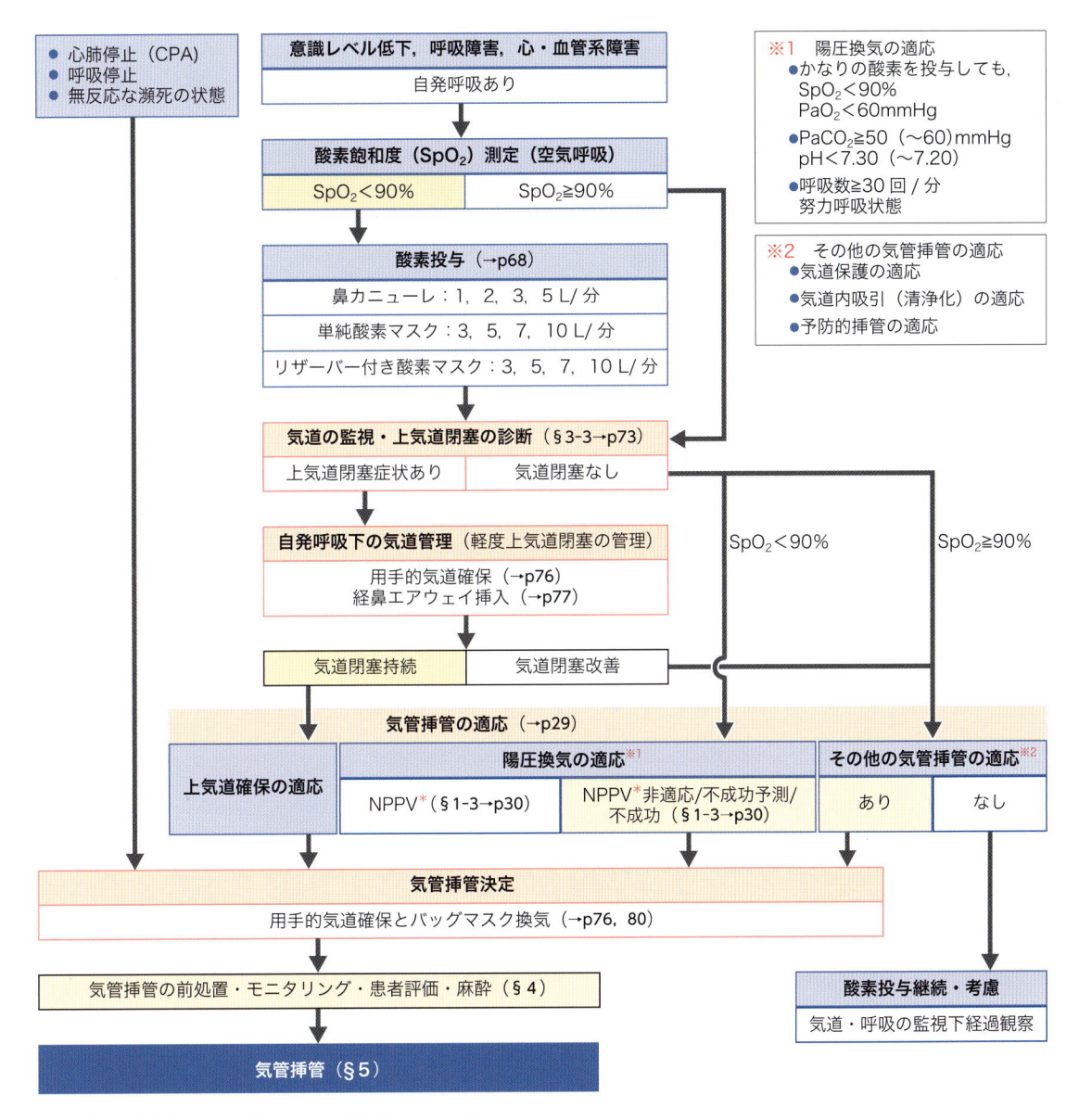

図 3-1　酸素投与の開始から気管挿管までの流れ

＊ NPPV：noninvasive positive pressure ventilation（非侵襲的陽圧換気法）

1 まず酸素飽和度（SpO₂）を測定　〜空気呼吸で何％？

- さまざまな疾患により意識レベルの低下，呼吸障害，心機能障害に陥った場合，**パルスオキシメータ**（§4, 図4-4→p89）で，酸素飽和度を測定する．空気吸入時［吸入酸素濃度（FiO₂）は約21％］の酸素飽和度が95％以上なら，少し余裕がある．そのまま注意深く状態を観察する．

2 酸素投与開始　〜鼻カニューレ，または酸素マスクで酸素投与

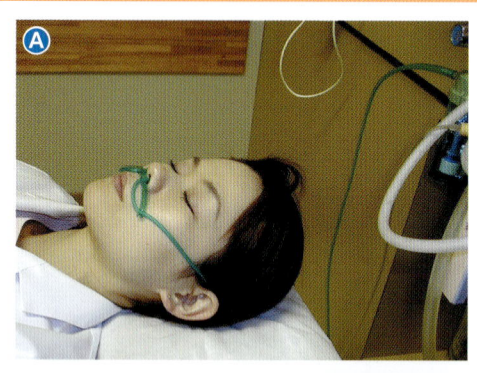
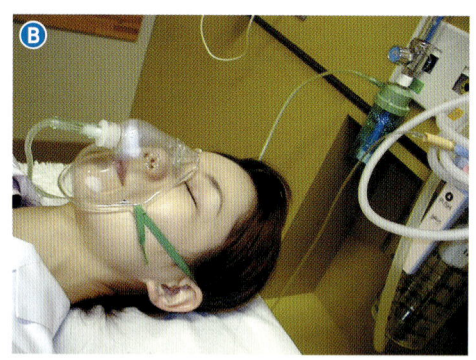
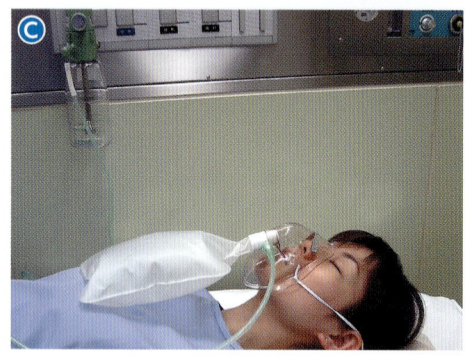

図3-2
鼻カニューレ（A），単純酸素マスク（B），
リザーバー付き酸素マスク（C）を用い
ての酸素投与

- 酸素飽和度が90％以下の低酸素血症状態では，すぐに酸素投与を開始する．自発呼吸患者では，**鼻カニューレ**（図2-37→p60），または**単純酸素マスク**（図2-38A→p60）か**リザーバー付き酸素マスク**（図2-38B→p60）を用いて酸素を投与する．
- 患者に鼻カニューレ，または酸素マスクを装着して（図3-2），チューブの一端を酸素の壁配管（図2-35→p59）または酸素ボンベ（図2-36→p59）に取り付けた酸素流量計に接続する．酸素流量計のノブを回して，酸素を開始する．
- **酸素飽和度90％以上を目標**に，酸素流量（3〜10 L/分），投与方法を選択する．鼻カニューレ，単純酸素マスク，リザーバー付き酸素マスクにより酸素を投与した場合の吸入酸素濃度は**表3-1**のとおりである．3 L/分の酸素を鼻カニューレで投与すると，吸入酸素濃度は約32％（空気の1.5倍），単純酸素マスクで5 L/分の酸素を投与すると吸入酸素濃度は約40％（空気の約2倍）の酸素を投与可能となる．
- 酸素流量が3 L/分以下の低流量の場合は，鼻カニューレの方がマスクより違和感が少ない．酸素流量が5 L/分以上の高流量になると，鼻カニューレでは鼻腔への刺激が強くなるので酸素マスクが用いられる．単純酸素マスクでは10 L/分の酸素を流しても60％が限界である．これでも酸素飽和度が改善しなければ，バッグマスク換気，気管挿管を考慮する．リザーバー付き酸素マスクでは，60％以上の吸入酸素濃度を期待できるが，バッグマスク換気，気管挿管を常に考慮する．

表3-1 酸素流量による吸入酸素濃度（FiO$_2$）

鼻カニューレ		単純酸素マスク		リザーバー付き酸素マスク	
1L/分	約24%	5L/分	約40%	6L/分	約60%
2L/分	約28%	7L/分	約50%	7L/分	約70%
3L/分	約32%	10L/分	約60%	8L/分	約80%
4L/分	約36%			9L/分	約90%
5L/分	約40%			10L/分〜	約95%〜

3 心肺停止，呼吸停止は超緊急気管挿管へ

● 心肺停止，呼吸停止状態，無反応な瀕死の状態の場合は緊急気管挿管が必要である．バッグマスク法ですぐに陽圧換気，100％酸素投与を開始し，他の蘇生処置を施行しながら速やかに気管挿管に移行する（図3-1）．

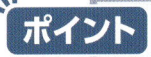
ポイント

1) 自発呼吸患者では，酸素飽和度90％以上を目標に，酸素を3〜10 L/分投与する

2) 酸素流量，吸入酸素濃度に応じて，鼻カニューレ，酸素マスク，リザーバー付き酸素マスクを選択する

3) 心肺停止，呼吸停止，瀕死の状態では超緊急に気管挿管に移行する

PART I 基礎・準備編

§3 上気道閉塞の診断・管理とバッグマスク換気の実際

§3　上気道閉塞の診断・管理とバッグマスク換気の実際　〜酸素投与開始から気管挿管まで

3-2 上気道閉塞の病態
舌根沈下は本当か？

Movie §3-A

学習の目標

- ☑ 意識がある場合の気道の開通について理解する
- ☑ 意識障害，鎮静薬・全身麻酔薬の投与によって起こる気道閉塞の病態を理解する
- ☑ 気道が閉塞する部位を理解する

1 意識があるということ：気道は開いている

- 気道（鼻腔・口腔・咽頭・喉頭）は，上顎・下顎・頸部の筋肉の働きにより支えられ，管腔構造を維持し，開通した状態に保たれている（**図3-3**）．意識がある場合，これらの筋肉群が適度に緊張を保つことにより，気道は支えられている．吸気時は気道を保持する筋肉の緊張により，気道は広がり，喉頭蓋は腹側に持ち上がる．

2 意識障害，鎮静，全身麻酔により，上気道は閉塞する

- **意識障害**が起こると，気道を支える筋肉の緊張は低下（弛緩）し，上気道閉塞が起こる（**図3-4**）．
- **鎮静薬**〔ミダゾラム（ドルミカム®），ジアゼパム（ホリゾン®，セルシン®），プロポフォール（ディプリバン®）など〕，**鎮痛薬**〔フェンタニル，ペンタゾシン（ソセゴン®）など〕の投与により意識レベルが低下すると，気道を支える筋肉は弛緩し，気道閉塞が起こる．**全身麻酔薬**の投与により意識レベルが低下しても，気道の筋肉は弛緩し，気道閉塞が起こる．閉塞性睡眠時無呼吸症候群（SAS：sleep apnea syndrome, OSA：obstructive sleep apnea）の病態も同様である．

3 気道閉塞は，軟口蓋，舌根，喉頭蓋，喉頭入口部で起こる

- 上気道閉塞状態はよく舌根沈下といわれるが，現在では舌根部よりも，軟口蓋，喉頭蓋が咽頭後壁に接近し，気道を閉塞することがわかっている（**図3-4BC**）．また，喉頭入口部も筋緊張の低下により，閉塞する．つまり，**軟口蓋，舌根，喉頭蓋，喉頭入口部の4点が主な閉塞部位**となる．これらの部位は部分的に点で閉塞するというよりも，開通していた気道（**図3-3**）の**軟部組織はすべてつぶれて落ち込み，気道を閉塞する**．すなわち天井（軟口蓋，舌，喉頭蓋，喉頭入口部組織），壁（咽喉頭部の軟部組織）すべてが床（咽頭後壁）に落ち込み，気道を閉塞する．
- 上気道閉塞が起こると，吸気時の陰圧（横隔膜の緊張）により気道はさらに狭くなり，**表3-3**（→p73）に示した特有の症状を示す．

4 さまざまな重症疾患で，気道は閉塞する

- 重度の疾患により中枢神経系（脳）・呼吸器系（気道・肺）・循環器系（心臓・血管）のいずれかが障害され，意識障害（レベル低下），低酸素血症・高二酸化炭素血症，心・血行動態悪化を引き起こすと，二次的にその

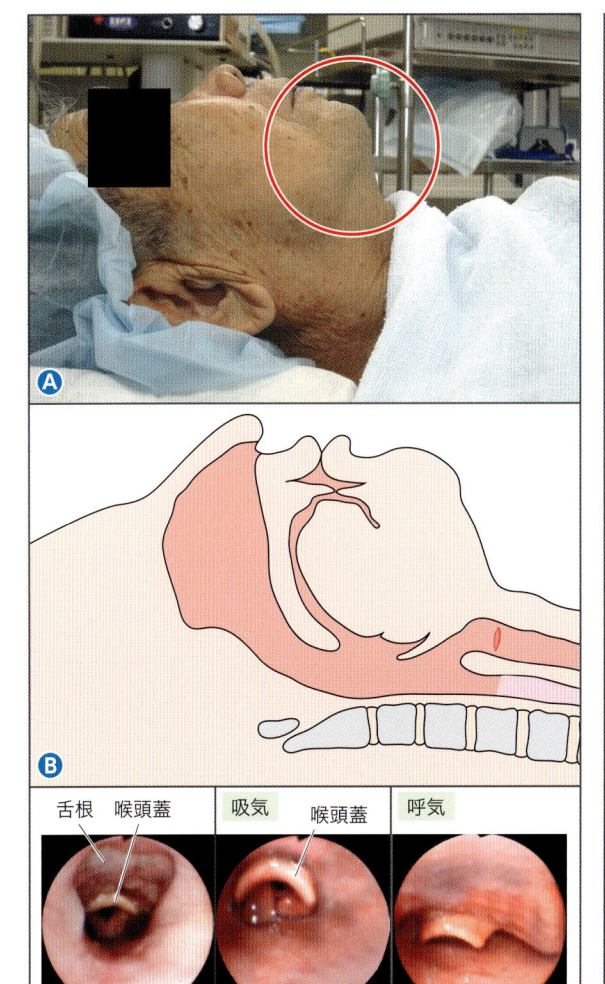

図3-3　意識清明時の気道の開通

A) 意識清明時の下顎，頸部の状態
B) 意識清明時の気道の開通
C) 意識清明時の気道のファイバースコープ像（後鼻孔からの観察）：①軟口蓋から喉頭までの気道開通　②吸気　③呼気

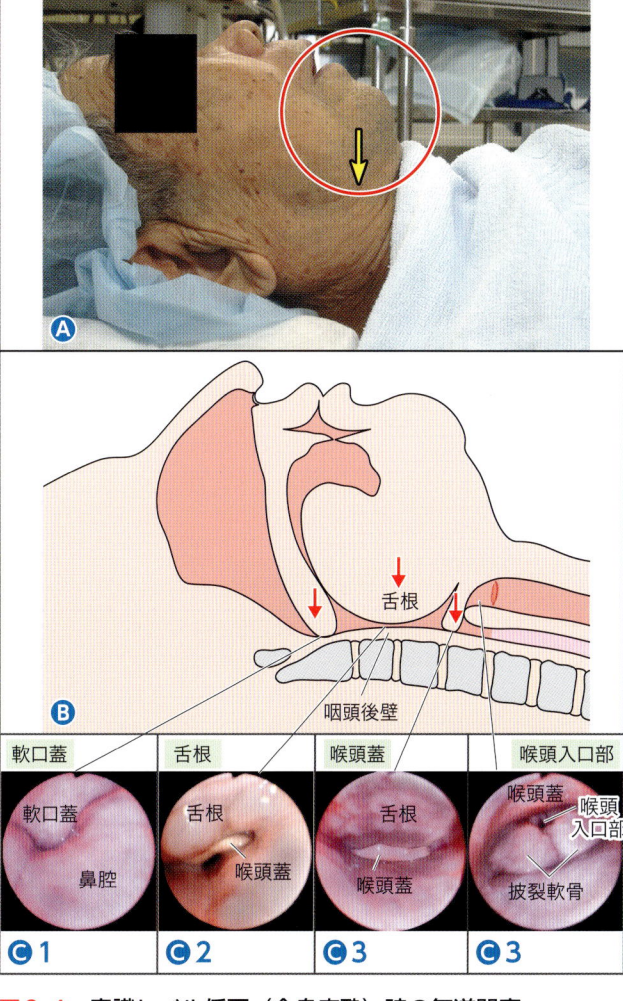

図3-4　意識レベル低下（全身麻酔）時の気道閉塞

A) 麻酔・筋弛緩下の下顎・頸部の筋緊張低下
B) 軟口蓋，舌根，喉頭蓋，喉頭入口部における気道閉塞
C) 気道閉塞のファイバースコープ像：①軟口蓋部，②舌根部　③喉頭蓋部　④喉頭入口部

他の障害を招く（**図3-5**）．上気道閉塞は低酸素血症・高二酸化炭素血症をいっそう助長し，さらなる意識の悪化を招くといった悪循環に陥る．

- 重症患者に投与される鎮静薬・鎮痛薬によっても意識レベルは低下して，気道閉塞が起こる．重症患者では，気道の監視，気道管理が必要不可欠である．

5　何かが気道を閉塞する　〜病的・物理的気道閉塞

- 意識障害以外にも，病的・物理的に気道が閉塞される場合がある（**図3-6，表3-2**）．意識が清明であれば，呼吸困難の症状がある．意識レベル低下，鎮静，全身麻酔に伴い，高度〜完全気道閉塞に陥る．
- 病的・物理的な気道閉塞の管理は非常に困難である．通常のバッグマスク換気，通常の気管挿管による気道確保は困難な場合が多く，生命に危険が及ぶ．緊急気管挿管（意識下），外科的気道確保（気管挿管）が必要となる場合も多い．

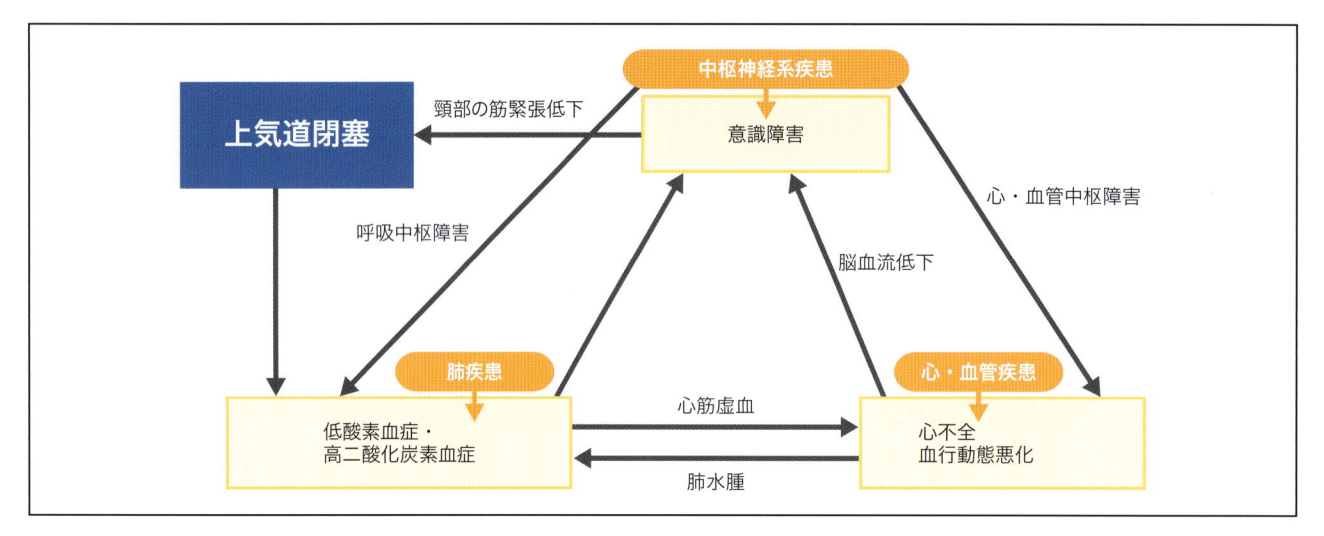

図 3-5　さまざまな疾患における意識レベル低下と上気道閉塞の悪循環

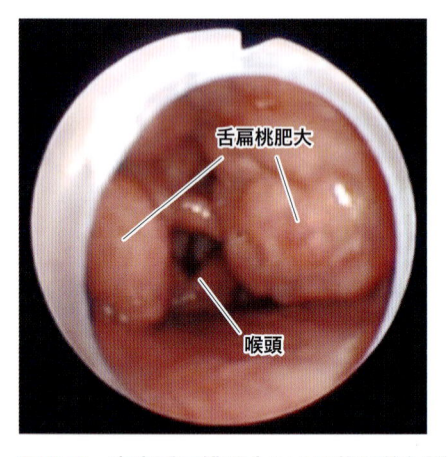

図 3-6　高度舌扁桃肥大による物理的気道狭窄

「麻酔科医として必ず知っておきたい周術期の呼吸管理」（磯野史朗／編），p.76，羊土社，2017より転載

表 3-2　病的・物理的気道閉塞の原因

- 嘔吐物
- 分泌物（喀痰，口腔内分泌物）
- 出血（顔面・気道・頸部外傷，鼻出血，肺出血，消化管出血）
- 腫瘍（鼻腔，口腔・咽頭・喉頭）
- 炎症（感染，膿瘍，浮腫）
- 巨大扁桃肥大，舌扁桃肥大
- 浮腫（頸部手術後，多発外傷）
- 異物

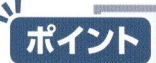　1）意識レベルの低下に伴い，上気道は閉塞する
　　　　　2）上気道は，主に軟口蓋，舌根，喉頭蓋，喉頭入口部で閉塞する

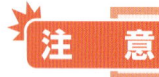　病的・物理的気道閉塞の管理は非常に困難である

3-3 気道の監視と上気道閉塞の診断
上気道閉塞の症状を覚える

学習の目標

- ☑ 気道の監視を行い，上気道閉塞の診断を行える
- ☑ 気道閉塞時の視診・聴診，モニター所見，チャレンジテストについて理解する
- ☑ 気道閉塞の程度，重症度について理解する

1 気道の監視：上気道閉塞を診断しよう　〜さまざまな手段を駆使する

● 重症患者，鎮静薬投与患者では，気道の監視を行い，上気道閉塞の有無を診断する必要がある．気道の監視に特化した専用モニターは現在なく，身体診察，モニター，テストを組み合わせて気道開通，閉塞の診断を行う（表3-3）．

表3-3　上気道閉塞の診断と管理

		身体診察		モニター		管理・処置
		視診	聴診	パルスオキシメータ[※1]	カプノメータ	
正常（気道開通）		・胸部，腹部の協調的（スムース）な呼吸運動 ・吸気時に胸郭は膨らみ（上昇し）呼気時に下降	・正常呼吸音	$SpO_2 \geqq 90\%$（空気吸入）[※2]	・二酸化炭素検出：充分 ・カプノメータ波形（カプノグラム）のⅢ相の検出	監視のみ（ときに酸素投与）
上気道閉塞	軽度部分閉塞	・吸気時の胸郭の膨らみ軽度減少（換気量軽度減少）	・stridor：吸気時の上気道のゴロ音（喉頭部分の閉塞） ・snoring：いびき（鼻咽頭部分の閉塞）	$SpO_2 \geqq 90\%$（酸素≦3L/分）	・二酸化炭素検出あり	①酸素投与（§3-1） ②用手的気道確保[※4]，頭位調節（§3-4） ③経鼻エアウェイ挿入（§3-4） ④NPPV
	高度部分閉塞	・吸気時の胸郭の膨らみ減少，陥没（換気量高度減少） ・胸腹部の非協調的な呼吸運動（奇異呼吸，シーソー呼吸，陥没呼吸）		$SpO_2 < 90\%$[※3]（酸素≧3L/分以上）	・二酸化炭素検出わずか	①バッグマスク換気〔用手的気道確保[※4]（§3-5）〕 ②気管挿管（§5-7） 〔③声門上器具（SGD）使用（§11）〕
	完全気道閉塞	・吸気時の胸郭の膨らみ欠如，陥没（換気量＝ゼロ） ・胸腹部の非協調的な呼吸運動（奇異呼吸，シーソー呼吸，陥没呼吸）	・呼吸音消失		・二酸化炭素検出の欠如	

※1 値は目安である．酸素投与量も影響する　※2 肺疾患により$SpO_2 < 90\%$の場合もある　※3 閉塞直後は，SpO_2は低下していない場合もある
※4 チャレンジテストとなる（本文参照）

- 気道の監視には，**身体診察（視診・聴診）が重要である**（表3-3）．上気道閉塞では，**奇異呼吸，シーソー呼吸，陥没呼吸**といった胸腹部の非協調的な独特の呼吸がみられる．部分気道閉塞（後述）に特徴的な聴診所見（聴診器なしでも聴取可能な場合も多い）であるstridor（吸気時の上気道のゴロ音，喉頭部分の閉塞）やsnoring（いびき；鼻咽頭部分の閉塞）は，気道閉塞の診断に重要である．**完全気道閉塞**（後述）時は陥没呼吸がみられ，呼吸音が消失する．要注意である．

2 上気道閉塞の程度，重症度を判定しよう

- **部分気道閉塞**：上気道閉塞が認められるが，ある程度空気（酸素）の取り込み，排出がある場合を**部分気道閉塞**という（表3-3）．軽度と高度の場合がある．
- **完全気道閉塞**：気道閉塞により空気（酸素）の取り込み，排出が全くない場合を**完全気道閉塞**という．
- **軽度部分気道閉塞**では，少量（3 L/分以下）の酸素投与，用手的気道確保，エアウェイ挿入などの管理（§3-4→p76）により$SpO_2 \geqq 90$ %の維持が可能である（表3-3）．
- **高度部分気道閉塞**と**完全上気道閉塞**では，かなりの酸素投与下でも$SpO_2 \geqq 90$ %を維持することが困難である．用手的気道確保とバッグマスク換気，気管挿管による気道確保が必要となる．

3 上気道閉塞の診断に使用されるモニター　〜解釈に注意!!

- 気道の監視のための専用モニターはない．そのため呼吸モニターであるパルスオキシメータ，カプノメータが利用されるが，解釈には注意が必要である．
- **パルスオキシメータ**は気道閉塞の結果として起こる低酸素血症のモニターである．肺における呼吸（血液とのガス交換）の指標ともいえる．気道閉塞が起こっても，パルスオキシメータの値（酸素飽和度）はすぐには低下しないため，気道閉塞のモニターとしては鋭敏ではない．軽度部分気道閉塞では，酸素飽和度が低下しない場合もある．酸素飽和度が低下するのは，気道閉塞により換気量が減少して低酸素血症へと進行してからである．また気道閉塞がなくても，肺疾患が原因で酸素飽和度が低下する場合もしばしばある．
- **カプノメータ**は二酸化炭素ガス（CO_2）濃度を測定する器械で，呼気に二酸化炭素の検出（図3-7）があれば"換気（外気との気体の出入り）が行われている"，つまり完全気道閉塞ではないことを示す．完全気道閉塞時は，カプノメータにより二酸化炭素が検出されない．

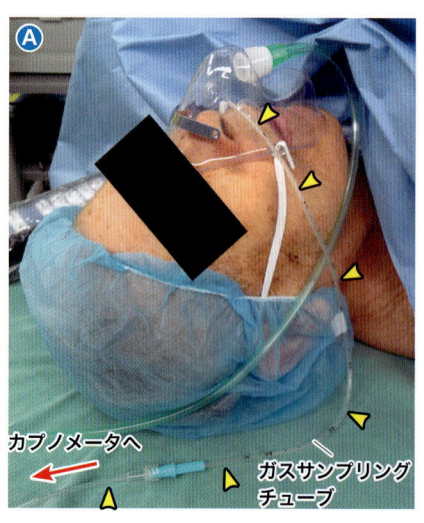

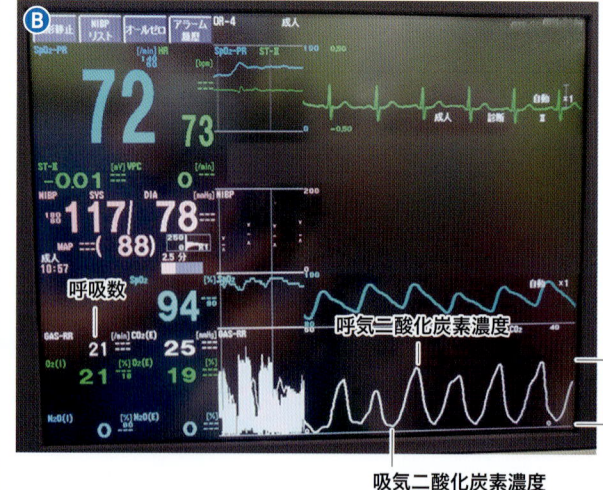

図3-7　A：呼気ガスサンプリング　B：カプノグラム（自発呼吸）

● カプノメータを自発呼吸時の気道監視に使用する場合，**二酸化炭素ガス濃度の意味，定量的解釈は複雑**である．定性的に，呼気CO_2があるか（完全気道閉塞ではない）・ないか（完全気道閉塞）は評価できる．つまり完全気道閉塞のモニターとしては使用できる．ただし，カプノメータを使用できる場所は，手術室・ICU・ERなど限られた場所である．

4 上気道閉塞の診断のためのチャレンジテスト

● 気道閉塞が疑われたら用手的気道確保（§3-4→p76）によるチャレンジテストを試みる．**頭部後屈，あご先（頤）挙上，下顎挙上**による用手的気道確保により，気道閉塞症状，視診・聴診，呼吸パターン，酸素飽和度，カプノメータの波形の改善がみられれば，上気道閉塞を示唆する（§3-4→p76）．

ポイント

1) 上気道閉塞では，奇異呼吸，シーソー呼吸，陥没呼吸といった独特の呼吸がみられる
2) 部分気道閉塞では，stridor，snoring（いびき音）が聴かれる
3) 完全気道閉塞では，空気・酸素の出入りが全くない
4) 上気道閉塞が疑われたら，用手的気道確保によるチャレンジテストを行う

§3　上気道閉塞の診断・管理とバッグマスク換気の実際　〜酸素投与開始から気管挿管まで

3-4 自発呼吸患者の軽度上気道閉塞の管理
用手的気道確保とエアウェイ挿入

Movie §3-A〜C

学習の目標

☑ 器具を用いない基本的な用手的気道確保として，頭部後屈・あご先（頤<small>おとがい</small>）挙上法と下顎挙上法を施行できるようにする

☑ 経鼻エアウェイ，経口エアウェイの利点・欠点を理解し，使用できる

1 用手的気道確保①　〜頭部後屈・あご先（頤<small>おとがい</small>）挙上法

● 上気道閉塞に対して，器具を用いずに用手的に気道を開通させる方法（用手的気道確保）として，頭部後屈（伸展）・あご先（頤<small>おとがい</small>）挙上法（図3-8A）が推奨されている．手技が容易で医療従事者以外の一般の人にも勧められている気道確保法である．

● 患者の前頭部に片方の手のひらを置き頭部を後屈させ，もう片方の手で下顎の先（頤）を引き上げる．この手技により下顎が前方に移動し，下顎に付着した筋肉群を牽引し，沈下した軟口蓋，舌根，喉頭蓋を持ち上げ上気道を開通させる（図3-8BC）．前頭部の代わりに後頭部を押しても頭部を後屈することができる（図3-8D）．頚椎損傷が疑われる場合は頭部後屈は行わず，後述の下顎挙上法を行う．

● 頭部後屈を維持するためには，枕を低くする（使用しない），顔面をやや右（または左）に傾ける，肩部分の背部にタオルを入れる（肩枕），などの操作で頭位を調節して保持する（頭位調節）．

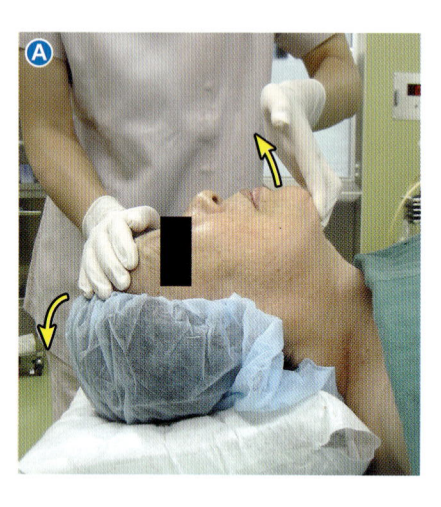
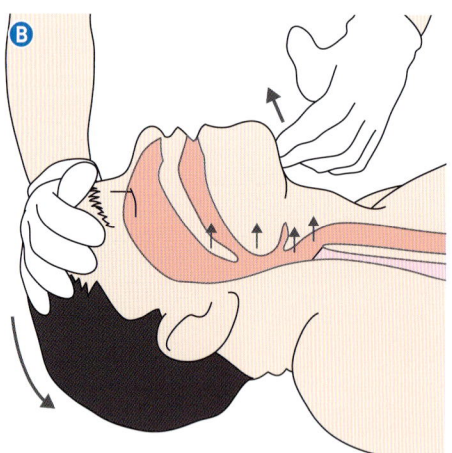
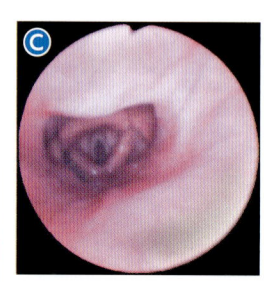
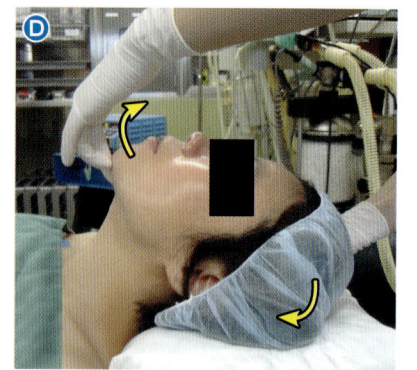

図3-8　頭部後屈・あご先挙上法

A）頭部後屈・あご先挙上法1．前頭部に置いた手で頭部を後屈し，もう一方の手であご先を挙上する
B）頭部後屈・あご先挙上法による気道の開通
C）頭部後屈・あご先挙上法により開通した気道のファイバースコープ像（後鼻孔からの観察）
D）頭部後屈・あご先挙上法2．後頭部を前方に押しても頭部後屈を行える

2 用手的気道確保② ～下顎挙上法

● 患者の両側の下顎角（下顎のえらの部分）を両手で引き上げる（図3-9）．そのとき，下顎はわずかに尾側に移動させ，**下顎の歯列が上顎の歯列の前に出るように持ち上げる**．頭部後屈・あご先（頤）挙上法と組み合わせると，用手的に気道を開通させる最も効果的な気道確保方法となる（MEMO▶⑥参照）．頭部後屈・あご先（頤）挙上法では気道開通が不十分な場合や，頚椎損傷が疑われ，上記の頭部後屈・あご先（頤）挙上法が行えない場合にも有効である．本法は手技的にやや難しいが，医療従事者は習得が必要である．

● 自発呼吸下の上気道閉塞患者では，これらの手技により気道が開通し，吸気時に胸郭の膨らみが観察できるようになる．チャレンジテスト（§3-3→p75）に使用される．

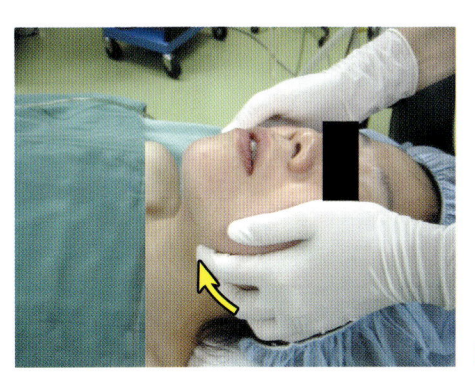

図3-9 下顎挙上法

3 器具を用いた気道確保① ～経鼻エアウェイを有効に使おう

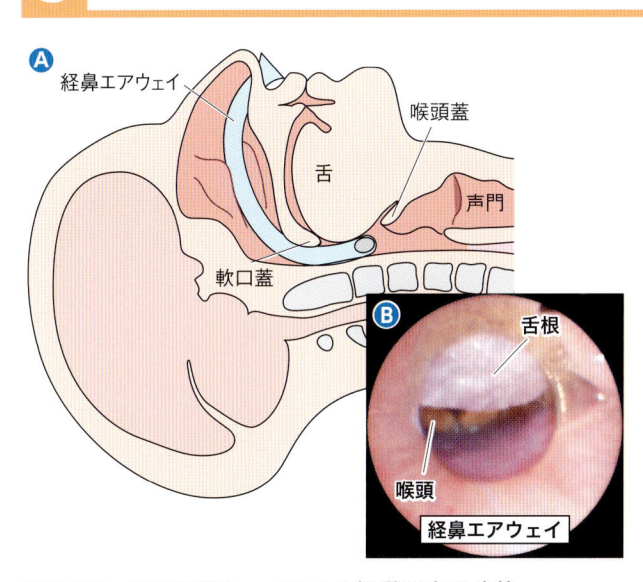

図3-10 経鼻エアウェイによる気道閉塞の改善

● 用手的気道確保により気道が開通した場合（呼吸が十分であれば），経鼻エアウェイ（§2-5，図2-41→p62）を挿入し，気道開通を確保する．経鼻エアウェイ挿入により，軟口蓋による閉塞（→p70）を開通させることができる．また舌根を持ち上げ，喉頭蓋も持ち上がり，気道が開通する（図3-10）．

● 経鼻エアウェイ挿入が無効な場合もある．軟口蓋部分は開通しても，エアウェイ開口部が舌根，喉頭蓋で閉塞される場合もある（図3-11）．経鼻エアウェイのサイズを大きくする（長い）と有効な場合もあるが，鼻腔を通るサイズ（太さ）は限られている．経鼻エアウェイ挿入後も，上気道閉塞の症状がないか十分観察し，もしさらなる気道確保が必要ならば，気管挿管の適応となる．

● 経鼻エアウェイ挿入時には鼻出血に注意が必要となる．大量の鼻出血は気道閉塞を起こす．**出血傾向がある場合，抗血栓療法患者では相対的禁忌，頭蓋底骨折患者では禁忌**である．

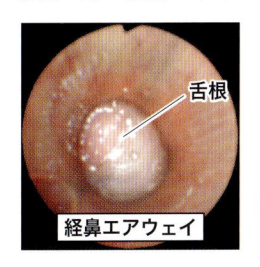

図3-11 舌根による経鼻エアウェイ開口部の閉塞

4 経鼻エアウェイの挿入方法

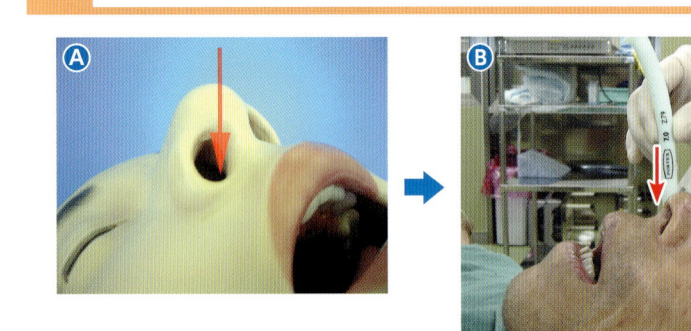
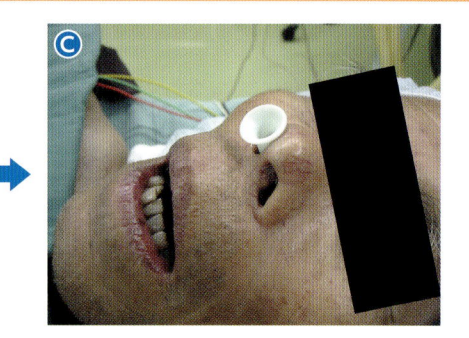

図3-12　経鼻エアウェイの挿入手順

- 準備，サイズ選択は§2-5（→p62）参照．潤滑剤を付けておく．
- ①経鼻エアウェイ先端を，外鼻孔から総鼻道に，**ほぼ垂直**（頭側ではなく）に挿入する（**図3-12A**）．総鼻道は内側（鼻中隔側），尾側寄りに開口している（**図1-13**→p36）．頭側および外側には鼻甲介が突出して挿入しにくい．
- ②続けて経鼻エアウェイを鼻腔に垂直に，やさしく押し込んでいく（**図3-12B**）．挿入に抵抗があるときは，先端の方向を少し変更し（内側・尾側に）再び進める．
- ③通常フランジの部分まで挿入する（**図3-12C**）が，深すぎるようなら安全ピンで調節する．

5 器具を用いた気道確保②　〜経口エアウェイは注意して使おう

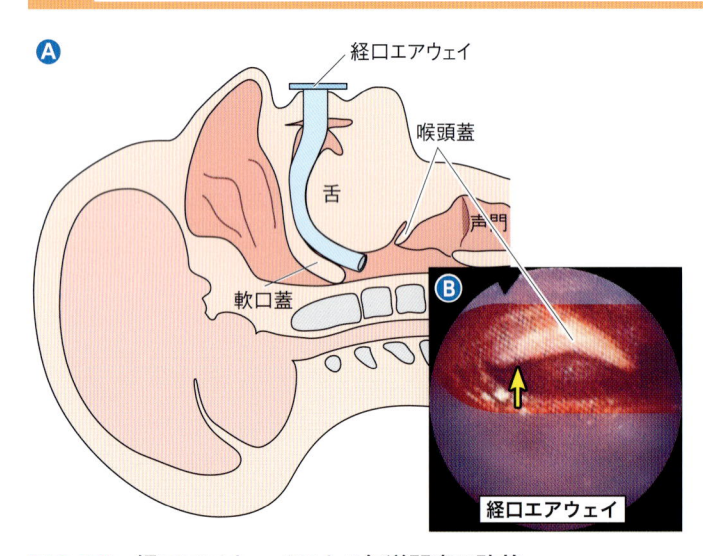

図3-13　経口エアウェイによる気道閉塞の改善
B）喉頭蓋が咽頭後壁より挙上されている（➡）

- **経口エアウェイ**はバッグマスク換気（§3-5）時の気道確保補助器具である．意識があり気道反射が残存する患者では，嘔吐を誘発するため**禁忌**である．自発呼吸がある場合の適応は少ないが，経鼻エアウェイと併せて本項で解説する．
- 経口エアウェイ（**図2-43〜45**→p62〜）を適切に挿入すると，舌根・喉頭蓋が挙上され，気道閉塞は改善する（**図3-13**）．経口エアウェイは経鼻エアウェイに比べると有効性にやや劣る．気道開通が不十分で，頭部後屈・下顎挙上などの併用が必要な場合も多い．不適切な挿入により**舌を押し込み**，気道閉塞を助長する場合がある（**図3-14**）．喉頭痙攣を誘発するとさらに気道は閉塞する．

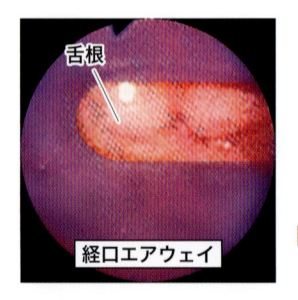

図3-14　舌根による経口エアウェイ開口部の閉塞

6 経口エアウェイの挿入方法

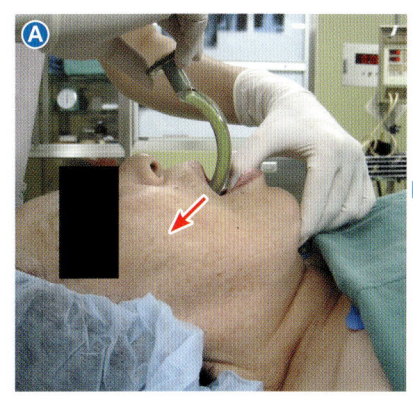 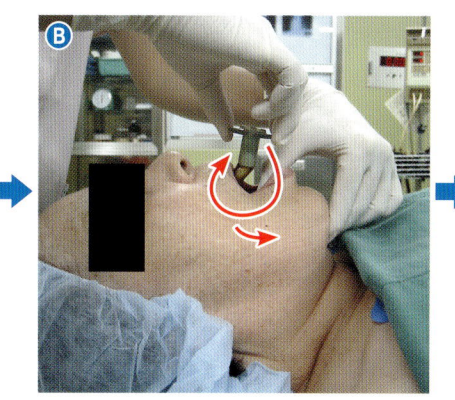 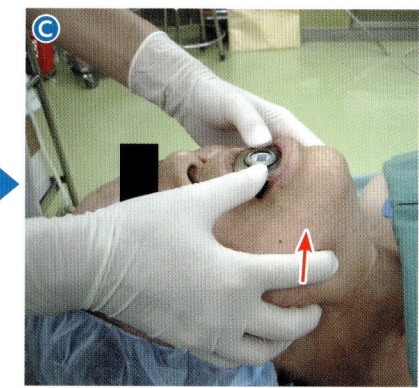

図3-15　経口エアウェイの挿入手順

- 準備，サイズ選択については§2-5（→p63）参照．潤滑剤を付けて準備する．
① 経口エアウェイ先端を，舌と反対の上顎（硬口蓋）側に向けて挿入する（図3-15A）．
② 半分ほど挿入した後，舌を押し込まないようにエアウェイを180°回転させ，先端を舌根部に向けて進める（図3-15B）．
③ 一度下顎を挙上して，押し込んだ舌をエアウェイの上に持ち上げる（図3-15C）．舌圧子や喉頭鏡で舌を避け，最初から先端を舌根部へ向けて挿入することもできる．

7 気管挿管の適応考慮　〜バッグマスク法へ

- 気道の監視，上記の気道閉塞管理，酸素投与を行いながら，気管挿管の適応を考慮する．経鼻エアウェイ挿入後も気道確保が不十分な場合（高度気道閉塞），**上気道確保**の目的で気管挿管の適応となる（図3-1）．エアウェイ挿入により気道開通が得られても，**陽圧換気**の適応がある場合は（表1-5→p29），気管挿管の適応となる．その他，**気道の保護**，**気管吸引**目的でも気管挿管の適応となる（§1-3→p29）．現在は酸素飽和度，動脈血二酸化炭素分圧が許容範囲でも，呼吸筋疲労が予想される，病状悪化が予想される場合は，予防的気管挿管の適応となる（§1-3→p31）．
- 気管挿管の準備を進める間，バッグマスク換気（§3-5）にて気道確保と酸素化・換気の改善を行う．

〈MEMO〉

⑦ 気道管理は患者の頭側から　〜ベッドのヘッドボードは除去しよう

・気道管理を行うには，通常患者の頭側からアプローチする．頭側に立つと各操作，全身の観察が容易になる．大きなヘッドボードが付いたベッドでは，操作のじゃまになるため取り外す．ボードがはずれない場合，患者の体を斜めにずらし，頭側にスペースをつくる．バッグマスク換気，気管挿管は必ず患者の頭側から行うため，早めに準備しておく．

ポイント
1）用手的気道確保法は，頭部後屈・あご先（頤）挙上法と下顎挙上法
2）頭部後屈と下顎挙上法の組み合わせは，最も有効な用手的気道確保法
3）自発呼吸患者の軽度部分気道閉塞には，経鼻エアウェイが有効

3-5 バッグマスク換気の実際
高度・完全上気道閉塞の管理

Movie §3-D

学習の目標

- ☑ 気道確保方法の4本柱の1つであるバッグマスク換気の重要性を学ぶ
- ☑ バッグマスク換気で100%酸素投与，酸素化，換気状態の改善を行える
- ☑ バッグマスク換気の不成功の原因を理解し，対処できる

1 バッグマスク法は超！重要

- 気道確保方法の4本柱（§1-1→p23）の1つであるバッグマスク換気はきわめて重要である．気管挿管前に，バッグマスク換気で気道確保，酸素化・換気を維持しながら，気管挿管の器具の準備（§2→p39〜），モニター装着，血圧測定などの前処置を進める．
- バッグマスク換気は，気管挿管の目的である上気道確保，陽圧換気の実施を満たす．バッグマスク換気で気道確保，酸素化，換気が十分に行えるのなら，気管挿管をあわてる必要はない．
- 気管挿管に比べてバッグマスク換気が劣る点は，①気道と食道の分離が不十分であるための気道保護（誤嚥予防）の点，②気道の清浄化（吸引）が容易にできないこと，③両手が離せないこと，である．
- バッグマスク換気が容易に行えるのなら，気管挿管が不成功でも，もう一度バッグマスク換気にもどって状態を改善することが可能である．この段階で**バッグマスク換気が容易か，困難かの判断をしておくことが重要で**ある．

2 蘇生用マスクと蘇生バッグでバッグマスク換気　〜下顎挙上は小指がポイント

- 1人でバッグマスク換気による人工呼吸を行うには，左手で下顎挙上・頭部後屈による用手的気道確保とマスク保持を，右手で蘇生バッグを押して換気を行う（図3-16AB）．左手小指で下顎挙上を，中指・薬指で下顎全体を持ち上げ頭部後屈を行い，気道を確保する．同時に左手親指と示指でマスク体部を保持する．
- 下顎を支える左手小指・薬指・中指がアルファベットの"E"，親指と示指が"C"の文字の形になるため，**EC法**ともいわれる．
- **左手の小指を下顎角に当て，下顎歯が上顎歯の上に出るくらい下顎を持ち上げるのがポイントである**（図3-16B）．

3 一回換気量は6〜8 mL/kg，呼吸回数10回/分が目安

- バッグマスク換気による人工呼吸を行う場合，一回換気量は両側の胸が均等に上がる（約5 cm）程度でよい．これは，**一回換気量6〜8 mL/kg**（体重60 kgで約400 mL）程度に相当する．
- **換気回数は通常10回/分**（6秒に1回）**が目安**であるが，呼吸不全の状況によってはもう少し多く12〜15回ぐらいまで呼吸回数を上げる場合もある．呼吸回数は，日頃から時間を計測しながらバッグを押す回数を数え，1分間に10回を体で覚える．

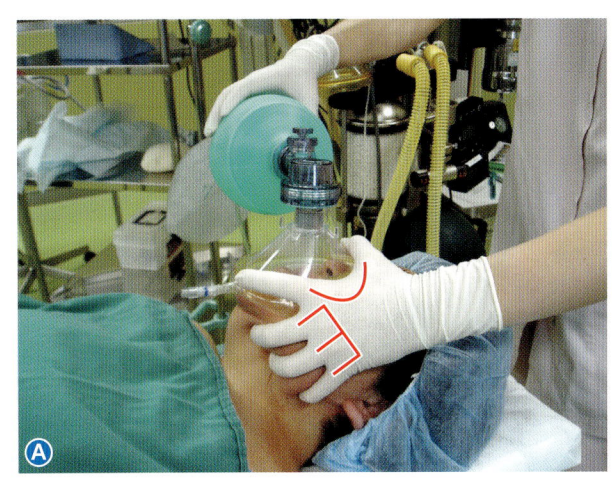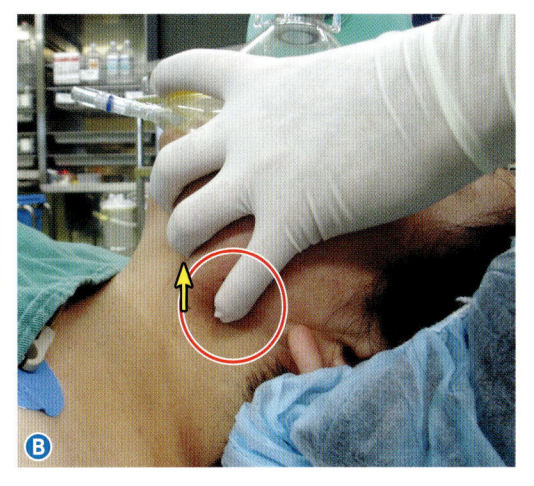

図3-16　A：1人で行う下顎挙上とバッグマスク法　B：左小指による下顎挙上法
A）左手で下顎挙上を，右手で蘇生バッグを押して換気をする
B）小指で下顎角を挙上する

4　バッグマスク換気はうまくできているか？　～判断が重要!!

　● バッグマスク換気を行う場合，有効性の判断が重要である．表3-4に示した所見を確認する．

表3-4　バッグマスク換気成功の判断の指標

> 1）蘇生バッグを容易に押すことができる（抵抗が小さい）
> 2）蘇生バッグの加圧・解除と同期して，両側胸部が上下する（視診）
> 3）上腹部（胃）が膨まない（視診）
> 4）蘇生バッグの加圧・解除時に聴診上呼吸音が聴取可能（聴診）
> 5）酸素飽和度が上昇傾向（90％以上となる）
> 6）カプノメータによる呼気二酸化炭素の検出

5　バッグマスク換気の不成功の原因　～どうして胸が膨らまないのか？

　● 確実に気道が開通している気管挿管による換気と違い，バッグマスク換気は不十分な場合がある．その原因は，
　①左手による気道確保が不十分
　②マスクと顔面の密着が不良で漏れ（リーク）がある
　③上記①と②の組み合わせ
　である（表3-5）．それぞれの場合の所見対処方法（後述）を確認する（表3-5）．

表3-5　バッグマスク換気の不成功の原因, 所見とその対処

原因	所見	対処
① 左手による気道確保が不十分	・蘇生バッグを押すのに抵抗があり, かなり力が必要 ・バッグ加圧時に腹部が膨らんでくる ・バッグ加圧時に胸部が上がらない ・バッグ加圧・解除時に呼吸音が聴取できず頸部で異常音が聴かれる	・下顎挙上の再試行 ・頭部後屈・あご先挙上法へ変更 ・経口・経鼻エアウェイ挿入 ・2人によるバッグマスク換気
② マスクと顔面の密着不良による漏れ（リーク）がある	・マスクと顔面の間から酸素の漏れを感じる ・蘇生バッグを押すのに抵抗が全くない（スカスカ） ・バッグ加圧時に胸部が上がらない ・バッグ加圧・解除時に呼吸音が聴取できない	・ヘッドストラップの利用 ・助手によるマスク・頬部保持 ・2人によるバッグマスク換気
③ ①と②の組合せ	①と②の組み合わせ	①と②の組み合わせ

6　バッグマスク換気困難時の対処法①　〜下顎挙上の再試行, 顔面を少し右へ

- 左手のみで下顎挙上を行うのは, かなりの技術を要するが, 最も有効な用手的気道確保法であるので, 習熟しておく必要がある. **左手をしっかり開き, 下顎角に当てた小指の力を強めて**（図3-16B）もう一度下顎挙上を施行後, バッグマスク換気を試みる.
- 顔面を少し右に向ける（正中矢状面より右に回施）と, 下顎挙上・頭部後屈が有効に行える場合も多い. ただし頸椎損傷が疑われる場合は禁忌である.

7　バッグマスク換気困難時の対処法②　〜頭部後屈・あご先（頤）挙上法への変更

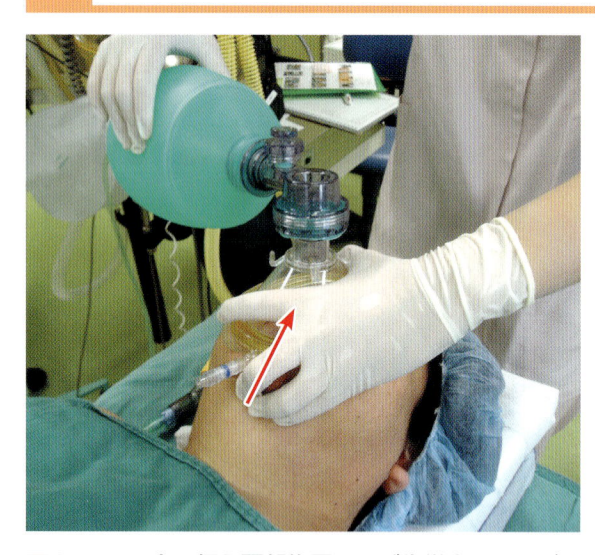

図3-17　1人で行う頭部後屈・あご先挙上によるバッグマスク法

- 下顎挙上が困難な場合（顔面が大きい, 顎が小さい, 高度肥満, 頸が短い）, もう1つの用手的気道確保法である**頭部後屈・あご先（頤）挙上法**へ変更し, バッグマスク法を試みる. 左手であご先（頤）挙上, 頭部後屈とマスク保持を行い, 右手でバッグを押す（図3-17）. 手の小さい女性にはお薦めの方法である.

8 バッグマスク換気困難時の対処法③ ～経口・経鼻エアウェイを有効に使おう

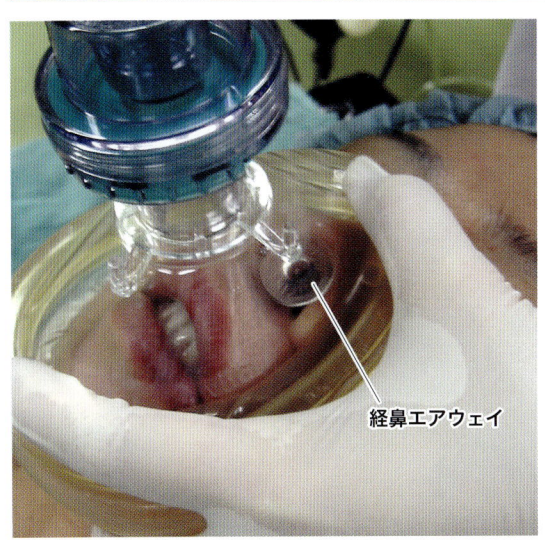

図3-18 経鼻エアウェイを使用したバッグマスク法

- バッグマスク換気時の用手的気道確保が困難な場合，**経口・経鼻エアウェイの挿入**が有効である（図3-18，図3-10，図3-13）．第一選択は合併症が少ない経口エアウェイである．有効性は，軟口蓋の閉塞を改善可能な**経鼻エアウェイが優れる**（図3-10）．挿入時の鼻出血に注意する．
- エアウェイ挿入だけでいつも完全に気道が開通するわけではない（図3-11，図3-14）．エアウェイ挿入後も，用手的下顎挙上，頭部後屈を併用する．経鼻エアウェイは挿管操作時に抜去する必要はないが，経口エアウェイは抜去が必要である．

9 バッグマスク換気困難時の対処法④ ～2人でのバッグマスク法：1人でダメなら2人で！

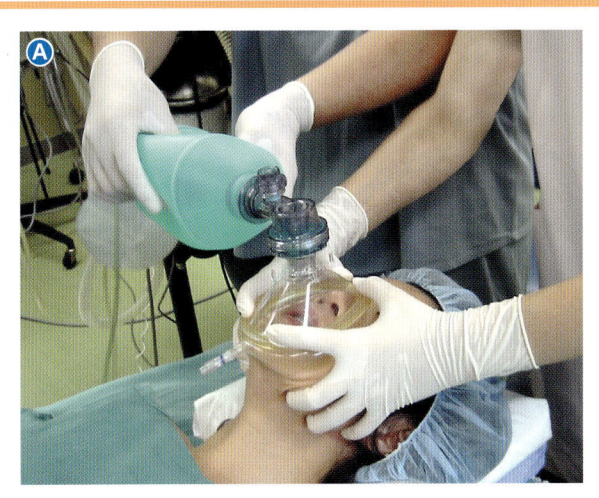
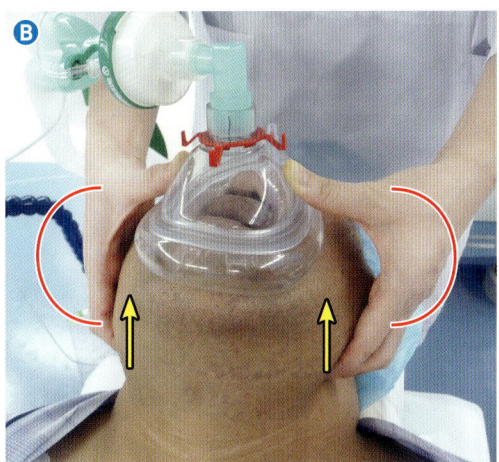

図3-19 A：2人で行うバッグマスク法 B：CC法による両手法

- 人手がある場合，**2人で行うバッグマスク換気は非常に有効である**（図3-19）．1人が両手で下顎挙上・頭部後屈とマスクの密着・保持を行い（両手法ともいう），もう1人が蘇生バッグを押す．全身麻酔時は，麻酔器の人工呼吸器を使用すれば，1人でも換気可能である．気道確保とマスク保持を両手で行えるため，1人法よりも有効なマスク換気を行うことができる．
- 両手法によるマスク保持の別法として，CC法も非常に有効である．両手の第2・3・4指で下顎挙上を行い，拇指でマスクを保持し顔面に密着させる．両手がCの文字の形になりCC法といわれる[1]．もう1人が蘇生バッグを押すか人工呼吸器を使用して，換気を行う．

10 マスクからの漏れ（リーク）を防止する

- マスク換気中に，マスクと顔面の隙間から漏れ（リーク）が発生する場合がある．多少の漏れがあっても，換気が十分可能であれば（表3-4）問題はない．漏れが多く，換気量が少ない場合（換気不十分）は対処が必要である．
- 左手でマスクを保持する場合，右側頬部に隙間ができやすい（図3-20 ➡）．右側だけでもヘッドストラップ（図2-1 ⑳→p39）をマスクにかけ，頬部の組織を引き上げると，密着性が改善し漏れが減少する（図3-20）．助手が右側頬部とマスクを保持し，漏れを少なくすることも有効である（図3-21）．2人法は1人が両手でマスク保持を行えるため，漏れ（リーク）防止にも有効である（図3-19）．

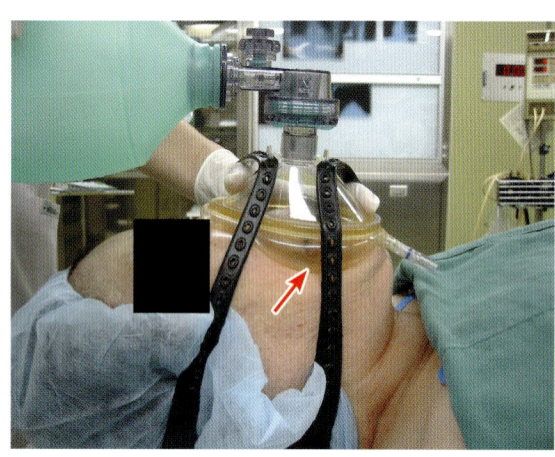

図3-20　ヘッドストラップを用いたマスク換気
ヘッドストラップで頬部を引き上げ漏れを少なくする

図3-21
助手のマスクと頬部保持による漏れ（リーク）防止

═══MEMO➡

⑧ 蘇生バッグのリザーバーは十分膨らませよう

・蘇生バッグを通して100％に近い高濃度の酸素を投与するには，酸素リザーバーが必要である（図2-40→p61）．バッグマスク換気中，酸素リザーバーを必ず装着し，酸素を高流量（10 L/分以上）流しリザーバーが常に膨らむようにする．

■ 文献

1）鈴木昭広：2 グリーンゾーン．「麻酔科医として必ず知っておきたい周術期の呼吸管理」（磯野史朗／編），pp110-118，羊土社，2017

ポイント
1) 左手で下顎挙上による気道確保を，右手で蘇生バッグを押すバッグマスク法は，気管挿管前の酸素化・換気に超重要!!
2) バッグマスク法での一回換気量は6〜8 mL/kg，呼吸回数は10回/分が目安
3) バッグマスク法が不成功の原因は，①左手による気道確保が不十分，②マスクと顔面の密着不良による漏れ（リーク）
4) バッグマスク換気が困難なときには，エアウェイ挿入，2人によるバッグマスク換気が有効

§4 気管挿管のための前処置と麻酔 ～モニタリング，気道の評価，鎮静と局所・全身麻酔

4-1 気管挿管のための前処置
緊急度を判断し，できる限りの前処置を

学習の目標

☐ 気管挿管をより安全に行うための前処置について理解する
☐ 気管挿管の緊急度を評価し，緊急度に応じての前処置を行う

1 緊急度の評価と前処置

● 緊急気管挿管（§1-4→p32）は，①超緊急，②緊急，③準緊急の緊急度（図4-1）に応じて時間的余裕を考慮し，前処置（表4-1）を進める．
● 予定手術の全身麻酔時に行う予定気管挿管（§1-4→p32）では，十分な評価，処置が可能である．

表4-1 気管挿管の前処置

1）緊急度の評価と応援の召集	5）説明と同意（→p87）
2）モニター装着（→p88）	6）麻酔
3）静脈路の確保（→p89）	①鎮静と局所麻酔（→p99）
4）患者評価	②全身麻酔（→p104）
①気道の評価（挿管困難の程度の評価）（→p90）	③迅速導入（→p108）
②特殊状況の評価（→p96）	

2 超緊急時 ～無麻酔で行う超緊急挿管（図4-1）

● 心肺停止・呼吸停止，無反応な瀕死の状態は，蘇生が必要な状況である．§3-5で説明したバッグマスク換気をすぐに実施し（→p80～），モニター装着，静脈路確保（可能なら）を行い，蘇生処置（心肺停止時は胸骨圧迫，除細動など）を行いながら，速やかに気管挿管に移行する．
● 鎮静や麻酔は必要ない．患者評価のための情報はできるだけ集め，考慮するが，多くの場合，バッグマスク喚気，気管挿管を含めた蘇生処置が優先される．

3 緊急時 ～切迫状態では（図4-1）

● 重症急性呼吸不全（酸素を高流量で投与しても酸素飽和度は90％以下），重症急性循環不全〔昇圧薬・強心薬（ドパミンなど）を用いても血圧は80mmHg以下〕，急性高度意識障害時は，切迫状態である．自発呼吸は残存している場合もあるが，バッグマスク換気をすぐに実施する．モニター装着，静脈路確保後，数分～10分以内を目安に挿管へと移行する．
● 状況により鎮静，局所麻酔を考慮するが，無麻酔で挿管を行う場合も多くある．できる限りの患者評価を迅速に行う．

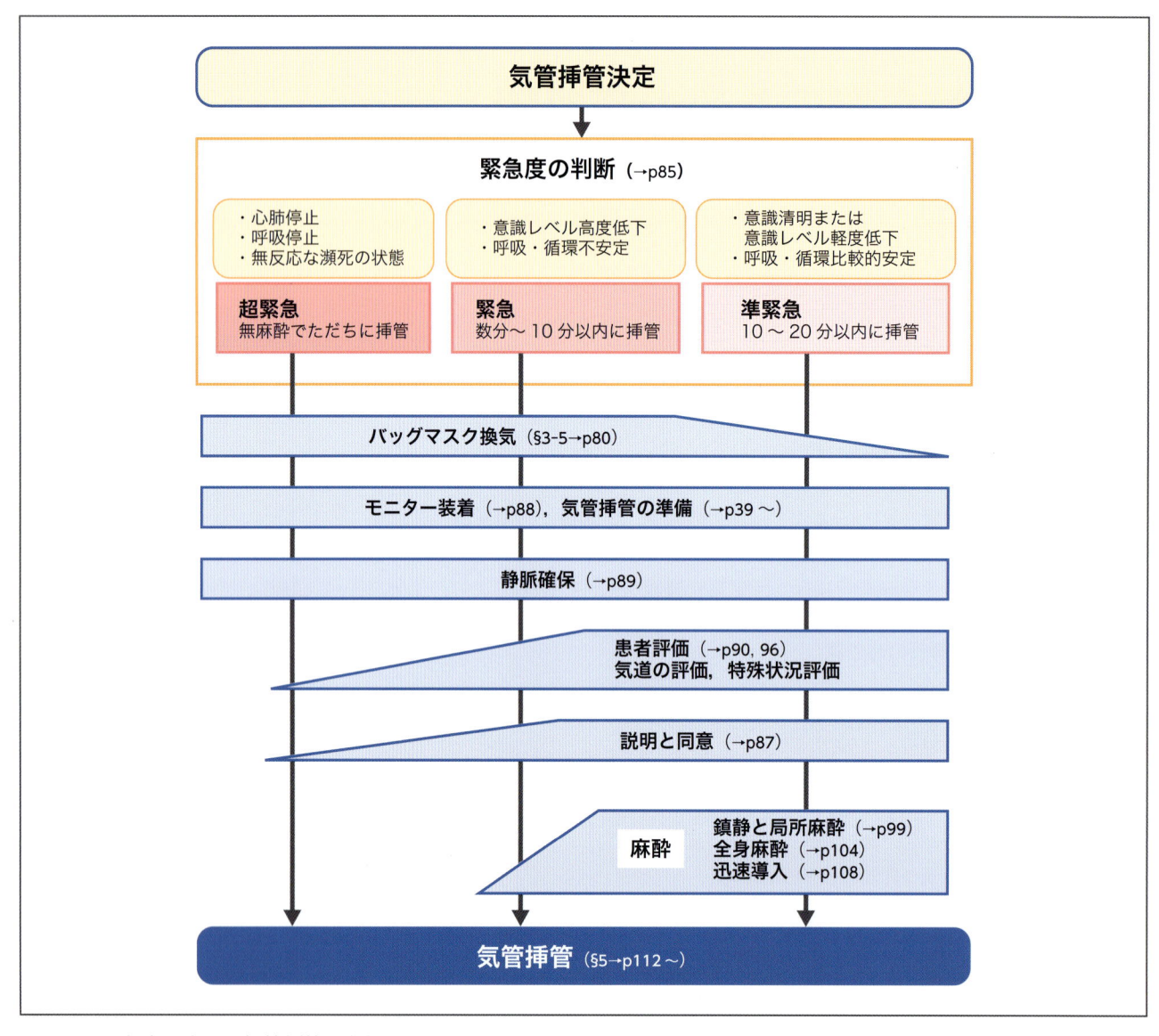

図4-1　緊急度に応じた気管挿管の前処置

4　準緊急　〜10〜20分以内に挿管（図4-1）

- 病状経過からは気管挿管の適応となるが，酸素投与により全身の酸素化は何とか保たれ（酸素飽和度90％以上），意識状態，循環動態も比較的安定している場合もある．できる限りの前処置を段階的に進める．
- 鎮静と局所麻酔を用いた意識下挿管，または全身麻酔（迅速導入）を考慮する．

5　応援を呼ぼう　〜ヘルプ！

- 気管挿管を必要とする状況は人手が必要である．院内ハリーコールで，応援を呼ぶ．挿管は一度で成功するとは限らない．また初心者は1人で挿管を行わない．熟練者ほど，挿管の恐ろしさを知っている人ほど，応援を呼ぶ必要性を理解している．

6 説明と同意

- 気管挿管の際に時間的余裕があれば，患者と家族に（状況によってはどちらかのみ），表4-2に示した内容を説明し，同意を得るようにつとめる．説明と同意の内容はカルテに記録する．超緊急・緊急時は，処置後に説明を行い，記録する場合もある．

表4-2 気管挿管についての説明と同意

1）現在の病状
2）気管挿管（およびその後の人工呼吸）の必要性
3）気管挿管手技について
4）挿管操作時の鎮静・麻酔について
5）気管挿管，その後の人工呼吸管理に伴う苦痛と鎮静について
6）発声不能について
7）病状回復後の人工呼吸からの離脱について

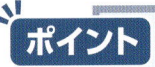 **ポイント**　1）気管挿管の前処置は緊急度に応じて進める
　　　　　　　　2）気管挿管施行時は応援医師を召集する

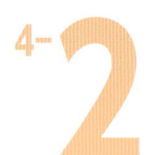

§4 気管挿管のための前処置と麻酔 〜モニタリング，気道の評価，鎮静と局所・全身麻酔

4-2 気管挿管時のモニタリングと静脈確保

学習の目標
- ☑ 気管挿管時のモニタリングの必要性について理解する
- ☑ 静脈路（点滴）確保の必要性を理解する

1 心電図モニター

- 心電図モニターの目的は，心拍数計測および不整脈と心筋虚血の検知である．
- 通常のモニターは3本のリード線を用いた心電図で，P波，QRS波，T波の各波形が見やすいⅡ誘導を選択することが多い（図4-2）．虚血の詳細な評価には，挿管前または後に，12誘導心電図検査が必要である．

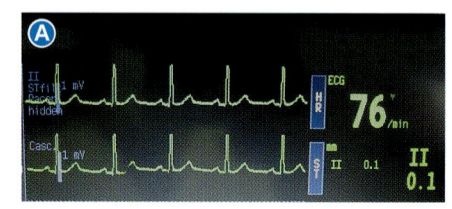

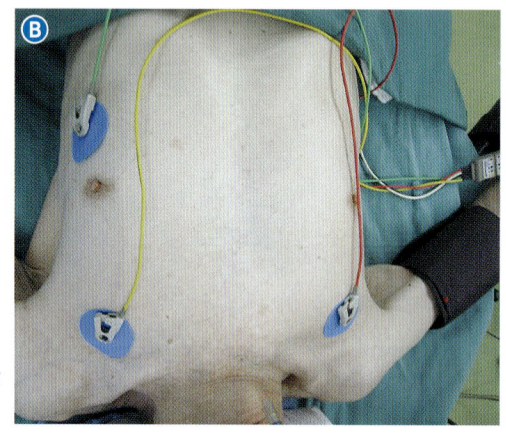

図4-2 A：心電図モニターよるⅡ誘導表示
B：Ⅱ誘導の電極の位置

2 血圧計

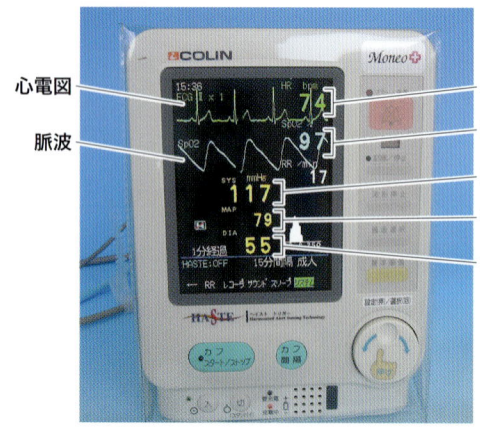

- 挿管操作施行中および挿管完了直後，血圧は大きく変動する．2〜3分ごとの血圧測定が必要である．自動血圧計（図4-3）がよく利用される．動脈ラインによる持続的，観血的血圧測定が有用な場合もある

心電図
脈波
心拍数
酸素飽和度
最高血圧
平均血圧
最低血圧

図4-3 自動血圧計
心電図モニター・パルスオキシメーターと一体型の自動血圧計が
普及している

3　パルスオキシメータ

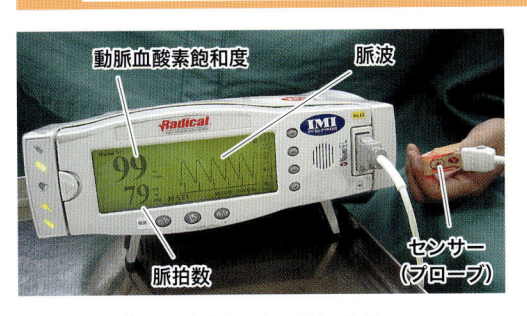

図4-4　パルスオキシメータによる動脈血酸素飽和度測定と脈波表示

- パルスオキシメータ（図4-4）により，動脈血酸素飽和度（SpO_2）測定，脈波（プレチスモグラフ）表示を行う．挿管操作前，操作中の酸素化の評価に有効で，必ず持続的にモニタリングを行う．
- 挿管操作中（バッグマスク換気中断），酸素飽和度が90％以下に低下した場合，バッグマスク法に一度戻り酸素化後に，挿管操作を再試行する．

4　静脈路の確保　〜点滴をとる

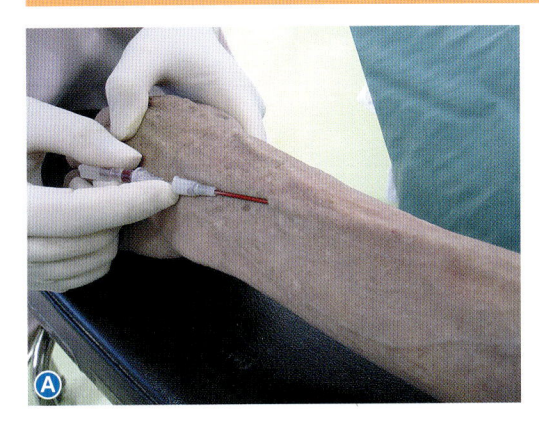

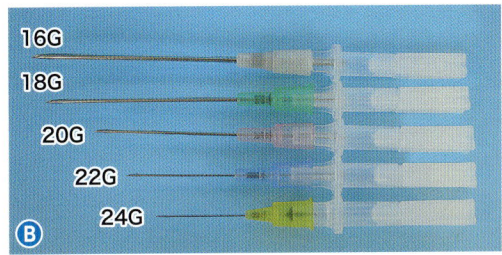

- 気管挿管施行時は，①薬剤の静脈内投与，②輸液剤の投与のため静脈路（点滴）が必要である（図4-5A）．2本以上の静脈路が必要な場合もある．
- 静脈留置針の太さ（図4-5B）は，通常20ゲージ（G）がよく使用される．大きな外傷，出血性ショックの場合，可能ならば，輸血にも対応できる18G以上が望ましい．末梢静脈の虚脱時は22Gも使用可能である．
- 緊急時の輸液には，等張液である生理食塩液，酢酸リンゲル液，乳酸リンゲル液，重炭酸リンゲル液がよく使用される．低張液，ブドウ糖含有液は，明確な適応がない場合は避ける．
- 心肺停止状態で，血管確保が困難な場合，気管挿管を優先する場合もある．挿管後に気管チューブから投与できる薬剤もある（表4-3）．

図4-5　A：静脈確保　B：いろいろなサイズの静脈留置針
サイズによる色表示は，すべてのメーカーで統一されている

表4-3　気管内投与可能な薬物

一般名	商品名	一般名	商品名
アドレナリン	ボスミン® アドレナリン注	硫酸アトロピン	アトロピン硫酸塩 アトロピン注
リドカイン	静注用キシロカイン®2％ リドカイン静注用2％	バソプレシン	ピトレシン®
		ナロキソン	ナロキソン®

ポイント
1) 気管挿管操作時は，心電図・血圧・酸素飽和度をモニタリングする
2) 気管挿管施行前に，できる限り静脈路を確保する

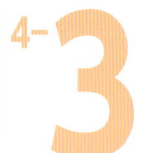

§4 気管挿管のための前処置と麻酔 〜モニタリング，気道の評価，鎮静と局所・全身麻酔

4-3 気道の評価：患者評価 I
気管挿管，マスク換気難易度の予測

学習の目標

☑ 気管挿管の難易度を予測する方法について理解し，評価できる
☑ バッグマスク換気の難易度を予測する方法について理解し，評価できる
☑ 対策は「PART III §12 気道確保困難対策→p272〜」を参照

---

1 気管挿管困難の予測　〜完全な予測は難しいが，努力をしよう

表4-4　気道確保困難の予測によって可能となる準備

- 手助け（応援医師，看護師）の招集
- 代替器具（ビデオ喉頭鏡，気管支ファイバースコープなど）の準備
- 気道管理施行の場所の検討（準備のある場所）
- 意識下挿管による気道確保の考慮
- 外科的気道確保（輪状甲状間膜穿刺・切開，気管切開）の準備
- 局所麻酔の提案（全身麻酔の代わりに）
- 予定手術の延期（予定手術時），再評価

（文献1を参考に作成）

● 気管挿管は熟練者によっても，ときに（約5％）困難な場合がある．これを**挿管困難症例**という．その場合，挿管操作の繰り返しや操作時間の延長により，外傷，低酸素血症，脳障害を引き起こす危険がある（§12→p272）．

● 前もって気管挿管の難しい人を予測できれば，対処方法を準備・検討できる（**表4-4**）．挿管困難症を予測する多くの検査（ベッドサイドテスト）が研究され，有効性が評価されている．しかし，どの方法も予測は完全ではない．困難と評価された人が，実際は容易に挿管可能であったり（偽陽性），簡単と予測された人が予想外に困難な場合もある（偽陰性）．**単一の検査ではなく，多くの検査を組み合わせて評価することが重要**である．検査は**マッキントッシュ喉頭鏡**による挿管時の評価であり，最近普及してきたビデオ喉頭鏡には直接は当てはまらない可能性がある．今後の課題である．

● 緊急挿管時には十分評価する時間的余裕は少ない．できる限り，可能な評価を行う．

2 喉頭展開・気管挿管を困難にする原因・因子

● 喉頭展開時，声門を観察するのが困難となるのは，**解剖学的特徴**が原因の場合と，疾患による**病的な原因**の場合がある（**表4-5，図4-6**）．両者が共存する場合もある．

● **解剖学的因子**は，後述する視診／ベッドサイドテストで評価する．より多くの因子が重なると挿管困難の可能性が高くなる．

● **病的な原因**は，病歴の聴取と診察により評価する．診断がついている場合が多い．ときに追加の画像検査，気管支ファイバースコープ検査が必要なこともある．以前，挿管困難の既往がある場合は，挿管困難の危険が高い．**病的因子**による場合は，気道の解剖の変化，組織の可動域の低下により，通常の方法では挿管不能な場合が多く，特に注意が必要である．

表4-5　気管挿管困難の予測因子

解剖学的特徴 （身体診察/テストで 診断）	・上顎前歯の突出，歯列異常	図4-6・8
	・開口度：3～4cm（2横指）未満（2.5cm未満は経口挿管不能）	図4-7
	・マランパチ・クラス：ⅢまたはⅣ（口腔咽頭スペースに占める舌の割合が大きい）	図4-9
	・甲状オトガイ間距離≦6cm（下顎のスペースが小さい）	図4-11
	・頭部・上位頸椎の伸展（後屈）度，可動域が制限	図4-12
	・下顎の前方移動制限（Upper Lip Bite Test，下顎突出度検査）	図4-13・14
	・太くて厚い頸	
疾患などによる 病的原因 （病歴/問診/診察/ 画像などで診断）	・頸部/気道の病変（腫瘍，膿瘍，血腫，外傷，浮腫など）	
	・頸部/気道の病変の治療歴（手術，放射線治療など）	
	・頸椎病変（関節リウマチ，強直性脊椎炎，頸椎不安定性など）	
	・高度肥満	
	・先天性奇形（Treacher-Collins症候群，Pierre Robin症候群，Down症候群など）	
	・挿管困難の既往	

解剖学的特徴と病的原因は共存する場合もある．また両者は類別できない場合もある

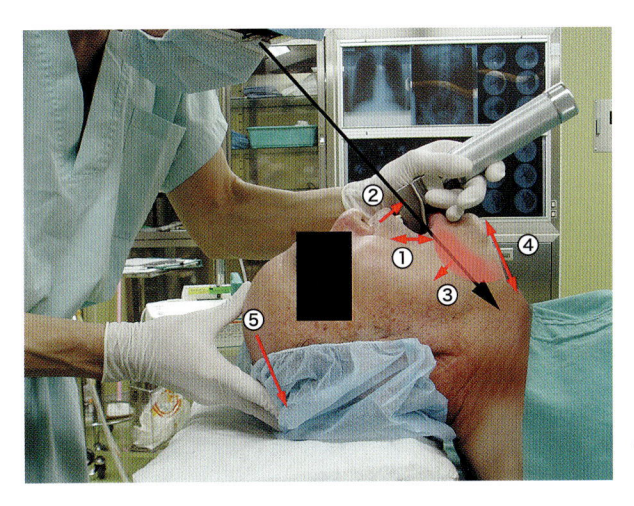

図4-6　気管挿管を困難にする因子
①開口が狭い　②上顎前歯の突出　③大きな舌　④下顎のスペースが狭い　⑤頭部伸展困難があると挿管は困難になる

3　開口度（下顎 ― 側頭骨関節機能）　～口が開かなくては始まらない

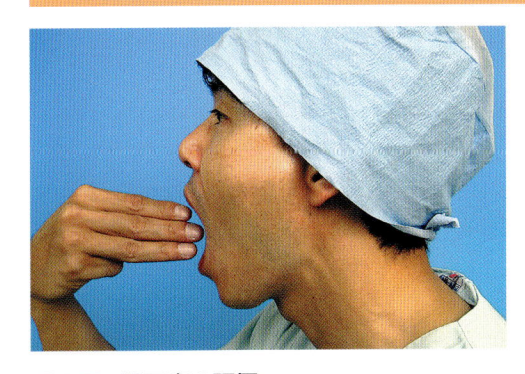

図4-7　開口度の評価
通常は指幅3本分（5～6cm）の開口が可能である．2横指幅（3cm）未満では挿管は難しくなる

- 口から喉頭鏡を挿入して喉頭を観察するためには，口を十分に開く必要がある．最大開口時，上下歯列間距離は通常2.5～3横指幅（指幅2.5～3本分）である（約5～6cm）（図4-7）．
- 開口が2横指幅未満（3cm未満）の場合，喉頭鏡のブレード挿入や操作が難しく，**挿管は難しい可能性が高くなる**．外傷，熱傷，顎関節症などによる高度開口制限（2.5cm未満）では通常の喉頭鏡による経口挿管は不可能で，経鼻挿管（ファイバースコープによる挿管）もしくは気管切開が必要な場合もある．

4 上顎前歯の突出（図4-6, 図4-8） 〜突出した歯は要注意！

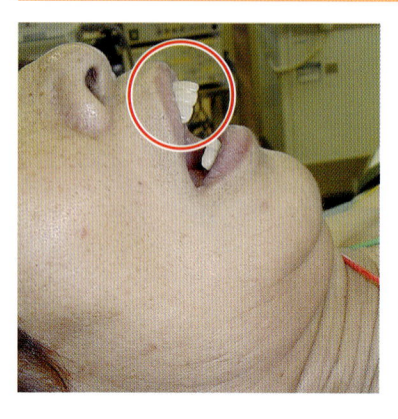

図4-8
上顎前歯の突出により
挿管困難だった症例

- 上顎前歯が突出している症例（図4-8）では，喉頭鏡操作および視線の妨げとなり，挿管困難の可能性が高い．喉頭鏡ブレードによる歯の損傷の危険も高い．
- 前歯が1〜2本だけ残存している場合，また歯列異常や歯の脆弱（グラグラしている）がある場合も，喉頭鏡の操作は困難になる（図5-35→p131）.

5 マランパチの口腔咽頭スペースの分類（口腔咽頭スペースと舌の関係） 〜超有名な分類

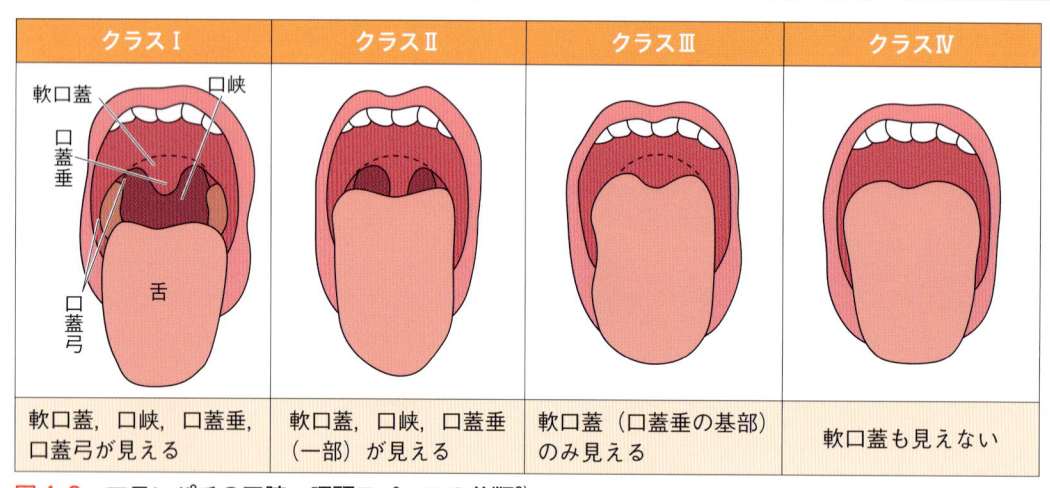

クラスI	クラスII	クラスIII	クラスIV
軟口蓋，口峡，口蓋垂，口蓋弓が見える	軟口蓋，口峡，口蓋垂（一部）が見える	軟口蓋（口蓋垂の基部）のみ見える	軟口蓋も見えない

（クラスI内のラベル：軟口蓋，口峡，口蓋垂，口蓋弓，舌）

図4-9 マランパチの口腔・咽頭スペースの分類[2]
クラスI・IIでは挿管は容易，クラスIII・IVでは難しい場合が多くなる
(Samsoon GLT & Young JRB : Anaesthesia, 42 : 487, 1987より許可を得て掲載)

- 大きな舌は，喉頭鏡操作および，喉頭の観察，気管挿管の障害となる．マランパチの分類（図4-9）は，口腔咽頭のスペースに対する舌の割合を評価する検査である．座位で自発的に口をできる限り大きく開け，舌を最も突き出し，口腔・咽頭組織の見え方を4つのクラスに分類する．
- クラスI・IIでは喉頭展開・挿管は容易，クラスIII・IVでは挿管困難が多い（MEMO→⑨）とされる．

MEMO

⑨ マランパチ・クラス0
・稀だが図4-10のように舌の向こうに喉頭蓋が見える場合があり，マランパチのクラス0に分類されることもある．挿管は容易である．

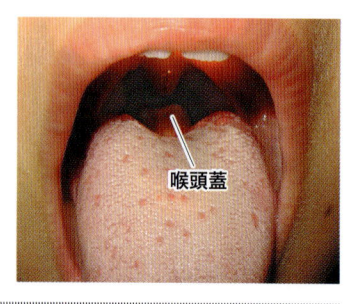

喉頭蓋

図4-10 マランパチクラス0

6 下顎のスペース　～甲状オトガイ間距離，舌骨オトガイ間距離

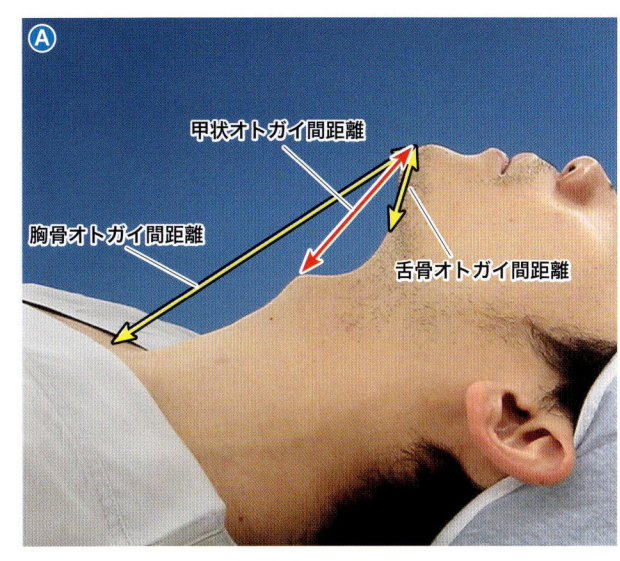

図4-11A　甲状オトガイ間距離
下顎の先端部分（オトガイ）と甲状軟骨隆起の間の距離を測定する

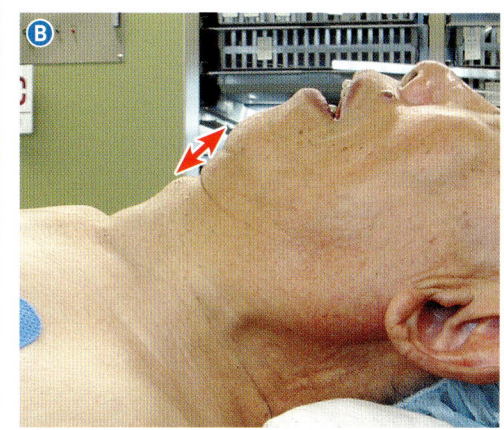

図4-11B　甲状オトガイ間距離が短く，挿管困難だった症例

● 下顎のスペースが小さい（小顎症）と，喉頭展開時の**喉頭は上方（体の前方）に位置し**，声門が見えにくく挿管が困難になる．下顎のスペースとして，甲状軟骨隆起と下顎の先端（おとがい）の間の距離：甲状オトガイ間距離（**図4-11A**）を評価する．

● 甲状オトガイ間の距離が6.0cmより大きければ挿管は容易で，**6cm以下では挿管困難が予測される**（**図4-11B**）．そのほか，舌骨オトガイ間距離，胸骨オトガイ間距離も短いと挿管困難が予測される．

7 頭部伸展（後屈）度（環椎 — 後頭骨関節機能）

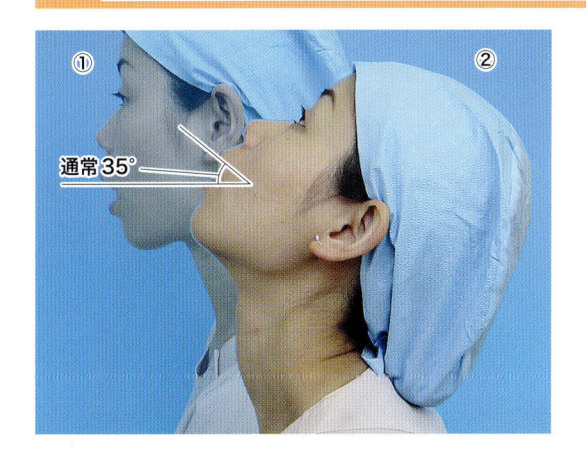

図4-12　頭部伸展（後屈）度
目視で，通常（30〜35°）と比較し，およそ1/3制限，2/3制限，ほとんど後屈不能に分けて評価する

通常35°

● 喉頭展開時には口腔，咽頭，喉頭の軸を一致させるために，頭部をさらに伸展（後屈）させる必要がある（**図4-12**）．加齢変性または関節リウマチなどにより，上位頸椎（正確には環椎—後頭骨関節）の可動性が制限され，**頭部を後屈するのが困難な場合，挿管困難の可能性が高い**．

8 | 下顎の前方移動検査（Upper Lip Bite Test と下顎突出度検査）

- 下顎を前方に突き出すことが困難な場合，気管挿管が困難なことが多い．評価に以下の2つの検査が利用されている．
- Upper Lip Bite Test（図4-13）[3]：上口唇を，下顎の歯で最大限咬んで，上口唇がどの程度隠れるかを3段階で評価する．下顎の前方移動と上顎前歯突出の存在を同時に評価しており，**クラスⅢは挿管困難**と関連が高いとされている．
- **下顎突出度検査**（図4-14）：下顎を前方にできるだけ突出させ，上顎前歯よりも突出可能かどうかを3段階で評価する．クラスB・Cは挿管困難と関連すると考えられているが，最近は**マスク換気困難の危険因子**（後述）として利用されている[4,5,6]．

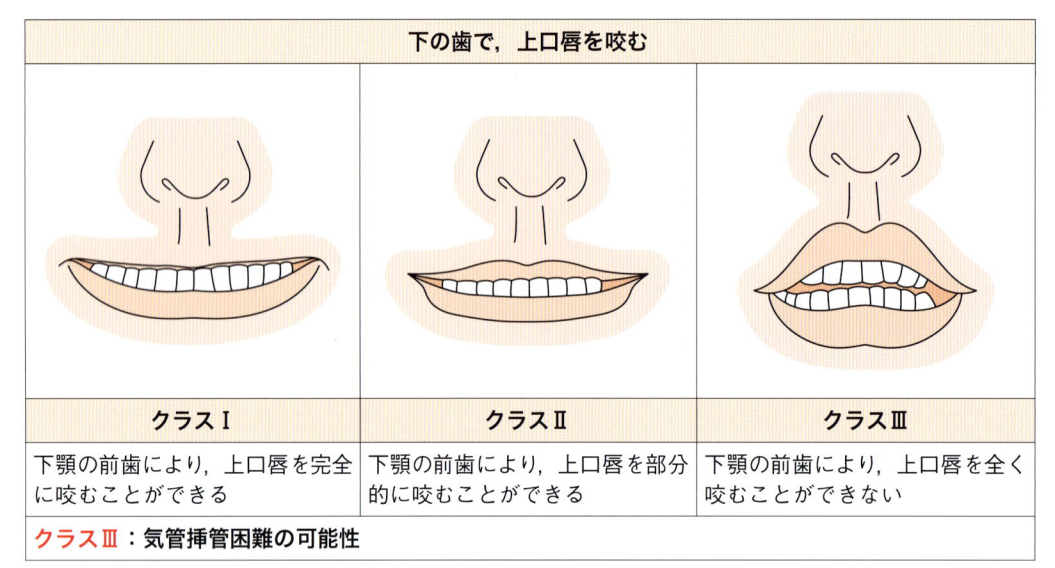

下の歯で，上口唇を咬む		
クラスⅠ	クラスⅡ	クラスⅢ
下顎の前歯により，上口唇を完全に咬むことができる	下顎の前歯により，上口唇を部分的に咬むことができる	下顎の前歯により，上口唇を全く咬むことができない

クラスⅢ：気管挿管困難の可能性

図4-13　Upper Lip Bite Test[3]
下顎の前方移動と上顎前歯突出の存在を同時に評価している．クラスⅢは挿管困難と関連が高い
（文献3：Khan ZH, et al：Anesth Analg, 96：595-599, 2003をもとに作成）

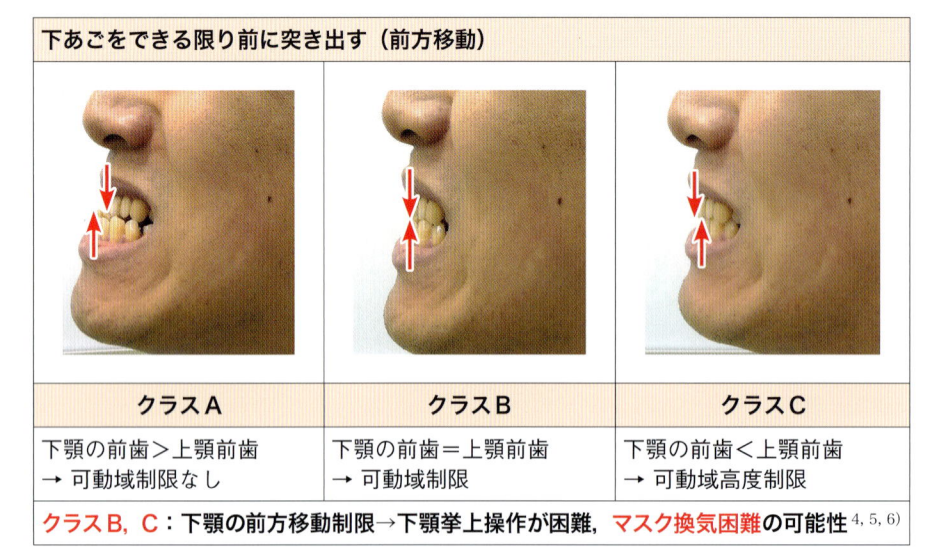

下あごをできる限り前に突き出す（前方移動）		
クラスA	クラスB	クラスC
下顎の前歯＞上顎前歯 → 可動域制限なし	下顎の前歯＝上顎前歯 → 可動域制限	下顎の前歯＜上顎前歯 → 可動域高度制限

クラスB，C：下顎の前方移動制限→下顎挙上操作が困難，マスク換気困難の可能性[4,5,6]

図4-14　下顎の突出度検査

9 その他の気道確保方法の困難度の予測

表4-6 バッグマスク換気困難の予測因子[5〜7]

方法	予測因子
患者背景因子	・年齢＞55歳[7] または ≧57歳[5] ・男性 ・肥満：BMI＞26[7] または ≧30[5]
テスト	・マランパチ・クラス：ⅢまたはⅣ ・下顎の前突の高度制限
視診	・あごのひげ ・太くて厚い頸 ・歯牙欠損
問診	・睡眠時無呼吸症候群 ・頸部放射線療法後 ・いびき

より多くの因子が存在するとリスクがより高くなる

- 気道確保を行うにあたり，気道確保の4本柱（§1-1→p23）である，①バッグマスク換気，②気管挿管，③声門上器具使用，④外科的気道確保のそれぞれについて，困難度を評価する必要がある．上記の通り気管挿管困難の予測が最も研究されている．
- 近年バッグマスク換気困難の予測因子（**表4-6**），およびマスク換気困難かつ気管挿管困難の予測因子（§12→p272〜）について，研究されてきた．声門上器具使用，外科的気道確保の困難の予測は今後の課題である．

10 緊急時は気道評価困難だが…

- 前述の気道評価検査は，予定挿管時には可能だが，緊急時は困難である．意識があり，開口だけでもできれば，開口度とマランパチ分類，歯列の状態は参考になる．下顎のスペース，肥満度，頸の様子は，バッグマスク換気中に観察可能である．気管挿管前は前述の因子を頭に浮かべ，常に**挿管困難がないかを探る**ことが重要である．

■ 文　献

1）Pearce A & Shaw J：Chapter 17 Airway assessment and planning.「4th National Audit Project of the Royal College of Anaesthetists and the Difficult Airway Society：Major complications of Airway Management in the United Kingdom」（Cook T, et al eds.），2011［https://www.rcoa.ac.uk/nap4（アクセス：2018年12月）］.

2）Samsoon GL & Young JR：Difficult tracheal intubation：a retrospective study. Anaesthesia, 42：487–490, 1987

3）Khan ZH, et al：A comparison of the upper lip bite test（a simple new technique）with modified Mallampati classification in predicting difficulty in endotracheal intubation：a prospective blinded study. Anesth Analg, 96：595–599, table of contents, 2003

4）Takenaka I, et al：Mandibular protrusion test for prediction of difficult mask ventilation. Anesthesiology, 94：935, 2001

5）Kheterpal S, et al：Incidence and predictors of difficult and impossible mask ventilation. Anesthesiology, 105：885–891, 2006

6）Kheterpal S, et al：Prediction and outcomes of impossible mask ventilation：a review of 50,000 anesthetics. Anesthesiology, 110：891–897, 2009

7）Langeron O, et al：Prediction of difficult mask ventilation. Anesthesiology, 92：1229–1236, 2000

ポイント 開口困難，前歯の突出，巨大舌，小顎症，頭部伸展困難があると，喉頭展開・気管挿管は難しい

4-4 気管挿管時の全身状態の評価：患者評価 II

学習の目標

☑ 気管挿管時に特別な配慮が必要な状況とその理由（表4-7）について理解する

表4-7 特殊状況下の気管挿管

	気管挿管に関連した事象・危険	対 処
顔面・頭頸部・気道外傷	・気管挿管は非常に困難・不可能の可能性あり	・状況により気管切開も考慮．気道管理の専門医にコンサルト
喘息（気管支攣縮）	・気管チューブ挿入の刺激により喘息発作誘発・悪化の可能性あり ・重症発作時は低酸素血症・高二酸化炭素血症の状態での挿管が必要	・β_2刺激薬の吸入，ステロイド静注考慮
慢性閉塞性肺疾患（COPD）	・慢性的に低酸素血症・高二酸化炭素血症の状態 ・呼吸の予備力が少ない ・喘息発作を起こしやすい	・NPPV（MEMO ①→p30）考慮 ・挿管の適応には特別な配慮が必要，専門医にコンサルト ・迅速な挿管操作が必要 ・喘息患者と同様の配慮が必要
心筋虚血，心筋梗塞急性期	・気管挿管時の高血圧，頻脈は心筋虚血を増悪させる ・心機能低下による低血圧の可能性あり ・気管挿管時に不整脈の危険	・鎮静薬，全身麻酔薬，麻薬の使用，気道の局所麻酔などを考慮 ・ニトログリセリン（ミリスロール®），ニコランジル（シグマート®）の点滴静注を考慮 ・昇圧薬（ドパミン：イノバン®，カタボン®など）の使用も考慮 ・抗不整脈薬の投与考慮
頭蓋内圧亢進状態（重症頭蓋内疾患など）	・挿管刺激により頭蓋内圧はさらに上昇	・鎮静薬，全身麻酔薬，麻薬の使用，気道の局所麻酔，降圧薬などの使用を考慮．できる限り頭蓋内圧上昇を予防
頸髄損傷の危険（頸髄損傷が疑われる場合）	・挿管時に頭頸部を動かすと頸髄損傷を発症・悪化させる可能性あり	・頭頸部を動かさずに自然位に固定した状態での挿管操作が必要 ・その場合の挿管は熟練者でも非常に困難 ・気管支ファイバースコープ挿管（→p33），エアウェイスコープ（§7→p195〜），マックグラス喉頭鏡による挿管（§6→p167〜）を考慮
誤嚥の危険が高い場合 ・フルストマック（食事直後など） ・イレウスほか（§4-5，表4-9）	・バッグマスク換気中，挿管操作中に，嘔吐や胃内容物逆流により誤嚥性肺炎を起こす危険あり ・鎮静薬，気道の局所麻酔，全身麻酔は防御反応（咳反射など）を抑制し，誤嚥の危険を助長する可能性あり	・吸引装置と吸引カテーテルの準備 ・挿管前の胃管吸引，H_2遮断薬（ガスター®など）投与を考慮 ・意識下挿管，迅速導入（§4-8→p108〜），輪状軟骨圧迫操作（図4-22）を考慮

ポイント 特殊状況下の気管挿管では，特別な配慮が必要になる

4-5 気管挿管時の麻酔方法の種類とその選択

学習の目標

☑ 気管挿管時の麻酔方法の種類について理解する
☑ 各麻酔方法の利点・欠点を知り，適切な麻酔を選択できる

1 気管挿管時の麻酔方法の種類

- 喉頭鏡および気管挿管の操作は，患者にとって刺激の強い操作である．できる限りの麻酔を行い，苦痛を取り除くように努める．
- 気管挿管時の麻酔方法は，大きく分けると，①鎮静と局所麻酔（意識下気管挿管と同義→p99）と，②全身麻酔（→p104）の2種類である．全身麻酔の一方法として，迅速導入（RSI→p108），といわれる方法がある．また気管挿管は無麻酔で行われることもある（蘇生状況の緊急挿管→p85）．

2 気管挿管時の麻酔方法の選択 （表4-8：次頁）

- 気管挿管を行う場合に，どのような麻酔（鎮静と局所麻酔，全身麻酔，迅速導入）が良いのか，現在信頼できる調査・エビデンスはなく，最適の方法を選択するのは容易ではない．各方法の利点と欠点（表4-8），各施設での慣れた方法，および以後の解説を参考に，できるかぎり適切な麻酔を選択する．
- 鎮静と局所麻酔下での意識下挿管は，①気道確保困難症例，②誤嚥の危険が高い場合（表4-9），③循環動態が高度に不安定な場合，④気管挿管後に神経学的な評価が必要な場合，および⑤全身麻酔下気管挿管の必要条件（→p105）を満たさない場合に行われる．
- 全身麻酔下気管挿管は，全身麻酔下で行うのが好ましい状況（適応→p104）で，その必要条件（→p105）を満たす場合に行われる．
- 迅速導入下での気管挿管は，全身麻酔が必要で，誤嚥の危険が高い場合（表4-9）に行う．
- 無麻酔での緊急挿管は，心停止・蘇生状況で（→p85）行われる．

表4-9 気管挿管時に誤嚥の危険が高い場合

・フルストマック（食後8時間未満または摂食歴不明） ・イレウス（炎症などによる機能的，または機械的な消化管通過障害） ・妊婦 ・外傷 ・食道疾患 ・病的肥満 ・上部消化管手術後 ・食道裂孔ヘルニア

表4-8　気管挿管時の麻酔方法の比較

項目		鎮静と局所麻酔（意識下気管挿管）	全身麻酔（筋弛緩薬併用）	迅速導入（RSI）	無麻酔（蘇生状況の緊急挿管）
迅速性（準備から挿管完了までの時間）		長い	やや長い	比較的短い	◎最速
苦痛・不快な記憶		起こりえる	◎感じない	◎感じない	―（考慮不要）
筋弛緩による挿管操作のしやすさ	挿管が容易な症例	容易〜ときにやや難	◎より容易（筋弛緩による）	◎より容易（筋弛緩による）	容易〜ときにやや難
	挿管困難症例	◎困難だが対応可能	挿管困難または不能	挿管困難または不能	挿管困難または不能
挿管操作中の気道		◎自然の気道開通	気道閉塞あり（操作前は用手的気道確保必要）	気道閉塞あり（操作前は用手的気道確保必要）	気道閉塞あり（操作前は用手的気道確保必要）
挿管操作中の呼吸		◎自発呼吸維持	自発呼吸停止（操作前はバッグマスク換気施行）	自発呼吸停止（操作前はバッグマスク換気施行）	自発呼吸停止（操作前はバッグマスク換気施行）
誤嚥の危険の回避	気道の防御機能	◎保持される	抑制される	抑制される	抑制されている
	誤嚥の予防措置	◎自然の防御反応あり	特になし	○（輪状軟骨圧迫ほか）	特になし（または輪状軟骨圧迫）
麻酔による循環系への影響		◎比較的少ない	麻酔薬による循環抑制あり	麻酔薬による循環抑制あり	―（考慮不要）
刺激による有害反応（高血圧, 頻脈, 不整脈など）の防止		効果弱い, 抑制困難	◎麻酔により抑制可能（ときに困難）	◎麻酔により抑制可能（ときに困難）	―（考慮不要）
特殊状況への対応	脳圧亢進, 心筋虚血, 気管支喘息の悪化防止	効果弱い, 抑制困難	◎麻酔により抑制可能（ときに困難）	◎麻酔により抑制可能（ときに困難）	―（考慮不要）
	非協力症例・小児への対応	困難・不能	◎対応可能	◎対応可能	―（考慮不要）
その他・注意		・過度の鎮静に注意	・全身麻酔施行の必要条件を満たすことを検討する	・筋弛緩薬の選択がやや複雑 ・輪状軟骨圧迫で喉頭鏡視野の悪化の可能性あり	・心肺停止時は気管挿管の確認（→p158）が困難な場合あり

□ ◎：より有利な点

〔青山和義：喉頭鏡を用いた気管挿管法.『エキスパートの呼吸管理』（岡本和文 編），pp20-34，中外医学社，2008 をもとに作成〕

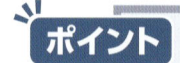 **ポイント**　1）気管挿管時の麻酔方法としては，鎮静と局所麻酔，全身麻酔，迅速導入（RSI）がある
2）最適の麻酔方法を選択するのは難しいが，各方法の利点・欠点，条件などを考慮する

4-6 鎮静と局所麻酔を用いた意識下気管挿管

Movie §4-A

学習の目標

☑ 鎮静と局所麻酔を用いた意識下気管挿管の適応を理解する
☑ よく使用される鎮静薬, 鎮痛薬の種類, 使用量について理解する
☑ 局所麻酔の方法について理解する

1 鎮静・局所麻酔による意識下挿管の適応　〜どんな場合に意識下挿管を行うのか？

● 手術室で行われる予定気管挿管では標準的に全身麻酔下で気管挿管が行われるが, ICU, ER などで行われる緊急気管挿管では, 鎮静・局所麻酔下での意識下挿管がよく行われる. 全身麻酔を行わずに, 患者の意識（および自発呼吸）がある状態で気道を確保（つまり気管挿管）した方が安全な場合が多いからである. 具体的な適応は以下のとおりである.

1）適応① 気道確保困難症例：バッグマスク換気困難かつ/または気管挿管困難が予測される（→p90）または既往がある場合

● 全身麻酔施行後にバッグマスク換気・気管挿管がともに困難であれば, 気道が確保できずに, 患者は瞬時に低酸素血症から生命の危険に陥る（→p272）. これに対して意識下では, 自然な気道開通と自発呼吸が保たれ, 安全性が高いと考えられる（表4-8）. よって気道確保困難症例では, 鎮静と局所麻酔を用いた意識下挿管が原則と考えられている. この場合, 喉頭鏡による気管挿管は困難な場合も多いため, 気管支ファイバースコープ（図1-11D→p33）やビデオ喉頭鏡（マックグラス喉頭鏡, エアウェイスコープなど）による挿管（§6→p167〜, §7→p195）がよく行われる.

2）適応② 誤嚥の危険が高い場合（表4-9）

● 全身麻酔下では, 咳反射や声門閉鎖反射などの気道の防御機能は失われるため, 気管挿管が完了するまでに胃内容逆流や嘔吐が起こると, 誤嚥の危険が高くなる. これに対して, 比較的少量の鎮静と局所麻酔で行う意識下挿管では, 気道の保護機構を保持したまま気管挿管を行うことができる. ただし, 少量の鎮静や喉頭部の局所麻酔でも, 気道の防御機構が抑制される場合があり, 注意が必要である.
● 誤嚥の危険が高い場合, 迅速導入（→p108）が選択される場合もある.
● 気管挿管後は気管チューブのカフにより, 気道と消化管の分離が可能になり, 誤嚥を防止できる.

3）適応③ 循環動態が高度に不安定な場合

● 全身麻酔薬には心・血管系の抑制作用があるため, 麻酔薬投与により血行動態がさらに悪化（ときに破綻）する危険がある. 少量の鎮静と局所麻酔を用いた意識下挿管では, 循環動態の悪化を最小限にできる. 軽度の鎮静でも循環動態が悪化しそうな場合, 無麻酔か局所麻酔のみで気管挿管が行われる場合もある.

4）適応④ 挿管後に神経学的評価が必要な場合

● 頸部の外傷, 病変などにより頸椎の不安定性がある場合, 頸椎をできる限り自然位に保ったまま挿管操作を行う必要がある. 挿管操作または体位変換などにより頸髄の神経機能が悪化する可能性がある場合は, 意識下で挿管を行った後, 神経学的検査を行うことができる. この場合, 挿管操作中の頸椎の動きが少ない, 気管支ファ

イバースコープ（図1-11D→p33）やマックグラス喉頭鏡，エアウェイスコープによる挿管（§6→p167，§7→p195）が選択されることが多い．

5）適応⑤ 全身麻酔の必要条件（→p105）をどれか満たさない場合

- 手術室以外の場所で気管挿管を行う場合，気管挿管困難症例への対応（器具，応援など）が不十分な場合が多い．挿管者や助手が全身麻酔に慣れていない場合も多い．これらの場合，全身麻酔下よりも鎮静と局所麻酔を用いた意識下気管挿管がしばしば行われる．

2 鎮静と気道の局所麻酔の目的・注意　〜鎮静させても安全か？　鎮静の適応をよく考えよう

- 意識下挿管時は，鎮静・鎮痛薬の投与と，気道の局所麻酔（表面麻酔）で患者の苦痛を和らげるように努める．しかし，鎮静・局所麻酔は呼吸状態を悪化させる可能性もある（表4-10）．鎮静により上気道閉塞・呼吸停止が起こった場合，バッグマスク換気と気管挿管が困難なら最悪の結果を招く．**鎮静薬で最後の架け橋（気道と自発呼吸）を燃やさない**注意が必要である．鎮静の適応（表4-11）を十分考慮する．鎮静しない方が安全でも，局所麻酔は安全に行える場合もある．

表4-10　鎮静と局所麻酔の目的・注意

目的	1）喉頭鏡・気管チューブの挿入の苦痛を和らげる 2）咽頭・喉頭の反射を抑制し，喉頭鏡やチューブの挿入をスムーズにする 3）操作の不快な記憶を残さない（健忘） 4）操作にともなう循環系の反応（高血圧，頻脈など）を予防する
注意	1）上気道閉塞，呼吸状態の悪化を招く可能性がある 2）咽頭・喉頭の反射を抑制し，誤嚥の危険が高くなる可能性がある 3）局所麻酔薬の大量投与により局所麻酔中毒の可能性がある

表4-11　鎮静の適応

1）意識清明，またはわずかなレベル低下 2）上気道閉塞がない 3）呼吸状態は比較的余裕がある（酸素飽和度は酸素投与下で90％以上） 4）循環が比較的安定している（収縮期血圧が90〜100mmHg以上） 5）誤嚥の危険が比較的少ない 6）挿管手技に協力が得られない，抵抗がみられる場合

3 適切な鎮静とは　〜鎮静過剰に注意しよう

- 気管挿管時の適切な鎮静状態を表4-12に示す．開口・深呼吸などの指示には応じられる状態がよい．高度上気道閉塞症状が出現した場合や，指示に反応しなくなった場合は鎮静の過剰である．バッグマスク換気が必要になる場合は，意識下挿管の利点が消失する．

表4-12　気管挿管時の鎮静の目標レベル

・落ち着いた，またはやや眠そうな表情 ・喉頭鏡，挿管操作に対して苦痛が少ない ・指示に応じて，開口や深呼吸ができる ・気道閉塞はないもしくは軽度，自発呼吸は維持，循環動態の変動は少ない ・咳反射など気道の防御反射が抑制されている，または温存されている※

※誤嚥の危険が高い場合には、これらの反射を必要以上に抑制しない

4 よく使用される鎮静薬，鎮痛薬

表4-13　よく使用される鎮静・鎮痛薬

	一般名	商品名	分類	剤型 （A：1アンプル）	投与方法※	総投与量※
鎮静薬	ミダゾラム	ドルミカム®	ベンゾジアゼピン系鎮静薬	10mg/2mL/A	1〜2mgずつ静注	1〜5mg
	ジアゼパム	ホリゾン® セルシン®	ベンゾジアゼピン系抗不安薬	10mg/2mL/A	2mgずつ静注	2〜10mg
鎮痛薬	ペンタゾシン	ソセゴン®	非麻薬性鎮痛薬	15mg/1mL/A	5〜7.5mgずつ静注	5〜15mg
	フェンタニル	フェンタニル	オピオイド（麻薬性鎮痛薬）	100μg/2mL/A	25〜50μgずつ静注	50〜100μg

※60kgの成人の標準的使用量．年齢，体重，状態により適宜増減する

- 気管挿管施行時に，鎮静・鎮痛目的でよく使用される薬剤，使用量の目安を**表4-13**（および**表4-17**→p106）に示す．鎮静薬に対する反応は，個人差が大きい．また効果判定には2〜3分を要する．状態を十分観察しながら，少量づつ投与する．
- ミダゾラム：最もよく使用される鎮静薬である．通常1〜2mgずつ静注し，2〜3分後に効果を判定して，不十分なら1〜2mgずつ追加静注する．健忘作用も強い．
- ジアゼパム：ミダゾラムの代用として使用される．効果はミダゾラムよりやや弱い．
- ペンタゾシン：鎮痛目的で，単独で，また鎮静薬と併用して使用される．5〜7.5mgずつ静注する．鎮静作用もある．呼吸抑制（呼吸数減少）作用も強いので注意が必要である．
- フェンタニル（**表4-17**）：ペンタゾシンよりも強力な鎮痛薬である．オピオイド（麻薬性鎮痛薬）なので，厳重な取り扱い，管理が必要である．

5 気道の局所麻酔　〜キシロカイン®スプレー（リドカインスプレー）で表面麻酔を

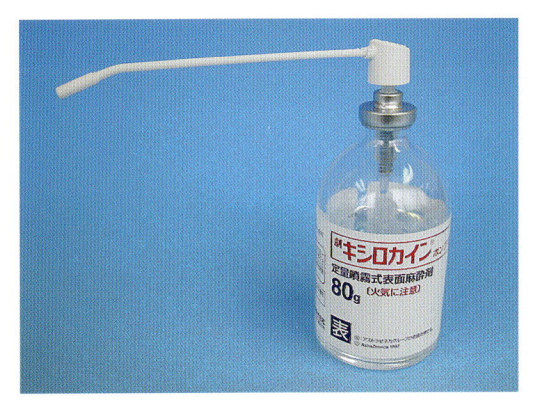

**図4-15　気道の表面麻酔に使用される
キシロカイン®スプレー**

- 経口挿管のための局所麻酔には，キシロカイン®スプレー（リドカインスプレー）（**図4-15**）を用いて，舌・口腔・咽頭・喉頭粘膜の表面麻酔を行う（**図4-18〜20**）．表面麻酔は鎮静薬の投与・効果発現後に行う方がよい．表面麻酔を進めながら，鎮静の効果，局所麻酔の効果と気道の視野を評価する．気道の視野が悪い場合は，気管挿管困難の可能性を念頭に置く．
- キシロカイン®スプレーのリドカイン濃度は8％で，ノズルを1回押すと0.1mL（8mg）が噴霧される．気道の表面麻酔には，全部で6〜10プッシュ以内（80mg以内）で可能である．大量投与では局麻中毒が起こり得るため10プッシュ以内に止める．誤嚥の危険が高い場合は，喉頭部の局所麻酔は避ける．喉頭の防御反射が抑制されるからである．

6 鎮静と局所麻酔を用いた意識下気管挿管の実際（図4-16）

● 鎮静と局所麻酔を用いた意識下気管挿管の実際の流れを図4-16に示す.

1)	準備・前酸素化（図4-17）	・鎮静および局所麻酔の説明[※1] ・スニッフィング・ポジションをとる（§5-2→p113） ・前酸素化（→p115）：蘇生バッグとマスクで100%酸素投与，深呼吸を促す ・パルスオキシメータで酸素飽和度をモニタリング
2)	鎮静・鎮痛薬の少量静注（表4-13）	例：鎮静薬…ミダゾラム0.5〜1mg静注 　　　鎮痛薬…ペンタゾシン5〜7.5mgまたはフェンタニル50μg静注 ・鎮静薬は少量ずつ投与，評価には十分時間をとり，過度な鎮静に注意する
3)	酸素投与，深呼吸を促す	・バッグマスクで100%酸素を投与しながら2〜3分待つ
4)	舌前面の局所麻酔（図4-18）	・**舌の前半分**の表面にキシロカイン®スプレーを2〜3プッシュ噴霧
5)	酸素投与，深呼吸，薬剤追加	・バッグマスクで100%酸素を投与，深呼吸を促し，1〜2分待つ ・必要時　鎮静・鎮痛薬の少量追加静注 　（ミダゾラム0.5〜1mg，ペンタゾシン5〜7.5mgまたはフェンタニル50μg程度追加）
6)	舌根部，咽頭部の局所麻酔（図4-19）	・喉頭鏡で軽く舌を圧排し，**舌根部〜咽頭部**へキシロカイン®スプレーを 2〜3プッシュ噴霧
	5）と同様酸素投与，必要時薬剤追加投与	
7)	喉頭部の局所麻酔（図4-20）	・喉頭鏡で喉頭を観察して，**喉頭**へキシロカイン®スプレーを2〜3プッシュ噴霧 ・喉頭鏡使用時に，鎮静の効果，局所麻酔の効果， および喉頭展開・挿管の難易度を同時に評価する ・喉頭部の局所麻酔は，喉頭の防御反射を抑制するため，誤嚥の危険が高い場合は 行わないこともある
	5）と同様酸素投与，必要時薬剤追加投与	
8)	気管挿管手技（§5→p112〜参照）・挿管後処置（§8→p215〜）	

図4-16　鎮静と局所麻酔を用いた意識下気管挿管の実際

※1 少し眠くなること，口腔から喉頭まで局所麻酔のスプレーをすること，局所麻酔薬は少し苦いこと，口の中や舌がしびれること，咳がでること，などを説明

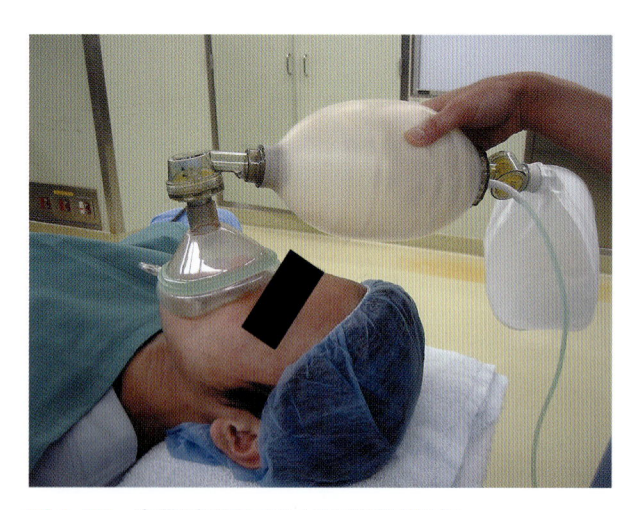

図4-17　自発呼吸下での100%酸素投与

蘇生バッグ（10L/分以上の酸素を流す）のマスクを顔面に密着させることにより，自発呼吸下にほぼ100%の酸素を投与できる

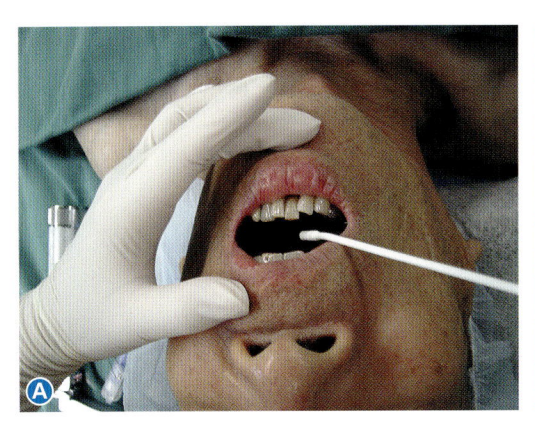

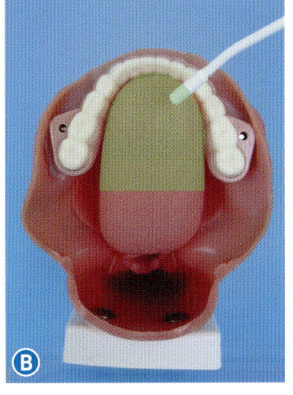

図4-18 舌の前半分へキシロカイン® スプレーを2〜3プッシュ噴霧
大きく開口を促し，舌を少し突出してもらい，スプレーを行う

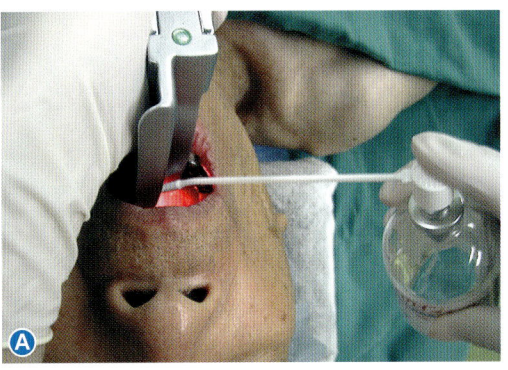

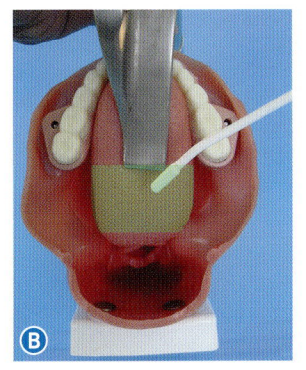

図4-19 喉頭鏡使用下に舌根部〜咽頭部にスプレーを噴霧

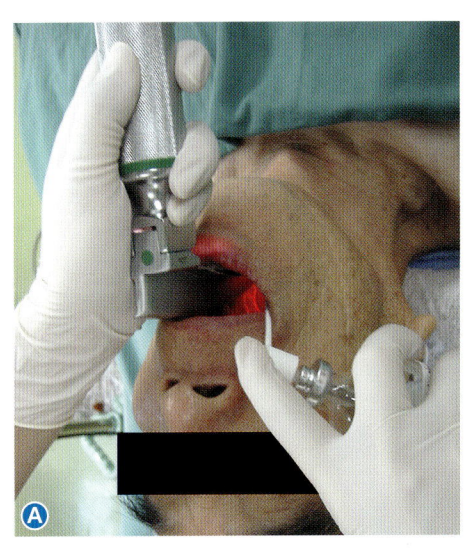

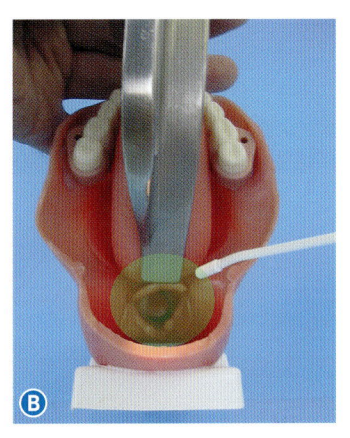

図4-20 喉頭を観察して喉頭へスプレーを噴霧

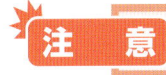 **ポイント**
1）意識清明な患者に意識下気管挿管を行う場合は，鎮静と局所麻酔で苦痛を和らげる
2）鎮静・鎮痛には，ミダゾラムが単独，またはペンタゾシン，フェンタニルと併用で使用される
3）鎮静・鎮痛薬は少量ずつ投与する．状態をよく観察して適切な鎮静を得る
4）気道の表面麻酔を進めながら，鎮静効果，局所麻酔効果と気道状況を評価する

注 意 鎮静・局所麻酔は呼吸状態を悪化させる危険もあり，注意して使用する

4-7 全身麻酔下での気管挿管

学習の目標

- ☑ 全身麻酔の利点・欠点を理解する
- ☑ 全身麻酔を用いた気管挿管の適応，必要条件を理解する
- ☑ よく使用される全身麻酔薬，筋弛緩薬の種類，使用量について理解する

1 全身麻酔下気管挿管の利点と欠点 (表4-14)

表4-14　全身麻酔による気管挿管の利点と欠点

利点
・気管挿管による苦痛および不快な記憶がない
・筋弛緩薬により挿管操作は容易になる（挿管が容易な症例）
・挿管刺激による有害反応※を抑制可能
・非協力症例，小児への対応が可能
・挿管完了までの時間を短縮できる可能性がある（熟練者）

欠点
・気道閉塞が起こる（バッグマスク換気が必要）
・呼吸は停止する（バッグマスク換気が必要）
・気道の防御機能は抑制され，誤嚥の危険がある
・麻酔薬による循環抑制が起こる（低血圧，徐脈，頻脈，心停止）
・挿管困難症例では，より困難になる可能性がある
・挿管完了までの時間が長くなる可能性がある（不慣れ，挿管困難時）

※ 有害反応：高血圧，頻脈，不整脈，脳圧亢進，心筋虚血，気管支喘息など

● 気管挿管は刺激の強い操作である．全身麻酔下で行えば，患者の苦痛はない．筋弛緩薬を併用することにより，一連の挿管操作は容易になることも多い．しかし，多くの欠点もあり，致命的な合併症も起こりえる．全身麻酔の利点と欠点（**表4-14**）を理解して，その適応を十分に考慮する必要がある．

2 全身麻酔下気管挿管の適応 (表4-15)

表4-15　全身麻酔下気管挿管の適応

・意識が清明で無意識下が望ましい場合
・気管挿管刺激による有害反応〔高血圧，頭蓋内圧亢進，心筋虚血，気道の過敏性による気管支攣縮（喘息）など〕を，麻酔により防止することが有用な場合
・鎮静，局所麻酔による意識下挿管が困難な場合（小児，非協力的症例）

● 全身麻酔下気管挿管の適応を**表4-15**に示す．これらの適応と同時に，後述する条件を満たす必要がある．

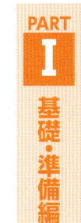

3　全身麻酔下気管挿管の必要条件（表4-16）

- 全身麻酔薬，筋弛緩薬を投与すれば自発呼吸は必ず停止し，**患者の生命はバッグマスク換気と気管挿管の成否に（つまりあなたの腕に）かかることになる**．よって全身麻酔を行う場合は，表4-16に示した必要条件（患者側の条件，医療者側の条件）をすべて満たす必要がある．どれかを満たさない場合は，全身麻酔以外の（鎮静と局所麻酔，または無麻酔による）気管挿管を考慮する．

表4-16　全身麻酔下気管挿管の必要条件

患者側の条件
・バッグマスク換気および気管挿管が容易であると予測される（→p90）こと
・誤嚥の危険（表4-9→p97）が少ないこと
・循環動態（血圧，心拍数）が比較的安定していること
・意識があり，蘇生状況の緊急挿管（→p85）が必要な状態ではないこと

医療者側の条件
・バッグマスク換気および気管挿管が予期せず困難なときの準備・対応（応援，器具など）が可能であること
・挿管者および補助スタッフが全身麻酔下の気管挿管に慣れていること
・薬剤の準備等の時間，および人手に余裕があること

4　全身麻酔下気管挿管で使用する薬剤

- 全身麻酔に使用する薬剤の特徴を下記および表4-17にまとめる．
- 詳細な使用方法，副作用，禁忌については必ず添付文書，専門書を参考のこと．

1）全身麻酔薬（静脈麻酔薬）（表4-17）

- **プロポフォール**：手術時の気管挿管に現在最もよく使用されている麻酔導入薬．作用発現が速く，持続時間は短い．重症患者では血圧低下が強いため注意が必要である．注入時に血管痛があるのが欠点．
- **チオペンタール，チアミラール**：古くから一般的に使用されている麻酔導入薬．作用発現が速く，就眠はすぐに得られる．有害反応防止効果はプロポフォールよりも弱い．
- **ケタミン**：循環抑制，呼吸抑制が比較的少ないため，循環が不安定なときに使用される．分泌物の増加，覚醒時の興奮などの副作用がある．2007年から麻薬指定され，取り扱いは煩雑である．
- **ミダゾラム**：鎮静薬に分類されるが，大量投与で麻酔導入にも使用可能．強い健忘作用がある．

2）麻酔導入補助薬，鎮痛薬（表4-17）

- 静脈麻酔薬のみでは自律神経の有害反応（高血圧，頻脈，不整脈など）を完全に抑制するのは困難である．鎮痛，有害反応の予防目的でオピオイド，その他鎮痛薬が麻酔導入補助薬としてしばしば併用される．

3）筋弛緩薬（表4-17）

- 全身麻酔薬を一定量投与すれば患者は就眠するが，それだけでは挿管操作に抵抗したり（歯を食いしばる，体動など），反射（嘔吐反射，声門閉鎖反射，喉頭痙攣など）により，操作を円滑に行うことができない場合がしばしばある．よって，一連の挿管操作をより容易にするために，全身麻酔薬と同時に筋弛緩薬も通常投与される．
- **ロクロニウム**：比較的新しい（2007年10月発売）非脱分極性筋弛緩薬．水溶液製剤である．手術室における気管挿管のために，ほとんどの症例で使用されている．作用発現の速さは容量依存性で，大量投与により作用発現時間は短くなる．挿管可能になるまでは（2〜3分程度）バッグマスク換気を行いながら待つ必要がある．

表4-17　成人の気管挿管時に使用される主な薬剤

分類	一般名	商品名	挿管時の一般的使用量※1	作用発現時間※1	臨床的作用持続時間※1	利点	欠点/禁忌(アレルギー,妊産婦以外)※2
静脈麻酔薬（麻酔導入薬）							
プロポフォール	プロポフォール	ディプリバン®,1％プロポフォール注「マルイシ」®など	1〜2.5mg/kg（挿管後の人工呼吸中鎮静：0.3〜3mg/kg/時）	20秒〜1分	5〜15分	・作用発現が早い・調節性が良い・蓄積性が少ない・気管支収縮抑制作用	・血圧低下・呼吸抑制・注入時血管痛
超短時間作用性バルビツレート	チオペンタール	ラボナール®	3〜5mg/kg	20秒〜1分	5〜15分	・作用発現早い	・挿管時気管支攣縮，喘息発作※3・血管外露出による組織損傷・ロクロニウム，ベクロニウムと混濁・（禁）ポルフィリン症
	チアミラール	イソゾール®チトゾール®					
フェンシクリジン	ケタミン	ケタラール®	0.5〜2mg/kg	1〜2分	5〜15分	・血圧低下や呼吸抑制が少ない・鎮痛作用がある	・口腔・咽頭分泌物増加・脳圧亢進，眼圧上昇・覚醒時に幻覚・興奮がある・悪夢をみる・麻薬取り扱い
ベンゾジアゼピン	ミダゾラム	ドルミカム®	0.15〜0.3mg/kg	1〜3分	15〜100分	・健忘作用あり	・浅麻酔の可能性あり・（禁）狭偶角緑内障
鎮痛薬（麻酔導入補助薬）							
オピオイド（麻薬性鎮痛薬）	フェンタニル	フェンタニル	50〜100μg（1〜2μg/kg）	1〜2分	30〜60分	・強力な鎮痛薬	・蓄積作用あり・呼吸抑制・徐脈・血圧低下・麻薬取り扱い
合成麻薬（麻薬拮抗性鎮痛薬）	ペンタゾシン	ソセゴン®	5〜15mg	3〜10分	30〜90分	・鎮痛薬・麻薬扱いではない	・呼吸抑制・血圧低下
筋弛緩薬と拮抗薬							
非脱分極性筋弛緩薬	ロクロニウム	エスラックス®	0.6〜0.9mg/kg	1〜2分	30〜40分	・効果発現が早い・効果持続時間が比較的短い・スガマデクスで拮抗可能	・血管痛・アナフィラキシー・バルビツレートと混濁
脱分極性筋弛緩薬	スキサメトニウム	スキサメトニウムレラキシン®	1〜1.5mg/kg	30〜60秒	5〜10分	・効果発現が早い・効果持続時間が最も短い	・線維束性攣縮・高カリウム血症・悪性過高熱の引き金
筋弛緩拮抗薬	スガマデクス	ブリディオン®	・浅い筋弛緩時（T2※4）：2mg/kg・深い筋弛緩時（1〜2PTC※4）：4mg/kg・筋弛緩薬投与直後：16mg/kg	1〜2分	長時間	・効果発現が早い・確実な拮抗・深い筋弛緩からも拮抗可能	・アナフィラキシー・高価

※1 使用量，作用発現・持続時間などはおおよその目安であり，併用薬剤，患者状況により異なる
※2 詳細は必ず添付文書，成書を参照のこと
※3 喘息症例には必ずしも禁忌ではないとも考えられている
※4 筋弛緩モニターによる反応の強さ．成書参照のこと

作用持続時間はやや長く，自発呼吸はすぐには回復しないため挿管困難時には注意が必要である．下記のスガマデクスで拮抗可能である．

- **スガマデクス**：ロクロニウムの画期的な拮抗薬で，拮抗効果の発現は速く，確実である．大量投与（16mg/kg）により，筋弛緩薬投与直後の深い筋弛緩状態からも拮抗可能となる．高価であること，アナフィラキシーの可能性があることが欠点である．

- **スキサメトニウム**：唯一の脱分極性筋弛緩薬で，作用発現が速く（約60秒で挿管可能），持続時間も短い（5〜10分程度で自発呼吸が戻る）ため，海外では緊急挿管時によく使用されてきた．筋肉の線維束性攣縮（骨

格筋の痙攣様収縮），血清カリウム濃度上昇，不整脈，頭蓋内圧上昇，悪性過高熱の引き金になり得るなどの副作用のため，現在では日本での使用は限定的である．

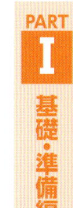

5 全身麻酔下気管挿管の実際（図4-21）

● 全身麻酔下気管挿管の実際の流れを図4-21に示す．

1)	準備・前酸素化	・スニッフィング・ポジションをとる（§5-2→p113） ・前酸素化（§5-3→p115）：密着したマスクから100%酸素投与で3〜5分深呼吸（図4-17），自発呼吸がない，または弱い場合は100%酸素でバッグマスク換気
2)	静脈麻酔薬の静注：全身麻酔の導入（表4-17）※1	例：プロポフォール1〜2mg/kg（60〜120mg/60kg成人） またはチオペンタール3〜5mg/kg程度（150〜300mg/60kg成人） ときにフェンタニル50〜100μgを上記のいずれかに併用

↓ 30秒程度で就眠

3)	入眠の確認※2	① 呼名反応の消失 ② 睫毛反射の消失 ③ BISモニターによるBIS値<60　など
4)	気道確保・バッグマスク換気の施行（§3-5→p80〜） バッグマスク換気難易の評価	困難な場合，以下を考慮（§12→p272参照） ① 経鼻・経口エアウェイ挿入 ② 2人によるバッグマスク換気（§3-5→p83） ③ 麻酔から覚醒させる
5)	筋弛緩薬の静注（表4-17）※注3	例：ロクロニウム0.6〜0.9mg/kg（40〜50mg/60kg成人） またはスキサメトニウム1〜1.5mg/kg（60〜90mg/60kg成人）
6)	バッグマスク換気継続（§3-5→p80〜）※3	一回換気量は6〜8mL/kg，呼吸回数は10〜12回（ときに〜20回）/分が目安
7)	筋弛緩薬の効果発現の確認	① 臨床的評価（用手的気道確保操作が容易になる，容易に開口可能） ② 投与後の時間経過（ロクロニウムで約2〜3分，スキサメトニウムで約1分） ③ 神経刺激装置を用いたモニター ④ 繊維束性攣縮の発現と消失（スキサメトニウム使用時のみ）　など
8)	気管挿管手技（§5→p112〜）※4　・挿管後処置（§8→p215〜）　・人工呼吸時の鎮静開始	

図4-21　全身麻酔下気管挿管の実際
※1 麻酔薬による血圧低下には十分注意して，状態に応じて使用量を適宜調節し，昇圧薬の使用を考慮する
※2 入眠とともに，しばしば上気道閉塞が起こり，自発呼吸は停止する
※3 入眠と同時に筋弛緩薬を静注することも多い．バッグマスク換気が適切に可能であることを確認後に筋弛緩薬を投与すべき，という根拠はない[1]．筋弛緩薬投与によりバッグマスク換気が容易になる場合も多い（もちろん困難になる場合もある）．
※4 気管挿管不成功時は，バッグマスク換気を再開し，2回目の挿管手技に移行する（§5-13→166）．2回目の挿管操作前に，静脈麻酔薬の追加投与〔例：プロポフォール0.5〜1mg/kg（30〜60mg/60kg成人）〕も考慮．

■ 文　献
1）JSA airway management guideline 2014：to improve the safety of induction of anesthesia. J Anesth, 28：482–493, 2014

ポイント
1) 全身麻酔を行う場合は，その必要条件（表4-16）をすべて満たすことを確認
2) 全身麻酔を行う場合，患者の生命はバッグマスク換気と気管挿管の成否にかかっている
3) 全身麻酔下気管挿管では，静脈麻酔薬と筋弛緩薬を使用する

§4 気管挿管のための前処置と麻酔　〜モニタリング，気道の評価，鎮静と局所・全身麻酔

4-8 迅速導入（RSI）による気管挿管

学習の目標

- ☑ 迅速導入（RSI：rapid sequence induction）とは，どのような全身麻酔の方法であるかを理解する
- ☑ 迅速導入がなぜ誤嚥の危険が高い場合に行われるか，について理解する
- ☑ 迅速導入で行われる輪状軟骨圧迫操作について理解する

1 迅速導入（RSI）とは？

- 全身麻酔下に気管挿管を行う場合，意識消失により気道の防御機構（咳反射，声門閉鎖反射など）は失われる．そのため意識消失から気管挿管が完了するまでの間に，胃内容逆流や嘔吐（MEMO▶⑩）が起こると，誤嚥の危険が高くなる．気管挿管に全身麻酔が必要で，誤嚥の危険が高い場合（表4-9），表4-18の処置を行い，胃内容逆流を予防する．このような麻酔導入を特に，迅速導入（rapid sequence induction：以下RSI）という．気管挿管完了直後，カフへ空気を注入すれば，気道と食道を分離することができ，誤嚥を防止できる．

MEMO▶

⑩ 胃内容逆流と嘔吐

- 胃内容逆流と嘔吐は，全身麻酔下で起こればどちらも誤嚥性肺炎を引き起こす原因となるが，発現機構は別のものである．**胃内容逆流**とは，胃内容（胃液・食物）が**受動的**に食道，咽頭へと逆流することである．胃内圧が高い場合（表4-9）に，全身麻酔により食道括約筋が弛緩すると，圧勾配により受動的に逆流が起こる．**嘔吐**は，嘔吐中枢の刺激により横隔膜や腹筋の収縮が起こり，胃が圧迫され胃内容が**能動的**に排出されることである．完全に筋弛緩作用が発現すれば，嘔吐は起こらないが逆流は起こり得る．

表4-18　迅速導入の特別な条件・処置

条件・処置	解説
①作用発現の速い筋弛緩薬を使用	意識消失から気管挿管完了までの時間を短くする．具体的にはロクロニウム大量投与（0.9〜1.2mg/kg）またはスキサメトニウム（1〜1.5mg/kg）を使用．静脈麻酔薬と筋弛緩薬はほぼ同時に投与する
②輪状軟骨圧迫操作（cricoid pressure）	物理的に胃内容逆流を防止する（図4-22）．本操作により，挿管困難，マスク換気困難が起こりえる．その場合は，一時的に輪状軟骨圧迫の解除も考慮する
③バッグマスク換気は行わない	バッグマスク換気により酸素（空気）を胃内に送り込み胃内圧が上昇するのを予防する．低酸素血症が切迫する重症患者，肥満患者，気管挿管が不成功な場合，輪状軟骨圧迫操作を継続し，20cm H_2O 以下の気道内圧でバッグマスク換気を行う場合もある

2 迅速導入（RSI）の適応は？

- 全身麻酔下挿管の適応（表4-15）および必要条件（表4-16）をほぼ満たし，かつ誤嚥の危険が高い場合（表4-9）に，RSIの適応となる．誤嚥の危険が特に高度な場合は鎮静，局所麻酔下の意識下挿管（→p99）の適応となる．気管挿管困難が予測される場合も意識下挿管の適応となる．

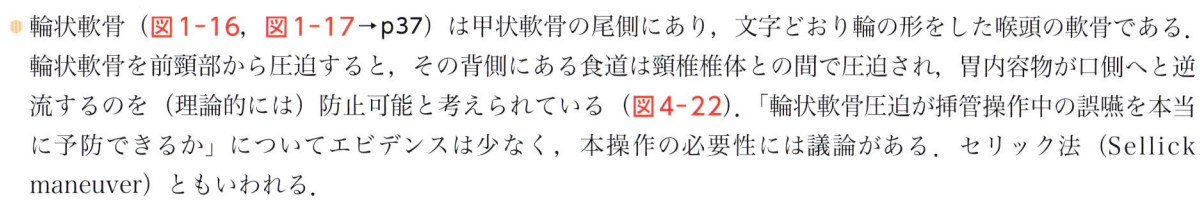
3 輪状軟骨圧迫（cricoid pressure）とは？

- 輪状軟骨（図1-16, 図1-17→p37）は甲状軟骨の尾側にあり，文字どおり輪の形をした喉頭の軟骨である．輪状軟骨を前頸部から圧迫すると，その背側にある食道は頸椎椎体との間で圧迫され，胃内容物が口側へと逆流するのを（理論的には）防止可能と考えられている（図4-22）．「輪状軟骨圧迫が挿管操作中の誤嚥を本当に予防できるか」についてエビデンスは少なく，本操作の必要性には議論がある．セリック法（Sellick maneuver）ともいわれる．

- 輪状軟骨圧迫操作は，全身麻酔薬を投与して意識消失直後に助手が行う．押す強さは30N（約3kgf）が目安である．鎮静下の挿管や，無麻酔の挿管時も行われることもある．不適切な圧迫手技は，不快感・嘔吐を誘発する．

- 輪状軟骨圧迫操作は喉頭部分を偏位させ，マスク換気，喉頭展開，気管挿管操作を困難にする場合がある．その場合は圧迫操作を解除する場合もある．

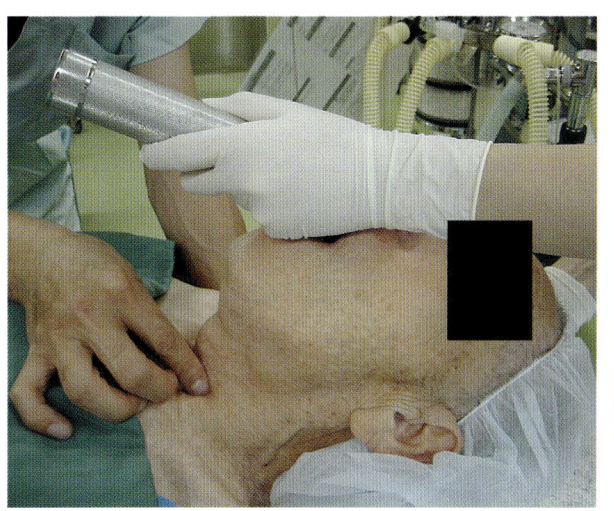
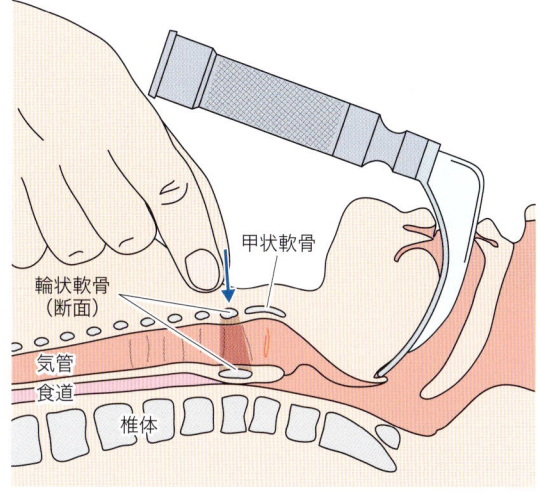

甲状軟骨

輪状軟骨
（断面）

気管
食道

椎体

図4-22 挿管操作中の輪状軟骨圧迫操作

4 迅速導入（RSI）の特別な準備

- RSIには，以下の特別な準備が必要である．

① RSIでは，通常よりも十分に前酸素化を行う．RSIではマスク換気は行わない（表4-18）ため，意識消失から挿管完了（換気再開）までの（1～3分間）低酸素血症を防止するためである．酸素を高流量（10L以上）流した蘇生バッグのマスクを顔面に密着させ100％酸素を投与し（図4-17），自発呼吸下に3～5分間（もしくは深呼吸8回）の吸入が推奨されている．

② 輪状軟骨圧迫のため，助手は全身麻酔導入前に，輪状軟骨をやさしく触知し，確認しておく．女性は触知がやや難しいため，注意深く触診する．乱暴に押すと，苦痛，不快感，咳や嘔吐を誘発するため注意が必要である．

③ 気管チューブのカフ注入口に，10mL程度の空気を満たした注射器を，挿管前から接続しておく．これにより，気管挿管終了直後にすばやくカフへ空気を注入でき，気道と食道とをいち早く分離することができる．

④ 胃内容逆流や嘔吐が起こった場合，すぐに吸引操作が行えるように，吸引装置に太めの吸引カテーテル（14～16Fr程度）を接続して準備しておく．

5 迅速導入（RSI）下気管挿管の実際 （図4-23）

● RSI 下気管挿管の実際の流れを図4-23に示す．

1)	準備	・迅速導入の特別な準備〔①十分な酸素化，②輪状軟骨の位置確認，③カフ注入準備，④吸引準備（→p219）〕 ・スニッフィング・ポジションをとる（§5-2→p113） ・十分な前酸素化（本文参照）：100%酸素で3～5分間または深呼吸8回
2)	静脈麻酔薬と作用発現の早い筋弛緩薬を同時に静注[1,2]	静脈麻酔薬：例）プロポフォール1～2mg/kg（60～120mg/60kg 成人） 　　　　　　　またはチオペンタール3～5mg/kg程度（150～300mg/60kg 成人） 筋弛緩薬：例）ロクロニウム0.9～1.2mg/kg（60～70mg/60kg 成人） 　　　　　　スキサメトニウム1～1.5mg/kg（60～90mg/60kg 成人）

30秒程度で就眠

3)	入眠の確認	・①呼名反応の消失，②睫毛反射の消失，③BISモニターによるBIS値<60，などで確認 ・自発呼吸停止後もバッグマスク換気は行わない．マスクを顔面に密着して筋弛緩薬の効果発現まで待つ．低酸素血症が切迫する重症患者，肥満患者においては，低い換気圧でゆっくりバッグマスク換気を行う
4)	輪状軟骨圧迫 （図4-22）[3]	助手は，患者の入眠と同時に輪状軟骨圧迫操作を行う
5)	筋弛緩薬の効果発現の確認	①臨床的評価（用手的気道確保操作が容易になる，容易に開口可能） ②投与後の時間経過（ロクロニウムで約1～2分，スキサメトニウムで約1分） ③神経刺激装置を用いたモニター ④繊維束性攣縮の発現と消失（スキサメトニウム使用時のみ），など
6)	気管挿管手技（§5→p112～）[4]	
7)	気管挿管完了後，助手は直ちにカフ注入	
8)	チューブより換気再開・気管挿管の確認後，輪状軟骨圧迫を解除[5]	
9)	挿管後処置（§8→p215）	

図4-23　迅速導入（RSI）下気管挿管の実際

※1 ロクロニウム大量投与時は，筋弛緩の持続時間が長いため，自発呼吸の回復までに1時間以上を要し，マスク換気困難時，挿管困難時には問題となる．そのために，筋弛緩回復薬のスガマデクスを十分量（16mg/kg）準備しておく

※2 迅速導入の筋弛緩薬にスキサメトニウムを用いる場合は，繊維束性攣縮（骨格筋の痙攣様収縮）による副作用（脳圧上昇，胃内圧上昇，筋肉痛など）を防止するために，スキサメトニウムの主用量を投与する2～3分前に，少量の非脱分極性筋弛緩薬（ロクロニウム0.03mg/kg程度）を静注する場合がある（precurarization：前クラレ化）．筋弛緩薬の感受性が高い場合には，少量投与においても，呼吸困難，嚥下困難，誤嚥などが生じるため注意が必要である

※3 輪状軟骨圧迫により喉頭鏡の視野が悪い場合，マスク換気が困難な場合は一時的に，輪状軟骨圧迫の解除も考慮する

※4 気管挿管不成功時は，輪状軟骨圧迫を加えたまま20cm H_2O 以下の気道内圧でマスク換気を行い，2回目の挿管手技に移行する

※5 輪状軟骨圧迫は，気管チューブによる気道の保護が確実になるまで，つまり気管挿管・カフへの空気注入，挿管の確認が終了するまで維持する

> **ポイント**
> 1）誤嚥の危険は高いが全身麻酔を行う場合，迅速導入（rapid sequence induction：RSI）を行う
> 2）迅速導入では作用発現の速い筋弛緩薬を使用し，輪状軟骨圧迫（cricoid pressure）を行い，バッグマスク法による陽圧換気は行わない

実践編

5-1 経口気管挿管の手順
流れを頭に叩きこもう！

Movie §5-A・B

学習の目標

☑ 経口気管挿管の手順をしっかり覚える

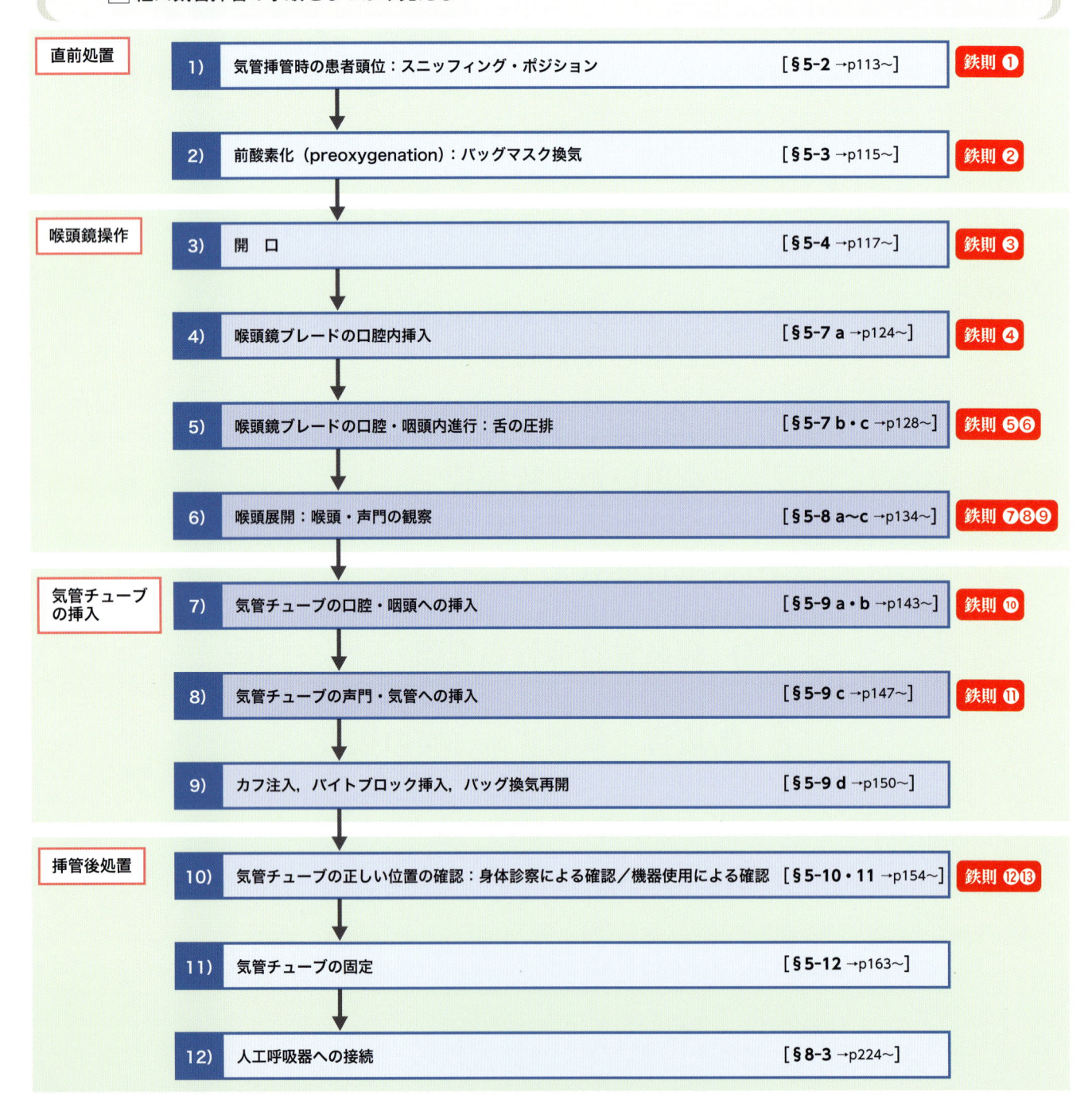

直前処置	1)	気管挿管時の患者頭位：スニッフィング・ポジション	[§5-2 →p113〜]	鉄則 ❶
	2)	前酸素化（preoxygenation）：バッグマスク換気	[§5-3 →p115〜]	鉄則 ❷
喉頭鏡操作	3)	開　口	[§5-4 →p117〜]	鉄則 ❸
	4)	喉頭鏡ブレードの口腔内挿入	[§5-7 a →p124〜]	鉄則 ❹
	5)	喉頭鏡ブレードの口腔・咽頭内進行：舌の圧排	[§5-7 b・c →p128〜]	鉄則 ❺❻
	6)	喉頭展開：喉頭・声門の観察	[§5-8 a〜c →p134〜]	鉄則 ❼❽❾
気管チューブの挿入	7)	気管チューブの口腔・咽頭への挿入	[§5-9 a・b →p143〜]	鉄則 ❿
	8)	気管チューブの声門・気管への挿入	[§5-9 c →p147〜]	鉄則 ⓫
	9)	カフ注入，バイトブロック挿入，バッグ換気再開	[§5-9 d →p150〜]	
挿管後処置	10)	気管チューブの正しい位置の確認：身体診察による確認／機器使用による確認	[§5-10・11 →p154〜]	鉄則 ⓬⓭
	11)	気管チューブの固定	[§5-12 →p163〜]	
	12)	人工呼吸器への接続	[§8-3 →p224〜]	

5-2 気管挿管時の患者頭位
スニッフィング・ポジションが最適

Movie §5-D

学習の目標

☑ 気管挿管に最適な頭位であるスニッフィング・ポジションについて理解する

1 鉄則① 気管挿管は，スニッフィング・ポジションで行う
〜スニッフィング・ポジション（sniffing position）とは

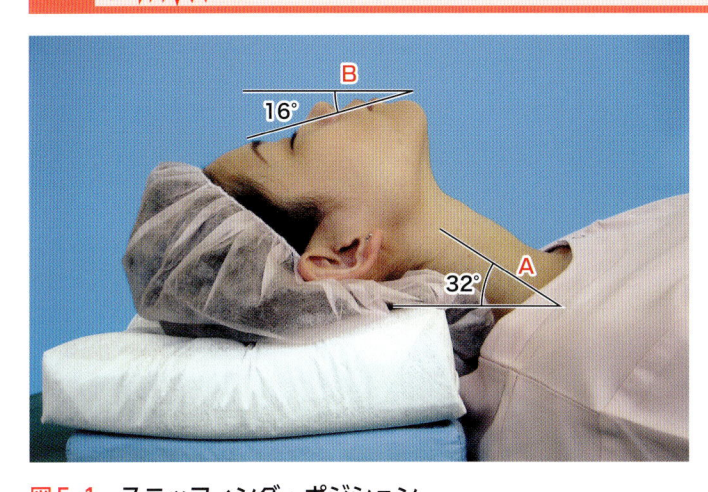

図 5-1　スニッフィング・ポジション
本例では，頸部屈曲（角度A）は32°，頭部伸展（角度B）は16°

● 気管挿管に最も適した頭部，顔面，頸部の姿勢（頭位）は，**スニッフィング・ポジション**である（**図5-1**）．スニッフィング・ポジションとは，朝目覚めたとき，新鮮な空気の匂いを嗅ぐ姿勢のことで，仰臥位で，枕の上に頭をのせ，匂いを嗅ぐために鼻を突きだした姿勢である．詳しくは，下位頸椎（第3-7頸椎）は約30〜35°前方に屈曲（解剖学的には前屈は屈曲という）し，頭部（後頭骨，環椎，軸椎関節）は約15°伸展（後屈）した頭頸位である（**図5-1**）．この頭位のためには，**比較的高い枕（高さ7〜10cm）を使用**する．

MEMO

⑪ 適切なスニッフィング・ポジション，ランプ・ポジション

・適切なスニッフィング・ポジションでは，外耳道と胸骨頸切痕の高さがほぼ水平となる（**図5-1**）．肥満患者でこの頭位を保持するには，頭部のみではなく，肩，背部全体をクッションやパッドで持ち上げる必要がある（**図5-2**）．この姿勢は，特別にランプ・ポジション（ramped position）といわれる．

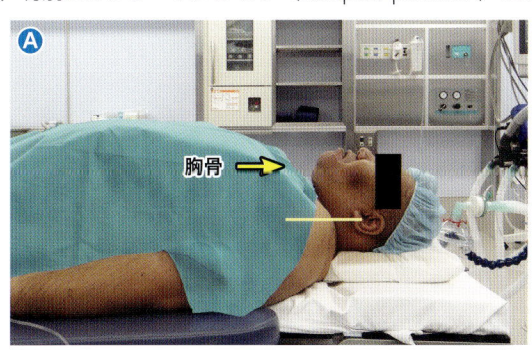

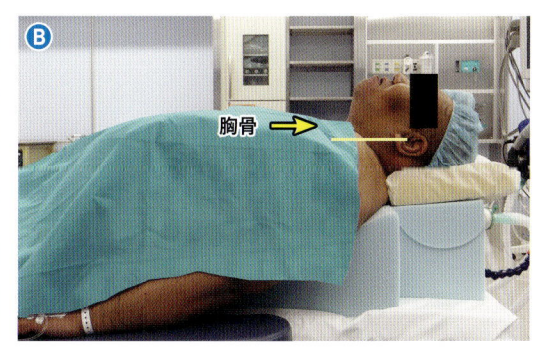

胸骨

図 5-2　**ランプ・ポジション**　A) 調整前　B) 調整後

- スニッフィング・ポジションが挿管に適している理由は，**口腔軸**，**咽頭軸**，**喉頭軸**の3本の軸線によって説明されている（**3軸理論**：**MEMO** ⑫）．自然に上向きに寝た姿勢（自然位）のときは，口腔軸，咽頭軸，喉頭軸の3本の軸線の方向はバラバラである（**図5-3A**）．高い枕で頭部を挙上，頸部を前方に屈曲すると，咽頭軸と喉頭軸の2本の軸線は一直線に近くなる（**図5-3B**）．さらに頭部を伸展（後屈）させてスニッフィング・ポジションにすると，口腔の軸も他の2本の軸に近づく（**図5-3C**）．この姿勢で喉頭鏡のブレードを使って舌や喉頭蓋を上方に持ち上げると，3本の軸線は喉頭まで一直線に近くなり，喉頭を観察することができるようになる（**図5-3D**）．

> **MEMO**
>
> ⑫ **3軸理論による口腔軸，咽頭軸，喉頭軸の定義**
> ・口腔軸は硬口蓋の接線の平行線，咽頭軸は第一頸椎（環椎）と第二頸椎の平行線，喉頭軸は喉頭蓋基部と輪状軟骨部での気管の中心線と定義されているが，この定義もまだ議論がある．

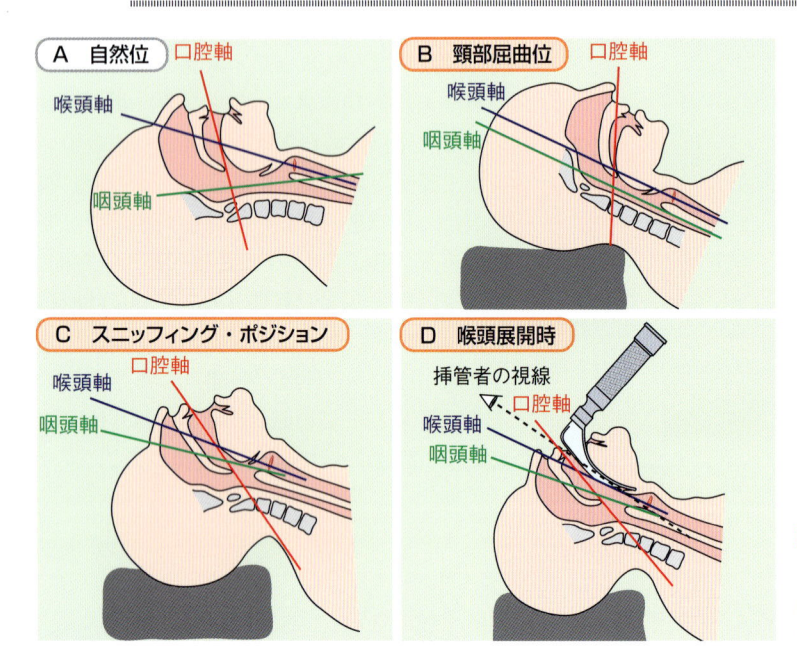

図5-3　3軸理論：各頭位における口腔軸，咽頭軸，喉頭軸
最初バラバラだった3本の軸線が，スニッフィング・ポジションでの喉頭展開により一直線に近づいていく

3 **頭頸部伸展位は？**

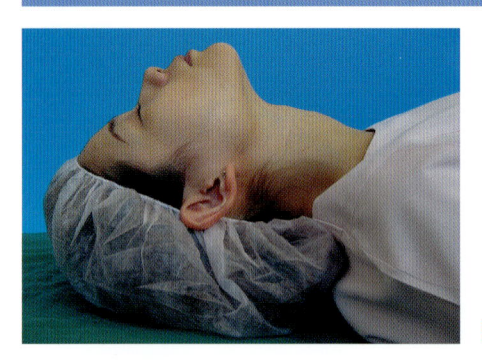

- 喉頭展開，気管挿管時の最適な頭位に関しては議論があるところで，頸部を屈曲（前屈）させずに伸展（後屈）させる，頭部伸展・頸部伸展の頭位（**図5-4**）を支持する人もいる．現在一般的に，喉頭鏡による気管挿管には，多くの症例ではスニッフィング・ポジションが最適と考えられており，実際に最もよく使用されている．

図5-4　頭頸部伸展位

ポイント　気管挿管には，高めの枕を使って頸部を屈曲，頭部を伸展させたスニッフィング・ポジションが最適

5-3 前酸素化（preoxygenation）
挿管前にバッグマスク法で酸素化を

学習の目標

☑ 気管挿管の必要な患者への，前酸素化について理解する．

☑ 挿管に必要な気道管理器具（§2→p39），挿管前の気道管理（§3→p67）について復習する．

1　鉄則② 気管挿管の操作前には必ず酸素化を行う　～まずとにかく酸素化!!

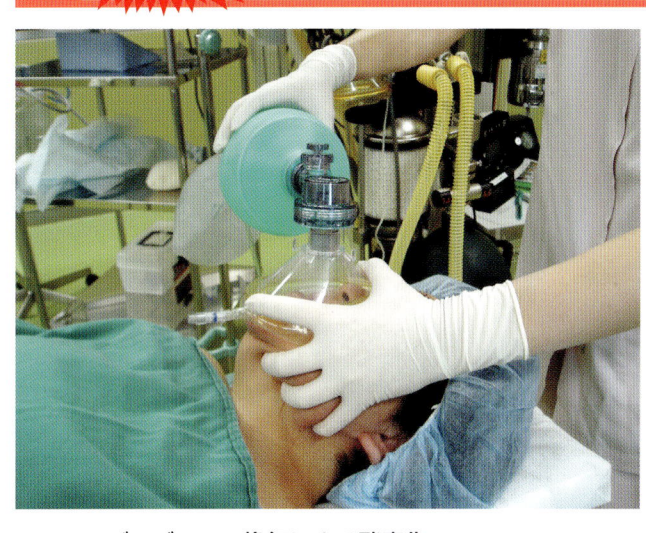

図5-5　バッグマスク換気による酸素化

● 緊急挿管の適応となる患者は気道閉塞，低酸素血症，高二酸化炭素血症を起こし，心・血行動態も不安定である．**挿管操作前には必ず，自発呼吸下**（§4-6→p99），**または蘇生バッグを使用したバッグマスク法**（**図5-5**，§3→p80）**で100％酸素を投与して，酸素化，換気状態を改善する**．その間に，気管挿管準備，心電図などモニター装着，血圧測定，血管確保など（§3～§4参照）を進めていく．

● 手術時の全身麻酔における予定気管挿管においては，全身麻酔後の予期せぬマスク換気困難，気管挿管困難により，低酸素血症の危険性がある．全身麻酔の前に，自発呼吸下で**100％酸素を投与して，酸素化を行う**．マスクを顔面に密着させて3分間100％酸素を投与すると，肺内の窒素を酸素と置き換えることができる（これを**脱窒素**という）．

2　バッグマスク換気は超！重要
～頭部後屈，下顎挙上で気道を確保し，バッグマスク法で補助・人工換気

● バッグマスク法は，左手で下顎挙上・頭部後屈による気道確保とマスク保持を行い，右手で蘇生バッグ（全身麻酔時は麻酔器の呼吸バッグ）を加圧，解除して換気を行う（**図5-5**）．左手の各指の使い方，特に小指がポイントである（**図3-16B**→p81）．左手で正しく気道確保ができて気道が開通していれば，右手で蘇生バッグを押したとき，両肺が均等に膨らむ．左手による気道確保が不十分だと，バッグを押すのに抵抗があり胸が膨らまずに酸素は胃に入り，腹部が膨らんでくる．バッグマスク法による換気困難時の対処については，§3-5（p80）を参照．

● バッグマスク法で用手的気道確保，酸素化，換気が十分に行える場合，気管挿管が不成功でも，もう一度バッグマスク法に戻って酸素化・換気を維持することができる．**前酸素化の段階でバッグマスク法が容易か，困難かの判断を行う**．

3 補助換気と強制換気

- 患者に自発呼吸がある場合には，自発呼吸の吸気に合わせてバッグを押す補助換気（SIMV：synchronized intermittent mandatory ventilation）もしくは自発呼吸の間にもバッグを押す間欠的強制換気（IMV：intermittent mandatory ventilation）を行う．全身麻酔時や自発呼吸がない場合は，バッグによる持続的強制換気（CMV：control mechanical ventilation）を行う．
- 一回換気量は6～8mL/kg（60kgで400～500mL），呼吸回数は10（ときに～20）回/分（§3-5→p80）が目安である．

4 Tips 経鼻・経口エアウェイを有効に使おう

- 頭部後屈・あご先挙上，下顎挙上による用手的気道確保が困難な場合は，経鼻・経口エアウェイの使用を考慮する（§3-3→p73）．エアウェイ挿入により，気道開通はしばしば改善する．有効性は，経口エアウェイよりも経鼻エアウェイがやや優る．経口エアウェイ挿入による嘔吐反射の誘発，経鼻エアウェイ挿入による鼻出血には注意が必要である．

ポイント 挿管操作前には，蘇生バッグを使用したバッグマスク法で，前酸素化を行う

5-4 開口
クロスフィンガー法で口を大きく開け，有効なスペースをつくろう！

Movie §5-E

学習の目標

- ☑ 喉頭鏡操作のための十分かつ適切な開口について理解する
- ☑ クロスフィンガー法による十分かつ適切な開口が行えるようにする

1 鉄則③　喉頭鏡挿入前には，十分に，適切に開口する

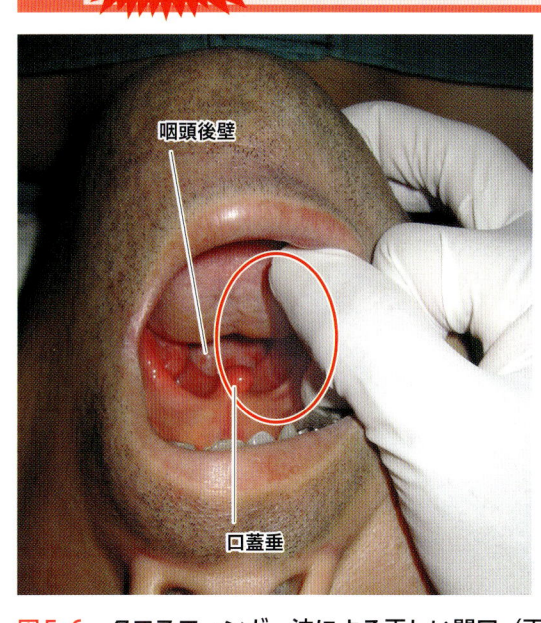

図5-6　クロスフィンガー法による正しい開口（正面）
十分な開口により咽頭後壁，口蓋垂が見え，十分なスペースができている

（咽頭後壁／口蓋垂）

- 十分な開口とは，口腔内・舌の右側に喉頭鏡挿入のための有効なスペースをつくることである（図5-6○）．十分な開口によりその後の喉頭鏡挿入，舌の圧排といったステップが容易になる．開口が不十分なままでは，喉頭鏡の挿入，操作は困難となる．**必ず十分に開口した後に**，喉頭鏡挿入操作に移る．

2 クロスフィンガー法で開口しよう

- 意識清明な患者では，指示に応じて開口してもらうことができる．全身麻酔時，意識レベル低下時，心肺停止状態など自発的に開口ができない場合は，開口操作に入る．十分に開口するには**クロスフィンガー法**（図5-6・7）を用いる．

①右手の示指を患者の上顎前歯にあて，そこから示指を滑らせて右上顎臼歯まで移動させる．その後，示指で**右上顎臼歯をしっかり頭側に引く**（図5-7①）．示指で上顎を頭側に引く動作により，頭部伸展を保持する．

②次に親指をクロスさせ下顎歯列にかけ，**尾側やや上向き**（腹側，天井側）に押して開口する（図5-6・7②）．このとき，**下顎の関節が少しカクッとした感じが得られるまで十分に開口する**（MEMO▶⑬）．指を前歯にかけると喉頭鏡挿入のじゃまになり，前歯を損傷する危険があるため，できる限り避ける．

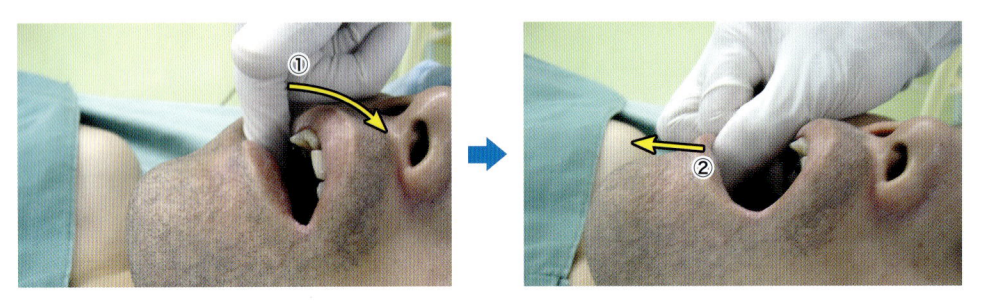

図5-7 クロスフィンガー法による開口（側面）

⊱─ **MEMO** ⊰

⑬ 開口時の顎関節の運動

・開口時，顎関節は下顎骨の回旋運動と前方移動が組合わさって複雑な動きをする．これらの運動は，能動的開口時と受動的開口時とで少し違うこともある．カクッとした感じは，下顎の前方移動が起こったときに感じることができる．この感じが得られないときもあるが，できる限り大きく開口することを心がける．

3 適切な開口で，顔面は頭側を向く 〜適切な開口とは？

● 適切な開口では顔面が頭側を向き（図5-8A），口腔内の観察およびその後の喉頭鏡操作が容易になる．開口時，右手の示指で上顎をしっかりと引きつけて頭部伸展を保つ．そして下顎歯にかけた親指はやや上向き（腹側，天井側）に下顎を押し上げる．ただし強く押し上げすぎて，歯を折らないように注意する．

● 下顎を親指で押し下げると頭頸部は前屈し，口腔内の視野が悪くなり，喉頭鏡も挿入困難になる（図5-8B）．

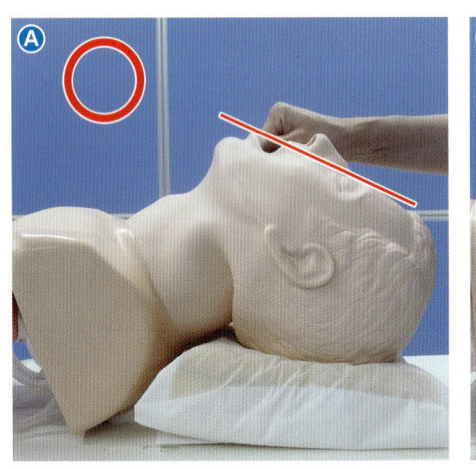
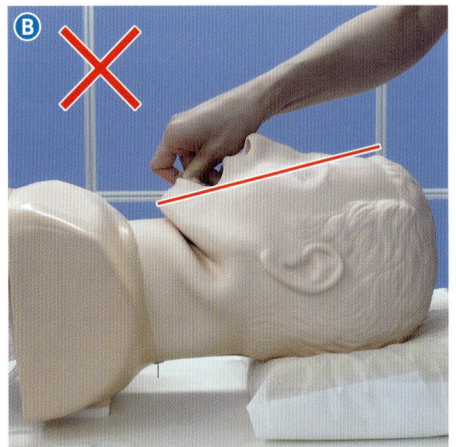

図5-8 適切な開口（A）と不適切な開口（B）

⊱─ **MEMO** ⊰

⑭ 開口困難，開口不能な場合（図4-7 → p91）

・元来口が小さい，関節リウマチ，顎関節症，熱傷瘢痕，上顎・下顎の放射線治療後など，開口困難，開口不能の場合がある．喉頭鏡のブレードの厚さは2cmで，2cm以上開口できない場合は，喉頭鏡による経口挿管は不能である．ファイバースコープを使った挿管（経鼻挿管）などへの変更が必要である．

4 Tips 開口時義歯は必ずはずす. 総義歯の場合, 開口は難しいが…

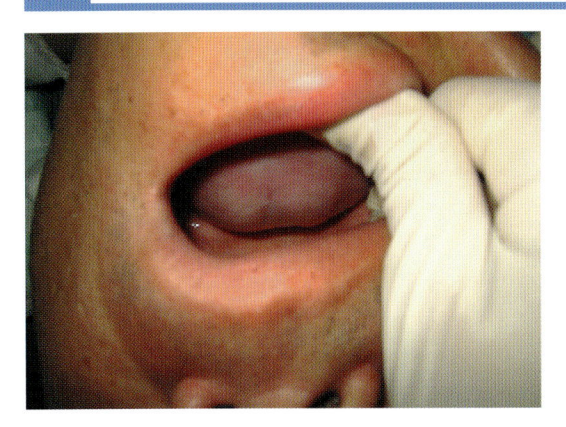

図5-9　総義歯の患者での開口

- 部分的または総義歯を装着したまま喉頭鏡操作を行うと, 必ず途中ではずれ, 操作のじゃまになる. 開口時 (開口前), 義歯は必ずはずす方がよい.
- 総義歯の患者 (つまり歯がない患者) は, クロスフィンガー法で指をかける歯がないため, 歯肉に指をかけるしかない. その場合, 歯がない分だけ開口の程度は小さく (図5-9), 開口はやや困難である. しかし歯がなければ喉頭鏡の挿入, 操作は比較的容易であるため, 問題はない.

5 Tips 開口操作の前に　〜手袋着用, 顔面正面, 頭部伸展

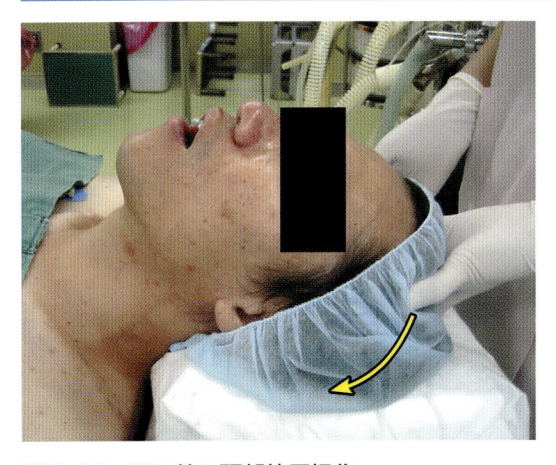

図5-10　開口前の頭部伸展操作

- 開口, 喉頭展開は患者の分泌物や血液と接触する可能性が高い操作である. 必ず**手袋**を着用する.
- バッグマスク法では, 顔の位置がやや右を向く傾向にあるため, 開口の前に, **顔を正面に**向ける. また頸椎に問題がない場合は**頭部伸展を強める**と, ある程度の開口ができ, 後の操作が容易になる (図5-10).

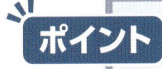

ポイント

1) 右手の示指と親指を使いクロスフィンガー法で開口する
2) 右手の示指を引きつけて頭部伸展を保ち, 親指は下顎を持ち上げるように開口する

5-5 喉頭鏡の口腔内挿入から喉頭展開まで

学習の目標

☑ 喉頭鏡の口腔内挿入から，ブレードの進行，喉頭展開までの一連の動作（図5-11）を理解する

☑ 各段階における口腔・咽頭内の視野について理解する

段 階	①喉頭鏡の口腔内挿入準備	②喉頭鏡の口腔内挿入
参照ページ	p124	p127
操作概略	・喉頭鏡の口腔内挿入準備（傍正中挿入法と斜め挿入法の準備） ・喉頭鏡の挿入目標	・傍正中挿入法・斜め挿入法でのブレードの挿入 ・舌の右側への挿入 ・舌を前方へ少し圧排
喉頭鏡のポジション（p122）	ポジション1	ポジション2
左手操作図	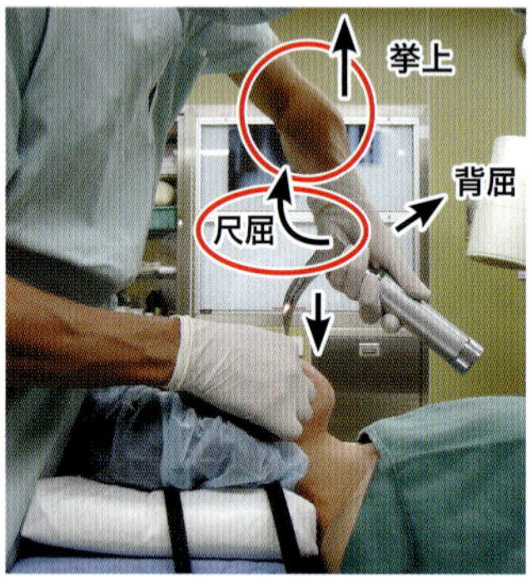	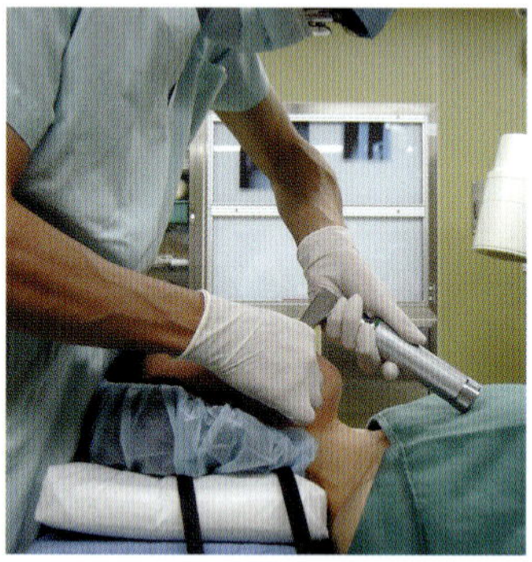
ブレード先端位置	 口腔直上 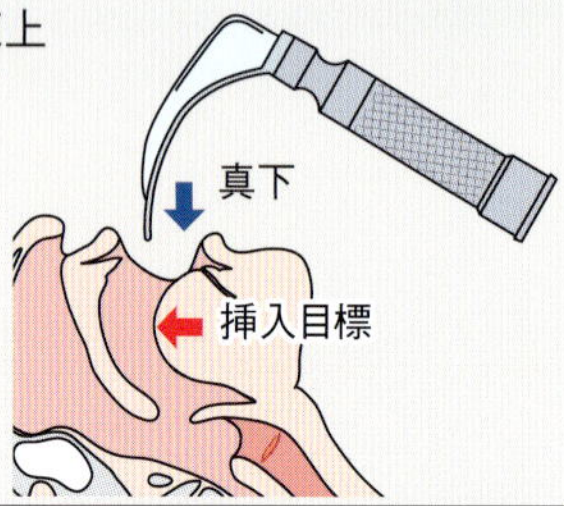 真下 挿入目標	 舌体部 ① ② 舌根 舌体部 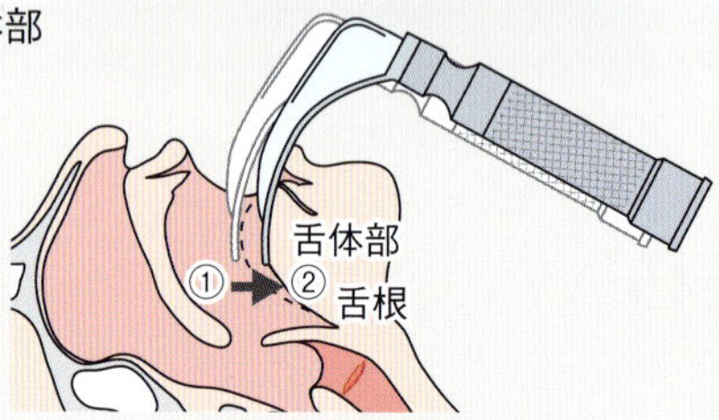
右手操作	クロスフィンガー法による開口保持	クロスフィンガー法による開口保持
視野（観察できる組織）	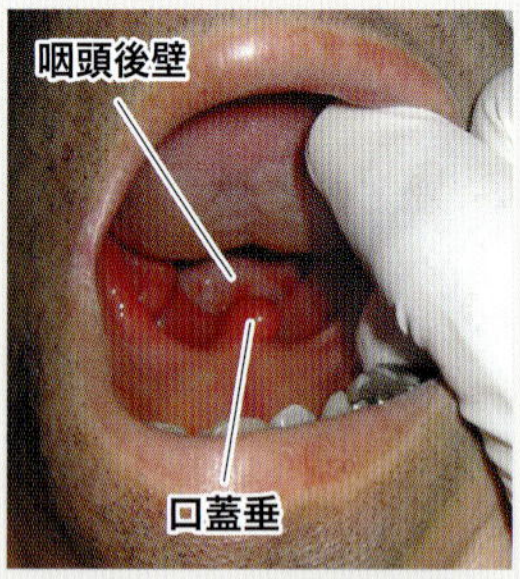 咽頭後壁 口蓋垂 口腔内　舌　軟口蓋（咽頭後壁）	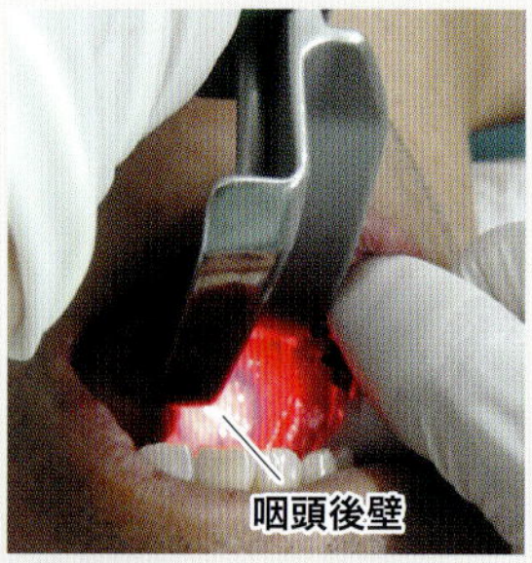 咽頭後壁 口蓋垂　咽頭後壁

図5-11　喉頭鏡操作のまとめ

③ブレードの口腔内進行	④ブレードを舌根部・喉頭蓋谷へ	⑤喉頭展開
p128	p132	p134
・喉頭鏡の回転による進行 ・舌の完全圧排	・喉頭鏡の回転による進行 ・喉頭蓋の観察 ・喉頭鏡を正中へ	・喉頭鏡による下顎の押し上げ ・右手による頭部伸展
ポジション3	ポジション4	ポジション5
舌根部 舌の左側 喉頭蓋谷 舌根	舌根部〜喉頭蓋谷 舌根　喉頭蓋谷	喉頭蓋谷 喉頭蓋谷 右手
親指をはずす．示指は上顎牽引保持	示指は上顎牽引保持	後頭部に置き頭部伸展
喉頭蓋	喉頭蓋	喉頭蓋　声門　披裂軟骨
咽頭（喉頭蓋先端）	喉頭蓋全体	声門　声帯　喉頭蓋　披裂軟骨

5-6 喉頭鏡の回転運動（ポジション1〜5）
喉頭鏡は回転しながら口腔内を進む

学習の目標

☑ 喉頭鏡のブレードが口腔内から喉頭蓋谷まで進行していく際の喉頭鏡の動きについて，5つのポジションを理解する

☑ 悪い喉頭鏡の回転について理解する

1 ポジション1　〜口腔内に挿入する準備．ブレード先端は，まず下を向く！

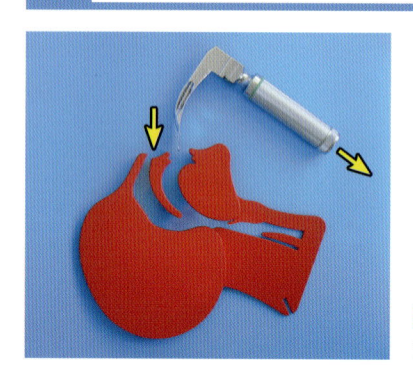

● 喉頭鏡のブレードを口腔内に挿入するとき，ブレードの先端をまず真下（床面）に向ける（図5-12①➡）．ブレード先端が真下を向くとき，ハンドル上部（蓋部分）も下向きになり床面を指す．この準備段階の喉頭鏡の位置を**ポジション1**とする．

図5-12①　喉頭鏡のポジション1〜ブレードの口腔内への挿入準備
ブレード先端は真下を向く

2 ポジション2　〜ポジション1のまま口腔内挿入

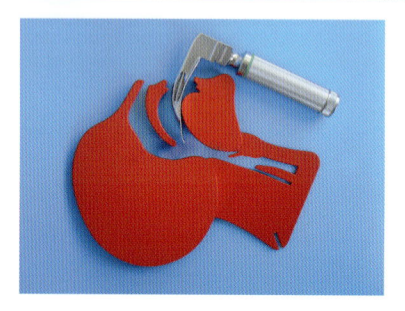

● ブレードは，先端が下向きのポジション1の状態のまま，舌体部の最も盛り上がった部分まで（深さ約5〜6cmまで），舌体部を少し前へ（患者の尾側へ）押さえながら，口腔内に挿入する（図5-12②）．この位置が**ポジション2**で，喉頭鏡の状態はポジション1とほぼ同じである．

図5-12②　喉頭鏡のポジション2〜ブレードの口腔内への挿入
ポジション1のまま口腔内へ挿入する

3 ポジション3　〜ブレードは舌の周りを回転しながら進行する

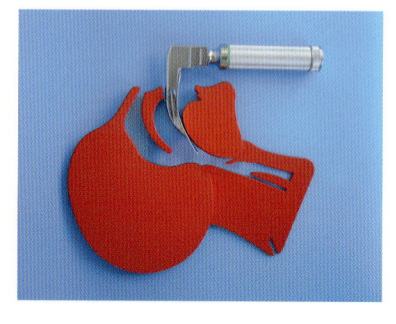

● その後，ブレードは舌の表面を圧迫しつつ，少しずつ口腔・咽頭内を奥へ前進していく．その際に喉頭鏡は，ハンドルとブレードの内側，舌部分を中心に，舌の表面を回転しながら進む．ただしポジション2の位置で回転するのではなく，口腔内奥へと前進しながら回転する．ハンドルが床面とほぼ並行，ブレード先端は口腔・咽頭の奥の舌根部近くにあるときが，**ポジション3**である（図5-12③）．

図5-12③　喉頭鏡のポジション3〜喉頭鏡の回転運動とブレードの舌根部近くへの進行
ハンドルは床面とほぼ平行になる

4 ポジション4 〜回転は約30〜45°まで

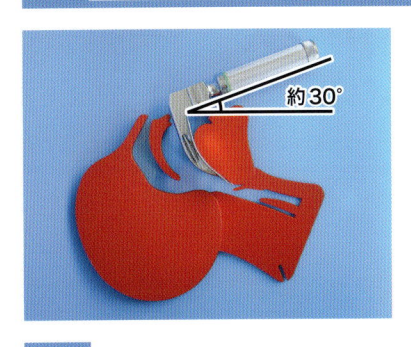

約30°

● 喉頭鏡はさらに回転しながら前進し，ハンドルが床面とおよそ30（〜45）°となったとき，ブレード先端は**舌根部〜喉頭蓋谷**へと到達する．この位置が**ポジション4**である（**図5-12④**）．これ以上喉頭鏡が回転することはない．これ以上の回転は，上顎前歯をてこの支点にすることになり，歯の損傷につながる．

図5-12④　喉頭鏡のポジション4
舌根部まで進行した喉頭鏡

5 ポジション5 〜最後は斜め上方への持ち上げ

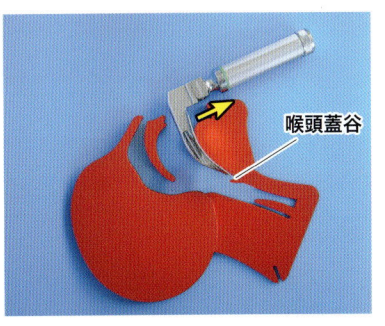

喉頭蓋谷

● 喉頭鏡は回転をやめた後，ブレード先端は**喉頭蓋谷**へとわずかに進められ，ハンドルはおよそ30°（〜45°）の角度で，前上方に持ち上げられる（**図5-12⑤ ⇒**）．ブレードが舌根部を持ち上げると，喉頭蓋も**間接的に**持ち上げられ，喉頭全体を観察できる．この喉頭鏡の最終位置が**ポジション5**である．

図5-12⑤　喉頭鏡のポジション5
喉頭蓋谷へと進行した喉頭鏡の引き上げ（最終位置）

6 [注意] ポジション2から4までの回転時の注意 〜悪い回転はやめよう

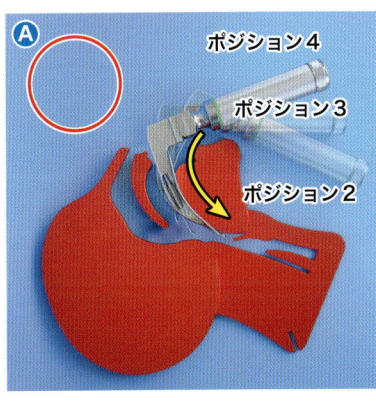

Ⓐ
ポジション4
ポジション3
ポジション2

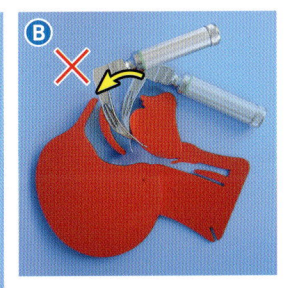

Ⓑ ×

図5-13B　悪い喉頭鏡の回転
ブレードの先端を中心に外側に回転させると，奥へと進まない

● ポジション2から4まで，喉頭鏡は回転運動をしながら口腔・咽頭内を奥へと進んでいくが，回転の中心はハンドルとブレードの内側の舌部分にある（**図5-13A**）．初心者に多い誤りであるが，**ブレードの外側をてこの支点にして回転させてはならない**（**図5-13B**）．上顎前歯をてこの支点とすると，歯の損傷につながる．

図5-13A　正しい喉頭鏡の回転とブレードの進行
舌部分を中心に回転しながら奥へと進行する

ポイント
1）ポジション1：まず最初にブレード先端を真下（床面）に向ける
2）ポジション2〜4：ブレードは舌表面の周りを圧迫・回転しながら，舌全体をすくい上げるように，舌根部へと進行する

注　意 上顎前歯をてこの支点として喉頭鏡を回転させない‼

5-7a 喉頭鏡の口腔内挿入；傍正中挿入法と斜め挿入法：ポジション1，2

Movie §5-F

学習の目標

☑ 2種類のブレードの口腔内挿入方法：傍正中挿入法と斜め挿入法により，ブレードを口腔内へと挿入できる

☑ ブレードを舌の右側に正しく挿入できる

1 鉄則④ 喉頭鏡ブレードは，舌の右側に挿入する

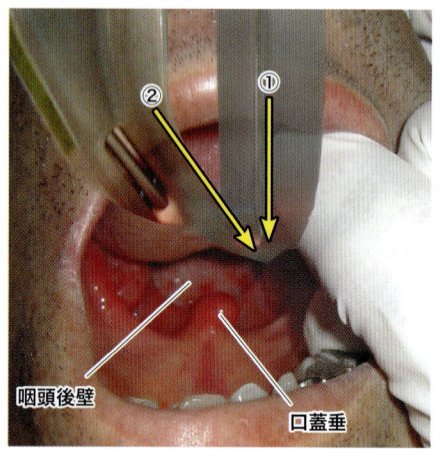

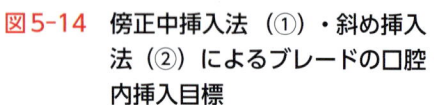

咽頭後壁　　口蓋垂

図5-14 傍正中挿入法（①）・斜め挿入法（②）によるブレードの口腔内挿入目標

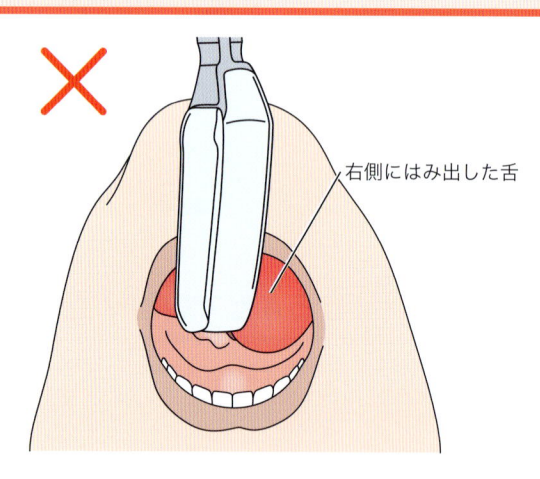

右側にはみ出した舌

図5-15 ブレードの右側に突出した舌

● 傍正中挿入法，斜め挿入法（次項参照）ともに，ブレードは舌の**正中より右側に挿入する**（図5-14）．ブレードを口腔の完全に正中から進めていくと，ブレードの右側に舌が飛び出て，喉頭の観察，およびチューブの進行が困難になる（図5-15）．

2 ブレードの口腔内挿入法は2種類 〜傍正中挿入法と斜め挿入法

★**傍正中挿入法**：基本的なブレードの挿入は傍正中挿入法（傍とはわきの意味で，正中より右側ということ）である（図5-16）．ブレードを口腔の正中右側から舌の右側へまっすぐ挿入する．ときに口の小さな人ではほぼ正中に挿入する場合もあるが，より右側を強調するために，あえて傍正中挿入法という．

★**斜め挿入法**：斜め挿入法（図5-17）は，口腔内を斜めに，ブレード先端は右斜め下側（手前側）を向け，舌根部の正中より右側に挿入する．肥満患者，頸が短い患者では，傍正中挿入法ではハンドルが胸部に当たり，ブレード挿入が困難な場合が多い（図5-18）．このような場合はハンドル上部を右側による斜め挿入法が有効である（図5-19）（MEMO→⑯参照）．初心者にはブレードをまっすぐ挿入する傍正中挿入法が基本だが，慣れて

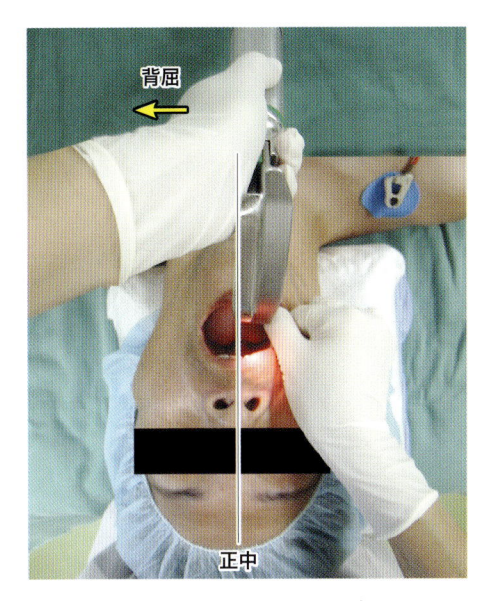

図5-16 傍正中挿入法によるブレードの口腔内挿入

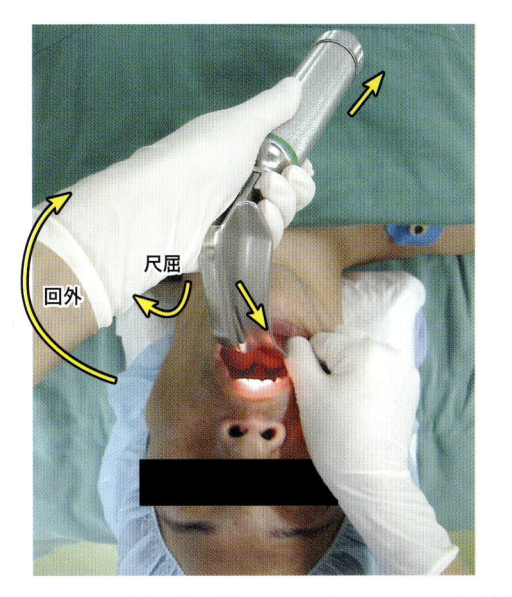

図5-17 斜め挿入法によるブレードの口腔内挿入（正面）

左前腕を回外させ手関節を尺屈する

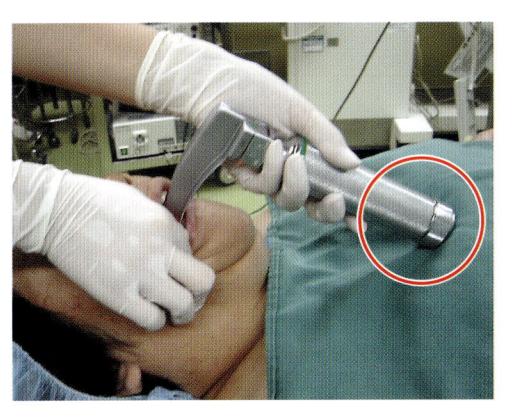

図5-18 喉頭鏡ハンドルの胸壁への衝突（傍正中法）

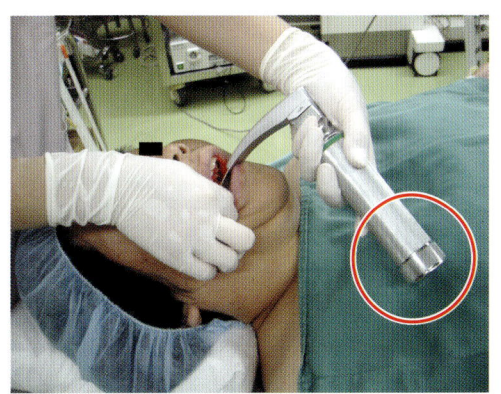

図5-19 斜め挿入法によるブレードの口腔内挿入

くると斜め挿入法のほうが容易にブレードを挿入できる．そのため，実際には斜め挿入法を用いる場合が多い．

⟪MEMO⟫

⑮ 開口してから喉頭鏡を持つ？ 持ってから開口する？

・右手で開口してから左手で喉頭鏡を持つか，喉頭鏡を持ってから開口するか，はどちらでもよい．開口前に喉頭鏡を持つと，開口後そのまますぐ喉頭鏡を挿入できる利点があるが，開口が十分の場合，左手による補助（口唇を開いたり，頭部伸展の再調節を行う）が困難になるのが欠点である．逆に，喉頭鏡を持つ前に開口操作を行うと，左手で開口や頭部伸展などの補助を行える利点があるが，開口後に喉頭鏡を持たねばならない．状況に応じて使い分ける．

⑯ 肥満患者での喉頭鏡ブレードの挿入

・肥満患者でハンドルが胸部につかえる場合，ランプ・ポジションをとる（図5-2）のがよい．助手に両側胸部を尾側に牽引してもらうのも有効である．

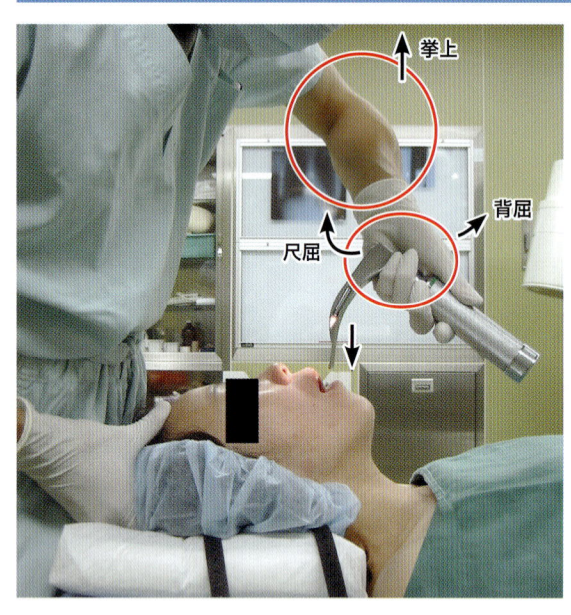

図5-20　喉頭鏡のブレードを口腔内に挿入する準備（ポジション1）
クロスフィンガー法で開口している右手を除いたところ

- 前項（→p122）で説明したとおり，ブレードを口腔内へ挿入するには，先端を必ず**真下**に向ける必要がある（喉頭鏡のポジション1）．

★**傍正中法**：スタンダードグリップで握ったハンドルを矢状面に平行に保持したままブレードを真下に向ける．**左手手首を，甲側に屈曲（背屈），尺骨側（小指側）に屈曲（尺屈）させ，左肘を持ち上げると，ブレード先端を真下に向けることができる**（図5-16，図5-20）．ハンドル上部（蓋側）は，床面（患者の胸部）を向くことになる．少し窮屈だが，肘や肩が上がるのは，わずかな間だけである（MEMO→⑰）．

★**斜め挿入法**：左前腕を肘関節から少し回外させてブレード先端を右斜め下・手前側に向ける（図5-17）．その後ブレード先端が下を向くまで，左手首を尺骨側（小指側）に屈曲（尺屈）し肘を挙上する（図5-17，図5-20）．ブレード先端は右斜め下側（手前側）を向き，ハンドル上部（蓋側）も右下側，尾側方向を向く．これによりハンドルと患者の胸の衝突を避けて，ブレードの先端を口腔内へと挿入できる．

MEMO→

⑰ **左肘の挙上について：フィンガーグリップとの比較**　　　　　　　　　　　Movie §5-C

・ブレードの口腔内挿入時，左肘を挙上した方が，ブレードの挿入は容易になるが，肘を上げることを好まない人もいる．肘を上げるか上げないかは，喉頭鏡をいかに握るか，つまりグリップによる．フィンガーグリップ（図2-7→p43）では，ハンドルを指で持つので，指と手首だけでブレードを下に向け，進行・回転させる操作が自由自在となる．そのため左肘を使わずに（上げることなく）指と手首だけで，ブレードを口腔内に容易に挿入できる（図5-21）．これがフィンガーグリップの最大の利点である．斜め挿入法も容易に行える．ただし初心者や女性では，フィンガーグリップでは，喉頭展開時（ポジション5）に力が入りにくく，持ち換えが必要な場合がある．初心者にはハンドルの持ち替えは難しいため，スタンダードグリップを勧める．スタンダードグリップでハンドルをしっかり握ると，左肘を挙上した方がブレードの挿入は容易である（図5-20）．

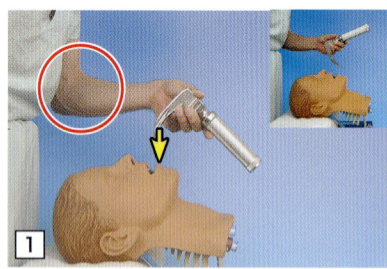
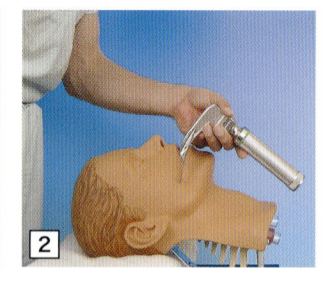
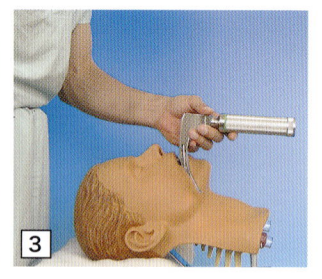

図5-21　フィンガーグリップによるブレードの挿入

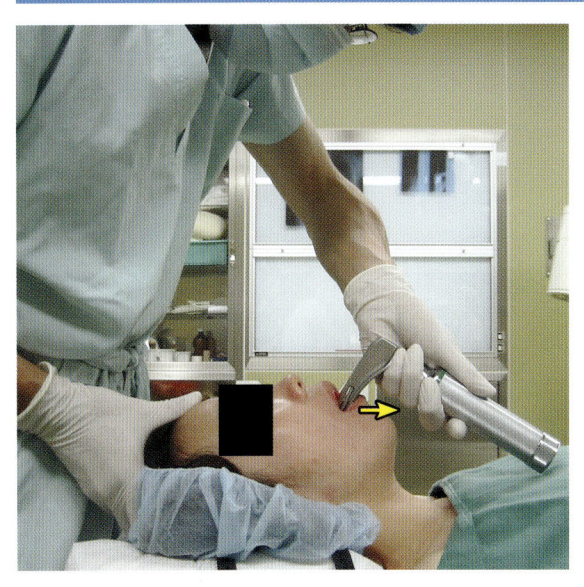

図5-22 喉頭鏡のブレードを口腔内に挿入したところ（ポジション2）

クロスフィンガー法で開口している右手を除いたところ

★**傍正中挿入法**：ブレード先端は下を向いたポジション1から，そのままの状態で左手を下（床面方向）に下げ，ブレードを口腔内に挿入する．ブレード先端を舌の最も盛り上がった部分まで（深さ約5〜6cmまで）挿入する（図5-22・23）．舌体部を少し前（尾側方向）に押さえると（図5-23①②，図5-24），口腔内にスペースができて軟口蓋，口蓋垂，咽頭後壁を観察できる．喉頭鏡はポジション2の位置である．右手はクロスフィンガー法で開口を保ち，右手示指の上顎臼歯引きつけにより頭部伸展（後屈）を保持する．

★**斜め挿入法**：斜め挿入法でもポジション1の状態（左前腕回外，左手首，ハンドル，ブレードの右下向き）はそのままで左手を下げ，ブレードを口腔内に5〜6cm挿入する．ブレードは口腔内を斜めに入るが，**ブレードの先端の目標位置は傍正中挿入法と同じ舌体部の正中より右側である**（図5-14）．挿入したブレードで舌体部を少し前（尾側方向）に押さえると（図5-23①②），軟口蓋，口蓋垂，咽頭後壁が観察できる（図5-25）．

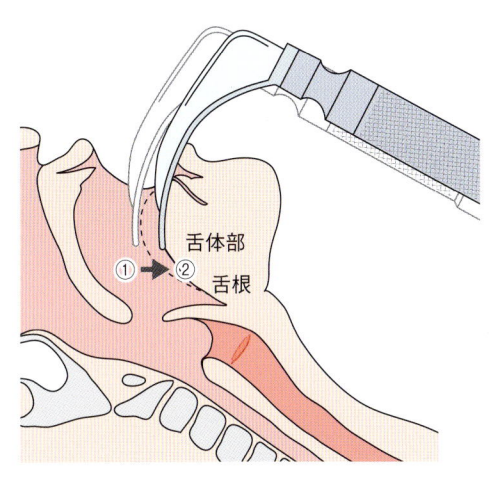

舌体部
舌根

図5-23 口腔内・舌体部まで挿入したブレードで舌を前方へ圧迫（ポジション2）

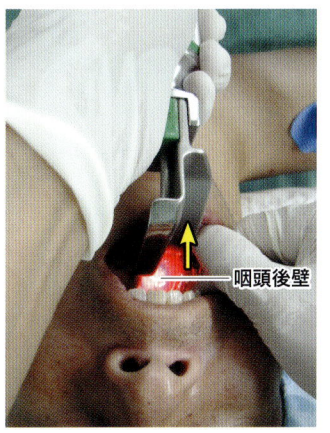

咽頭後壁

図5-24 傍正中法で口腔内にブレードを挿入し舌を前方へ圧迫

口腔内にスペースができて咽頭が見える

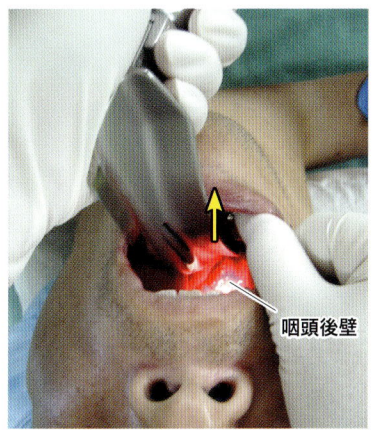

咽頭後壁

図5-25 斜め挿入法で口腔内にブレードを挿入し舌を前方へ圧迫

口腔内にスペースができ，咽頭が見える

ポイント
1) 喉頭鏡の挿入には傍正中挿入法と斜め挿入法がある
2) 口腔内へ挿入する直前にはブレード先端を真下に向ける（ポジション1）
3) ブレードは，口腔内正中より右側に挿入する

§5 喉頭鏡による経口気管挿管の実際

5-7b ブレードの口腔内進行：ポジション3へ
舌をしっかり圧排しよう

Movie §5-F

学習の目標

☑ ブレードを正しく口腔内へと進めると，舌は自然によけられることを理解する
☑ ブレードを舌の右側に正しく進めることができる

1 鉄則⑤ 喉頭鏡の正しい進行により，舌は自然に右から左へ圧排される

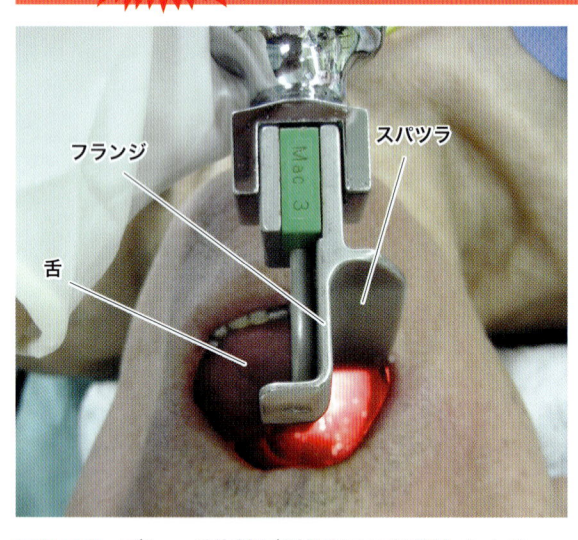

図5-26　ブレード先端が舌根部まで進行したとき（ポジション3）の舌の圧排
口腔の右側にスペースができている

- 喉頭鏡の役割は，舌を圧排して，喉頭を観察し，チューブを挿入するためのスペースをつくることである．ただし，舌を無理にかき分けることはしない．喉頭鏡を舌の右側へ挿入し（**鉄則④**），舌根部近くまで右側を正しく進めると，舌はブレードのフランジの部分で**自然に左側に圧排される**（**図5-26・27**）．口腔右側にスペースができ，軟口蓋，口蓋垂，咽頭後壁（ときに喉頭蓋）を観察できる．
- この段階で，舌は自然に，完全に左へ圧排されていることを確認する（**図5-26**）．舌が右側にはみ出ているようなら（**図5-28**），喉頭鏡の挿入からやり直す．

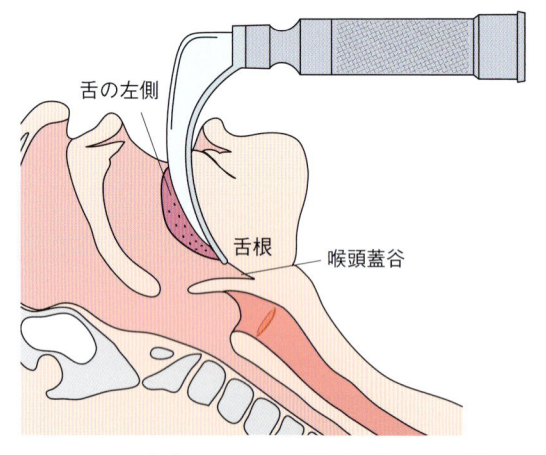

図5-27　ポジション3で舌根部近くまで進行したブレード先端（ポジション3）

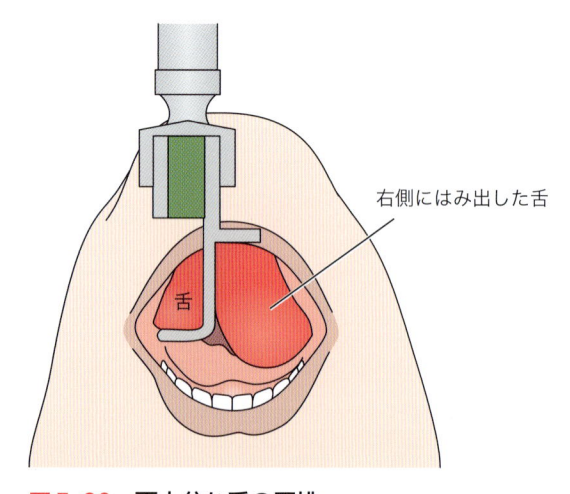

図5-28　不十分な舌の圧排
ブレードは口腔のやや左側に挿入されているために，右側に舌がはみ出て喉頭の観察は困難である

2 傍正中挿入法でのブレードの口腔内進行 ～喉頭鏡は回転しながら奥へ進む

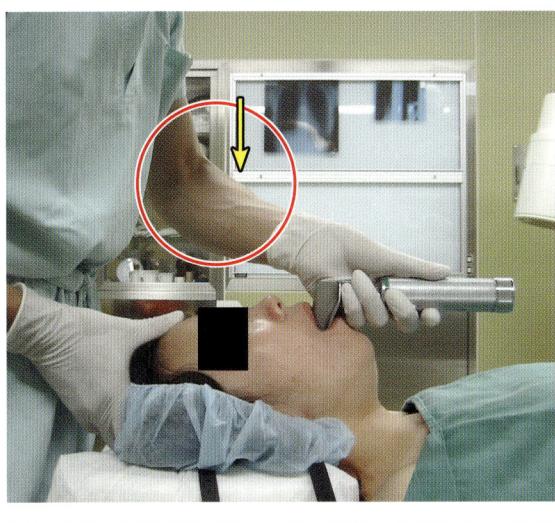

図5-29　喉頭鏡のブレードを口腔内に進めたところ
（ポジション3）
右手で開口を保持するがここでは除いている

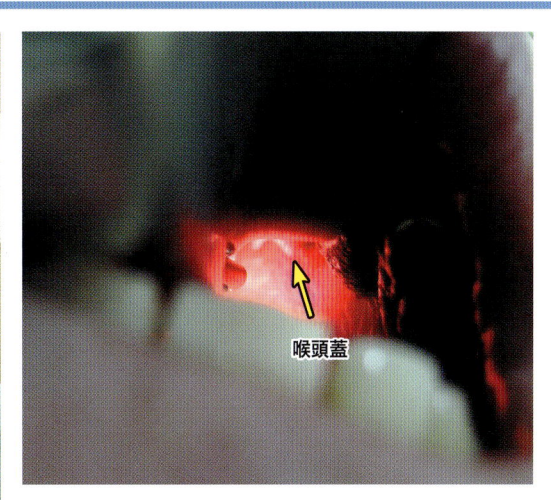

図5-30　喉頭蓋先端の観察

- **傍正中法**で口腔内に挿入したブレードは，ポジション2では舌体部右側を前方（患者尾側）へと押しつけた状態である．そこからブレードは，舌の表面を圧迫しながら（前側・尾側に少し力をかけながら）舌表面を回転し，舌の右側を舌根部奥へと押し進められる（図5-29）．尺屈した手首は，少しずつ戻す．ブレードの大部分が口腔内へと挿入されると，先端は舌根部近く，ポジション3まで進む（図5-27）．この段階で喉頭蓋先端が観察できる場合がある（図5-30）．
- このときに，上顎前歯をてこの支点として喉頭鏡を回転させるのは絶対に避ける（図5-13B）．

3 斜め挿入法でのブレードの口腔内進行 ～ポジション3で傍正中挿入法と同じになる

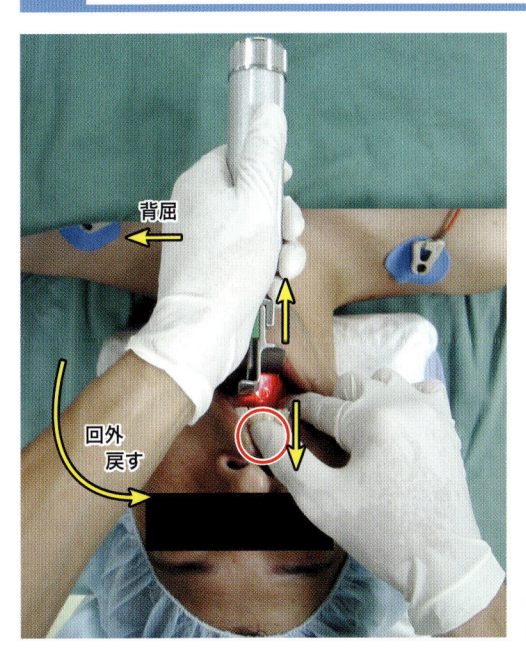

図5-31　斜め挿入法で挿入した喉頭鏡のポジション3
喉頭鏡は傍正中挿入法の場合と同じ位置に戻す．
親指で上口唇をよけている（〇印）

- 患者の胸部とハンドルが衝突するのを避けるために**斜め挿入法**で口腔内に挿入した喉頭鏡は，ポジション3まで進行する間に，正中線と平行（正中線よりやや右側）に戻す（図5-31）．これには，喉頭鏡を進めると同時に，回外してあった前腕を元に戻し，手首の背屈（甲側に屈曲）をやや強める．
- ポジション3の時点で，喉頭鏡の位置は傍正中挿入法と全く同じになる．以後，ポジション4，5までの喉頭鏡操作は，傍正中挿入法と全く同じである．

4 【注意】 舌は決して小刻みにかき分けない

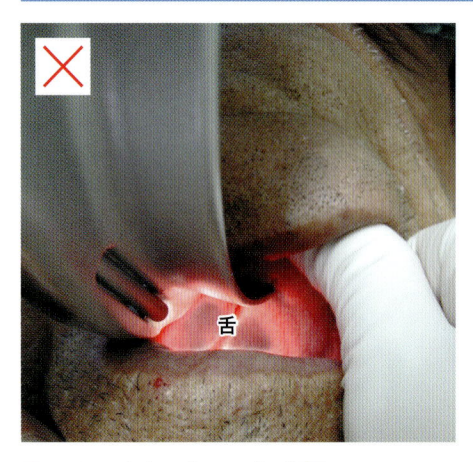

図5-32　悪いブレードの挿入
舌を小刻みにつついてもうまくよけることはできない

- 初心者に多くみられる誤りの1つが，舌表面をつつくように，小刻みにかき分けながらブレードを進めようとすることである（図5-32）．舌体部を小刻みにかき分けても，舌は柔軟性が強いため必ず下に滑り落ち，右に飛び出てきて視野を塞ぐ．また舌の表面を損傷する可能性もある．
- ブレード先端は舌の右側へと一気に（でもやさしく）挿入し，舌の表面を軽く圧迫しつつ，滑らかに奥まで進める．舌はブレードの先端でよけるのではなく，スパツラ部分（水平部分）で圧迫され，垂直部分のフランジで**自然と左側によけられる**（図5-26）．

5 【Tips】 ポジション3前後で右手親指を離す

- ブレードを舌の右側に口腔・咽頭へと進めていく過程（ポジション3前後からポジション4に移る段階）で，クロスフィンガー法で開口を保持している右手親指がじゃまになってくる．そのときは**右手親指を下顎からはずすとよい**．ここまでブレードが口腔内に入れば，右手親指は開口を保つのに不要となる．代わりに左手の**喉頭鏡ブレードで下顎を前方（患者尾側）に押して，開口を保つ**（図5-31）．右手示指は，上顎臼歯にかけたままましっかり上顎を引きつけ，頭部伸展を保つ．

6 【Tips】 唇にご用心！口唇を避ける

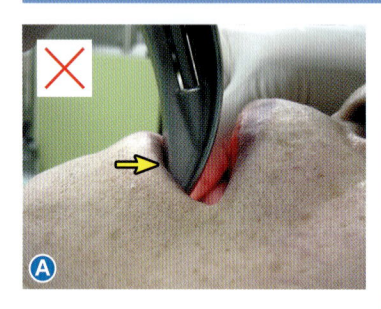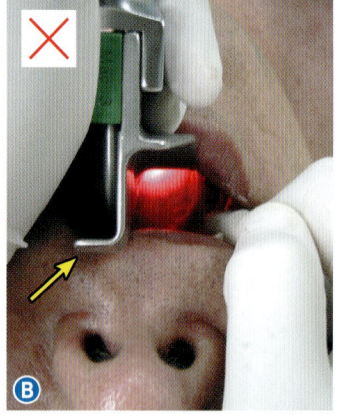

図5-33
ブレードによる下口唇（A）および上口唇（B）の巻き込み

- 喉頭鏡を口腔に進めるときに，歯とブレードの間に下口唇や上口唇を巻き込んで損傷する場合がある（図5-33）．以後の喉頭展開でハンドルに力を入れる前に，巻き込んだ唇は助手に戻してもらう．慣れてくると，下口唇はハンドルを持った**左手小指**で，上口唇は下顎歯から離した**右手親指**でよけることができる（図5-31○印）．

7 【注意】上がった肘はポジション3で元に戻す

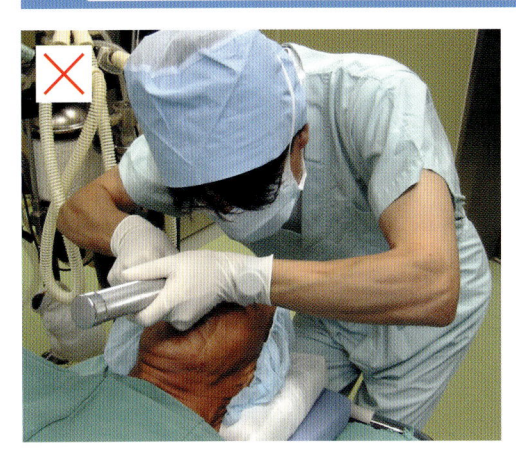

初心者はよく左腕全体に力が入りすぎ，肘を上げたまま挿管操作を続けるが（図5-34），これでは以後の喉頭展開時に有効に力を使うことができない．ブレード先端がポジション3・舌根部付近に達し，ハンドルが床面とほぼ平行になるとき，挙上した肘（と肩）は，元に戻す（図5-29）．左肘が上がるのはブレードの先端を下に向けるため，つまり口腔内に挿入するためだけで，ポジション1と2のわずかな間だけである．

図5-34 初心者の喉頭展開時のよくない典型例
左肘は上がったままで，目は近すぎ，右手親指が喉頭鏡操作をじゃましている

8 【注意】歯に注意！

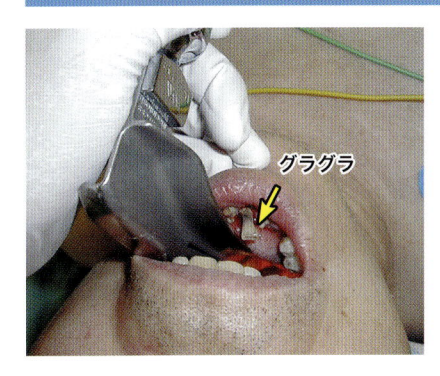

グラグラ

部分的に歯が残存する場合，脆弱がある場合は，開口も喉頭鏡の挿入，進行も困難になる．上顎や下顎に前歯が1～2本残り，ぐらぐらしている場合が，一番やっかいである（図5-35）．開口も，喉頭鏡の挿入も十分注意が必要である．

図5-35 歯牙脆弱

9 【Tips】口腔内吸引をしよう

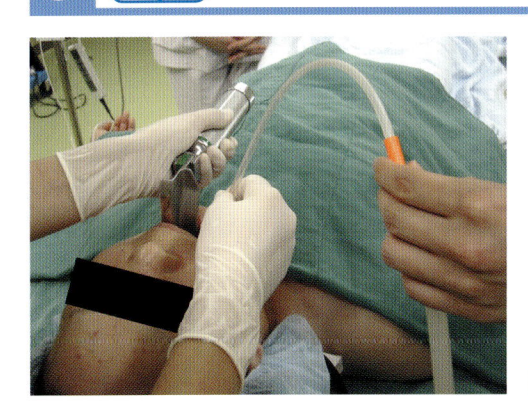

喉頭展開中に，分泌物（唾液）や血液で喉頭の視野が覆われ見えにくい場合は，口腔，咽頭，喉頭部の吸引操作を行う（図5-36）．吸引カテーテルは柔らかい（図2-46→p64）ため，助手が吸引管を持つ．もっと前の段階で吸引操作を行うこともある．

図5-36 喉頭鏡を用いての直視下の口腔内吸引

ポイント
1) ブレードを舌の右側を正しく進めると，舌は自然に左側に圧排される
2) ブレードは，舌の表面周囲を圧迫しながら回転させて奥へと進める
3) 斜め挿入法での喉頭鏡の位置は，ポジション3の時点で傍正中挿入法と全く同じになる

§5 喉頭鏡による経口気管挿管の実際

5-7c ブレードを舌根部・喉頭蓋谷へ：ポジション4

喉頭蓋は超重要な目印‼ 必ず観察しよう

学習の目標

☑ ブレード先端を舌根部へと進め，喉頭蓋を観察できる

1 鉄則⑥ 喉頭蓋は超重要目印！ 喉頭蓋を必ず観察する

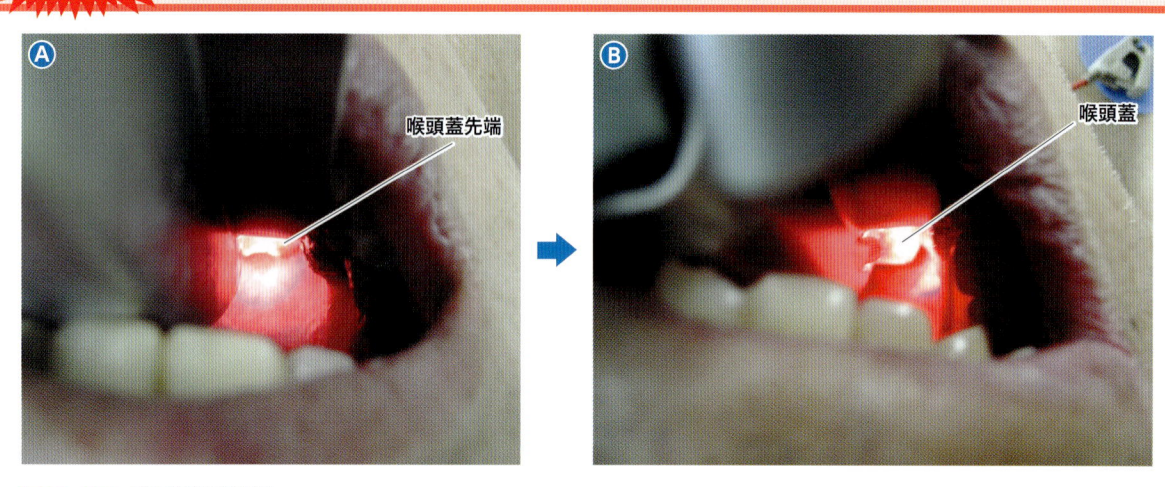

喉頭蓋先端

喉頭蓋

図 5-37 喉頭蓋の観察

- ブレード先端を舌根部・ポジション4まで進行させる間に，喉頭蓋が先端側から見えてくる（図5-37A）．喉頭蓋は喉頭観察のための最も重要な目印である．必ず観察する．喉頭蓋が観察できたらブレードをもう少し奥へと進めると，先端が舌根と喉頭蓋の間の喉頭蓋谷へ進み，喉頭蓋はさらに明瞭に見えてくる（図5-37B）．

2 ブレード先端を舌根部：ポジション4へ

- ポジション3からさらに手首の尺屈を戻しながら，ブレードを少し前進させると，ブレード先端は舌根部から喉頭蓋谷（ブレード先端の最終目的地，ポジション4）へと進行し，舌根部を持ち上げる準備ができる．ハンドルは床面と30°（〜45°）程度になる（図5-38・39）．ハンドルをてこのように使うと，上顎の前歯を必ず損傷するため注意する．

- この段階までは喉頭鏡を持った左手の力はほとんど必要ない．ブレードは，舌周囲をなめらかに回転させながら進めるだけでよい．右手示指は，まだ上顎臼歯を支え，しっかりと頭部伸展を保っておく．

- これまでブレードは，意識的に口腔正中より右側に挿入，進行してきたが，喉頭蓋の大部分が見えた時点でブレード先端が喉頭蓋の正中線上にくるように，喉頭鏡を少し左へずらす場合がある．すでにハンドルがほぼ正中にある場合は，ずらす必要はない．

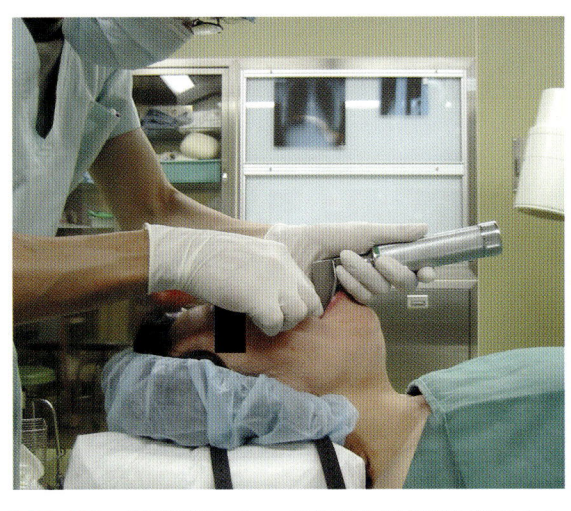

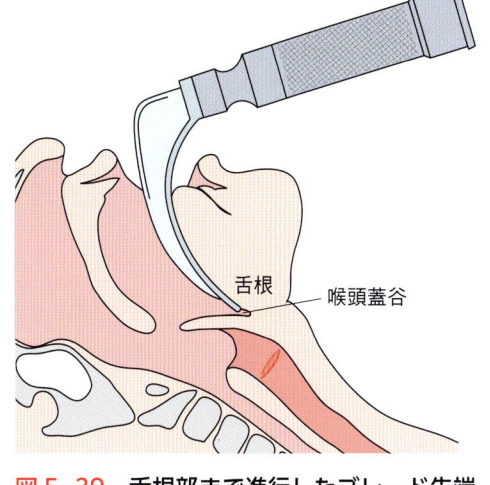

図 5-38　喉頭鏡のブレード先端を舌根部に進めたところ（ポジション4）
右手は上顎臼歯保持

図 5-39　舌根部まで進行したブレード先端（ポジション4）

3 注意 もし喉頭蓋が見えなかったら…？ Movie §5-J

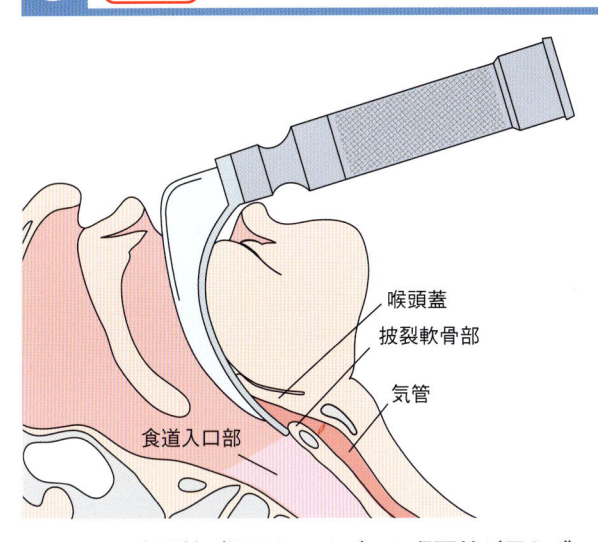

図 5-40　喉頭鏡が深く入りすぎると喉頭蓋が見えず，食道入口部しか見えない
喉頭蓋が全く見えない場合は喉頭鏡を引き戻してみる

- 喉頭鏡の挿入，進行をあせって行うと，ブレードが一気に深く入りすぎて，披裂軟骨下面に進行する場合がある．そのまま喉頭鏡を持ち上げると，喉頭全体が持ち上がり，梨状陥凹〜食道入口部が見える（図5-40）．**食道入口部が声門とそっくりに見える場合がある**．ここにチューブを挿入すれば，当然**食道挿管**（図5-83→p155）になる．これも初心者がよく行う誤りの1つである．喉頭蓋を必ず観察すれば，この誤認はなくなる（**鉄則⑥**）．喉頭鏡がポジション4の位置にきても喉頭蓋が見えない場合は，このケースを疑い，**喉頭鏡を引き戻す**．上から喉頭蓋が降りてきて見えるようになる．

ポイント
1）ブレードをさらに奥へ：ポジション4へと進め，先端を舌根部・喉頭蓋谷に位置させる
2）ポジション4ではハンドルは床面と30°（〜45°）程度
3）喉頭蓋は必ず観察する

§5 喉頭鏡による経口気管挿管の実際

5-8a 喉頭展開・喉頭の露出1：ポジション5へ
舌根・喉頭蓋を持ち上げよう

学習の目標

- ☑ 声門および喉頭全体を観察する喉頭展開について理解する
- ☑ 喉頭展開時の，喉頭蓋の間接的挙上について理解する
- ☑ 喉頭展開時に観察できる喉頭の解剖学的用語を覚える

1 鉄則⑦ 喉頭蓋を挙上するためには，ブレード先端を最適位置に置く

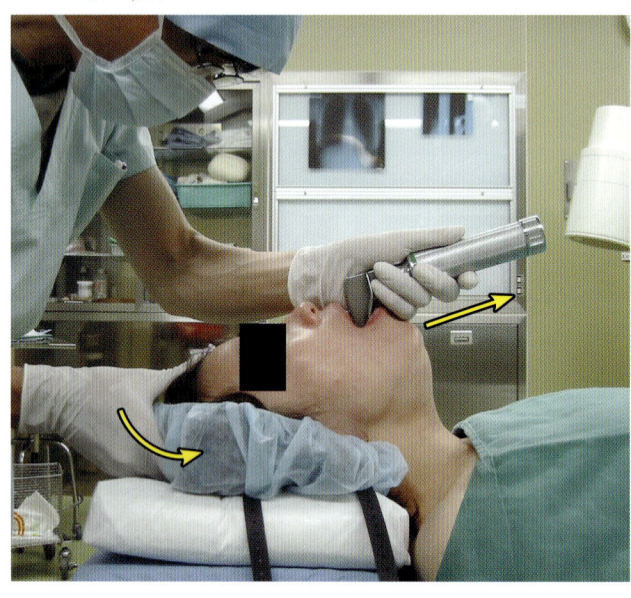

図5-41　喉頭展開（ポジション5）
ハンドルを持った左手は尾側やや上側に力を入れブレード先端で舌根部を挙上し，右手は頭部伸展を強める

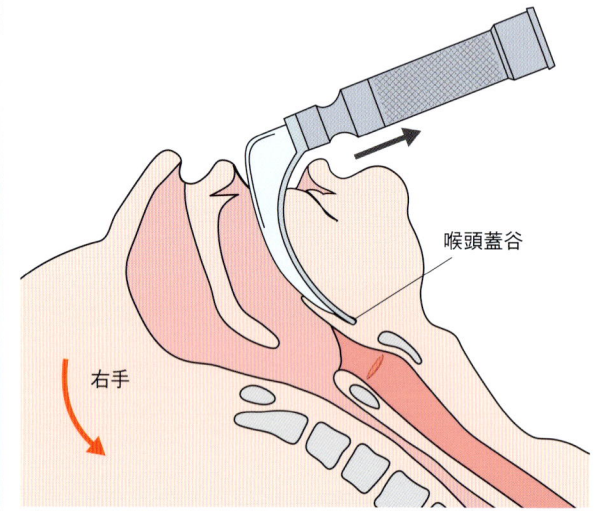

図5-42　喉頭展開時の舌根，喉頭蓋の挙上（ポジション5）
舌根部を挙上すると喉頭蓋が間接的に持ち上がる

- ブレードで舌根，喉頭蓋を挙上して，声門および喉頭全体を観察することを**喉頭展開**という．喉頭展開を行うには，ブレード先端をポジション4の位置から**喉頭蓋谷**へとわずかに進める．その後，喉頭鏡のハンドルを持った左手で上方（腹側）・前側（尾側）およそ30〜45°の方向に力をいれ，ブレードで舌根部から下顎全体を持ち上げる（**図5-41・42**）．
- 舌根部と喉頭蓋は靱帯で結合しているため，舌根を持ち上げると喉頭蓋も間接的に持ち上がり，その奥の**声門**を観察することができる（喉頭蓋の間接挙上；§2-2a→p41，**図5-43**）．喉頭鏡操作の最終段階（**ポジション5**）である．ブレードの先端を，**喉頭蓋を最も有効に挙上できる最適位置**に置くことが重要である．

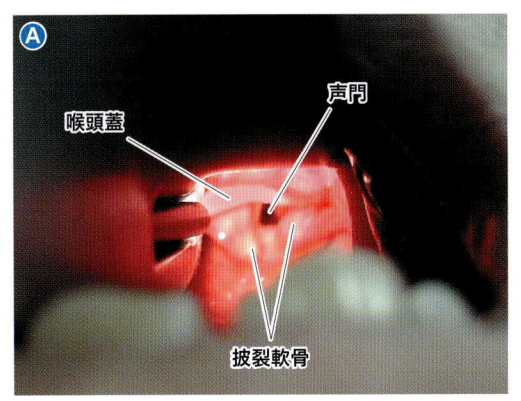
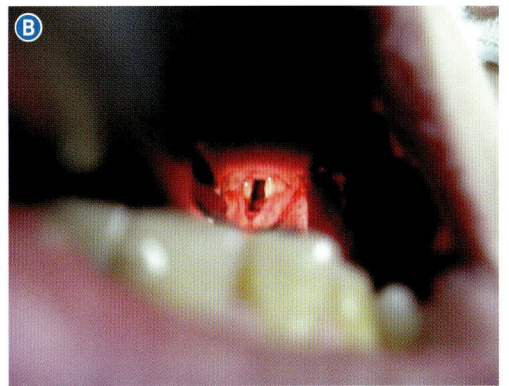

図5-43　喉頭展開による喉頭の視野

写真内ラベル：喉頭蓋、声門、披裂軟骨

2　鉄則⑧　歯をてこの支点として喉頭鏡を操作しない

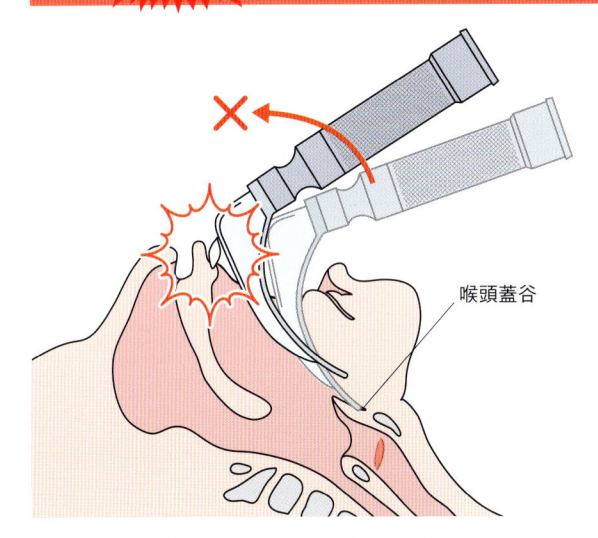

図5-44　歯を支点とした悪い喉頭展開

写真内ラベル：喉頭蓋谷

● 喉頭鏡の回転はポジション4までである．喉頭展開時に手首をさらに頭側に回転させ，歯をてこのようにしてブレードを持ち上げることは絶対に避ける（図5-44，図5-13B）．上顎前歯は容易に折れる．

3　右手を口から完全に離して後頭部へ　〜右手による頭部伸展操作が重要！

● ブレードを喉頭蓋谷まで進めると，右手で開口をしている必要は全くなくなる．右手を完全に口から離し，離した右手を後頭部に添える．そして喉頭展開時に左手に持った喉頭鏡に力を入れると同時に，**右手で後頭部を支え，頭部伸展（後屈）を強める**（図5-41，図5-42➡）．喉頭展開は喉頭鏡を持った左手ではなく，「右手でするもの」といわれるくらい，重要な操作である．ただし頸椎損傷，不安定性がある場合この操作は避ける．

4　喉頭展開　〜正しい喉頭展開図を覚えておこう

● 正しい喉頭展開ができると，**喉頭蓋，声帯，声門，仮声帯，披裂軟骨部**といった喉頭組織および**食道入口部**である**梨状陥凹**が観察できる（図5-43，図5-45）．この喉頭組織全体の観察のことを**喉頭展開**という．英語ではlaryngeal exposure（喉頭の露出）という．喉頭展開時の各組織の解剖をしっかり覚えておく．

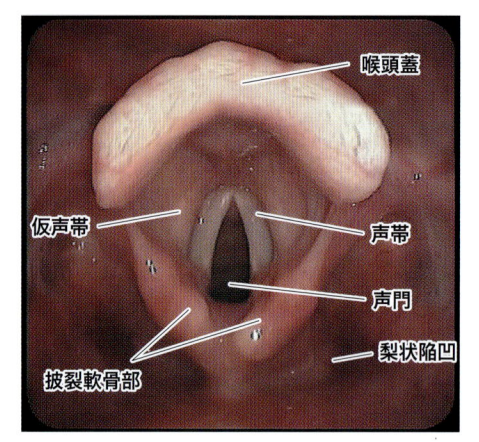

図 5-45　喉頭展開時の喉頭の解剖

喉頭蓋
仮声帯
声帯
声門
梨状陥凹
披裂軟骨部

5　最も有効なブレード位置を探す　～浅すぎない，深すぎない　　Movie §5-J

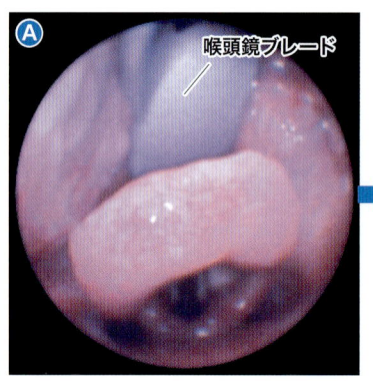

喉頭鏡ブレード

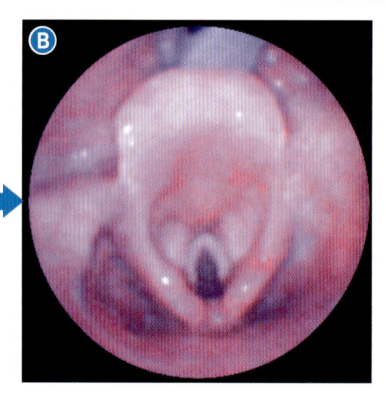

図 5-46　ブレードによる舌根，喉頭蓋拳上前（A）後（B）
ブレード先端が喉頭蓋谷の適切な位置にあると喉頭蓋を拳上できる

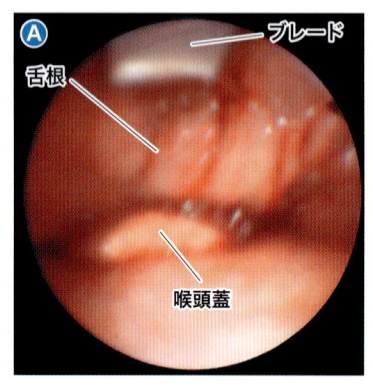

ブレード
舌根
喉頭蓋

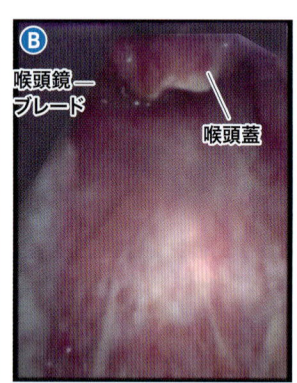

喉頭鏡ブレード
喉頭蓋

- 喉頭展開時，わずか1cm程度のブレード先端の位置の違いで，喉頭の視野は大きく変わる．ブレード先端が正しい位置にあると，舌根，喉頭蓋を適切に持ち上げることができる（図5-46）.
- ブレードが浅すぎて喉頭蓋谷に到達していないと，力を入れても喉頭蓋を十分に挙上できない（図5-47A）. 逆に深すぎて喉頭蓋を上から押しつぶして声門の視野を悪くすることもある（図5-47B）. ブレードが一気に深く入りすぎると披裂軟骨部分を持ち上げて，食道入口部を声門と見間違えることもある（図5-40）. ブレード先端の位置を適切に直すためには，一度力を抜き，ポジション4に戻って位置を移動させ，再び力を入れる.

図 5-47

A：喉頭展開時のブレードの位置が浅い
　　ブレードが浅すぎると喉頭蓋を挙上できない
B：ブレードが深すぎ喉頭蓋を押しつぶしている

ポイント
1) ハンドルを持った左手は上側・尾側30〜45°に力を入れる
2) 右手で後頭部を支え，頭部伸展（後屈）を強める
3) 喉頭展開時は，喉頭蓋，声帯，声門，披裂軟骨部が見える

注　意　喉頭展開時，上顎前歯をてこの支点に絶対にしない

5-8b 喉頭展開・喉頭の露出2
コーマックとレハインの分類を覚えよう

Movie §5-G

学習の目標

☑ 喉頭展開時の視野を分類したコーマックとレハインの分類を覚える

☑ コーマックとレハインの分類を，挿管の難易度，助手との視野の共有に役立てる

1 コーマックとレハインのグレード分類とその頻度（全身麻酔下）

- さまざまな喉頭鏡の視野を表現するために，**コーマックとレハインの分類**[1]を用いる（**図5-48**）．グレードⅠの視野が最も良く，グレードⅡはやや悪く，グレードⅢ・Ⅳは視野が悪い．頻度ではグレードⅠが最も多く，グレードⅡ・Ⅲもときどきある．グレードⅣは，気道の疾患（腫瘍など），頚椎の変形・固定など，病的でないかぎり，非常に少ない．**グレードⅢ，Ⅳの場合を喉頭展開困難症という**．初心者では，喉頭展開の視野のグレードは，熟練者よりやや悪い．初心者によるグレードⅢやⅣの視野が，熟練者ではグレードⅠ・Ⅱに改善することも多くある．

図5-48 喉頭の視野のコーマックとレハイン分類[1]とその頻度

グレード	Ⅰ	Ⅱ	Ⅲ	Ⅳ
視野	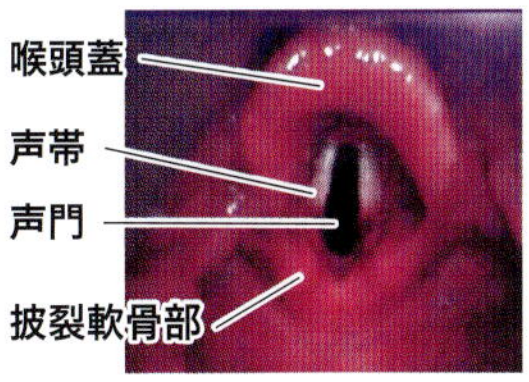 喉頭蓋／声帯／声門／披裂軟骨部	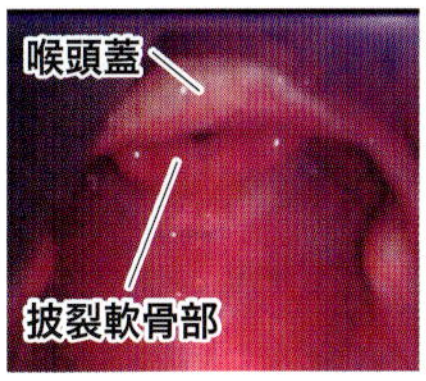 喉頭蓋／披裂軟骨部	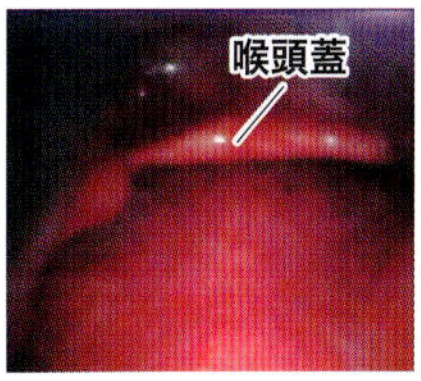 喉頭蓋	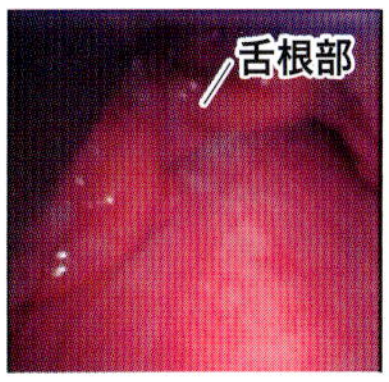 舌根部
	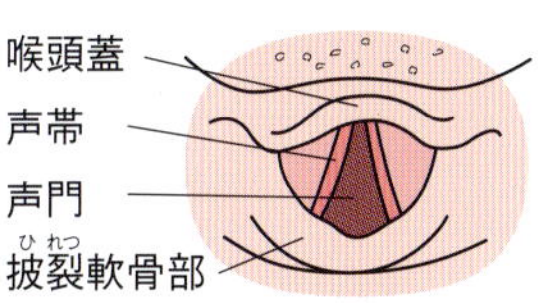 喉頭蓋／声帯／声門／披裂軟骨部（ひれつ）			
定義	喉頭蓋，声門の大部分披裂軟骨部が見える（図5-49）	喉頭蓋，披裂軟骨部が見える．声門は後端のみ，またはほとんど見えない（図5-50）	喉頭蓋のみ見える（声門，披裂軟骨部は見えない）（図5-51）	喉頭蓋も見えない
熟練者での頻度	約75％（70～85％）	約20％（10～25％）	1～4％（～8％）	0～0.5％
初心者での頻度※	約35～45％	約30～45％	約10～25％	約0～3％

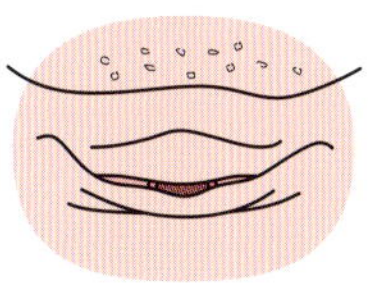

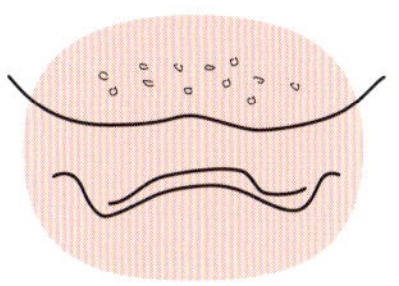

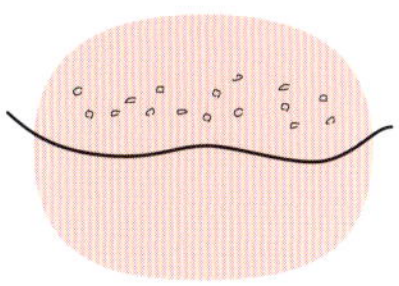

Cormack RS & Lehane J：Anaesthesia, 39：1105-1111, 1984より許可を得て掲載
※ おおよその頻度で厳密なデータではない

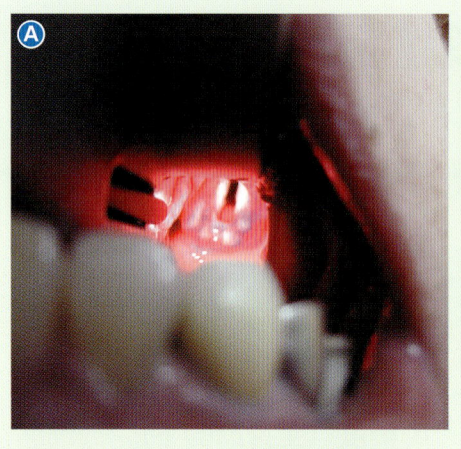

図5-49　グレードIの喉頭の視野
喉頭鏡により喉頭全体，声門の大部分が見える

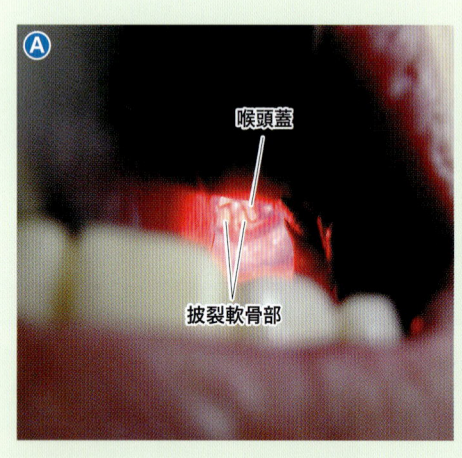
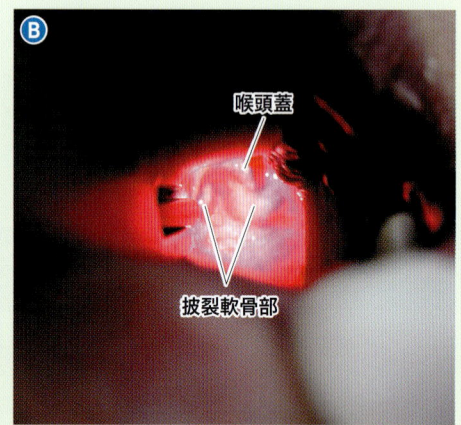

喉頭蓋

披裂軟骨部

喉頭蓋

披裂軟骨部

図5-50　グレードIIの喉頭の視野
喉頭蓋，披裂軟骨部分しか見えない

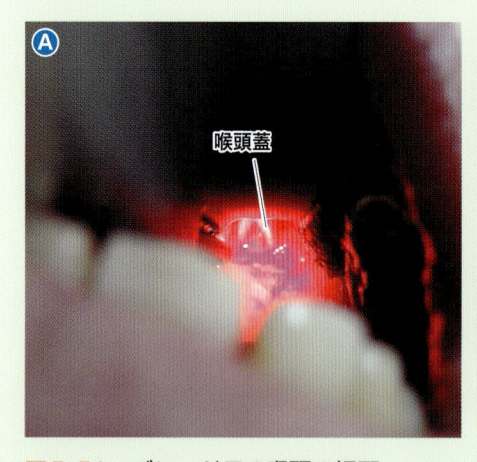
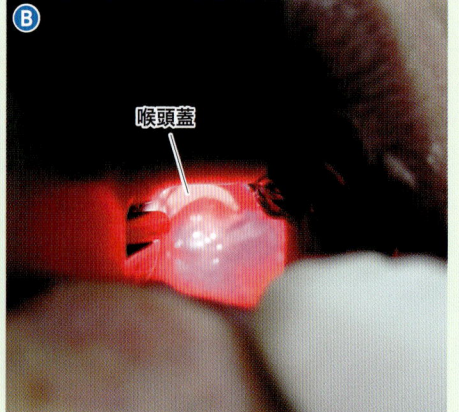

喉頭蓋

喉頭蓋

図5-51　グレードIIIの喉頭の視野
声門，披裂軟骨部分は全く見えず，喉頭蓋しか見えない

2 コーマックとレハインのグレード分類と挿管の難易度

● コーマックとレハインの喉頭の視野の分類は，チューブの挿入（挿管）の難易度と概ね一致する．グレードⅠの挿管は容易である．グレードⅡでは，声門はごく一部しか見えないが，目安となる喉頭蓋，披裂軟骨が見えているので挿管が容易な場合が多い．やや難しい場合もある．Ⅲの場合は挿管困難であるが，熟練者では2～3回の施行のうちには何とか挿管可能なことも多い．しかしグレードⅢの一部とⅣは通常の喉頭鏡では挿管は不能である．マッキントッシュ喉頭鏡以外の方法に切り替える必要がある（§12→p272参照）.

3 コーマックとレハインの分類を用いて

● 喉頭展開時にこの分類を理解していると多くの利点がある.

①自分自身にとってチューブ挿入の**難易度の目安**になる.

②さまざまな試行の間（術者の間）での，視野の**改善の目安**になる．1回目の喉頭鏡操作ではグレードⅢだが，2回目にはⅠになった，または外部からの喉頭の圧迫操作（§5-8c）により，ⅢからⅡになった，という比較ができる.

③周囲の人が**視野を理解**でき，いろいろな補助を行える．マッキントッシュ型喉頭鏡の視野は喉頭鏡を持っている本人しかわからないが，この分類を用いれば周りの人も視野を理解できる．グレードⅢまたはⅣなら，すぐに熟練者の応援を呼んだり，ビデオ喉頭鏡，ファイバースコープなど別の用具を準備することが可能となる.

━━━ MEMO ━━━

⑱ 心肺停止下，自発呼吸下での喉頭鏡視野は…？

・**心肺停止状態**での緊急挿管時における，コーマックとレハインのグレード分類の頻度の報告は少ない．術者の経験度も影響する．挿管の環境，胸骨圧迫，口腔咽頭内の分泌物，吐物，出血などの影響で，全身麻酔下の予定挿管時より，視野は悪い場合が多い．**自発呼吸下**，もしくは意識がある状態での頻度も報告は少ない．患者は必死で努力様呼吸をしている場合，全身麻酔下と比べると喉頭鏡の操作は困難で，グレードⅡやⅢが多い．吸気時は咽頭，喉頭の筋肉の緊張により気道は広がるため，吸気時の一瞬の視野は全身麻酔下よりもよい場合もある（MEMO→⑲）.

⑲ 同じグレードⅢでも

・全身麻酔，筋弛緩薬の使用は筋肉を弛緩させ，通常は挿管をしやすい状態にする．しかし，頸部の気道を支える筋肉の弛緩は気道を閉塞させる方向に作用し，逆に喉頭展開を困難にする場合がある．全身麻酔下においてグレードⅢの状態での挿管はかなり困難で，世界中の麻酔科医が警戒している．それに比較して，意識があり，自発呼吸がある状態は，筋肉の力により喉頭鏡操作はやや困難だが，筋肉の緊張により気道は開通した状態にある．同じグレードⅢの場合でも挿管はより容易である場合が多い．つまり，意識があり自発呼吸があれば，グレードⅢで声門は見えなくても挿管は可能な場合が多い.

■ 文　献

1）Cormack RS & Lehane J：Difficult tracheal intubation in obstetrics. Anaesthesia, 39：1105-1111, 1984

ポイント　コーマックとレハインの分類の

1) グレードⅠは声門がよく見え，挿管は容易

2) グレードⅡは声門後端，または披裂軟骨部分のみ見え，挿管はやや難しい場合もある

3) グレードⅢは喉頭蓋しか見えず，挿管困難

4) グレードⅣは喉頭蓋すら見えず，喉頭鏡での挿管は不能

PART
Ⅱ
実践編

§5

喉頭鏡による経口気管挿管の実際

5-8c 喉頭展開・喉頭の露出3
外部喉頭圧迫をしよう

Movie §5-H・I

学習の目標

☑ 外部喉頭圧迫操作により，喉頭展開時の視野を改善することができる

1 鉄則⑨ 喉頭の視野が悪い場合には，外部喉頭圧迫を行い，視野を改善させる
〜外部喉頭圧迫とは

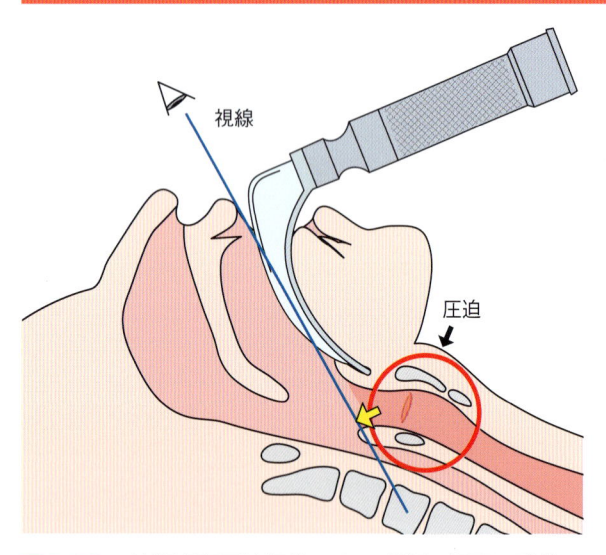

視線

圧迫

図5-52 外部喉頭圧迫操作による喉頭の視野の改善

- 喉頭展開時の視野が不十分でグレードⅡもしくはⅢの場合，外部から頸部圧迫を行うと，喉頭組織が押されて視野の中に入り，観察しやすくなることが知られている（図5-52）．この外から頸部を押す操作を**外部喉頭圧迫操作**という．

2 どこを押したらいいの？

- 声門は，甲状軟骨と披裂軟骨に付着している左右声帯および披裂軟骨部に囲まれた空間である．披裂軟骨は輪状軟骨と連結している（図1-16→p37）．そのため単純に甲状・輪状軟骨部分（図5-53A）全体をまっすぐ下（背側）に押すだけで視野はかなり良くなる（図5-53B）．甲状軟骨部分を後方（背側：backward），頭側（upward），右側（rightward）に押す（pressure）方がより有効な場合も多い（この操作をBURP：バープという，図5-53C）．また輪状軟骨部分のみを頭側・背側に強く押すのがよい場合もある（図5-53D）．

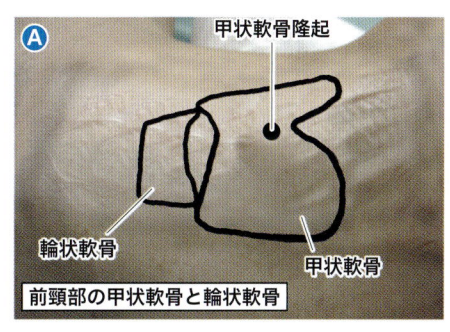
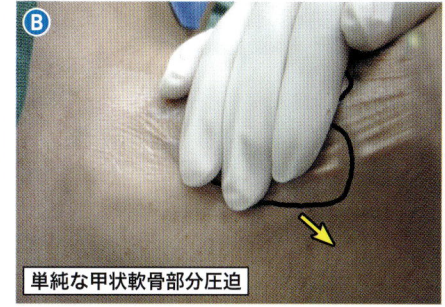
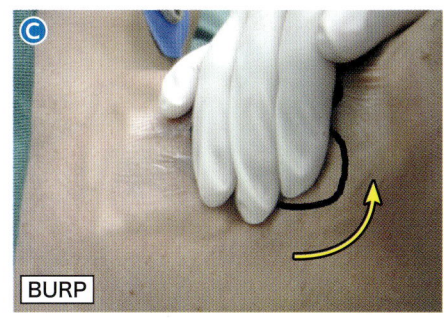
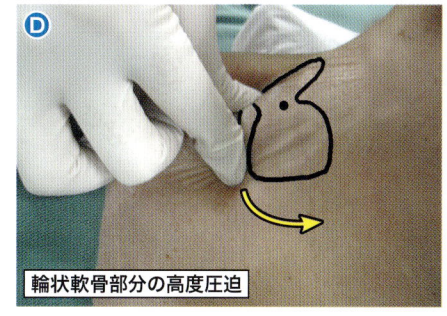

図 5-53 さまざまな外部喉頭圧迫操作の方法

3 どうやって押すの？

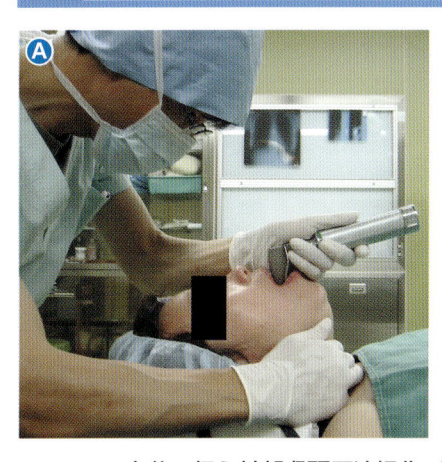
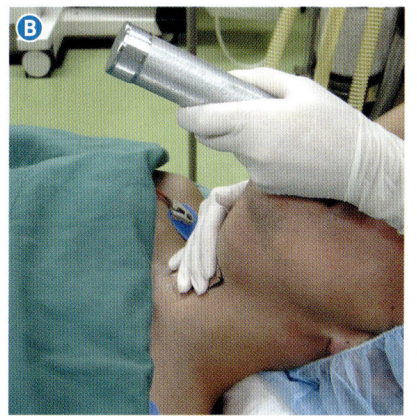
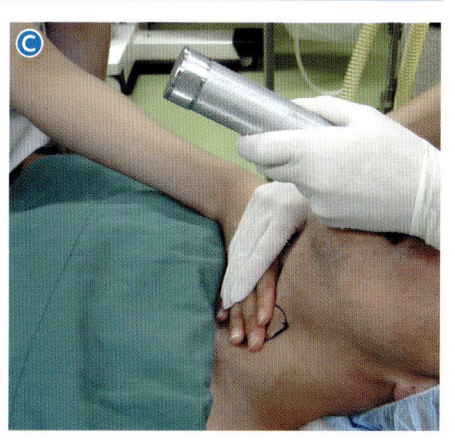

図 5-54 自分で行う外部喉頭圧迫操作（A，B）と助手にしてもらう圧迫操作（C）

● どこをどう押したら喉頭が最も見やすくなるか（視野の改善）は患者1人1人によって違う．また通常のマッキントッシュ喉頭鏡の視野は，挿管者自身しか見えない．そこで最初は挿管者自身が自分の右手で頸部圧迫を行い（後頭部を伸展させていた右手を離して），一番良い押し方，押す位置を捜す（図5-54AB）．その後右手は気管チューブを持つため，助手の手を自分の右手で誘導して同様に圧迫してもらう（図5-54C）．最初から助手の手を誘導してもよい．

4 外部喉頭圧迫でこんなに視野が良くなる！

● 外部喉頭圧迫で実際に視野が改善した例を示す．視野がグレードⅠの場合でも声門の見える範囲や角度が良くなる（図5-55）．グレードⅡ（図5-56）やⅢ（図5-57）がグレードⅠに改善する場合も，グレードⅢがⅡに改善する場合（図5-58）もある．**外部喉頭圧迫はぜひ，試みるべきである．**

● ただし，この操作が有効であるためには，喉頭展開が正しく行われている必要がある．不十分な喉頭展開で視野が悪い場合には，その効果は十分得られない．

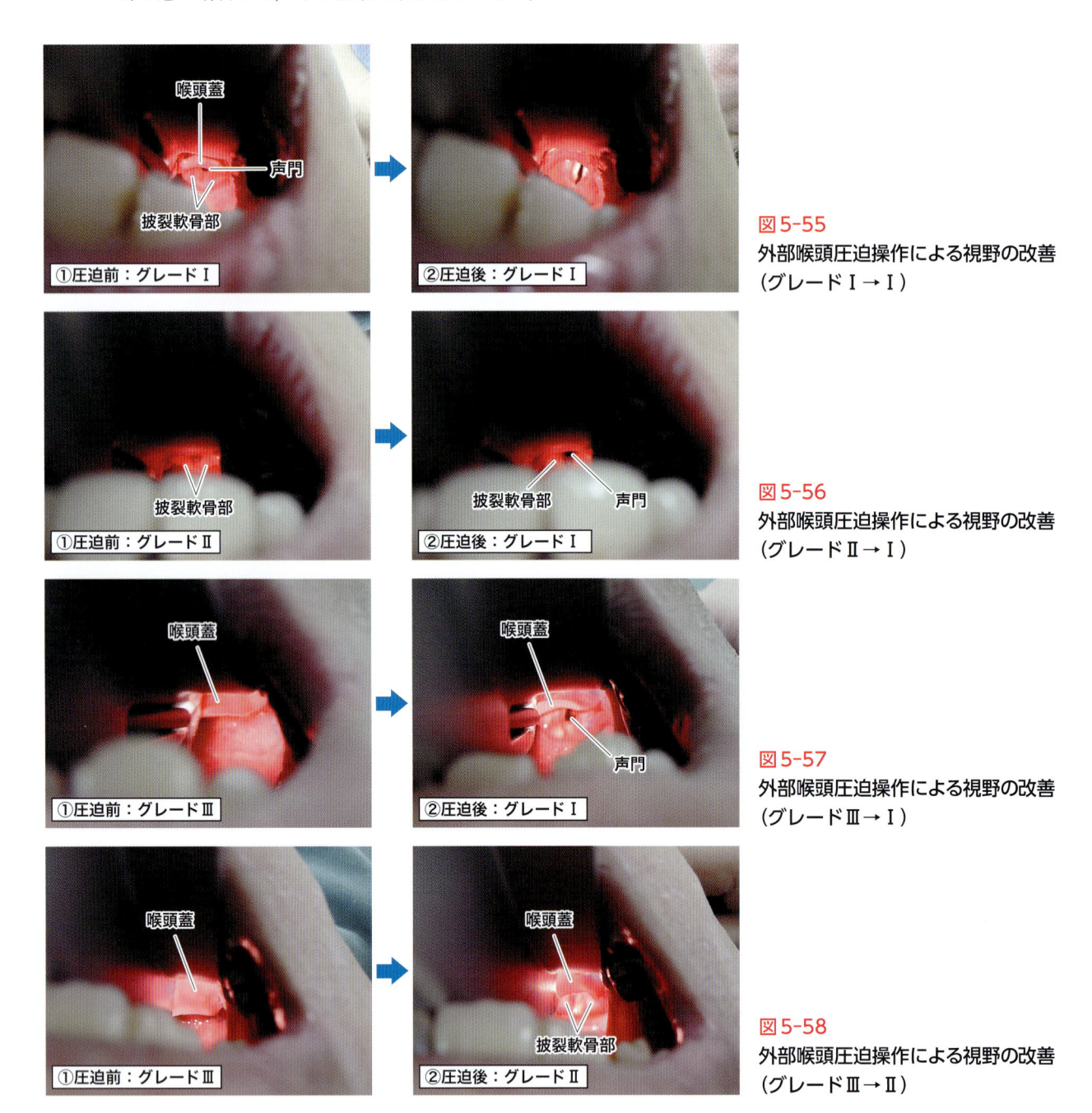

図5-55
外部喉頭圧迫操作による視野の改善
（グレードⅠ→Ⅰ）

図5-56
外部喉頭圧迫操作による視野の改善
（グレードⅡ→Ⅰ）

図5-57
外部喉頭圧迫操作による視野の改善
（グレードⅢ→Ⅰ）

図5-58
外部喉頭圧迫操作による視野の改善
（グレードⅢ→Ⅱ）

ポイント 外部喉頭圧迫操作により，喉頭の視野はしばしば改善する

§5　喉頭鏡による経口気管挿管の実際

5-9a 気管チューブを口腔内へ

Movie §5-K

学習の目標

☑ 喉頭展開後，チューブを右口角から口腔内へ正しく挿入できる

1 鉄則⑩ チューブは右口角から口腔へ挿入する

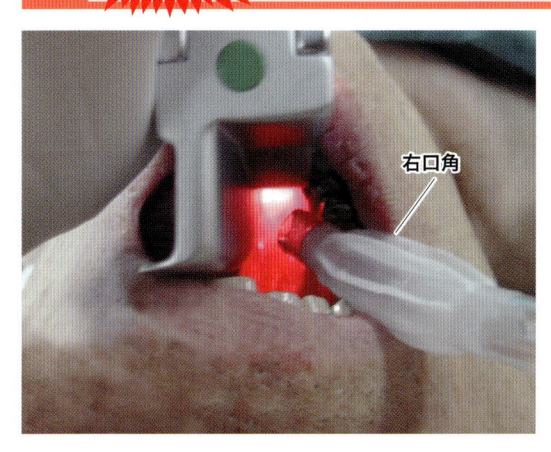

図5-59　右口角からのチューブの挿入

● 右手に持った気管チューブは，**必ず右口角から挿入する**（図5-59）．右口角からチューブを進めれば，喉頭の視野を塞ぐことはない．チューブは，右手首をやや背屈，前腕をやや回外させてチューブを45°に傾け，先端は前下方に向けて持つ（図5-60，§2-3d→p56）．正中から喉頭鏡のブレードに沿ってチューブを口腔内へ挿入すると，チューブや右手により喉頭の視野が塞がれる（図5-61）．

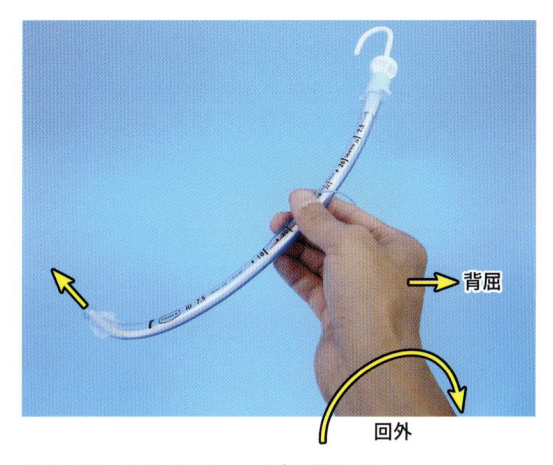

背屈

回外

図5-60　正しいチューブの持ち方

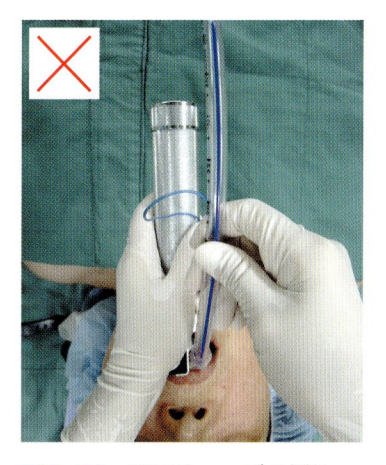

図5-61　悪いチューブの挿入

2 注意 正中からチューブを進めない　～チューブのコントロールが困難！

● 口腔の正中からチューブを進めると（図5-61），視野が塞がれるばかりではなく，**チューブのコントロールが困難になる**．正中には喉頭鏡のブレードが挿入されており，開口部は狭くなっている．チューブが上顎前歯と喉頭鏡のブレードに挟まれると，チューブ近位側を操作しても，先端はコントロール不能である（図5-62）．

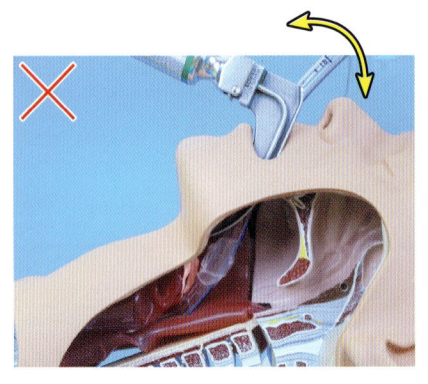

図5-62 正中からのチューブ挿入はコントロール困難

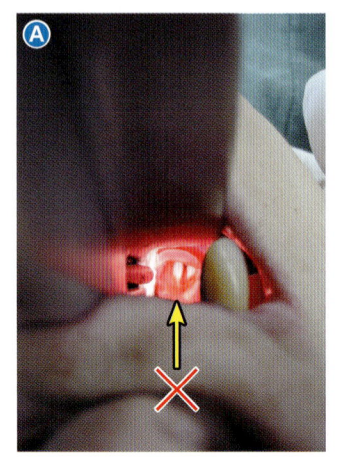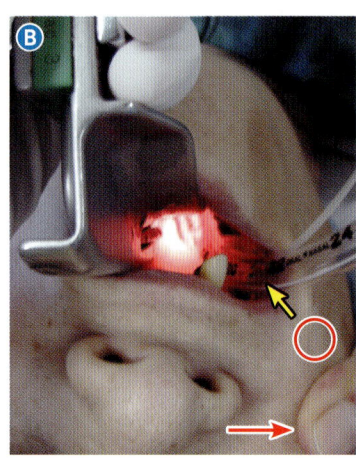

図5-63 A：正中からのチューブ先端誘導失敗症例
B：右口角からは成功．助手が上口唇を引き上げている

- 図5-63A の症例は上顎右側の歯が1本だけ残っている．声門はよく見えている（図5-63A）．しかし，この歯の左側，正中からチューブを進めると，チューブにより喉頭が見えなくなる．またチューブは上顎歯肉とブレードに挟まれて先端のコントロールができず，チューブの声門への誘導は不成功であった．一方，**上口唇右側を助手が引っ張り上げて**，残った歯の右側の口角にできたスペースからは，チューブを声門へと容易に挿入可能であった（図5-63B）．

3 Tips 助手からチューブを手渡してもらうとき，喉頭から目を離さない！

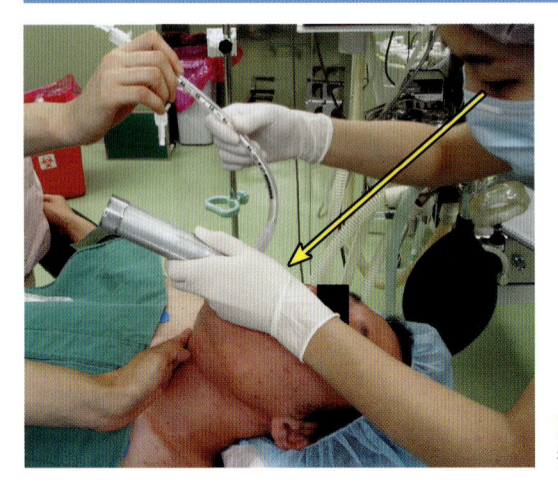

図5-64 助手からのチューブの受け取り
術者は喉頭から目をそらさない

- 喉頭展開で声門を直視できたら，助手からチューブを手渡してもらい，右手でチューブを持つ（図5-60，§2-3d→p56）．助手からチューブを渡してもらうときには，**喉頭から目を離さないことが重要である**（図5-64）．
- 助手は，術者が喉頭から視線を離さずにチューブを受け取れるように，チューブを手渡さなければならない（§15，図15-8→p300）．

4 Tips 助手に口唇を引っ張ってもらおう

- チューブを右口角から口腔内へと挿入するとき，助手は右上口唇を頭側へ，右下口唇を尾側へと引っ張りスペースを作る．視野が広がり，チューブを右口角から口腔へと進めやすくなる（図5-63B ➡）．

ポイント
1) 視野を塞がないようにチューブは右口角から口腔内へ挿入
2) チューブを口腔内に挿入する際に助手に右上口唇，下口唇を引っ張ってもらう

5-9b 気管チューブを口腔内から咽頭，喉頭へ

Movie §5-K

学習の目標

☑ 右口角から口腔内へと挿入した気管チューブを，咽頭，喉頭入口部さらに声門へと進めることができる

1 気管チューブの進行の実際 （次頁 図5-65 1 〜 4 ）

①**右口角**からチューブを挿入する．チューブを持つ右手首はやや背屈，前腕はやや回外し，チューブ先端は前下方，凸面はやや左側を向いている（§5-9a 図5-60, 図5-65 1 ）．

②口腔内を13〜15cmまでは，手首，チューブ先端の向きはそのままで，チューブを前下方へと進める（図5-65 2 ）．

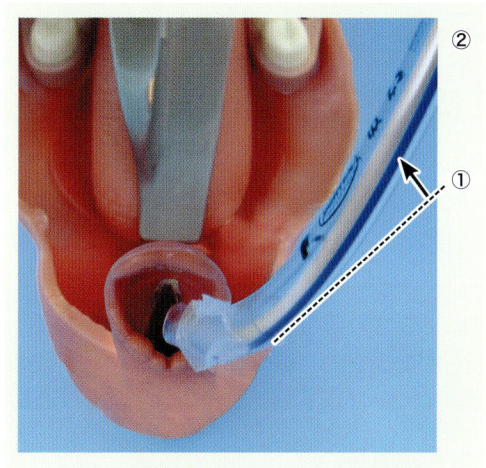

図5-66　喉頭付近でチューブを垂直方向に立て声門通過を容易にする

③チューブ先端がほぼ声門直前にきたとき，右手首の背屈と前腕の回外を少しずつ戻し，**チューブを垂直方向に立てながら**，喉頭へと進めていく（図5-65 3 ）．声門の直前で，チューブを立てることにより，チューブ先端が声門方向を向く（図5-66）．またチューブのベベル（切り口）が垂直方向を向き，声門を通過しやすくなる（図5-66）．指先でチューブを反時計回りに回転させることも，この動きを助ける．ただし，チューブが完全に正中にくることはない．視野が塞がれ，チューブの進行を確認できなくなるためである．

④あとはそのまま声門へとチューブを進める（図5-65 4 ）．

2 チューブの誘導が困難な場合，スタイレットの角度を調節する

● チューブが声門の下側，披裂軟骨下面の食道方向へと向かい，気管チューブを声門へと誘導できない場合がある．その場合，一度マスク換気に戻り酸素化・換気を維持する間に，**スタイレットの彎曲の角度を再調節**する．もう少しスタイレットを曲げチューブ先端の角度をつける（角度中；図2-27C 参照→p54）か，ホッケースティック型（図2-27 参照）に変更して進め直すと，うまく誘導できる場合が多い．

ポイント
1) チューブを右口角から進め，声門直前まで（13〜15cm）進めた後，手首の背屈を戻し，前腕を回内させ，チューブを少し立てる
2) チューブ進行に失敗したら，スタイレットの角度を調節してもう一度トライ

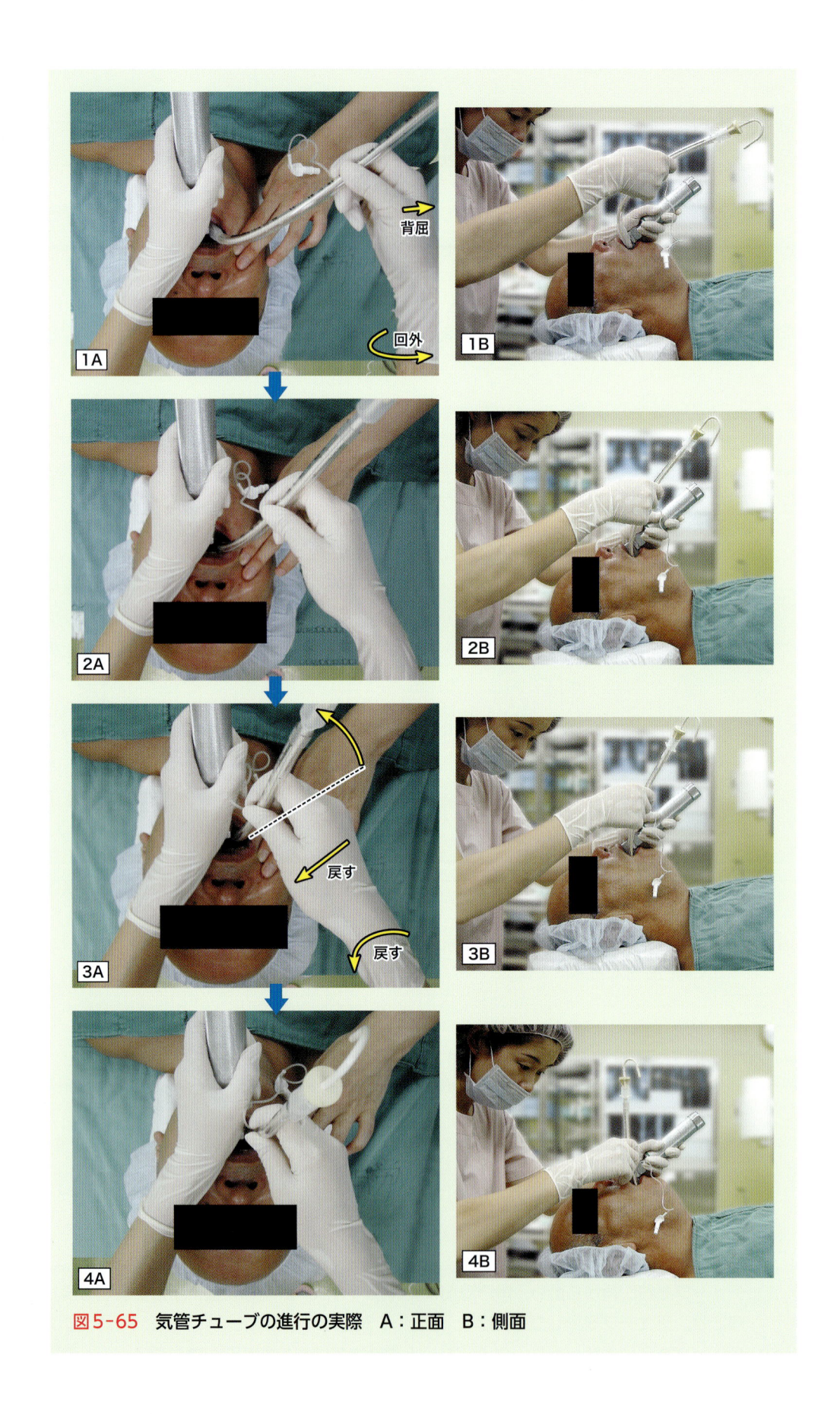

図5-65　気管チューブの進行の実際　A：正面　B：側面

5-9c 気管チューブの声門通過とスタイレットの抜去

ついにたどり着いた門

Movie §5-K

学習の目標

☑ スタイレットを抜去する適切なタイミングを理解する
☑ 気管チューブの最終位置について理解する

1 鉄則⑪ チューブ先端が声門を通過した直後に，スタイレットは抜去する

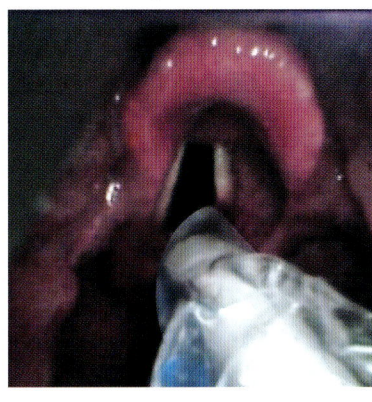

図5-67 声門直前まで進めた気管チューブ

ここでスタイレットを抜くのはまだ早い

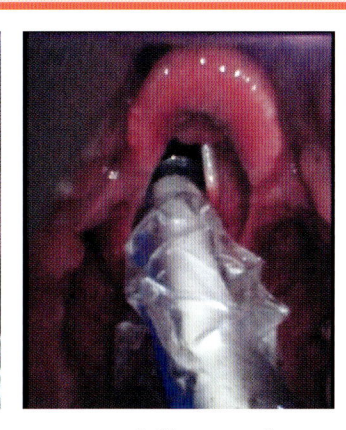

図5-68 気管チューブの声門通過

スタイレットを抜去直前の気管チューブ

● 声門直前まで進めてきた気管チューブは，喉頭組織を傷つけないように，声門をそっと静かに通過させる（図5-67・68）．そしてチューブ先端が声門を1〜2cmぐらい通過した直後に（図5-68，図5-69B），助手にスタイレットを抜去してもらう．スタイレットを挿入したまま，気管奥までチューブを進めると，**喉頭組織や気管の損傷の危険があるため，絶対に避ける**．ただしあまり早くスタイレットを抜いてしまうと，チューブを喉頭入口部へ誘導できなくなる．声門を直視できない場合（グレードII，III）は，通過したと推測できる位置でスタイレットを抜いてもらう．

2 門は思ったよりも奥にある 〜門の前の広い庭

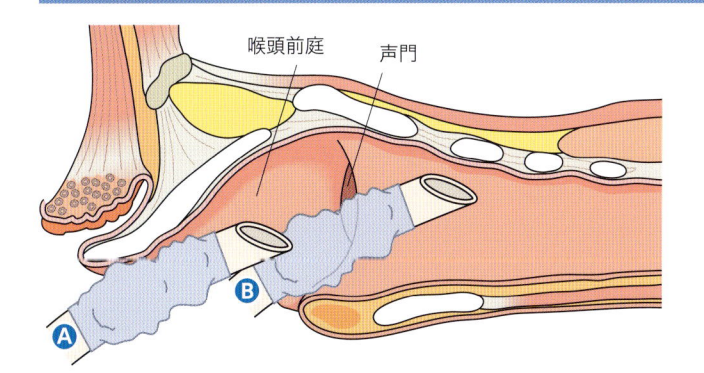

喉頭前庭　声門

図5-69 A：喉頭前庭にある気管チューブ
**　　　　　B：正しく声門を通過したチューブ**

A）スタイレットを抜くにはまだ早い　B）スタイレットを抜くのに適切な位置

● 目で見ている喉頭は平面的であるため，気管チューブの誘導では奥行きの調節が最も難しい．**喉頭前庭**（喉頭蓋先端から仮声帯までの空間）は，意外に広く，門（声門）は思った以上に奥にある（図5-69）．そのため，チューブは門（声門）をくぐったはずなのに食道挿管となる場合がある．喉頭蓋先端から声門まで，2〜3cmはチューブを進める必要がある．

● ときに喉頭から気管へとチューブを進めるのが困難な場合がある．**喉頭痙攣**，または**チューブと喉頭組織との衝突**が原因である．詳細は **MEMO ⑳㉑** 参照．

3 スタイレット抜去 ～チューブを一緒に抜かれないように

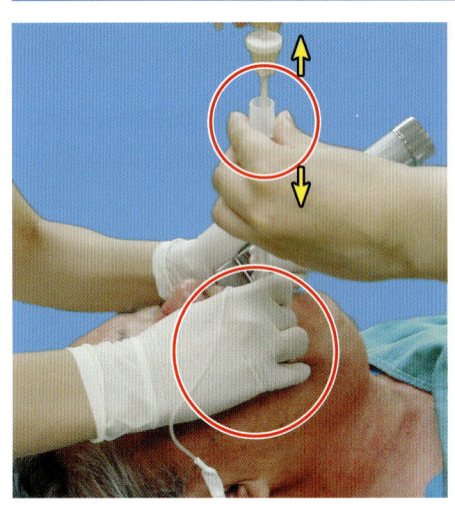

図5-70 スタイレット抜去時の気管チューブの保持

- 一般的には，助手にスタイレットを抜いてもらう．そのときに，チューブを一緒に引き抜かれたり，チューブ先端の位置が変わることがないように注意する．チューブを右手親指，示指，中指でしっかり持ち，薬指，小指を患者の頬部に密着させ，**チューブが動かないように保持しておく**（図5-70）．助手は左手でしっかりチューブを固定し，右手でスタイレットを抜去する．
- スタイレットを二段階に分けて抜去するのもよい．スタイレットを最初に4〜5cm抜いてもらい（**ちょい抜き**），その分チューブを進めた後，全抜去する．

4 気管挿管の完了．最後まで決して目を離さずに見送ろう

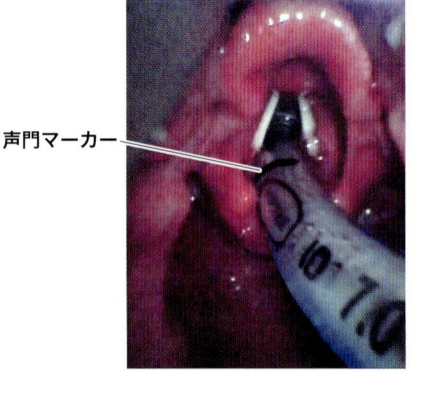

声門マーカー

図5-71 気管挿管の完了
カフが通過して2cmで止める．声門マーカーはメーカーにより形，位置が違う．このチューブではカフから3cmの位置に声門マーカーがあるので，マーカーが声門のすぐ手前に見えるように位置させる

- スタイレットを抜去後，カフ全体が声門を通過するまで，さらにチューブを進める．カフ全体が声門を通り過ぎてから，さらに2cm進めてチューブ進行を止める（図5-71）．決して目を離さずに，チューブ先端およびカフが（食道に逃げ込まずに）声門を通過するのを，最後まで確認する．**カフ全体が無事に声門を2cm通過したら，気管挿管の完了である**．

5 Tips 吸気を狙って ～自発呼吸がある場合

- 自発呼吸下では，吸気に喉頭蓋が立ち上がり，声門は開く（図3-3C②→p71）．意識下の気管挿管時（§4-6→p99）では，タイミングを見計らい，**吸気で声門が開いた瞬間にチューブを進める**．声門が見えないグレードⅢの場合，全身麻酔下では挿管は困難だが，自発呼吸下では吸気に奥の声門が広がるため，見えていなくても挿管は可能な場合が多くある（MEMO⑲→p139）．また自発呼吸患者では，気管挿管と同時に咳反射がみられる．気管挿管の確認（§5-10・11→p154〜）後は，鎮静薬の追加投与を考慮する．

⑳ 門が閉まって進めない　〜喉頭痙攣って何？

・**自発呼吸患者**では，チューブを声門に進める瞬間に，声門（または喉頭全体）が閉じて進行困難なことがある．**喉頭痙攣**である（図5-72）．喉頭痙攣は元来喉頭の防御反射で，気管チューブという異物侵入を阻止しようとしている．門（声帯）が閉じている間はチューブで無理やりこじ開けようとすると，門（声帯）が壊れる可能性があるので注意する．

・喉頭痙攣の多くは一過性で自然に解除する．チューブ進行を一度中止し，バッグマスク法で，**軽く加圧して解除を待つ**．声門が閉鎖しているときは完全上気道閉塞状態（表3-3→p73）だが，解除すれば閉塞症状がなくなり，換気可能となる．次の試行時は，声門が閉じないようにやさしく，素早く行う．キシロカイン®スプレーで声門部の表面麻酔を追加するのも反射予防に有効である．ただしスプレーが刺激になり喉頭痙攣を誘発する可能性もある．鎮静薬・鎮痛薬・筋弛緩薬（§4-6→p99）の投与が予防に有効である．筋弛緩薬の効果が十分であれば，喉頭痙攣は起こらない．

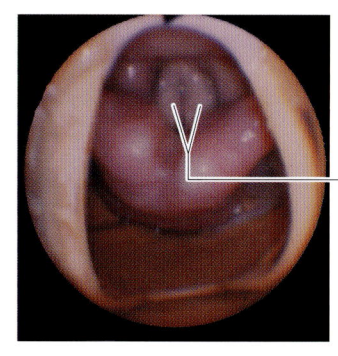

図5-72
喉頭痙攣（ラリンジアルマスクの開口部から見たところ）
左右声帯が閉じて声門が閉鎖している

声帯

㉑ 気管チューブが進まない！！

・気管チューブを声門からその先の気管へと進めるのが困難な場合がある．チューブ先端が，①**前交連**，②**声帯**，③**輪状軟骨部**，④**気管前壁**のどこかに衝突していると考えられる（図5-73）．衝突部位は，判定困難な場合が多い．喉頭を損傷するため，暴力的に気管チューブを進めるのは避ける．スタイレットを数cm抜いてチューブを進めてみる．またスタイレット抜去後，チューブを1〜2cm引き抜き，チューブを反時計周り（ときに時計回り）に90°回転させて進めると，引っかかりが改善することが多い．

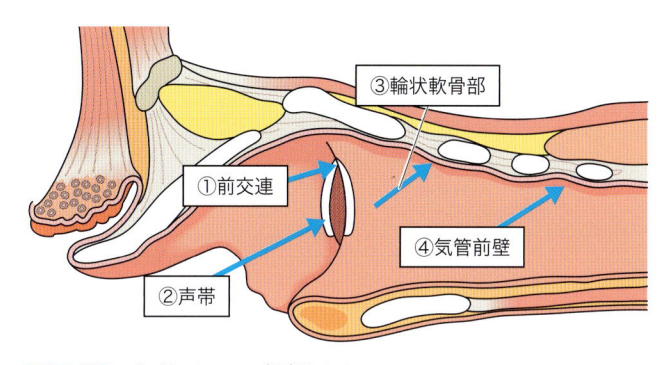

③輪状軟骨部
①前交連
②声帯
④気管前壁

図5-73　気管チューブが進まない

ポイント

1) スタイレットは，チューブ先端が声門を1〜2cm通過したときに抜去する
2) 声門手前には喉頭前庭があり，声門は思ったより奥にある
3) カフ全体が声門を通過してからさらに2cmだけ進め，挿管完了

注　意　スタイレットを挿入したまま，気管の奥までチューブを進めない

5-9d　気管チューブ挿管直後の操作
カフへの空気注入と換気の再開

学習の目標

☑ 気管挿管完了直後の操作（表5-1）を理解する

☑ 必要最小限のカフへの空気注入量について理解する

1　挿管後の操作手順

表5-1　挿管完了直後の操作

- ☐ 喉頭鏡の抜去
- ☐ チューブの深さの確認
- ☐ カフへの空気注入
- ☐ バイトブロック挿入
- ☐ チューブと蘇生バッグの接続，換気の再開
- ☐ 気管挿管の確認（§5-10：身体診察による確認，§5-11：機器を使用した確認）
- ☐ チューブの固定（§5-12）

● 気管チューブの挿管が完了した後，表5-1に示した操作を行う．順序に決まりはない．臨機応変に短時間で進めていく．

2　喉頭鏡の抜去　〜気管チューブは手を頬部と密着させて保持する

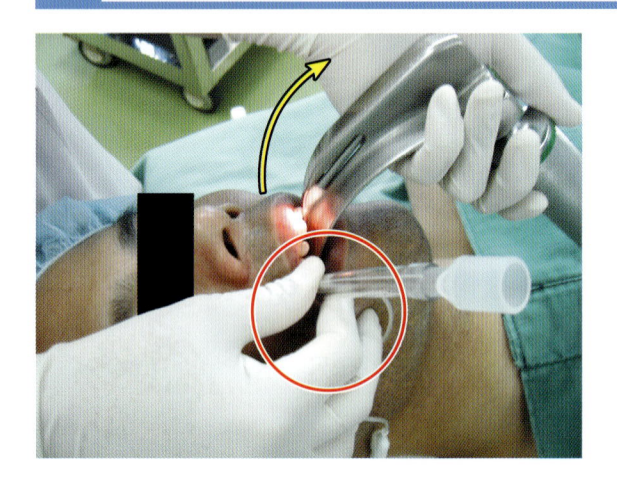

図5-74　喉頭鏡の抜去とチューブの保持

● チューブを気管へ進めた後，右手でチューブを保持したまま，左手に持った喉頭鏡を抜去する．喉頭鏡は，口腔・咽頭の彎曲に沿って弧を描くように，また歯に当たらないように注意しながら，抜去する（図5-74）．このとき，ブレードと一緒に気管チューブが抜けないように，**右手は上顎・下顎，頬部に密着させてチューブをしっかりと保持しておく**．

3 チューブの深さの確認 ～声に出して確認しよう

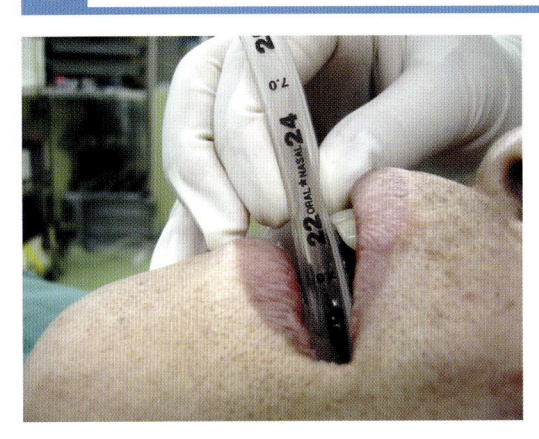

図5-75 気管チューブの深さの確認

● 喉頭鏡を抜去すると同時に，気管チューブの深さを確認する．深さはチューブ先端から，上顎前歯（ときに口角）までの距離で表す（図5-75）．成人男性で21〜23cm，成人女性で20〜22cmが標準である．日本人の場合，24cmを越える場合は少ない．「深さ22cm」と声に出して確認する．

4 カフへの空気注入 ～漏れ（リーク）を防ぐ必要最小限量を注入

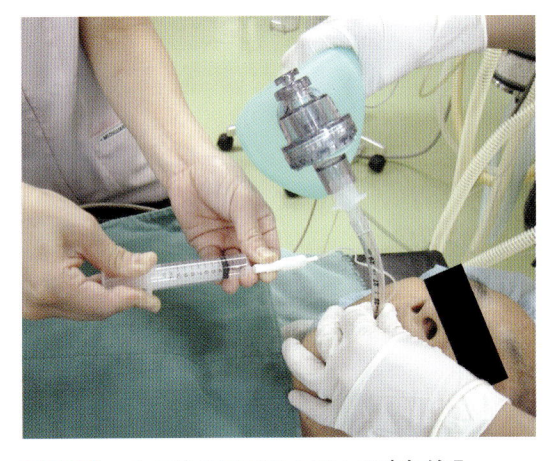

図5-76 カフ注入口からカフへの空気注入

● 蘇生バッグ，麻酔器のバッグ，または人工呼吸器による陽圧換気中，チューブと気管との隙間からの漏れ（リーク）を防ぐために，助手はカフへ空気を注入する（図5-76）．カフ注入はパイロットバルーン先端のカフ注入口に，シリンジまたはカフ圧計をしっかりと接続して行う．**カフ注入量は通常3〜8mL程度**だが，かなりの個人差（チューブサイズと気管の内径の差，気道内圧による）がある．

●カフへの空気注入方法（図5-77）

①**急速注入法**（図5-77）：喉頭鏡を抜去している間に，カフに7〜8mLの空気を一気に注入する．これでも漏れが起こる場合はさらに1〜2mLずつ追加注入する．カフ注入を迅速に行え，緊急時にはすぐに換気を再開できる．誤嚥の危険が高いときは，より速く気道を保護できる．ただし，これはあくまで仮の注入量で，過量な場合があり得る．気管挿管処置が落ち着いたら，必ず②緩徐注入法か，③カフ圧計により必要最小限のカフ注入量に調節する．カフ注入量が長期間過量のままだと気管粘膜が虚血により損傷される．

②**緩徐注入法**（図5-76・77）：蘇生バッグを接続し換気を再開後に，カフへまず2〜3mLの空気を注入し，その後漏れがなくなるまで1mLずつ注入していく．"漏れ（リーク）"の有無は，**口元に耳を寄せるか，頸部に聴診器を当てて，蘇生バッグを加圧したときの「空気の漏れの音」を聴く**．漏れがなくなったら1mL抜き再び漏れがあることを確認し，もう一度1mL追加注入し漏れがないことを再確認する．これが必要最小限のカフ注入量である．注入量を必要最小限にすることで，カフの過膨張による気管粘膜の損傷を防止する．ただし，頭頸部の位置が変わるとチューブの位置がわずかに変化して必要最小限量は変わり得る．再調整が必要な場合がある．

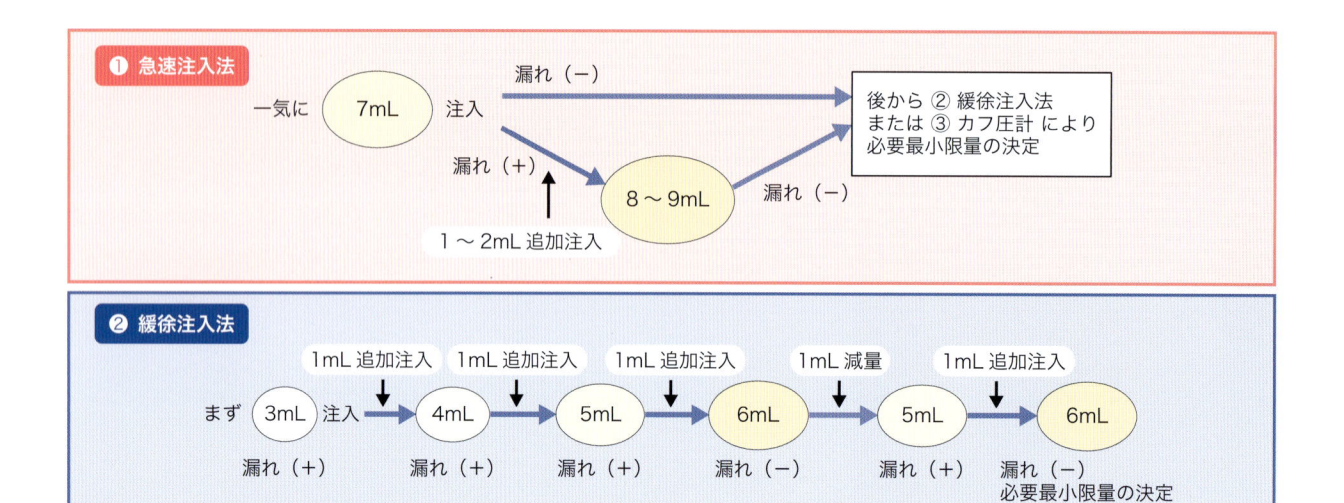

① 急速注入法

一気に 7mL 注入 — 漏れ（−）→ 後から ② 緩徐注入法 または ③ カフ圧計 により 必要最小限量の決定

漏れ（＋）→ 8～9mL — 漏れ（−）→

1～2mL 追加注入

② 緩徐注入法

まず 3mL 注入 → 1mL 追加注入 → 4mL → 1mL 追加注入 → 5mL → 1mL 追加注入 → 6mL → 1mL 減量 → 5mL → 1mL 追加注入 → 6mL

漏れ（＋）　漏れ（＋）　漏れ（＋）　漏れ（−）　漏れ（＋）　漏れ（−）必要最小限量の決定

図5-77　カフへの空気注入方法

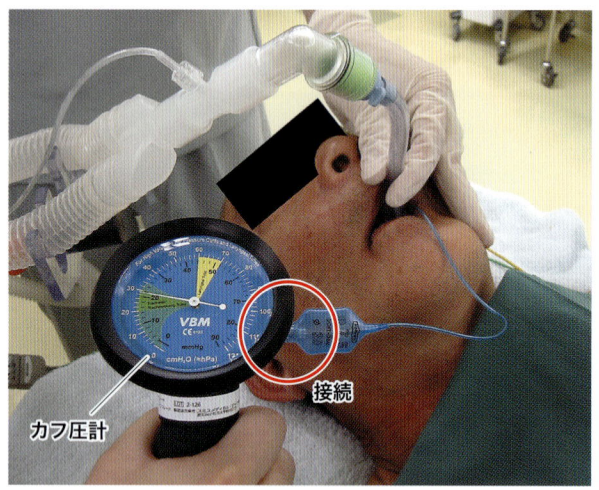

カフ圧計　接続

図5-78　カフ圧計によるカフ注入

③**カフ圧計による注入法**（図5-78）：気管チューブのカフ注入口と，カフ圧計（図2-33→p57）の接続口（延長管を付けて）を接続し，グリップと呼ばれるゴム球を押して，カフへ空気を注入する．まず50cmH$_2$O程度の圧まで空気を注入し，リリースボタンを押してカフの空気を少しずつ脱気し，カフ内圧を至適カフ圧（20～25mmHg）まで減少・調節する．カフの過膨張による気管粘膜の損傷を防止できる一番確実な方法である．

MEMO

㉒ カフに10mL以上注入しても漏れる場合は？

・カフに10mL以上注入しても，漏れ（リーク）がある場合，以下のような原因が考えられる．カフ圧計によるカフ圧測定，および適切な対処が必要である．
①気管チューブが浅すぎてカフが声門を完全に越えていない〔チューブ挿入不十分（図5-85→p156）〕
②食道挿管（図5-83→p155）
③患者の気管の太さに対して気管チューブが細すぎる（チューブサイズ変更考慮）
④カフ損傷（もともと損傷しているか，操作中に歯などで損傷する．チューブの交換が必要）
⑤後に挿入した胃管が気管内に迷入している（図8-4→p218）

5 噛みつき注意！ ～バイトブロックで防御

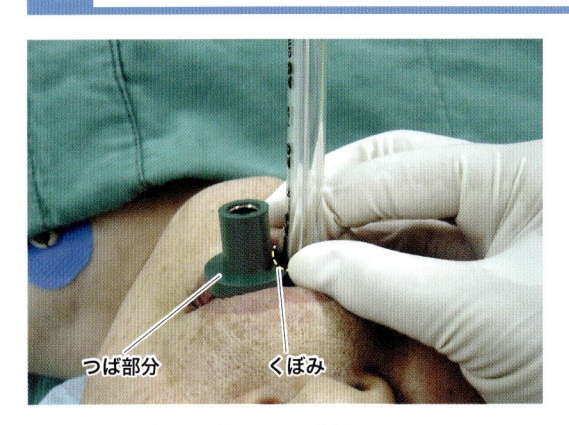

図5-79　バイトブロックの挿入

つば部分　　くぼみ

喉頭鏡を抜去した時点で，口腔内には気管チューブだけになるため，患者にチューブを噛まれる危険がある．バイトブロック（図2-34→p58）を上下歯列間に挿入して噛まれるのを防止する．バイトブロックは通常チューブの左側（喉頭鏡があった場所）に，つば部分のくぼみを合わせるように挿入する（図5-79）．つばの部分が歯に引っかかり，口腔内への落ち込みを防止する．歯が無い（総義歯の）場合，バイトブロックは必要ない．

6 チューブを左手に持ち替え，蘇生バッグを接続，換気再開

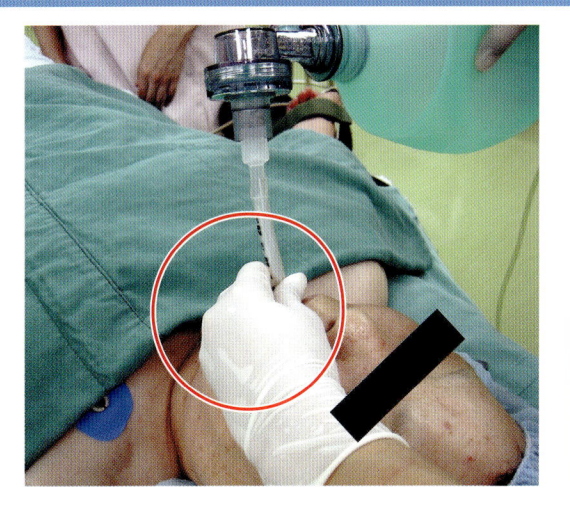

図5-80　気管チューブと蘇生バッグの接続
左手は患者頬部に密着させてチューブを保持する

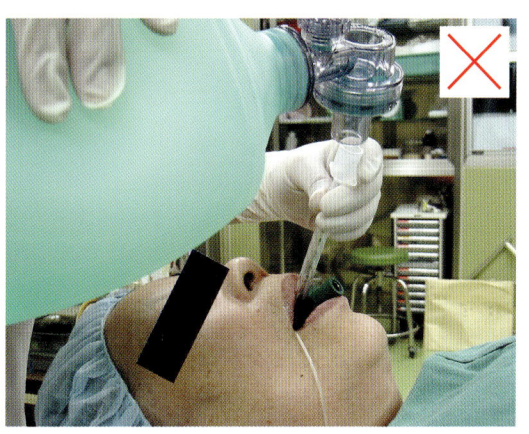

図5-81　バッグ接続時，チューブの悪い持ち方
チューブを押し込み，深さが変わってしまう

● バイトブロックを挿入した後，右手で保持していたチューブを左手に持ち替えて，チューブ近位端のコネクターに蘇生バッグを接続する（図5-80）．このとき**左手は顔面に密着させて，チューブをしっかりと保持する**．チューブだけを持つと，チューブの引き抜き，または押し込み〔気管支内挿管（図5-84→p155）〕になる危険がある（図5-81）．バッグとチューブを接続したら，気管チューブを通して換気を再開する．

ポイント

1）気管チューブの深さは標準で成人男性：21～23cm，成人女性：20～22cm

2）カフへの空気注入量は平均3～8mLだが，必要最小限量を確認する

3）気管チューブは手をいつも頬部と密着させて保持する

5-10 気管挿管の確認（身体診察による確認方法）

そのチューブ，本当に気管に入ってる？

Movie §5-L

学習の目標

- ☑ 気管チューブの正しい位置について理解する
- ☑ 気管チューブ位置異常について理解する
- ☑ 気管挿管の身体診察による確認が施行できる

1 鉄則⑫ 気管挿管であることを確認する ～気管挿管の確認は超難しい！

- 気管挿管の確認とは，チューブが

「**正しく気管に挿管されていること（食道挿管，気管支内挿管ではない）**」

を確認することである．その方法には，身体診察による確認方法（**表5-2**→p156）と，機器を用いた確認方法（§5-11 **表5-3**→p158）がある．気管挿管の確認は超重要だが，超難しい場合がある．
- 気管挿管の確認時には，「視診，OK」「聴診，OK」「カプノ，OK（カプノメータ→§5-11）」と，声に出して確認する．

2 気管チューブの正しい位置

- 気管チューブと気管の正しい位置関係を**図5-82**に示す．チューブ先端は気管の中央に位置する．チューブ先端から前歯までの平均的な深さ（距離）は，成人男性 約21〜23cm，成人女性 約20〜22cmである．

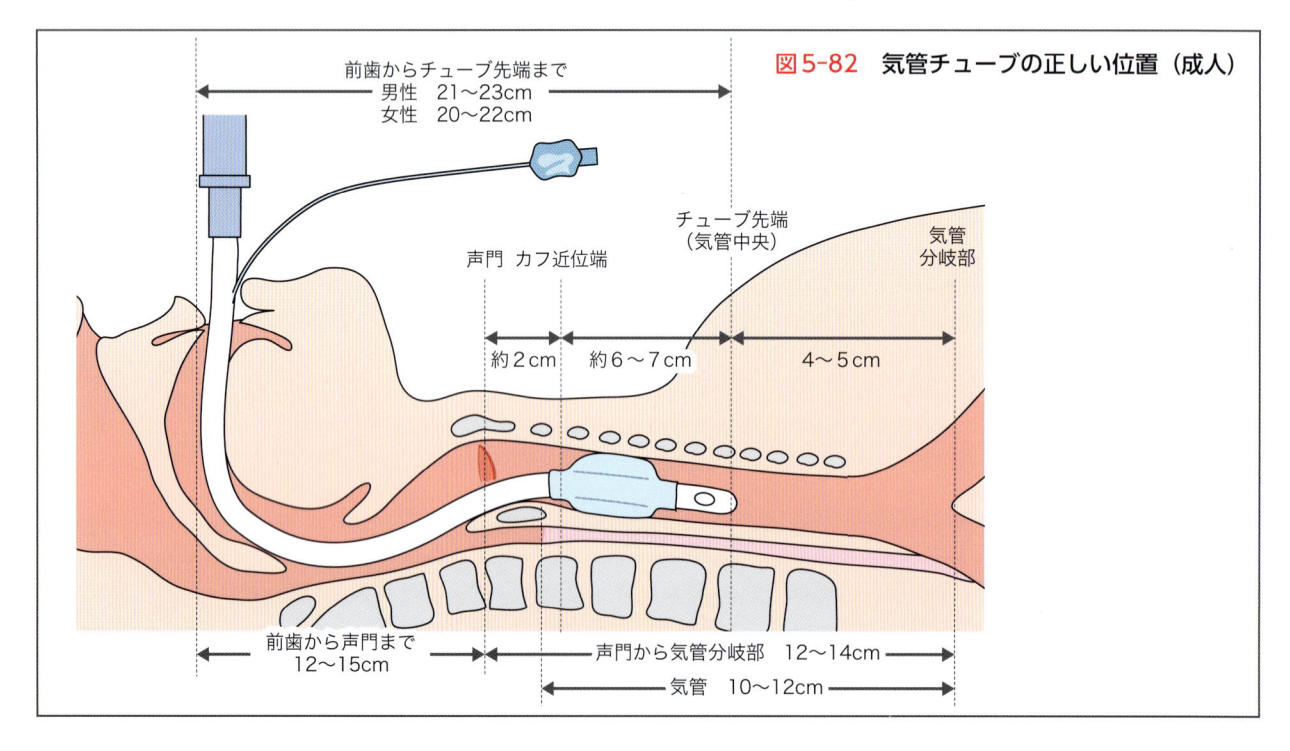

図5-82 気管チューブの正しい位置（成人）

前歯からチューブ先端まで
男性 21〜23cm
女性 20〜22cm

声門 カフ近位端

チューブ先端（気管中央）

気管分岐部

約2cm 約6〜7cm 4〜5cm

前歯から声門まで 12〜15cm

声門から気管分岐部 12〜14cm

気管 10〜12cm

3　気管チューブの位置異常

● 気管チューブの主な位置異常には，①**食道挿管**（図5-83），②**気管支内挿管**（片肺挿管，図5-84），③チューブ挿入不十分（カフが喉頭前庭・声門に位置する，図5-85）がある．常に鑑別する必要がある．

4　最も恐ろしい食道挿管とは？

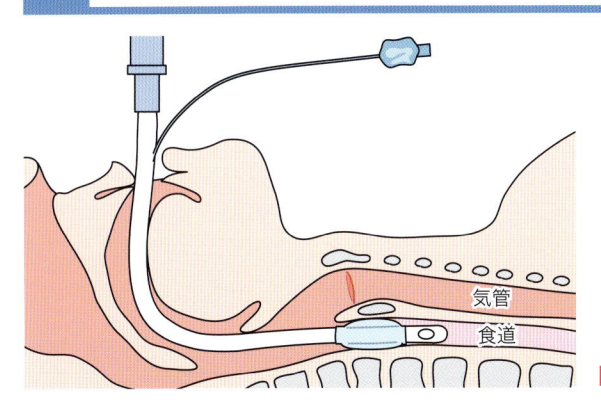

図5-83　食道挿管

● 最も危険な気管チューブの位置異常は食道挿管である．**食道挿管**とは声門を通して気管に挿入するはずのチューブを，喉頭の左右下側（背側）から食道へと挿入してしまうことである（図5-83）．正確には咽頭内にあるチューブも食道挿管に分類される．挿管操作中にチューブが声門を通過するのを確認しているつもりでも…最後の最後にチューブが喉頭の下側や横にそれて，食道挿管になることがある．

● 食道挿管はすぐに気付いてやり直せば，大きな問題にはならない．しかし，気付かない場合は，そのまま食道を通して胃を換気し続けることになる（当然酸素化・換気は不能）．患者の状態が改善しなくても，それが元来の病気のためか，食道挿管のためなのか，判別は困難な場合がある（MEMO▶㉓）．気管挿管時はいつも，「**食道挿管ではないか？**」と疑う必要がある（次項§5-11→p162参照）．

5　気管支内挿管　〜深さは当てにならない？

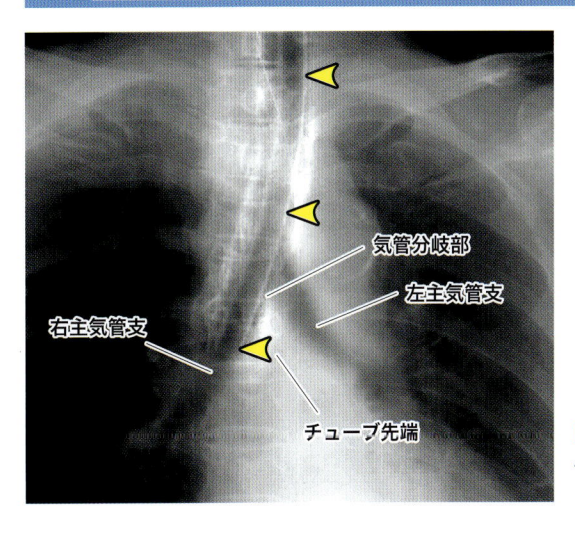

気管分岐部
左主気管支
右主気管支
チューブ先端

図5-84　気管支内挿管
◁は気管チューブのX線不透過ラインを示す．気管チューブ先端は気管分岐部を越えて右主気管支にある

● 気管チューブが深すぎて先端が気管分岐部を越え，右または左の主気管支に入ることを**気管支内挿管**という（図5-84）．**片肺挿管**ともいわれる．解剖学的に右の気管支の分岐角度が小さいため，**右主気管支に入ることが多い**．前述した気管チューブの標準的な深さは，目安であり絶対的なものではない．図5-84の症例のように，深さ18cmでも気管支内挿管になることがあり，注意が必要である．

╍╍ MEMO ╍

㉓ Nobody knows（フィクションです）

・ACS（急性冠症候群）によるCPA（心肺停止）にて救急搬送された患者に，ERでCPR（心肺蘇生）が行われている．緊迫した状況のなかで気管挿管が行われているが，肥満患者で頸が短く，声門はよく見えず挿管困難である．数回の試行後，ようやく上級医により気管挿管が完了した．聴診上では肺水腫のためか呼吸雑音が多く，正常呼吸音は聴取できな

い．肥満患者で胸骨圧迫中のため，胸郭の視診は不明瞭である．アドレナリンは数回投与されたが，結局ROSC（自己心拍再開）には至らず，30分後にはCPR終了となった．家族説明が行われ，エンゼルケア（死後処置）のために，すべてのチューブ類は抜去された．気管チューブは，食道から…．

6 チューブ挿入不十分（カフが喉頭前庭，声門に位置する）

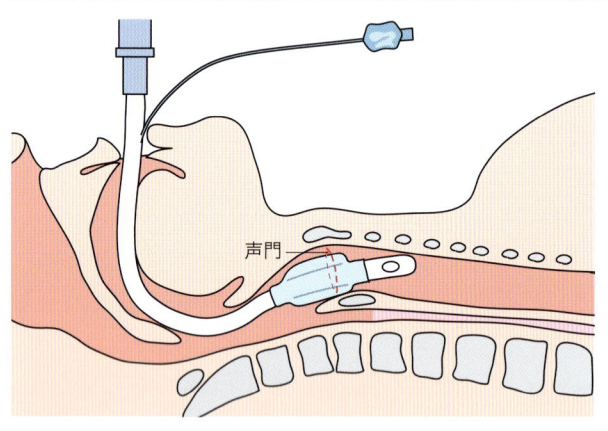

声門

図5-85　声門に位置するカフ

- 挿管操作中にチューブのカフが声門を完全に通過するのを確認しておかないと，チューブが浅く，カフが喉頭前庭，声門に位置することがある（図5-85）．この場合，カフにかなりの量（10mL以上）の空気を注入しても，漏れがあることが多い（MEMO⇒㉒→p152）．過膨張したカフが声帯を損傷する危険もある．もう一度喉頭展開をして，確認する必要がある．

7 気管挿管の臨床評価：身体診察による確認方法

表5-2　気管挿管の身体診察による確認方法

1）チューブの声門通過確認（図5-86） 　　（挿管操作中または挿管完了後再確認，ビデオ喉頭鏡使用も含む） 2）視診（図5-87） 　　・バッグの加圧・解除と同調した両側胸郭の上下の動き 　　・バッグ加圧時に腹部膨隆がない 3）聴診（5点聴診法，図5-88） 　　・両側胸部での均等な呼吸音聴取 　　・上腹部でゴボゴボという音がしない

- 気管挿管の確認には常に配慮が必要である．実際に最もよく行われている，特別な器具を用いない身体診察による確認方法は，表5-2に示した視診・聴診法である．ただし，通常の視診・聴診では困難な場合も多くある．

8 チューブの声門通過確認（見えれば最も確実）

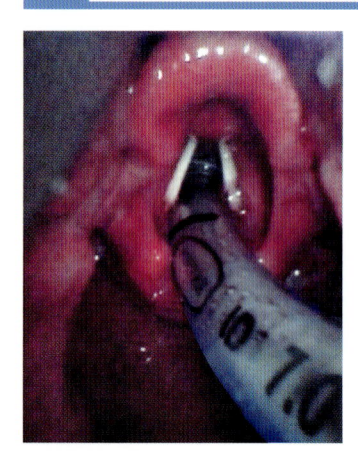

図5-86
チューブの声門通過確認

- 挿管操作中，または挿管後にもう一度喉頭展開をして，チューブが確実に声門を通過しているのを確認（図5-86）できれば，それは最も確実な気管挿管の確認である．ただし，マッキントッシュ型喉頭鏡では，声門を観察できない症例（グレードⅡ，Ⅲ，Ⅳ→p137）では確認できない．喉頭蓋の下をチューブが通過しているのが見えても，声門を通過しているのが見えないからである（声門がはっきり見えたらグレードⅠ）．ビデオ喉頭鏡はより声門の視野が良いため，「チューブの声門通過」の確認には有用である（図5-92→p161，図6-42→p187）．

9 視診 〜よく見て！

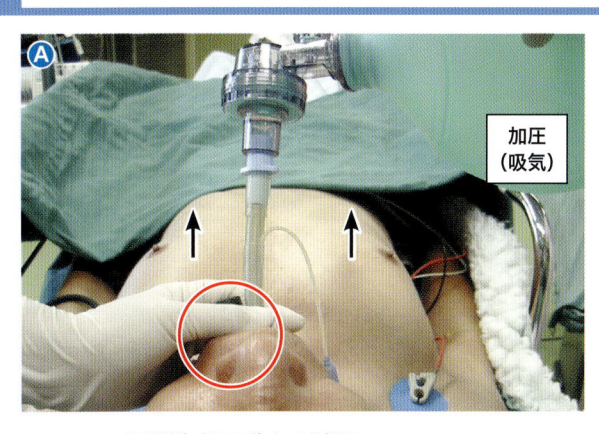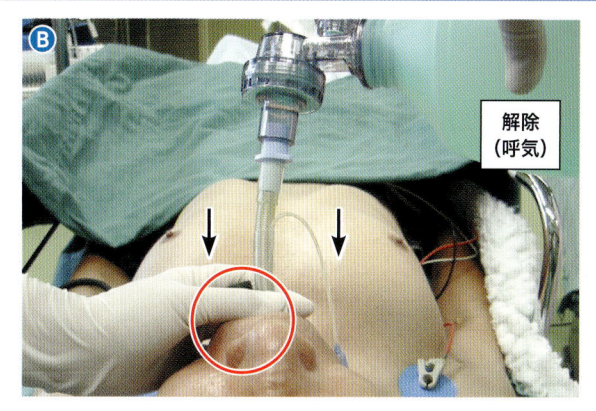

図5-87 両側胸部の動きの確認
A）吸気　B）呼気．チューブ保持（〇印）にも注目

● 蘇生バッグを加圧して肺を膨らませたとき，両側胸部が均等に膨らみ（胸部が挙上する），バッグを解除したとき両側胸部が下がるのを確認する（図5-87）．本法は確実な方法ではないが，簡便であるため気管挿管後は必ず行う．バッグを押しても胸部が上がらない，または腹部（胃部分）のみ上がる場合は**食道挿管**を，右側のみが上がる場合は**右気管支内挿管**を疑う．

10 聴診 〜5点聴診法：必ず5カ所聴く

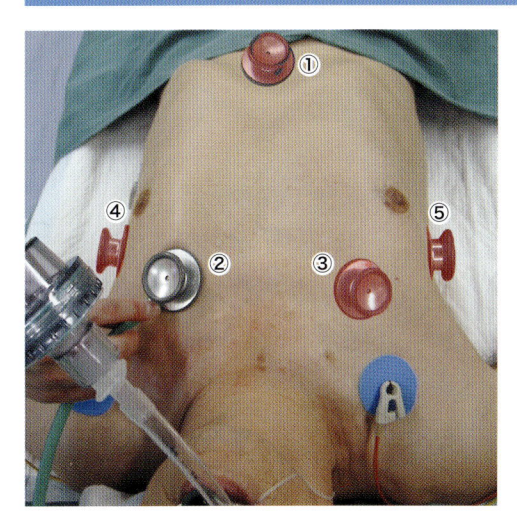

図5-88　5点聴診法による気管挿管の確認

● 蘇生バッグを押しながら，5点聴診法で胸部5カ所の聴診を必ず行う（図5-88）．5カ所とは①上腹部（胃部），②③両側（左と右）前胸部（肺尖部），④⑤両側腋窩部，である．

● 上腹部では，胃内に空気が入る「ゴボゴボ」という音（胃包音）がないことを確認する．もし胃包音が聴こえたら，**食道挿管**を疑う．正しい気管挿管時に，上腹部において肺から伝搬した呼吸音様の音が聴こえることはよくあるので注意する．

● 両側胸部と腋窩部の聴診では，左右の呼吸音が均等に聴こえることを確認する．左右不均等の場合は，一側の**気管支内挿管**が疑われる（右側気管支内挿管が多い）．両側呼吸音が聞こえない，または不明瞭な場合は**食道挿管**を疑う．

ポイント　1）気管挿管の身体診察による確認法は，チューブの声門通過確認，胸腹部の視診，5点聴診法
　　　　　　　2）気管挿管の確認は超重要だが，身体診察による確認法のみでは不確実

5-11 機器を使用した気管挿管の確認方法
特に食道挿管との鑑別！！

Movie §5-M

学習の目標

- ☑ 気管挿管の身体診察による確認の不確実さを理解する
- ☑ 気管挿管の機器を使用した確認を施行できる
- ☑ 気管挿管の確認に使用される機器の原理，注意点を理解する

1 鉄則⑬ さまざまな機器を使用して気管挿管を確認する
～100%の確認方法はないが最も危険な食道挿管とは鑑別が必要

表5-3 気管挿管の機器を使用した確認方法

1) カプノメータ（定量的波形表示呼気二酸化炭素モニター）（図5-89）
2) 定性的（比色式）呼気二酸化炭素検知器（図5-90）
3) 食道挿管検知器（EDD）（図5-91）
4) ビデオ喉頭鏡（図5-92）
5) 気管支ファイバースコープ（図5-93）
6) 超音波検査（図5-94）

- 残念ながら現時点では，さまざまな機器・技術を用いても，すべての状況で，気管挿管と食道挿管を確実に鑑別できる方法はない．多くの方法を組み合せて診断することが重要である．
- 気管挿管の確認に用いる機器としては，表5-3に示したものがある．**定量的波形表示呼気二酸化炭素モニター**は，多くのガイドライン[1, 2]において推奨されている．定性的（比色式）呼気二酸化炭素検知器，食道挿管検知器，超音波検査も妥当な代替方法である．これらの機器は，多くの状況で食道挿管を鑑別できるが，注意が必要な状況もある．

2 機器を使用した確認の重要性 ～身体診察の不確実性

- 前項（§5-10）の身体診察による確認方法（チューブの声門の通過確認，胸腹部の視診・聴診）のなかで最も確実な方法は，挿管操作中，または挿管完了後に気管チューブが声門を通過しているのを直接見る方法である（図5-86）．しかし，通常のマッキントッシュ喉頭鏡では，熟練者でも声門の確認が困難な場合がある．ビデオ喉頭鏡（§6，7）を使用するのは有用であろう．
- また視診（図5-87），聴診（図5-88）は確実な方法とはいえない．胸骨圧迫中，外傷時，肥満患者，溺水患者，腹部膨満（腹腔内出血，腹水）患者においては，視診，聴診はしばしば確認困難である．食道挿管でも両側胸部で，呼吸音様の音が聴かれることもある．**身体診察による確認方法は，施行は簡単だが，確実ではない**．そのため気管挿管の確認に，さまざまな機器の使用が推奨されている．
- 一度は正しく気管に挿管されたチューブが，胸骨圧迫，さまざまな検査や操作により移動する可能性がある．経時的に，常に正しく気管に挿管されていることを確認する必要がある．

3 カプノメータ（定量的波形表示呼気二酸化炭素モニター）
～現在最も信頼できる方法

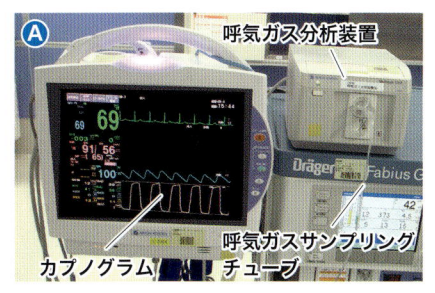

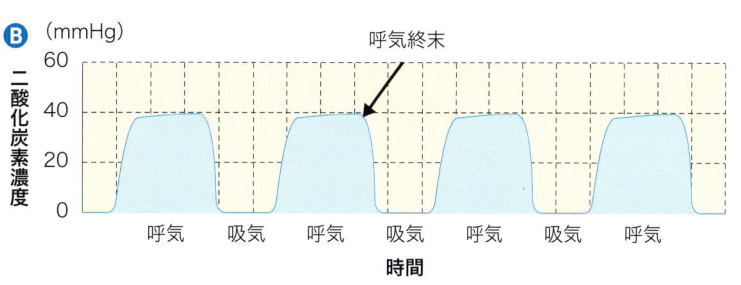

ⒶⒷ
呼気ガス分析装置
カプノグラム
呼気ガスサンプリング
チューブ

（mmHg）
二酸化炭素濃度
呼気終末
呼気　吸気　呼気　吸気　呼気　吸気　呼気
時間

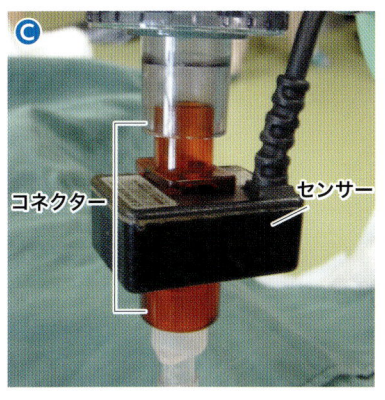

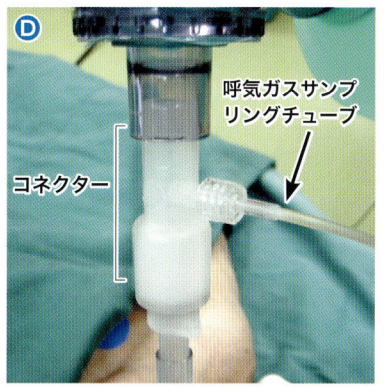

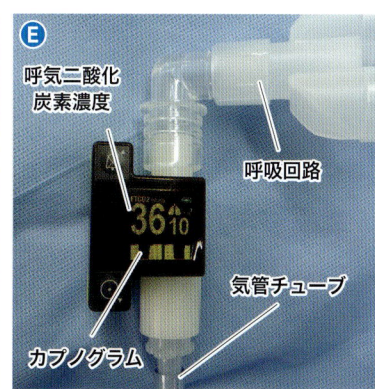

Ⓒ コネクター　センサー
Ⓓ コネクター　呼気ガスサンプリングチューブ
Ⓔ 呼気二酸化炭素濃度　呼吸回路　気管チューブ　カプノグラム

図5-89 A：**カプノメータ（モニターと呼気ガス分析装置）**
B：**カプノグラム**　吸気の二酸化炭素濃度はゼロ，呼気終末では約40mmHgである
C：**メインストリーム型コネクター**　コネクターに二酸化炭素センサーを装着する
D：**サイドストリーム型コネクター**　細長いチューブで呼気ガスの一部を吸引してサンプリングする
E：**携帯式カプノメータ**

★**方法**：カプノメータ（**図5-89**）というモニターを使用して，気管チューブと蘇生バッグ（または呼吸回路）の間に専用コネクターを装着し（**図5-89CDE**），**呼気中の二酸化炭素濃度を測定**する．モニターは，心電図モニターに組み込まれたもの（**図5-89A**），パルスオキシメータと組み合わさったもの，単独のモニター，携帯可能なもの（**図5-89E**）など多くの種類がある．経時的に測定した二酸化炭素濃度を波形表示した図を**カプノグラム**（**図5-89B**）という．人工呼吸中，呼気二酸化炭素モニターを使って常に二酸化炭素濃度を測定，カプノグラムを表示することは，換気状態を観察するためだけでなく，常に気管に挿管されていることの確認になる．

★**原理**：気管チューブからの呼気のなかに，一定の濃度（約40mmHg）の二酸化炭素が持続的に検出できれば，そのチューブは気管にあり，肺へと通じている．呼気に二酸化炭素が検知できなければ，そのチューブは食道に入っている．

★**有用度**：気管挿管を確認するのに，現在最も確実な方法．

★**注意**：

①**擬陽性**：食道挿管時にも，挿管直後は一過性に低濃度の二酸化炭素が検知されることがある．マスク換気中に死腔部分の呼気が食道・胃に送付された場合と，炭酸飲料が胃内にある場合である．これらの場合，しだいに二酸化炭素濃度は低下し0になるため，食道挿管の診断は可能となる．

②**偽陰性**：心停止中，胸骨圧迫中は肺血流は著明に低下しているため，正しく気管挿管されていても，呼気から二酸化炭素が検知されないことがある．呼気二酸化炭素モニターは，心肺停止患者では完全ではない．肺

塞栓，著明な低血圧，高度気道閉塞時も偽陰性になり得る[2]．血液，分泌物による機器動作の不良も偽陰性の原因となる．

③呼気二酸化炭素モニターは比較的高価で，急患室や病棟に常備されておらず，緊急挿管時にいつも利用できるとは限らない．

4 定性的（比色式）呼気二酸化炭素検知器

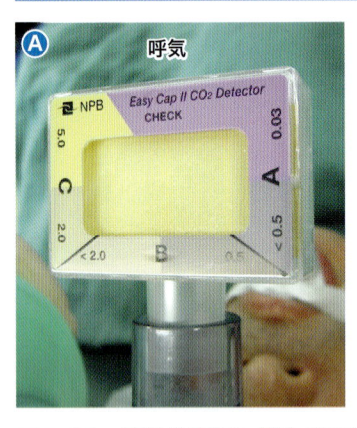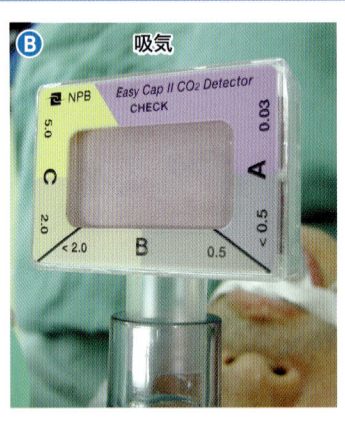

図5-90　定性的呼気二酸化炭素検知器　A：呼気　B：吸気
呼気中の二酸化炭素と反応して黄色に変化する

★**方法**：気管チューブと蘇生バッグの間に装着する．肺から呼出される**二酸化炭素に反応し**て，可逆的に色の変化を示す（**図5-90**）．

★**原理**：カプノメータ（呼気二酸化炭素モニター）と同じ原理である．呼気の二酸化炭素を検知すると，pHの変化により色が変化する試験紙を利用する．

★**有用度**：サイズが小さくディスポ製品である点が利点である．二酸化炭素濃度によっては色の変化が微妙で判断困難な場合がある．病院内には普及していない．

★**注意**：カプノメータと同様の点に注意する．心肺停止患者では偽陰性を示す可能性がある．

5 食道挿管検知器（EDD：esophageal detector device）

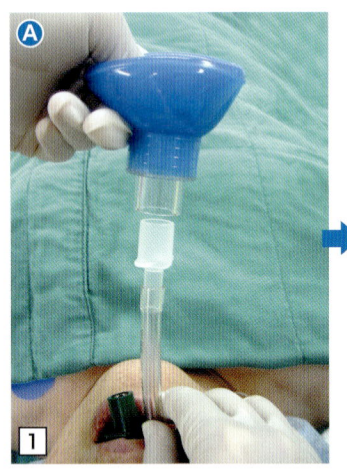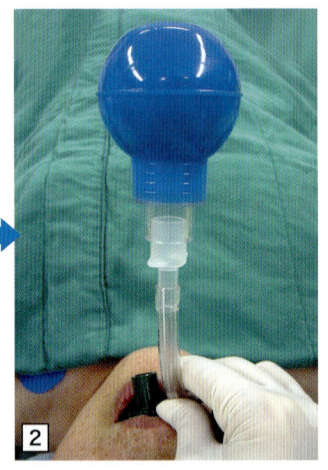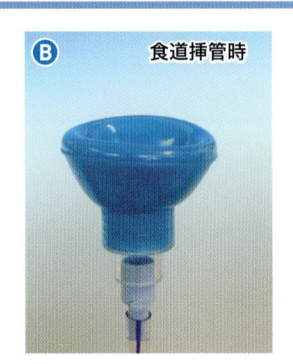

図5-91　A：①食道挿管検知器の装着，②気管挿管時　B：食道挿管時
A）気管挿管時は気球が再膨張する　B）食道挿管時はへこんだままである

★**方法**：挿管操作完了後，**図5-91A①**のようにゴム製の気球（容量約60mL）をへこませて，気管チューブ近位端のコネクターに接続し，気球の状態を観察する．

★**原理**：チューブが気管に位置すれば，肺からの空気が気管を通り気球内に入り，へこませた気球は**5秒以内**という短時間で再膨張する（**図5-91A②**）．食道挿管時，へこませた気球の陰圧により食道はつぶれて閉塞するため，気球は再膨張しないか（**図5-91B**），膨張しても非常にゆっくり（30秒以上）である．

★**有用度**：軽量簡便な装置で，病院外で利用されているが，病院内にはあまり普及していない．

★**注意**：高度肥満，胸骨圧迫中，胸部外傷による気管・肺出血時は，気管挿管時も再膨張に時間がかかる場合がある（偽陰性）．

6 ビデオ喉頭鏡　〜最近普及してきた超！有望株（図5-92）

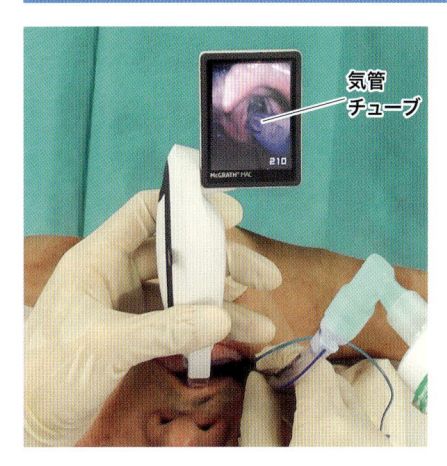

図5-92　ビデオ喉頭鏡によるチューブの声門通過確認

★**方法**：挿管操作中，または挿管完了後に，ビデオ喉頭鏡（§6・7）を使用して，気管チューブが声門を通過しているのを観察する（図5-92）．マッキントッシュ喉頭鏡で行った気管挿管を，ビデオ喉頭鏡で確認する場合もある．身体診察による確認にも分類される（図5-86）．

★**原理**：声門をチューブが通過しているのを確認できれば，それは食道挿管ではなく気管挿管である．

★**有用度**：通常のマッキントッシュ喉頭鏡より視野が良いため，確実性は高い．ビデオ喉頭鏡の急速な普及により，スタンダードになる可能性も高い．

★**注意**：胸骨圧迫中や気道外傷，出血，高度肺水腫，溺水，胃内容嘔吐時などでは，血液や分泌物で喉頭鏡の視野が閉塞し，観察・診断が困難になる場合がある．今後の評価が必要である．

7 気管支ファイバースコープ　〜気管が見えれば気管である（図5-93）

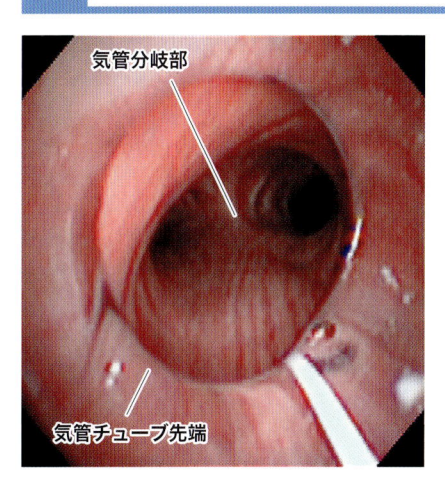

図5-93　気管支ファイバースコープによる正しい気管挿管の確認

気管チューブおよび気管と気管分岐部が確認できる

★**方法**：気管チューブ内に気管支ファイバースコープを通して，気管を観察する．

★**原理**：気管支ファイバースコープにより，気管軟骨と気管分岐部が観察，確認できれば，チューブは気管内にある（図5-93）．食道は通常空間がないため，ファイバースコープの視野は閉塞して，どの部位か判断は困難である．

★**有用度**：確実に気管挿管の診断が可能で，カプノメータに匹敵すると考えられる．携帯型ファイバースコープの普及により，有用性は高い．

★**注意**：胸骨圧迫中や肺出血，高度肺水腫，溺水，胃内容誤嚥時などでは，血液や分泌物でスコープの視野が閉塞し，観察・診断が困難になる．また，ファイバースコープを利用できない場合もある．

8 超音波検査 〜最近普及してきた

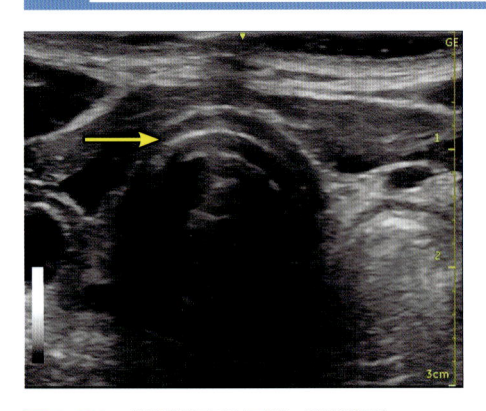

図5-94 頸部超音波画像（横断面）

★**方法**：頸部に超音波プローブを当て，気管およびその中の気管チューブを検出する．

★**原理**：気管内（無エコー：黒）にチューブの壁（高エコー：白）が観察，確認できれば，チューブは気管内にある（図5-94➡）．

★**有用度**：超音波装置の普及により有用性は高くなる可能性がある．しかし，高度な診断技術が必要なため有用性は限定的である．

★**注意**：超音波装置を利用できない場合もある．確実性，他の機器との比較について，今後の評価が必要である．

9 その他の方法 〜いろいろあるが…有効性は？

● 上記の確認方法以外にも，パルスオキシメータ，胸部X線写真，蘇生バッグを押す感じ，気管チューブの曇り（結露）など多くの方法が，気管挿管と食道挿管の鑑別に利用されているが，どれも確実性が高いとはいえない．

10 疑わしきは抜管

● 以上，1つの方法で，すべての条件下の食道挿管・気管挿管を確実に診断する方法はない．信頼性の高い方法は，**チューブの声門通過の観察（マッキントッシュ型喉頭鏡，ビデオ喉頭鏡），カプノメータ（定量的波形表示呼気二酸化炭素モニター），気管支ファイバースコープ検査**である．しかし，現在の急患室，病棟の事情から，すぐに利用できるものは限られている．

● もし「視診により胸壁の動きがない」「換気すると腹部が膨満してくる」「聴診時，腹部でゴボゴボと音がする」「挿管して100％酸素でバッグ換気を行っても酸素化が改善しない（酸素飽和度が上昇しない）」などの兆候が認められたら，食道挿管を疑い，可能な限りの方法を用いて鑑別すべきである．

● それでも食道挿管の疑いがある場合は，抜管してマスク換気に戻る方法がある．『**疑わしきは抜管**』は古くからある格言である．不確かな挿管チューブで患者の状態を悪くするよりも，マスク換気で酸素化が保てるのなら，その方がずっとよい．

■ 文 献

1）JSA airway management guideline 2014: to improve the safety of induction of anesthesia. J Anesth, 28:482–493, 2014
2）「AHA心肺蘇生と救急心血管治療のためのガイドラインアップデート2015（AHAガイドライン2015）」（American Heart Association），シナジー，2016

ポイント
1) 気管挿管と食道挿管の鑑別に100％の方法はない．いつも疑うことが大切
2) 気管挿管の器具を使用した確認方法は，呼気二酸化炭素検知法（定量的・定性的），食道挿管検知器法，気管支ファイバースコープ検査法
3) 信頼性の高い方法は，チューブの声門通過の観察，カプノメータの使用，気管支ファイバースコープ検査

5-12 チューブの固定
位置が動かないようにしっかり固定しよう

Movie §5-N

学習の目標

☑ 標準的な固定方法で，テープを使用して気管チューブを固定できる
☑ 口角固定法で気管チューブを固定できる

1 標準固定法1 ～テープの隙間をなくそう

● チューブとバイトブロックとを一緒にテープで2回巻き，上顎部分（頬部）に留める．
①右上顎頬骨（頬骨の出っ張り）にテープ先端を貼り（図5-95A），気管チューブのみを一回巻く（図5-95B）．
②続けてバイトブロックを巻き（図5-95C），左頬骨部にテープを留める（図5-95D）．
③もう1本のテープで，右頬部からチューブとバイトブロックを一緒に巻き（図5-95E），左頬部にテープを留める（図5-95F）．固定後に上下口唇を巻き込んで固定していないか確認しておく．

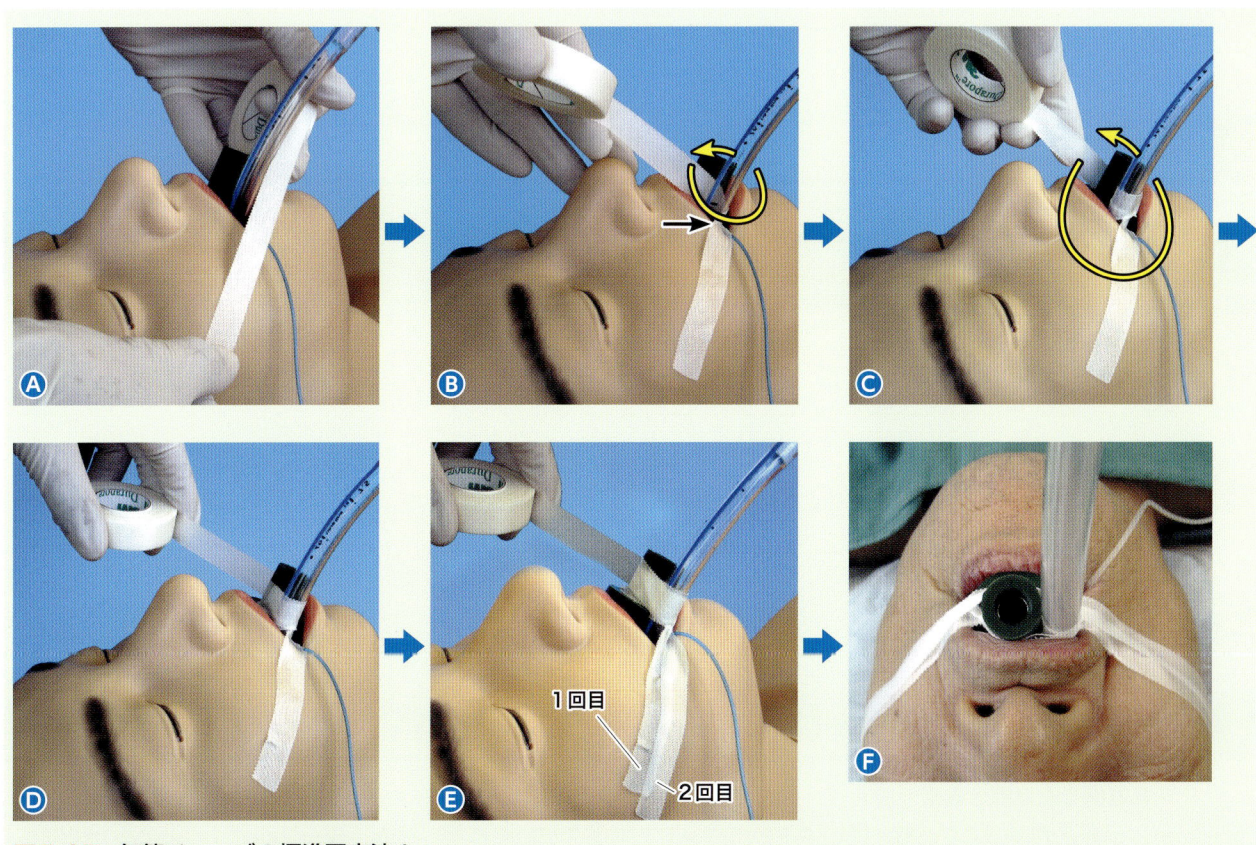

図5-95 気管チューブの標準固定法1
上顎（頬骨）部分に2回テープを貼り固定する

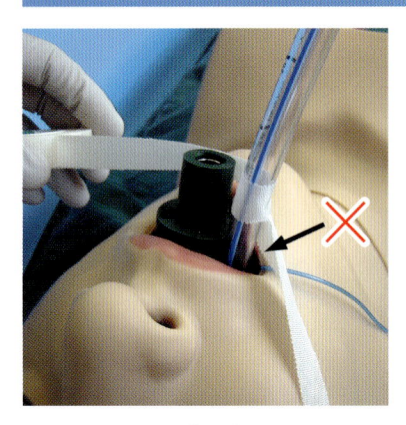

図5-96　テープの隙間をなくす

● テープによるチューブ固定時に，チューブと皮膚の間に，テープの隙間部分がないように留めるのがよい．チューブと皮膚の間のテープの隙間が大きいと（図5-96），チューブが上下にスカスカ動き，固定が弱くなる．

● 固定時，テープの粘着部分に手袋が触れるとはがれにくく，手袋を着用したままテープを扱うのは少し困難である．手袋のままテープをうまく操作するには，粘着部分を触らなければよい．右手はテープの上面（非粘着面）部分，左手はテープの巻きの部分だけを触れるようにすれば，手袋にテープがくっつくことはない（図5-95A～E）．

━ MEMO ◆

㉔ 固定時はチューブと蘇生バッグの接続をはずして

・気管チューブをテープで固定するとき，チューブと蘇生バッグを接続したままでは，チューブを抜いたり押し込んだりする可能性がある．自分1人でテープ固定をするときは，バッグを（または呼吸回路を）はずして行う．ただし，換気を中断するため**素早く**行わなければならない．テープ固定の間も換気を続けたいときには，助手にバッグ換気とチューブ保持をしてもらい，固定を行う．

3　標準固定法2

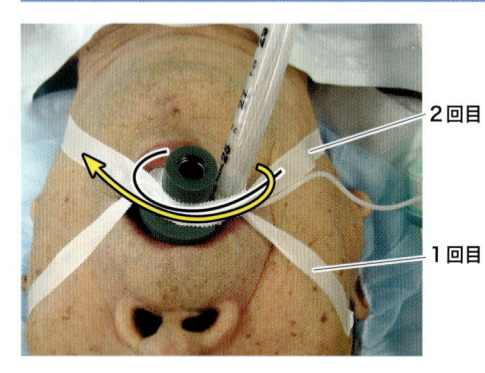

2回目
1回目

図5-97　気管チューブの標準固定法2
上顎と下顎に1回ずつテープを貼り固定をする

● 上顎と下顎に1回ずつテープを巻く方法もよい．1回目のテープは固定法1と同様である（図5-95A～D）．2回目には右下顎角からテープを貼り，バイトブロックとチューブを一緒に巻いた後，左下顎角に固定する（図5-97）．

4　口角固定法

● **総義歯**または**部分義歯**の患者は，バイトブロックのつばの部分が適切に引っかかる歯がないため，バイトブロックと気管チューブを一緒に固定すると，バイトブロックが口腔に落ち込みチューブが深くなることがある．このときは口角にチューブのみを固定する口角固定法が有効である．

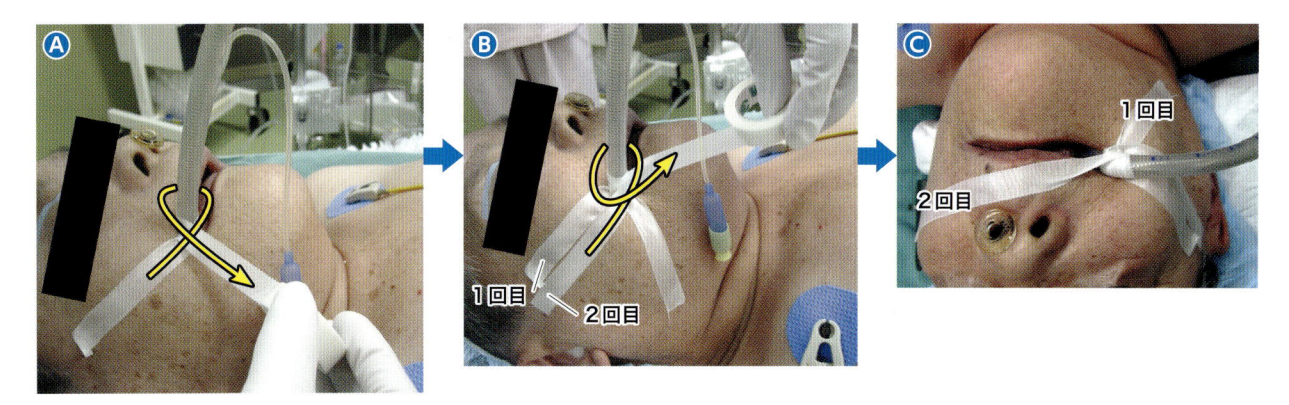

図 5-98　チューブの口角固定法
歯がない場合はバイトブロックを使わずに右口角に固定する

①深さが変わらないように注意しながらチューブを右（ときに左）口角に移動させ，まず右（左）頬部からテープを留め始め，チューブを巻き，右（左）下顎角に留める（図5-98A）．
②もう1本のテープを右頬部から始めてチューブを巻き，上口唇の上部から左頬部まで留める（図5-98BC）．

● 左下顎角から右下口唇の下，チューブ，右頬部へと留める口角固定法もよい（**動画/口角固定法2**）．部分的に歯がありバイトブロックが必要な場合には，口角固定後に，バイトブロックのみ別にテープで固定する．

5　固定器具によるチューブの固定

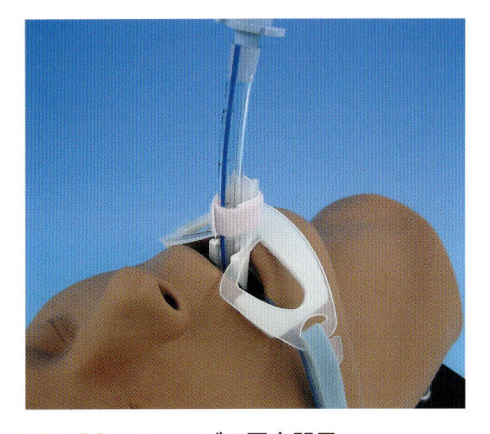

図 5-99　チューブの固定器具

● 気管チューブを固定するための特別な器具（図5-99）が，数種類市販されている．テープによる固定法よりも偶発的なチューブの位置のずれが少ない，総義歯の歯がない患者でもチューブの固定がよい，などの利点がある．コストがかかるのが欠点である．

ポイント	1）固定時はバッグとの接続をはずして，素早く行う
	2）チューブと皮膚の間に隙間がないように固定する

§5　喉頭鏡による経口気管挿管の実際

5-13　1回目の挿管操作に失敗したら
考慮すべきこと，まず安全確保

学習の目標

- [ ] 1回目の挿管操作に失敗した場合に考慮すべきことを理解する
- [ ] 挿管困難不能，マスク換気不能の最悪のシナリオを避けることができる

1　とにかく，酸素化だけは確保する

- 1回目の挿管試行に失敗したら，100％酸素を使用したバッグマスク換気に戻り，酸素化と換気を確保する．用手的気道確保，バッグマスク換気が容易で，両側肺にしっかり酸素が入っているのが視診，聴診，パルスオキシメータ，カプノメータで確認できれば，あわてる必要はない．その後挿管操作を再試行する．
- 用手的気道確保，マスク換気が困難な場合は緊急事態である．挿管操作前はマスク換気が可能でも，挿管操作による口腔・咽頭内の分泌物の増加，出血，浮腫によりマスク換気がしだいに困難になることはよくある．挿管操作前に投与した鎮静薬の影響や基礎疾患の急速な憎悪により，かろうじてあった自発呼吸が消失し，呼吸停止に陥ることもある．**経鼻・経口エアウェイ挿入を考慮し，バッグマスク換気で酸素化だけは確保する**．マスク換気不能，挿管不能の場合は，声門上器具の使用，緊急輪状甲状膜穿刺など，緊急の酸素化・換気を行う方法について考慮が必要となる．これらの対策については，PART Ⅲ §12（→p272）を参照．

2　応援を呼ぼう

- 緊急時は常に多くの人数が必要である．1回目の挿管試行に失敗したら応援を呼ぶ．初心者は挿管前から必ず応援を呼び，1人で挿管操作を行うことは避ける．夜間は医師は少ないかもしれないが，1人で挿管操作を繰り返し，状態を悪化させるよりも，途中で操作を代われる人，より操作に熟練した人を呼ぶことが重要である．マスク換気も2人いれば，より有効に行える．

3　最悪のシナリオは避ける　〜いたずらに挿管操作を繰り返さない

- 1回目の挿管失敗→バッグマスク換気→2回目も失敗→バッグマスク換気．でも少し困難に→3回目も不成功→バッグマスク換気困難．パルスオキシメータによる酸素飽和度が低下し始める→4回目も失敗→マスク換気不能．低酸素血症進行．循環動態悪化→心停止…．これを**挿管困難における最悪のシナリオ**という．マスク換気ができている間は，とりあえず酸素化・換気は確保できるが，ブレードを何度も口腔内に挿入し，操作している間に口腔・咽頭内の唾液，分泌液，出血はどんどん増加してくる．チューブで喉頭をつつけば，あっという間に喉頭浮腫を起こす．気道は，唾液，分泌物，血液，浮腫により閉塞し，マスク換気困難から不能へと進行する．この最悪のシナリオを避けるために，**いたずらに挿管操作を繰り返すのは避ける．同一術者による喉頭鏡による挿管操作は2〜3回までに止める**．目的は挿管成功ではなく，あくまで患者の救命である．

> **注　意**　いたずらに挿管操作を繰り返さない

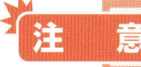

6-1 ビデオ喉頭鏡・マックグラス（McGRATH™ MAC）の特徴と準備

Movie §6-A

学習の目標

- ☑ マックグラス喉頭鏡の特徴，構造を知る
- ☑ マッキントッシュ喉頭鏡や他のビデオ喉頭鏡と比較した，マックグラス喉頭鏡の利点と欠点を理解する
- ☑ マックグラス喉頭鏡の適切な準備を行える

1 マックグラス喉頭鏡（McGRATH™ MAC）とは

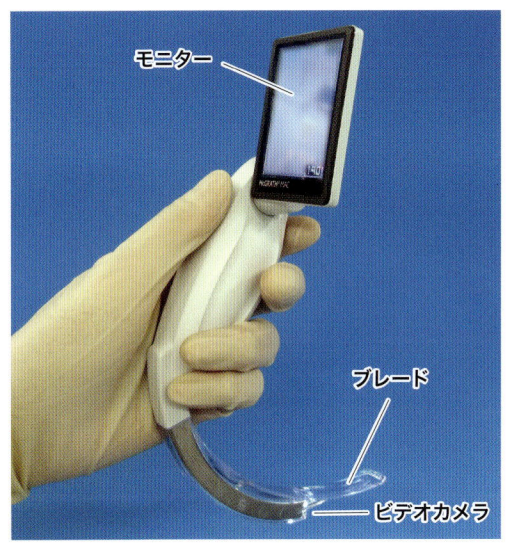

図6-1 マックグラス喉頭鏡

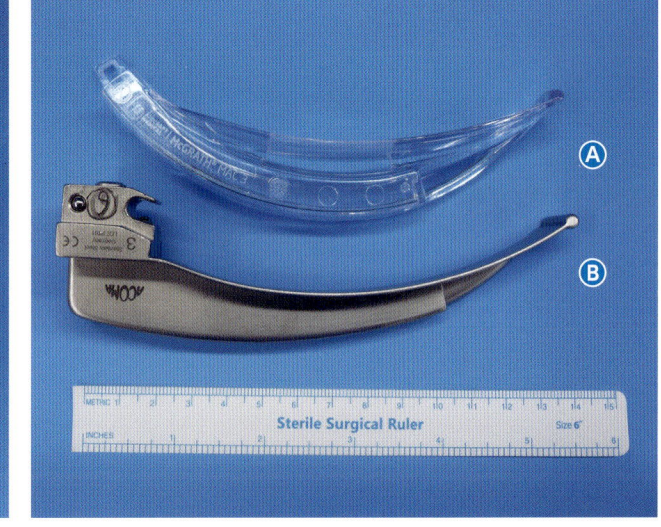

図6-2 専用のディスポーザブル・ブレード（A）とマッキントッシュ喉頭鏡（B）

- マックグラス喉頭鏡（McGRATH™ MAC）（図6-1）は，日本では2012年から販売開始された（販売元：コヴィディエンジャパン）新しい気管挿管用のビデオ喉頭鏡である（一般名称はビデオ硬性挿管用喉頭鏡）．専用ディスポーザブルブレードはマッキントッシュ型ブレードと同型（図6-2）で，気管チューブ誘導機能はもたない．**マッキントッシュ型ビデオ喉頭鏡**に属する（**MEMO**▶㉕）．従来のマッキントッシュ喉頭鏡と同様の手技で，挿管操作が可能である．
- 喉頭の観察は，ビデオカメラ画像により間接的に見ること（間接視）と，マッキントッシュ喉頭鏡と同様に直接見ること（直接視）も可能である（図6-3）．基本的にはブレード先端で，**喉頭蓋を間接的に挙上して声門の観察**（喉頭展開）を行う（図6-4A）．喉頭蓋を直接挙上することも可能である（図6-4B）．

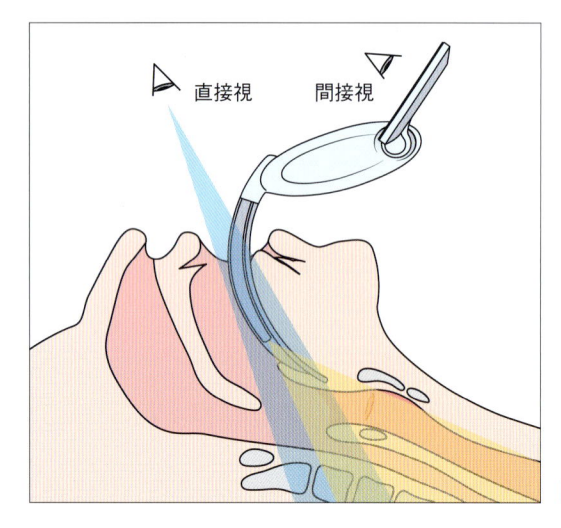

図6-3　直接視と間接視

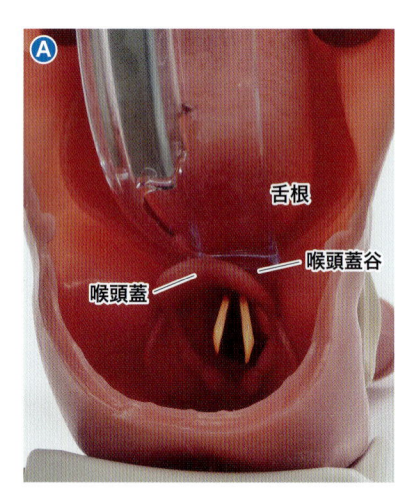

Ⓐ

舌根

喉頭蓋谷

喉頭蓋

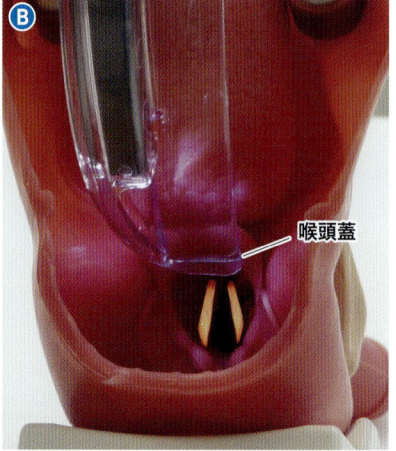

Ⓑ

喉頭蓋

図6-4　喉頭蓋の間接挙上（A）と直接挙上（B）

―▶ MEMO ▶┈┈┈

㉕ ビデオ喉頭鏡（間接視認型喉頭鏡）の分類

ビデオ喉頭鏡は，ブレード先端のカメラを通してモニターで間接的に喉頭を見る，間接視認型喉頭鏡の総称である．ブレードの形により3つの型（タイプ）に分類される．

・**マッキントッシュ型ビデオ喉頭鏡**：マッキントッシュ喉頭鏡と同型ブレードのビデオ喉頭鏡．日本で販売されているものは，McGRATH™ MAC（コヴィディエンジャパン），C-MAC® S（カールストルツ・エンドスコピー・ジャパン，図6-5），マルチビュースコープ（エム・ピー・アイ）．

・**彎曲ブレード型ビデオ喉頭鏡**：マッキントッシュ型より彎曲が強いブレードをもつビデオ喉頭鏡．視野（声門の見やすさ）はよいが，チューブの誘導がやや難しい．日本で販売されているものは，McGRATH™ MAC-X blade（コヴィディエンジャパン）．

・**チューブ誘導機能付属ビデオ喉頭鏡**：気管チューブを誘導する機能を有するビデオ喉頭鏡．日本で販売されているものは，エアウェイスコープ（§7→p195～，日本光電），エアトラック（センシンメディカル），KING VISION（アコマ医科工業）．

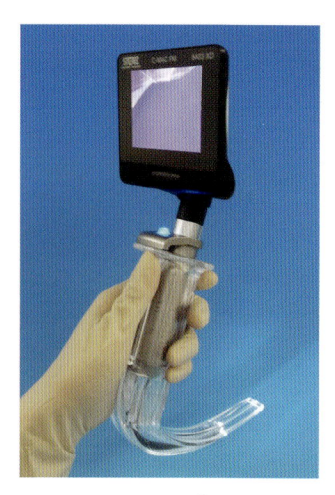

図6-5　C-MAC® S

2 マックグラス喉頭鏡の利点・欠点 （表6-1）

- 一番の利点は，従来のマッキントッシュ喉頭鏡と同様の形状なため，ブレードの挿入，喉頭展開，気管チューブの挿入に，従来と同様の手技を利用できることである．器具を一目見て，違和感は全くない．
- カメラを通してモニターで見る喉頭の観察（間接視による視野）は，通常の喉頭鏡よりも容易で，喉頭展開困難は少ない．そのため，初心者による気管挿管の成功率も高い．挿管困難症例にも有用である．間接視だけではなく，通常の喉頭鏡のように喉頭を直接観察することも可能（図6-3）だが，その場合の視野は間接視よりも劣る[1].
- チューブ誘導機能がないため，喉頭・声門が見えていても，チューブの誘導が困難な場合があるのが欠点である（「見えているのに入らない」問題）．

表6-1 マックグラス喉頭鏡の利点・欠点

利点
麻酔・救急領域における挿管時
● 従来のマッキントッシュ喉頭鏡と同様の形状，同じ使用方法
● 通常の喉頭鏡よりも，喉頭の視野が良い（喉頭展開困難が少ない） ・初心者も容易に挿管可能 ・挿管困難症例に有用 ・気管挿管の確認が容易
● 喉頭を直接見ること（直接視）も，ビデオ画像により間接的に見ること（間接視）も可能
● 喉頭展開時，喉頭蓋の間接的挙上・直接挙上がともに可能
● 他の喉頭鏡による挿管が困難な場合，迅速に準備・移行が可能
● ブレードの厚さは11.9mmと薄く，開口制限症例に有効
● 歯の脆弱がある場合，ブレード挿入は比較的容易
● 本体重量は200gと軽量
● ブレードは防曇加工で，くもり止めの必要がない
● ブレードサイズ2，サイズ3，サイズ4と3種類
● ブレードは滅菌済みディスポーザブルで，感染の心配がない
挿管の確認・教育
● 液晶モニターにより，複数人で挿管状況の観察が可能 ・助手の補助（外部喉頭圧迫，輪状軟骨圧迫など）の効果が確認できる ・教育に有用 ・挿管の確認に有用
欠点
● 比較的高価（希望小売価格*本体：¥200,000，専用ブレード・1箱10本入り，サイズ2，3，4：¥1,000/1本，Xブレード：¥3,000/1本） ＊2018年12月現在
● チューブ誘導機能がないため，チューブの誘導が困難な場合がある
● 挿管時の映像を記録できない
● 高度分泌物，出血による視野閉塞の可能性あり
● 電源は専用バッテリーで，乾電池は使用できない

3 マックグラス喉頭鏡の構造

- マックグラス喉頭鏡は，本体（図6-6）と専用ブレード（図6-7）から構成される．**本体**ハンドル部は，電源ボタンが付属した3.6Vの専用バッテリー，45°角度を変えることができる可動式液晶モニターを有する．**本体**先端部（図6-6B）にCMOSカメラ，光源が内蔵され，2.5インチカラー液晶モニターにより，喉頭・声門の画像を観察できる．ディスポーザブル専用ブレードを，本体カメラスティックに装着して使用する（図6-1）．
- **専用ブレード**（図6-7）はポリカーボネイト製で，ディスポーザブル（単回使用）製品である．マッキントッシュ型ブレードが3サイズ（サイズ2, 3, 4）ある．**ほとんどの成人症例でサイズ3を使用する**．彎曲型ブレード（MEMO→㉕）であるXブレード（図6-7）は，挿管困難症例用で，1サイズのみある．表6-2を参考にブレードサイズを選択する．ブレードには曇り止めコートが施行してある．
- **電源**は専用3.6Vリチウム電池で，再充電はできないディスポーザブル製品である．バッテリー寿命は約250分で，使用可能時間が液晶ディスプレーに表示される．

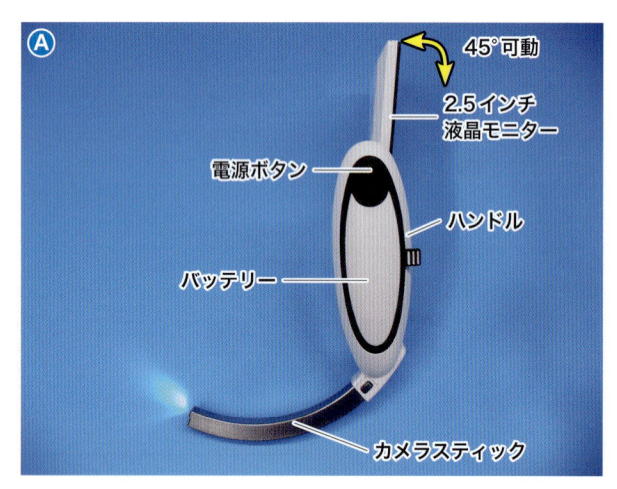
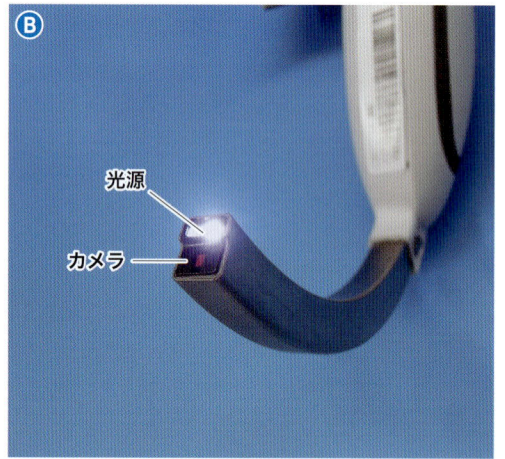

図6-6　本体（A）とスティック先端（B）

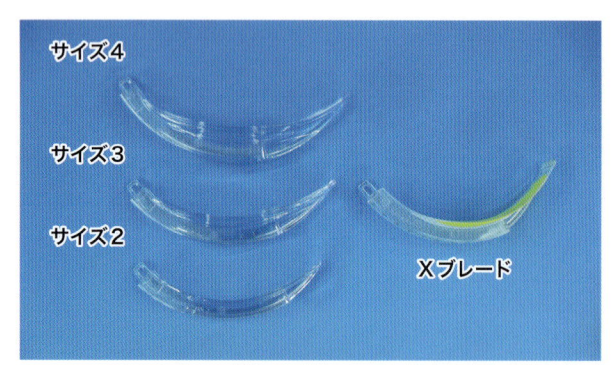

図6-7　各サイズの専用ブレード

表6-2　マックグラス喉頭鏡専用ブレードの適合サイズ

ブレードサイズ	2	3	4	Xブレード
適合症例	小児（1〜10才）	ほとんどの成人	大きな成人	挿管困難症例
長さ（mm）	115.9	126	136	123.8

4 マックグラス喉頭鏡の準備

① 動作確認

- 電源ボタンを押し電源をONにして，光源ランプの点灯，モニター映像とバッテリー寿命（持続時間）を確認する（図6-8）．新品のバッテリーは，使用可能時間が250（分）からスタートする．5分以下になるとバッテリーアイコンが点滅し，交換が必要となる．

② ブレードの装着

- 滅菌包装されているディスポーザブルブレードを清潔操作で取り出し（図6-9A），本体カメラスティック部分をブレード内に挿入する（図6-9B）．ブレード近位部のクリップをカメラスティックにはめ込み（図6-9C），清潔に保持する（図6-9D）．

③ 気管チューブの準備

- 通常の挿管時と同様に，気管チューブのカフチェック，カフの脱気を行い，気管チューブに潤滑剤を塗布して準備する（§2-3b→p50）．また気管チューブ内にスタイレットを挿入して，先端部分をやや曲げて（角度小）準備する．
- 専用ブレード，スタイレット装着済み気管チューブが，セット化された商品も販売されている（図6-10）．

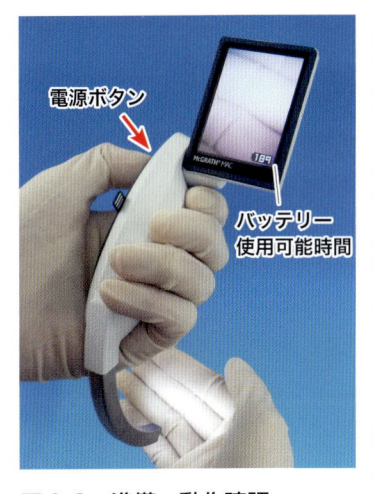

図6-8　準備：動作確認

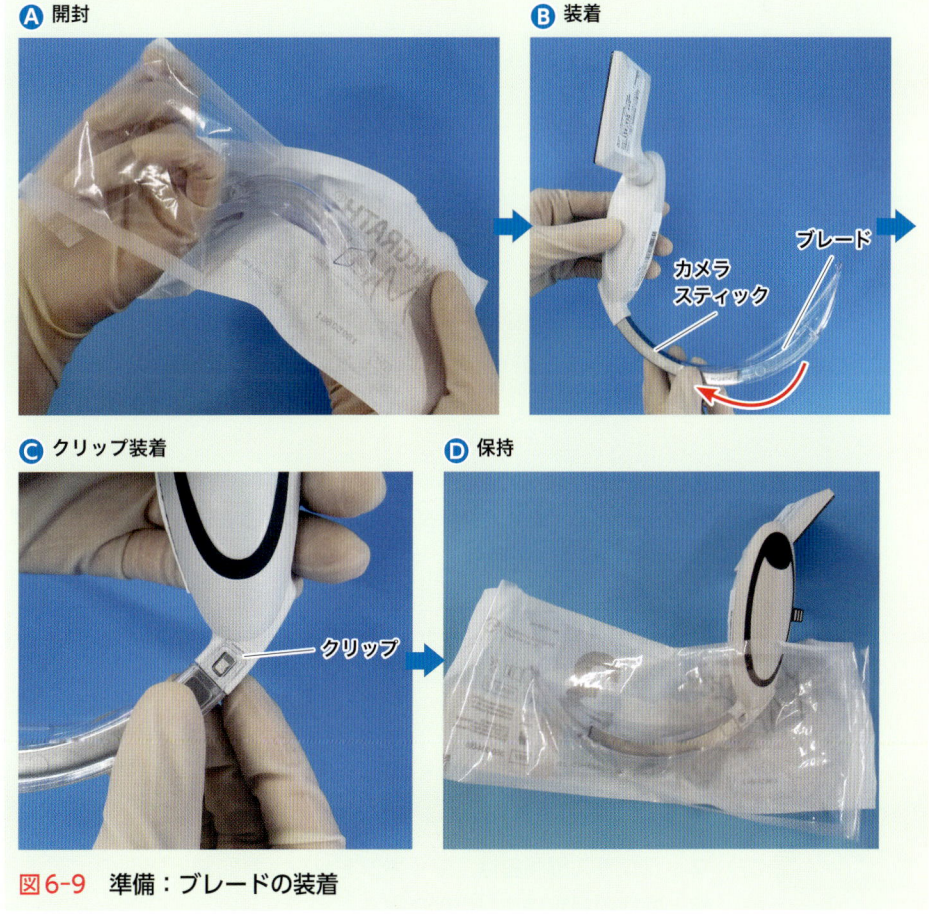

Ⓐ 開封　　Ⓑ 装着　　Ⓒ クリップ装着　　Ⓓ 保持

図6-9　準備：ブレードの装着

PART II 実践編

§6 マックグラス喉頭鏡（McGRATH™ MAC）を用いた気管挿管

171

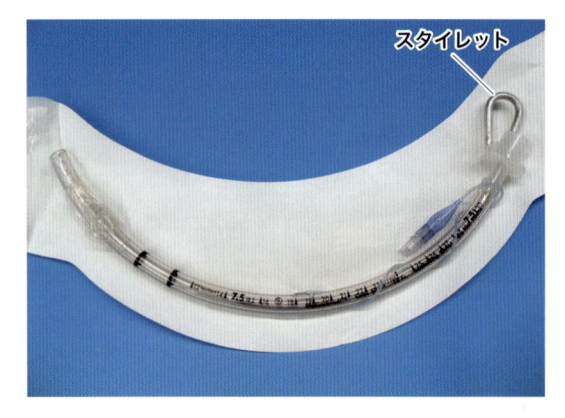

図6-10　準備：スタイレット付き気管チューブ

5　マックグラス喉頭鏡の持ち方

①スタンダードグリップ（図6-11A，図2-6→p43）：通常の喉頭鏡同様，スタンダードグリップで持つ．力を入れすぎないように注意する．

②フィンガーグリップ（図6-11B，図2-7→p43）：マックグラス喉頭鏡は小型軽量で，指で持つフィンガーグリップも容易である．喉頭展開にあまり力を必要としないため，初心者にも推薦できる．

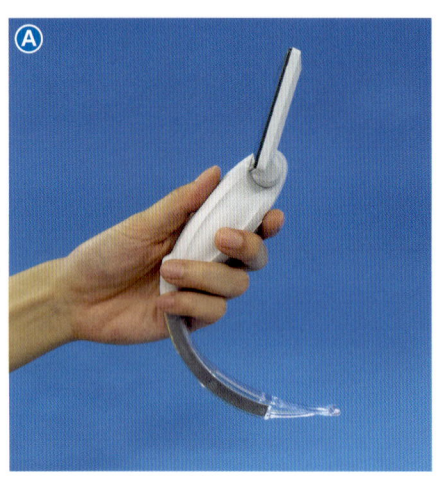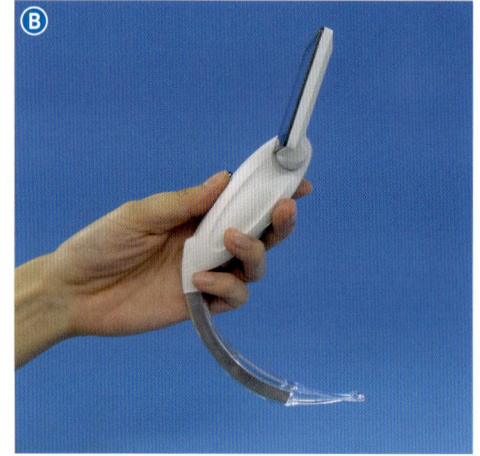

図6-11　喉頭鏡の持ち方　A：スタンダードグリップ　B：フィンガーグリップ

■ 文　献

1）Wallace CD, et al：A comparison of the ease of tracheal intubation using a McGrath MAC® laryngoscope and a standard Macintosh laryngoscope. Anaesthesia, 70：1281-1285, 2015

> **ポイント**
> 1) マックグラス喉頭鏡は，マッキントッシュ喉頭鏡と同型のビデオ喉頭鏡で，マッキントッシュ喉頭鏡と同様の挿管操作が可能である
> 2) マックグラス喉頭鏡は，カメラを通して見る間接視だけではなく，通常の喉頭鏡のように直接喉頭を観察することも可能である

6-2 マックグラス喉頭鏡（McGRATH™ MAC）による気管挿管の実際

Movie §6-B・C

学習の目標

☑ マックグラス喉頭鏡による気管挿管の手順を理解する

☑ マックグラス喉頭鏡による気管挿管時の鉄則，ポイント，注意点を学習する

1　マックグラス喉頭鏡による気管挿管の手順

表6-3　マックグラス喉頭鏡による気管挿管の手順

手順Ⅰ	ブレードの口腔内挿入（喉頭鏡ポジション1・2）	p173
手順Ⅱ	ブレードの咽頭内進行（喉頭鏡ポジション3・4）	p177
手順Ⅲ	喉頭蓋挙上と喉頭展開（喉頭鏡ポジション5）	p180
手順Ⅳ	気管チューブの声門・気管への挿入：気管挿管	p184
手順Ⅴ	気管挿管の確認	p187
手順Ⅵ	ブレード抜去と挿管後の処置	p188

● マックグラス喉頭鏡による気管挿管手技は，従来のマッキントッシュ喉頭鏡の手技と同様である．表6-3に示した手順で行う．マックグラス喉頭鏡使用時も，鉄則はすべて適合する．

手順Ⅰ　喉頭鏡ブレードの口腔内挿入（喉頭鏡ポジション1・2）

2　鉄則① 気管挿管は，スニッフィング・ポジションで行う

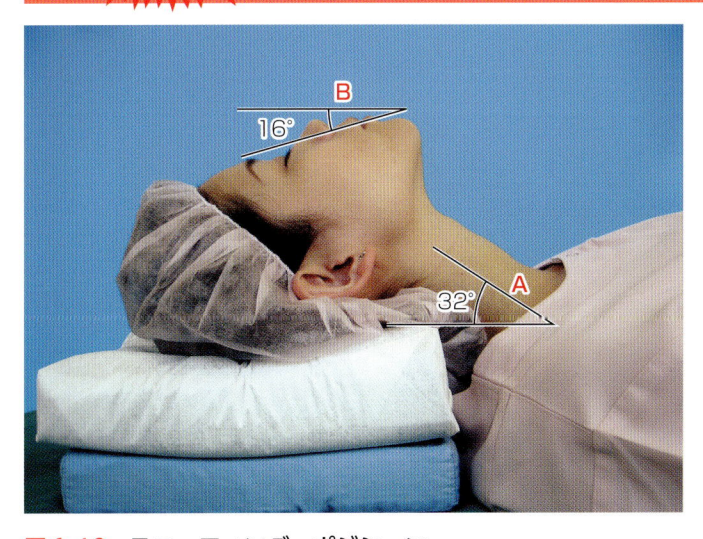

図6-12　スニッフィング・ポジション

● マックグラス喉頭鏡による気管挿管時の頭位（頭部，顔面，頸部の姿勢）は，通常のマッキントッシュ喉頭鏡使用時と同様，スニッフィング・ポジション（頸部屈曲・頭部伸展：図6-12→§5-2 p113）が適している（鉄則①）．この頭位のために，比較的高い枕（高さ7〜8cm）を使用する．高度肥満患者では，頭部，肩，背部全体をクッションで持ち上げるランプ・ポジション（ramped position）がよい（図5-2B→p113）．

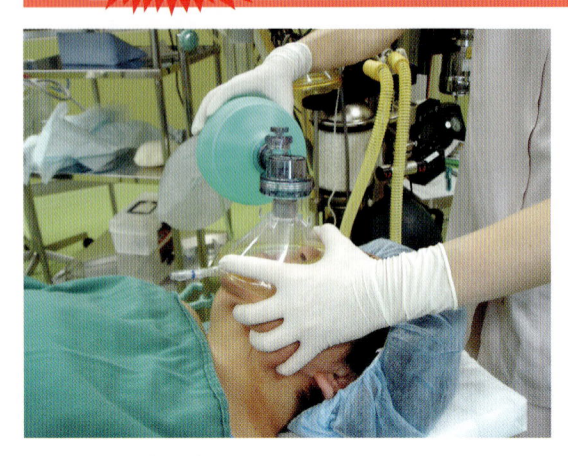

図6-13　バッグマスク換気による酸素化

- 挿管操作前に必ず酸素化（前酸素化）を行うことは，いかなる喉頭鏡を使用した場合も同様である（**鉄則②**）．自発呼吸下（§4-6→p99），または**蘇生バッグ・麻酔用バッグを使用したバッグマスク法**（図6-13，§3-5→p80）で100％酸素を投与して，酸素化，換気状態をできる限り改善する．

4 **鉄則③** 喉頭鏡挿入前には，十分に，適切に開口する

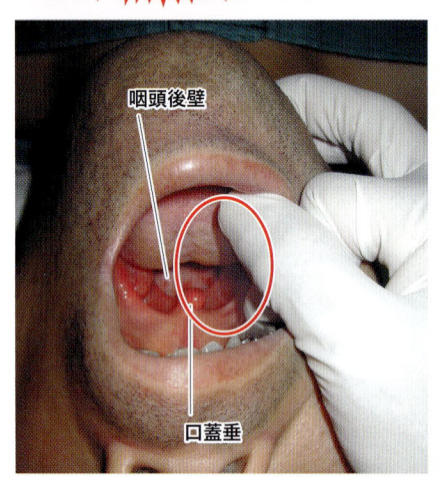

咽頭後壁

口蓋垂

図6-14　クロスフィンガー法による十分な開口（正面）

- 通常の喉頭鏡使用時と同様，喉頭鏡挿入前には**十分に，適切に開口**することが重要である（**鉄則③**）．**十分な開口**とは，口腔内・舌の右側に喉頭鏡挿入のための有効なスペースをつくることである（図6-14○部分）．
- **適切な開口**では，顔面が頭側を向き（図6-15A），口腔内の観察と，その後の喉頭鏡操作が容易になる．そのためには，右手によるクロスフィンガー法を使用して開口する（図6-16，図5-6→p117）．

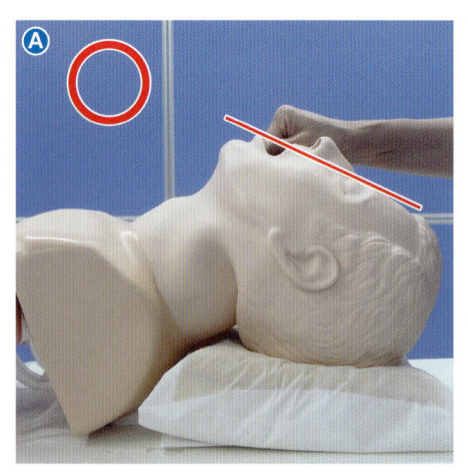

Ⓐ　Ⓑ

図6-15　適切な開口（A）と不適切な開口（B）

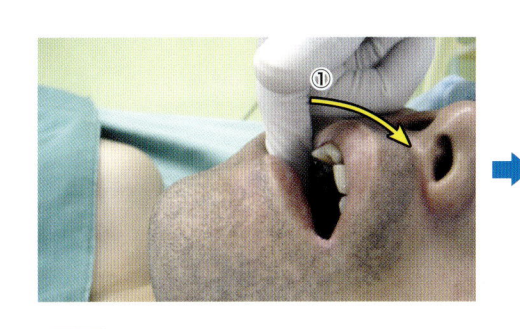
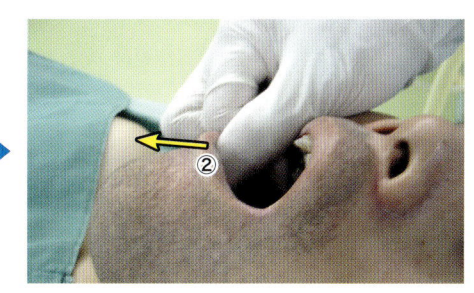

図6-16 クロスフィンガー法による開口（側面）

5 ブレードの口腔内挿入

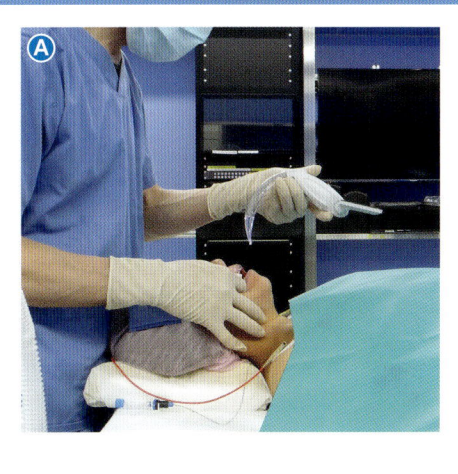
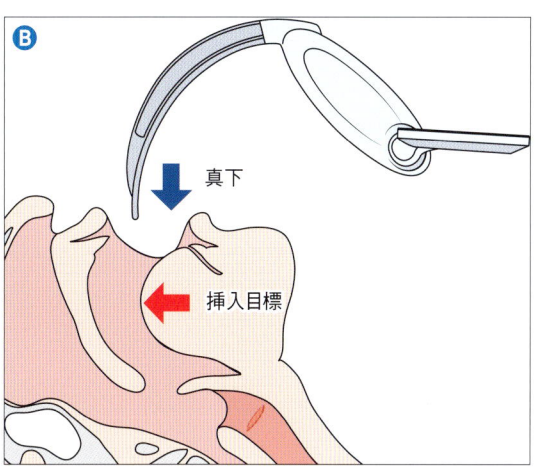

真下

挿入目標

図6-17 マックグラス喉頭鏡挿入直前（喉頭鏡ポジション1）　A）側面　B）断面図

①本体の電源ボタンを押して電源をONにする．開口後，マックグラス喉頭鏡を，スタンダード・グリップ（図6-11A），またはフィンガー・グリップで持つ（図6-11B）．
②ブレードを口腔内へ挿入するために，ブレード先端を真下に向ける（喉頭鏡のポジション1；図6-17→§5-7a p124参照）．

6 鉄則④ 喉頭鏡ブレードは，舌の右側に挿入する

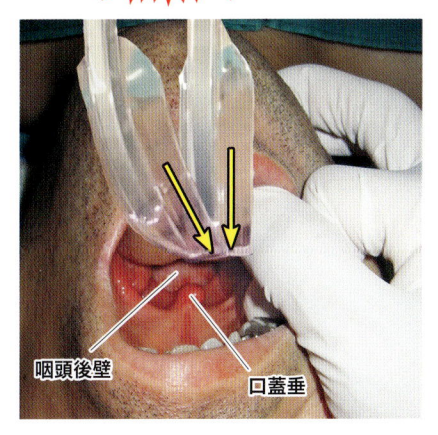

咽頭後壁　　　口蓋垂

図6-18 マックグラス喉頭鏡におけるブレード挿入の目標（喉頭鏡ポジション1）

- 傍正中挿入法，斜め挿入法（後述）ともに，ブレードは，舌の正中より右側に挿入する（図6-18，通常の喉頭鏡と同様；図5-14→p124）．ブレードを口腔の正中から進めていくと，ブレードの右側に舌が飛び出してくる（図5-15→p124）．右側にはみ出した舌は，マックグラス喉頭鏡のカメラ画像（ブレード先端にある）で見る場合，喉頭の観察の妨げにはならない．しかし，直視で口腔・咽頭内を観察する場合，また後のチューブの挿入・進行の妨げとなる．
- ブレードの挿入は，モニター画面を見ずに，**直視下に口腔内を観察して行う**（次頁"注意"）．

★**傍正中挿入法**（図6-19A, 図5-16→p125）：基本的なブレードの挿入は傍正中挿入法（正中より右側）である．ブレードを口腔の正中右側から舌の右側へまっすぐ挿入する．マックグラス喉頭鏡では，本体ハンドルが短く，胸部に当たる場合は少ない（図5-18→p125）．

★**斜め挿入法**（図6-19B, 図5-17→p125）：斜め挿入法は，口腔内を斜めに，ブレード先端は右斜め下側（手前側）を向け，舌根部の正中より右側に挿入する．斜めに挿入することにより，胸壁と右手親指を避けることができ（図6-19B），ブレードを容易に挿入できる．

● ブレードの先端半分が口腔内に入った後（図6-20），ブレードで舌表面（正中よりやや右側）を圧排しながら（図6-21），ブレード先端部分を口腔から咽頭内へと進める．

★**注意**：マックグラス喉頭鏡（他の多くのビデオ喉頭鏡も同様）使用時，この段階（ブレード挿入）では，まだモニター画面を見ない．ブレードの挿入は**直視下に観察**しながら行う．歯牙および口腔内組織との衝突，口唇の巻き込みには十分注意する．

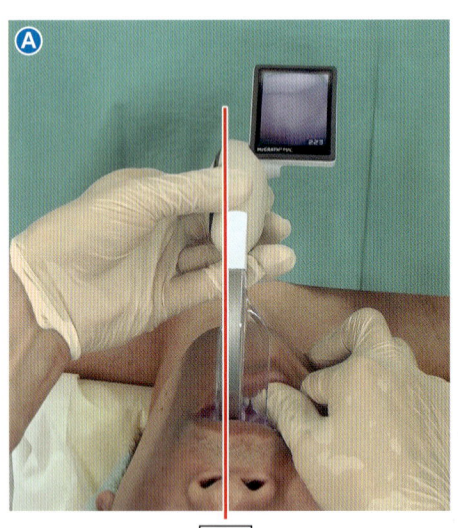
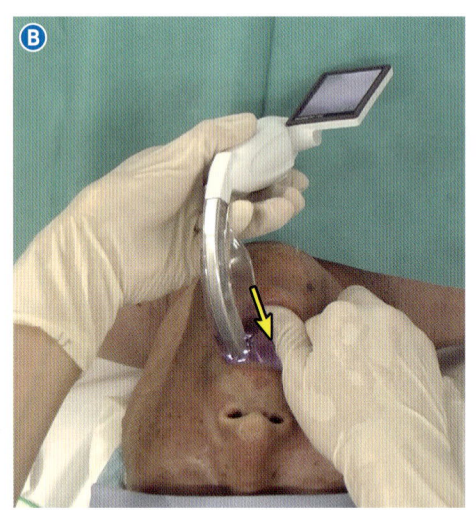

正中

図6-19 ブレードの口腔内挿入　A：傍正中挿入法　B：斜め挿入法（喉頭鏡ポジション2）

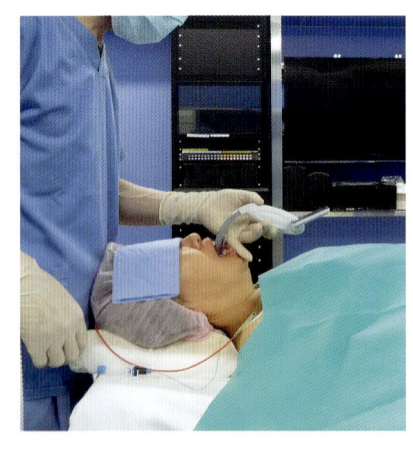

図6-20 ブレードの口腔内挿入：
　　　　　ポジション2
この図では右手を除いている

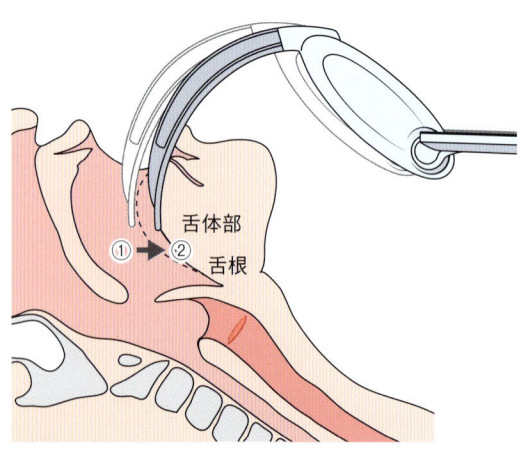

舌体部
舌根

図6-21 ブレードの口腔内挿入（断面図）：
　　　　　舌を前方へ圧排

8 鉄則⑤ 喉頭鏡の正しい進行により，舌は自然に右から左へよけられる

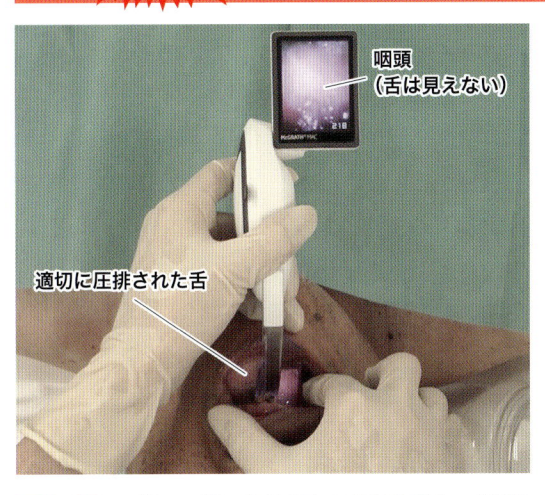

図6-22 ブレードによる正しい舌の圧排：ポジション3

● マックグラス喉頭鏡においても，喉頭鏡としての役割は，舌を圧排して喉頭を観察し，チューブを挿入するためのスペースをつくることである．舌の右側へブレードを挿入し（**鉄則④**），舌根部右側へと正しく進めると，舌はブレードのフランジの部分で**自然に左側に圧排される**（図6-22，図5-26→p128）．このとき，舌を無理にかき分けない（§5-7b**4注意：舌は決して小刻みにかき分けない**→p130）．

● 斜め挿入法使用時は，ブレードを咽頭内まで進める時点で，本体を患者正中に戻す．

9 ブレードの口腔・咽頭内進行 （喉頭鏡ポジション3）

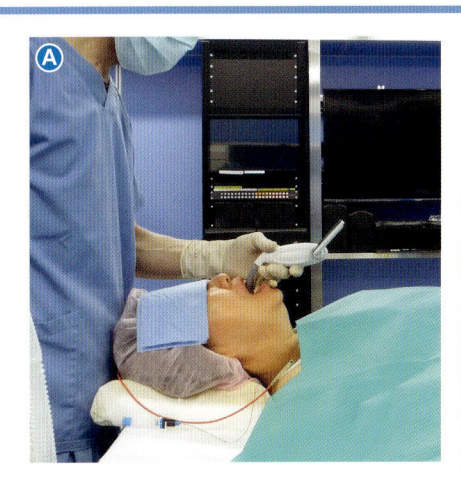
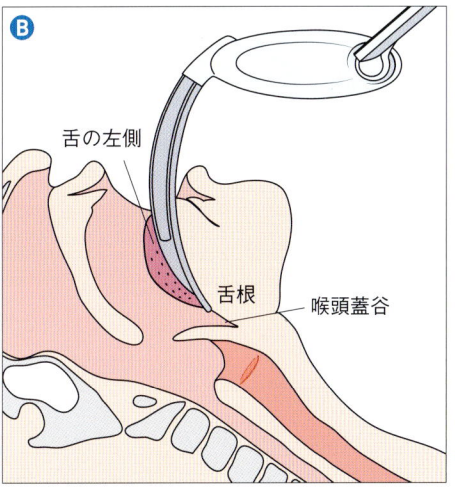

図6-23 ブレードの口腔・咽頭内進行：ポジション3　A) 側面　B) 断面図

● ブレード先端を舌根部まで愛護的に進めると（図6-23），ブレードにより舌は左側に自然に圧排される（図6-22）．口腔右側にスペースができ，軟口蓋，口蓋垂，咽頭後壁（ときに喉頭蓋）を**直視下に**，またモニター画面で観察できる（図6-23）．

10 さあ，モニター画面を見てみよう！ ～ブレードの口腔・咽頭内進行（喉頭鏡ポジション3～4）

● ブレード先端を舌根部まで進め，舌を完全に圧排した後（ポジション3～4），いよいよマックグラス喉頭鏡のモニター画面を見る．モニター画面には咽頭部が見えるが，まだ部位の同定が困難な場合もある（図6-24A）．ブレード全体で下顎を少し持ち上げ，ブレード先端を舌根部・喉頭蓋谷へと進めると（ポジション4，図6-25），モニター画面上に喉頭蓋が見えてくる（図6-24B）．

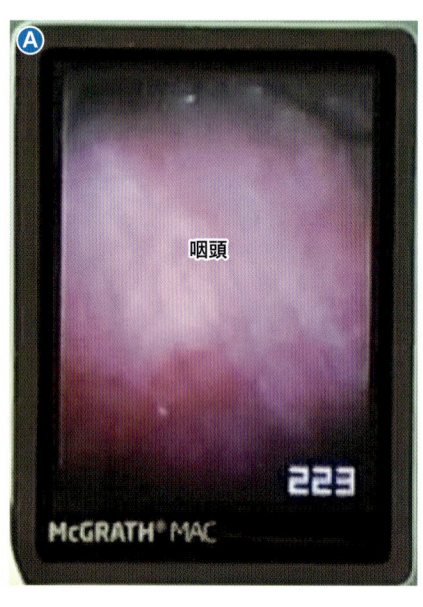
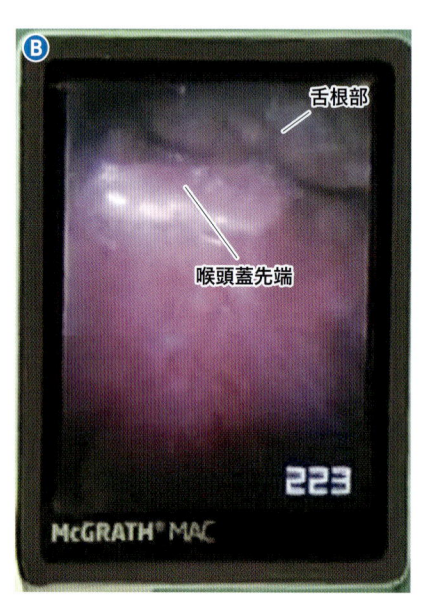

図6-24　マックグラス喉頭鏡のモニター画面
A）咽頭　B）喉頭蓋先端

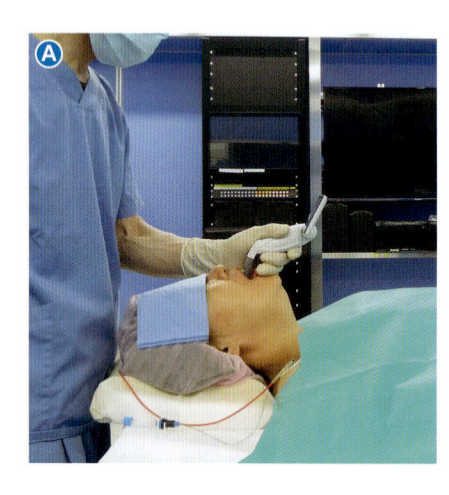
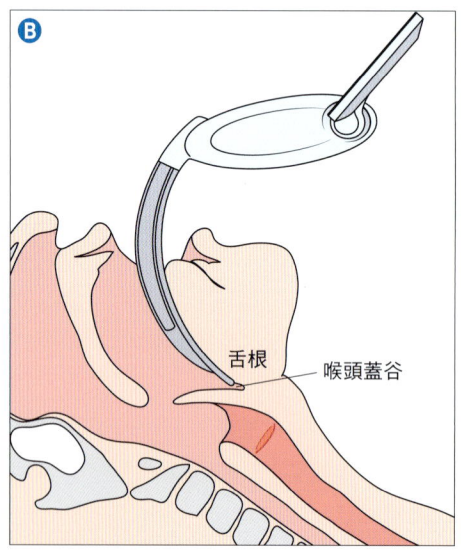

図6-25　ブレードの喉頭蓋谷への進行：ポジション4
A）側面　B）断面図

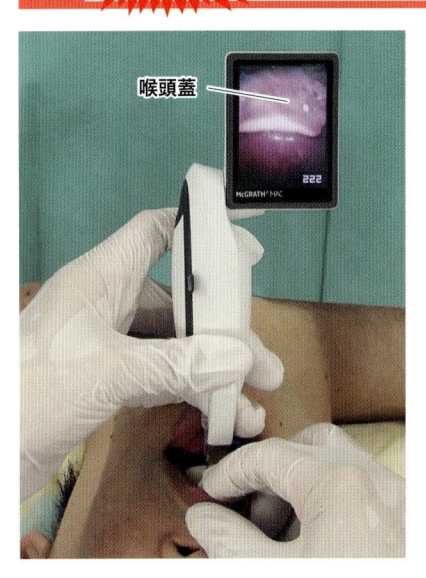

喉頭蓋

図6-26 マックグラス喉頭鏡による喉頭蓋の観察

● ブレード先端を舌根部から喉頭蓋谷（**ポジション4**）まで進行させる間に，モニター画面上に喉頭蓋が見えてくる（**図6-24B**）．**喉頭蓋は声門観察のための最も重要な目印である．必ず観察する．**喉頭蓋が観察できたらブレードをもう少し，舌根と喉頭蓋の間の**喉頭蓋谷**へと進めると，喉頭蓋全体が明瞭に観察できる（**図6-26**）．

注意 喉頭蓋が見えなかったら…？

● マックグラス喉頭鏡においても，ブレードが一気に深く入りすぎて披裂軟骨下面に進行する場合がある（**図6-27A**）．その場合，モニター画面には梨状陥凹〜食道入口部が見える．この部位はスペースがないため，部位判定が困難な場合が多い．また**食道入口部が声門とそっくりに見える場合がある**（**図6-27B**）．そこにチューブを挿入すれば，当然**食道挿管**（**図5-83→p155**）になる．喉頭蓋を必ず観察すれば，この誤認はなくなる（**鉄則⑥**）．ブレードがポジション4の位置にきても喉頭蓋が見えない場合は，このケースを疑い，**ブレードを引き戻す**と上から喉頭蓋が降りてきて観察できる．マックグラス喉頭鏡では，喉頭鏡を引き戻すとすぐに喉頭・声門が見える場合も多い（喉頭蓋の直接挙上）．しかし，声門か，食道か，疑問があるときには，さらにブレードを引き戻し，喉頭蓋を必ず確認することが重要である．

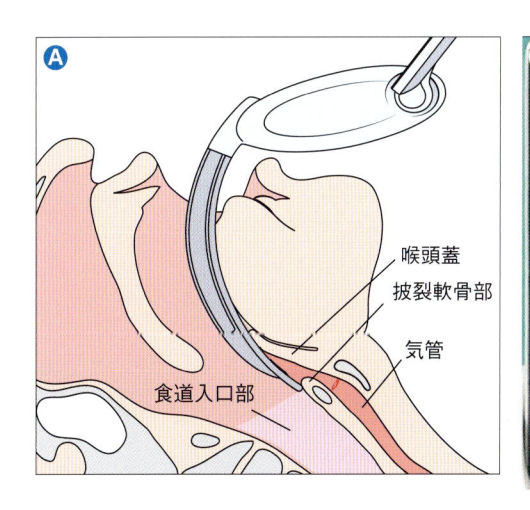
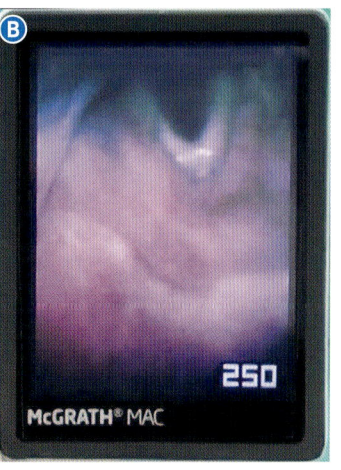

喉頭蓋
披裂軟骨部
気管
食道入口部

図6-27 喉頭鏡が深く入りすぎると喉頭が見えず，食道入口部しか見えない
A）断面図　B）声門に似た食道入口部

12 鉄則⑦ 喉頭蓋を挙上するためには，ブレード先端を最適位置に置く

● ブレードで舌および喉頭蓋を挙上して，声門および喉頭全体を観察することを**喉頭展開**（図6-28）という．このためにはブレードの先端を，**喉頭蓋を最も有効に挙上できる最適位置に置く**ことが重要である．マックグラス喉頭鏡では，モニター画面上で容易に喉頭全体を観察できる．マックグラス喉頭鏡による喉頭展開は，**喉頭蓋の間接挙上法が基本的**であるが，直接挙上法も可能である．喉頭展開に必要な力は，従来のマッキントッシュ型喉頭鏡よりも少ない．

★ **間接挙上法**：ブレード先端をポジション4の位置から**喉頭蓋谷**へとわずかに進める．その後，喉頭鏡のハンドルを持った左手で上方（腹側）・前側（尾側）およそ30〜45°の方向に力をいれ，ブレードで舌根部から下顎全体を持ち上げる（図6-28）．舌根部を持ち上げると，靱帯で結合している喉頭蓋も**間接的**に持ち上がり（§2-2a→p41），その奥の**声門**を観察することができる（ポジション5，図6-29，図5-41・42→p134）．喉頭展開時，**右手による頭部伸展（後屈）操作**（図6-28 ➡）も有効である．

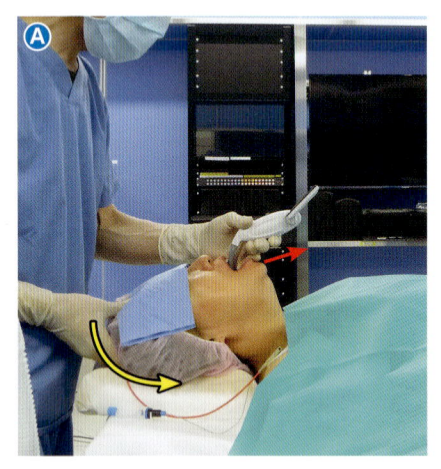

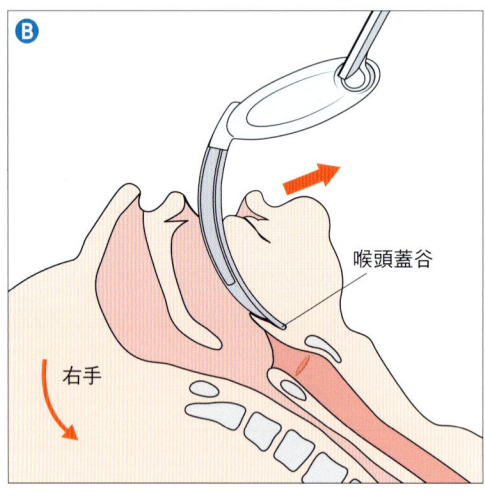

喉頭蓋谷

右手

図6-28
喉頭蓋挙上と喉頭展開
（ポジション5）
A）側面図　B）断面図

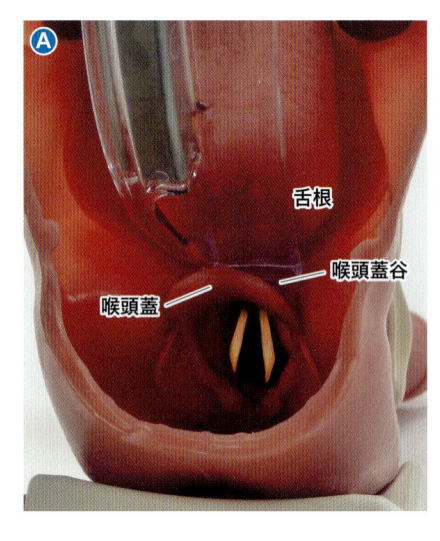

舌根

喉頭蓋谷

喉頭蓋

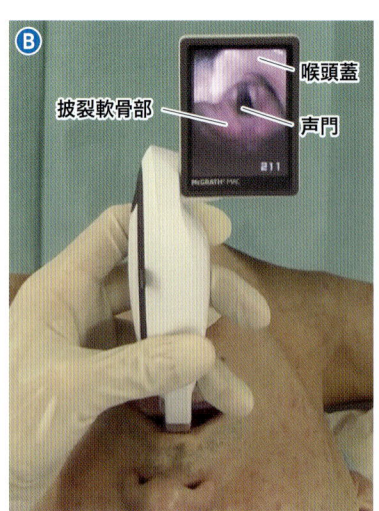

披裂軟骨部

喉頭蓋

声門

図6-29　喉頭蓋の間接挙上法
A）モデル図
B）喉頭展開とモニター画面．喉頭蓋が確認できる

★**直接挙上法**：マックグラス喉頭鏡では，ブレードを**喉頭蓋の下側（背側）**に進めて，喉頭蓋を<u>**直接挙上**</u>し，声門を観察することができる（**図6-30**→§2-2a p41）．マックグラス喉頭鏡では意図せずブレードが喉頭蓋の下に進み，結果的に喉頭蓋を直接的に挙上する場合も多くある．間接挙上法では視野が悪い場合，直接挙上法で視野が良くなる場合もある．

●いずれの方法においてもモニター画面により，**喉頭蓋・声帯・声門・仮声帯・披裂軟骨**といった喉頭組織，**食道入口部（梨状陥凹）**が観察できる（**図6-29B**，**図6-30B**，**図5-45**→p136）．この喉頭組織全体の観察のことを**喉頭展開**（英語ではlaryngeal exposure：喉頭の露出）という．喉頭展開時の各組織の解剖をしっかり覚えておく．

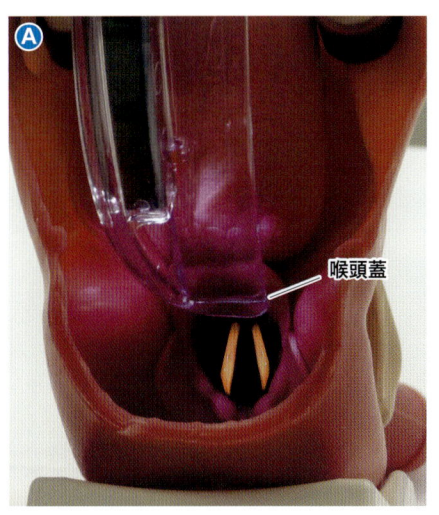

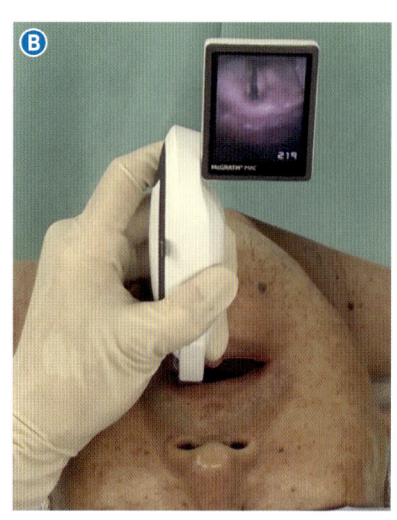

図6-30　喉頭蓋の直接挙上法
A）モデル図
B）喉頭展開とモニター画面．喉頭蓋は直接挙上され見えない

13 鉄則⑧ 歯をてこの支点として喉頭鏡を操作しない

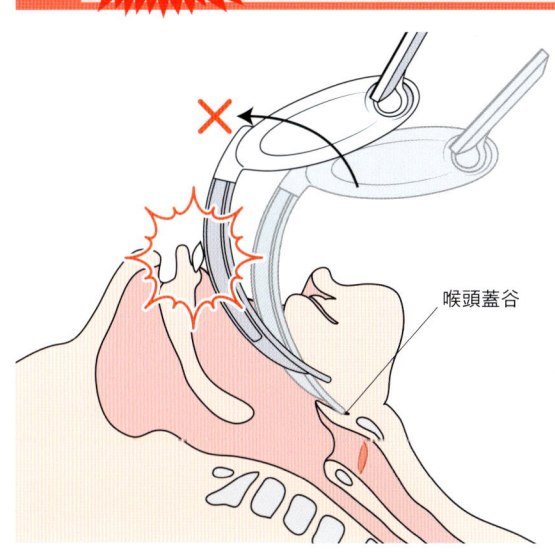

図6-31　歯を支点とした悪い喉頭展開

●マックグラス喉頭鏡においても，上顎前歯をてこの支点としてブレードを持ち上げることは絶対に避ける（**図6-31**，**図5-13B**→p123）．マックグラス喉頭鏡では上顎前歯にかかる力は比較的小さいが，前歯は容易に折れる場合もある．

- マックグラス喉頭鏡のモニター画面上の視野（間接視野）においても，さまざまな視野を表現するために，**コーマックとレハインの分類**が使用される（**図6-32**，**図5-48**→p137）．グレード I の視野が最も良く，グレード II はやや悪く，グレード III・IV は視野が悪い．

- マックグラス喉頭鏡のモニター画面上の視野は，マッキントッシュ喉頭鏡の直接視野と比較して，グレード I の頻度が多い．つまり声門を見やすいのが大きな特徴である（**表6-1**）．しかしときにはグレード II・III もある．グレード IV は，気道の病変状態以外ではごく稀である．喉頭展開時の視野が悪いときは，改善策を試みる（§6-3→p189）．

- マックグラス喉頭鏡では，モニター画面ではなく，喉頭を直接見る（直接視）ことも可能ではあるが（**図6-3**），モニター画面による間接視野の方が圧倒的に良い．直接視の視野は，通常のマッキントッシュ型喉頭鏡よりも悪いという報告もある[1]．モニター画面での観察を主眼において設計されているためと考えられる．

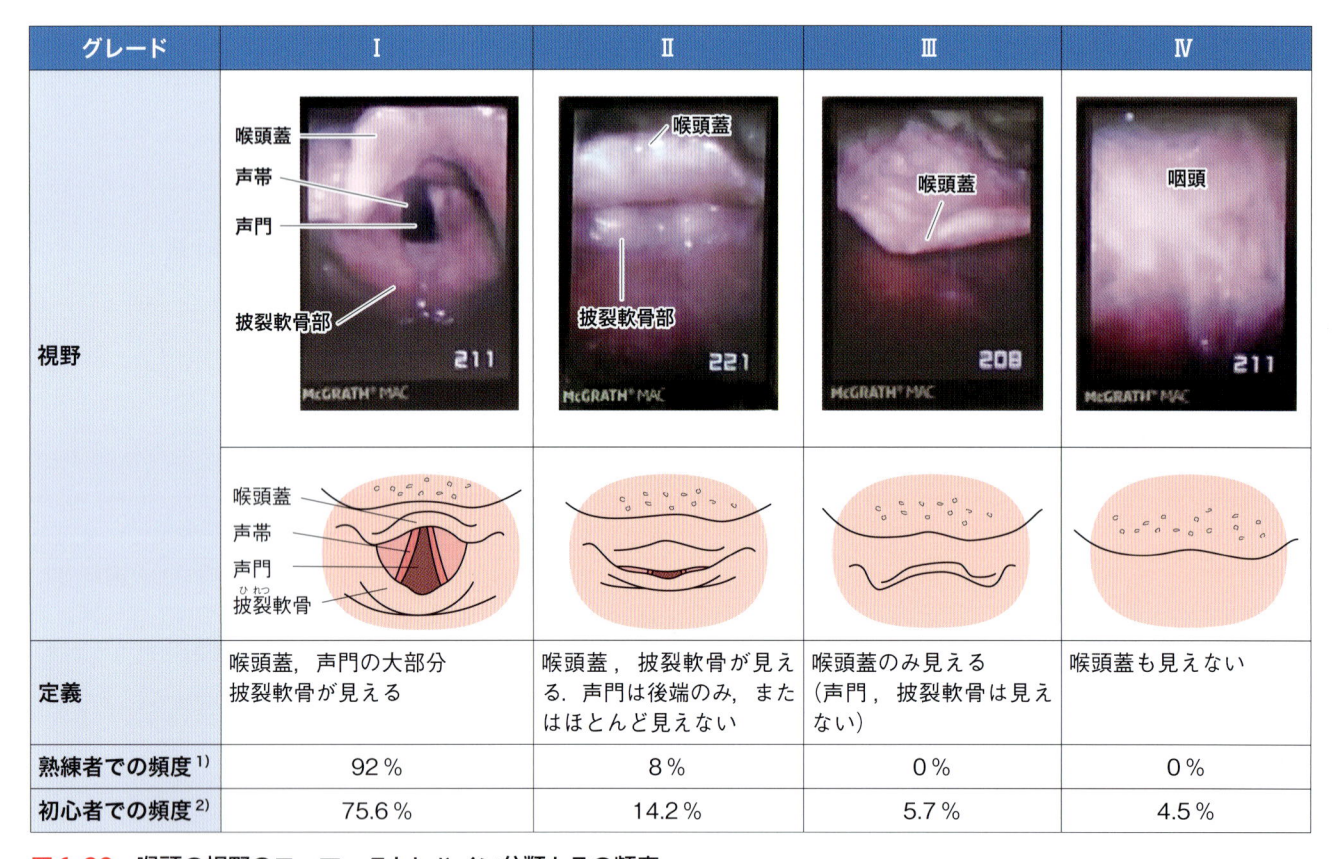

グレード	I	II	III	IV
視野	喉頭蓋／声帯／声門／披裂軟骨部	喉頭蓋／披裂軟骨部	喉頭蓋	咽頭
定義	喉頭蓋，声門の大部分披裂軟骨が見える	喉頭蓋，披裂軟骨が見える．声門は後端のみ，またはほとんど見えない	喉頭蓋のみ見える（声門，披裂軟骨は見えない）	喉頭蓋も見えない
熟練者での頻度[1]	92 %	8 %	0 %	0 %
初心者での頻度[2]	75.6 %	14.2 %	5.7 %	4.5 %

図6-32 喉頭の視野のコーマックとレハイン分類とその頻度

鉄則⑨ 喉頭の視野が悪い場合には外部喉頭圧迫を行い，視野を改善させる

- マックグラス喉頭鏡のモニター画面上の視野は良く，グレードⅠが多いが，ときにはグレードⅡ・Ⅲの場合もある．この場合，外部から頸部圧迫（図6-33，図5-53→p141）を行うと，声門をより観察しやすくなる場合が多い．マックグラス喉頭鏡においても，外から頸部を押す**外部喉頭圧迫操作**は有効である．

- 外部から押す頸部の場所はマッキントッシュ型喉頭鏡の場合と同様である（図5-53）．圧迫操作は自分で（図5-54AB→p141），または助手が（図6-34，図5-54C）行う．マッキントッシュ喉頭鏡では，助手は咽頭・喉頭内の視野を見ることはできないため，外部喉頭圧迫の効果は助手には不明である．マックグラス喉頭鏡などのビデオ喉頭鏡では，助手がモニター画面の視野を共有できるため，外部喉頭圧迫の効果を確認して調節することが可能である（図6-34・35）．ビデオ喉頭鏡の大きな利点の1つである．

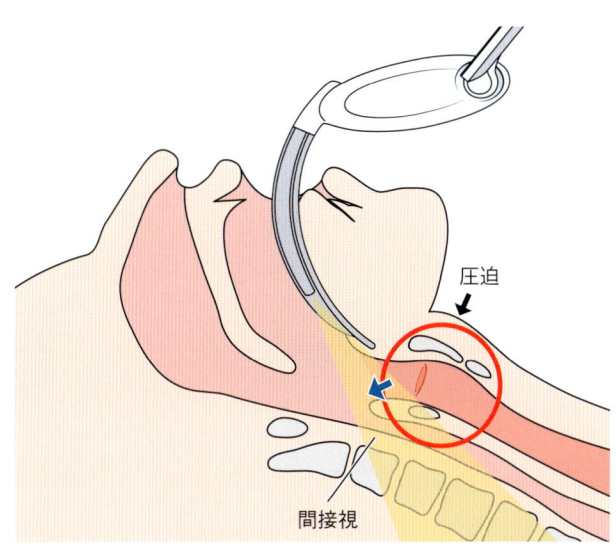

図6-33 外部喉頭圧迫操作による喉頭の視野の改善

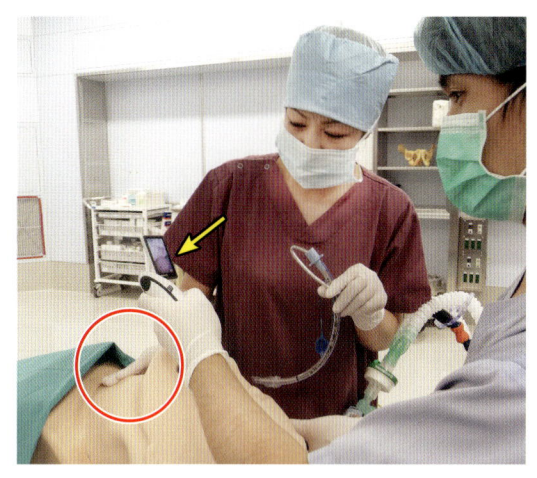

図6-34 助手による外部喉頭圧迫操作（モニター画面を確認しながら）

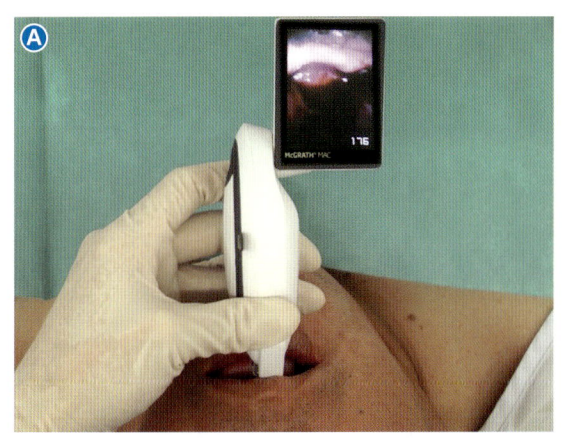
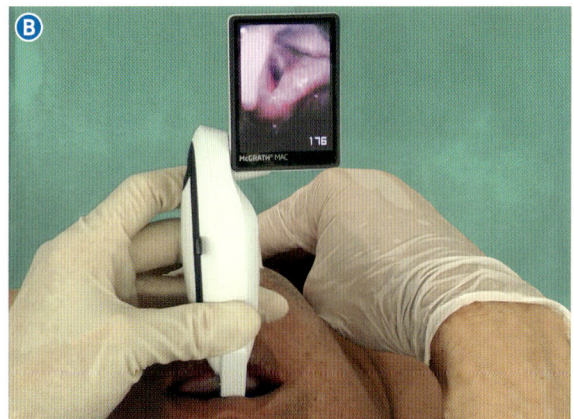

図6-35 外部喉頭圧迫操作によるモニター視野の改善：グレードⅡ（A）→Ⅰ（B）

16　鉄則⑩　チューブは，最初は直視下に，右口角から口腔へ挿入する

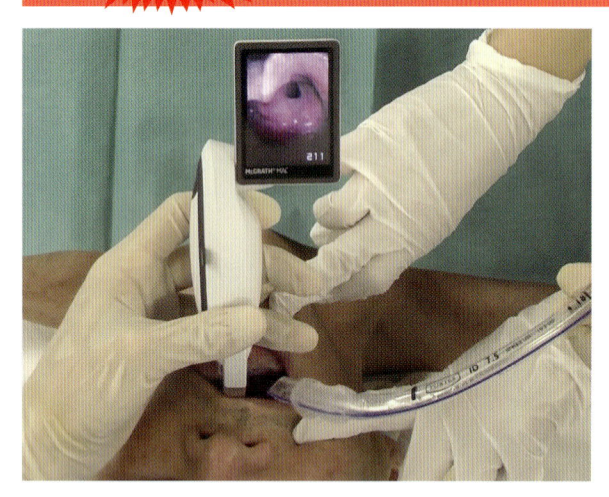

図6-36　チューブは右口角から挿入
助手が口唇を上下に広げている

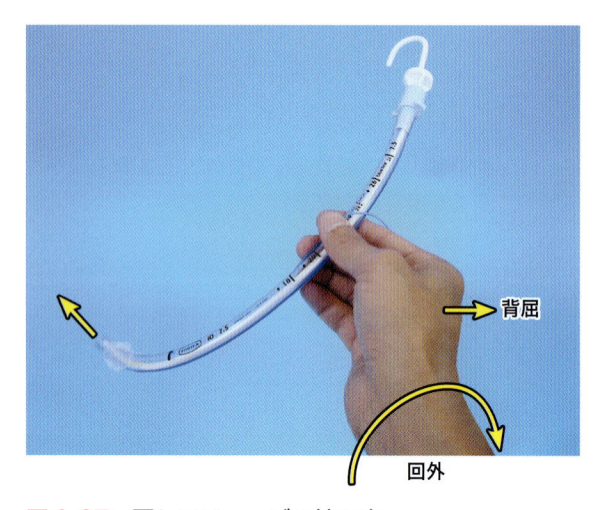

背屈

回外

図6-37　正しいチューブの持ち方

- 喉頭展開後，助手から気管チューブを右手で受け取る．右手に持った気管チューブは，最初はモニター画面を見ながらではなく，**直接口腔・咽頭内を観察しながら（直視下に）挿入する**（図6-36）．モニター画面では喉頭しか観察できないため，**チューブは喉頭付近まで進まないと見えない**．つまりチューブが口腔内にあるときは見えない（ブラインドゾーン）．チューブとスタイレットにより，口腔・咽頭内の粘膜，組織の外傷を起こす可能性がある（→注意）．それを避けるために，**口腔内を直接見ながらチューブを進める必要がある**.

- チューブを挿入する際，**必ず右口角から挿入する**（図6-36）．右口角からチューブを進めれば，直視下に進める際に咽頭・喉頭の視野を塞ぐことはない（図5-59→p143）．また，右から進めたチューブは，進行方向の調節が容易である（図5-62→p144）．その際，助手により右口角口唇部分を上下に広げてもらう（図6-36，図5-63B→p144）.

- チューブは20〜21cm付近を保持する．右手首をやや背屈，前腕をやや回外させてチューブを45°に傾け，先端は前下方に向けて持つ（図6-37，§2-3d→p56）.

注意　粘膜下を貫通した気管チューブ

　ビデオ喉頭鏡でチューブを進める際，口腔・咽頭内のチューブはモニター画面では見えない（ブラインドゾーン）．他のビデオ喉頭鏡使用時に，チューブとスタイレットがいったん口腔・咽頭内の粘膜下に迷入し，粘膜下を突き抜けて喉頭に挿入された報告がある[3]．チューブの口腔内，咽頭内挿入は，**直視下に観察しながら行うこと**が重要である.

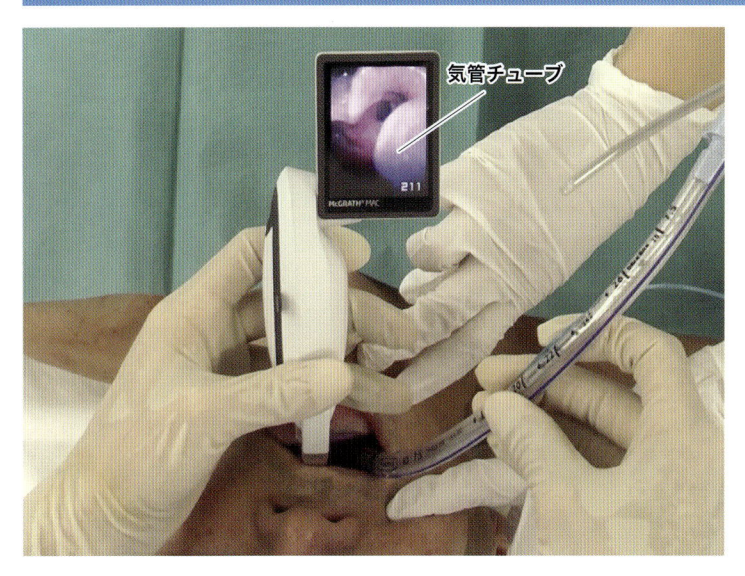

図6-38　モニター画面上の気管チューブ

- 気管チューブを口腔から咽頭・喉頭へと進める操作は，基本的にはマッキントッシュ型喉頭鏡と同様である（図5-65→p146）．**チューブが下咽頭（咽頭喉頭部）まで進むと，モ**ニター画面でチューブ先端を観察できる．モニター画面観察下に，チューブの位置を上下左右に調節しながら，チューブ先端を声門へと進める（図6-38）．マックグラス喉頭鏡では，スタイレットを使用したほうがチューブの誘導は容易である．

- 直視下ではなく，モニター画面上でチューブの進行方向を調節するには，少し技術を要する．訓練も必要である．マッキントッシュ喉頭鏡の場合と違って，直接見ていないこと，口腔・咽頭・喉頭の軸（図5-3→p114）が一直線になっていないことが原因である．さらにチューブが喉頭蓋，右披裂部などに衝突して，声門内へと進めることができない場合もある（下記注意，対策は§6-3→p189参照）．

注意 見えているのに入らない

- マックグラス喉頭鏡のようなビデオ喉頭鏡では，喉頭展開は比較的容易で，モニター画面上で声門の観察が容易にできる．しかし，チューブの誘導が困難な場合がしばしばある．いわゆる，「**見えているのに入らない**」問題である（対策は§6-3参照）．頻回の，また暴力的なチューブ操作により，喉頭・気管を損傷しないように注意をする．

18 鉄則⑪　チューブ先端が声門を通過した直後に，スタイレットは抜去する

- 声門直前まで進めてきた気管チューブは，喉頭組織を傷つけないように，声門を**そっと静かに**通過させる（図6-39）．**チューブ先端が声門を1～2cm程度通過した直後**（図6-39B，図6-40B，図5-68→p147），助手にスタイレットを抜去してもらう．スタイレットを挿入したままチューブを気管奥まで進めると，**喉頭組織や気管の損傷の危険があるため，絶対に避ける**．ただしあまり早くスタイレットを抜くと，チューブを喉頭入口部へ誘導できなくなる（図6-39A）．スタイレット抜去時はチューブが一緒に抜けないように，またチューブの位置が変わらないように，右手を顔面につけてチューブをしっかりと保持しておく（図6-39B，図5-70→p148）．

- スタイレットは一度にすべて抜去せず，2段階で抜去してもよい．まず3～5cm程度抜去し（ちょい抜き），チューブを少し進めて，カフが確実に声門を通過した後，スタイレット全部を抜去する．

- チューブのカフ近位部が完全に声門内へと入った後，チューブをさらに約2cm進めて気管挿管の完了である（図6-41）．声門マーカーがあるチューブでは，マーカーを声門の直前に〔マーカーが2本あるチューブでは2本の間に声門を〕位置させる．

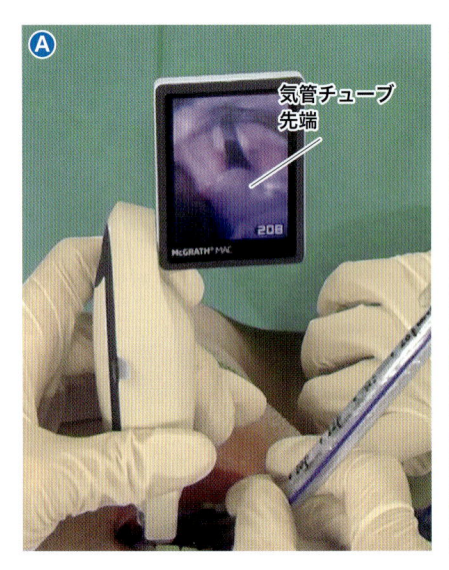
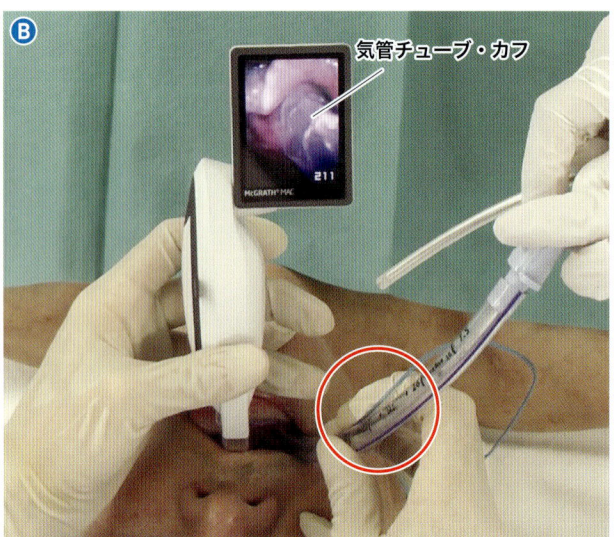

図6-39　A：声門直前　B：スタイレット抜去直前
右手を顔面につけてチューブを保持する（〇印）

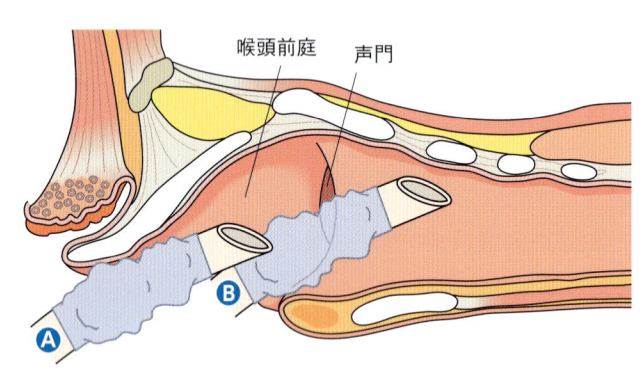

図6-40　A：喉頭前庭にある気管チューブ
　　　　　　B：正しく声門を通過したチューブ
A）声門直前，ここでスタイレットを抜くのはまだ早い
B）気管チューブの声門通過，スタイレットを抜去直前の気管チューブ

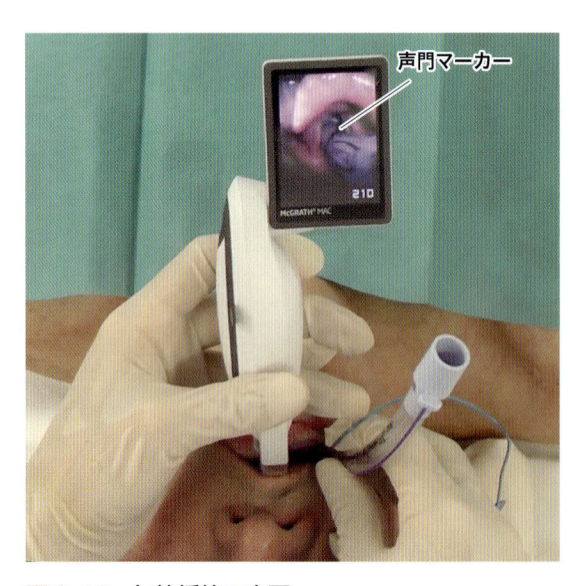

図6-41　気管挿管の完了

19 鉄則⑫ 気管挿管であることを確認する

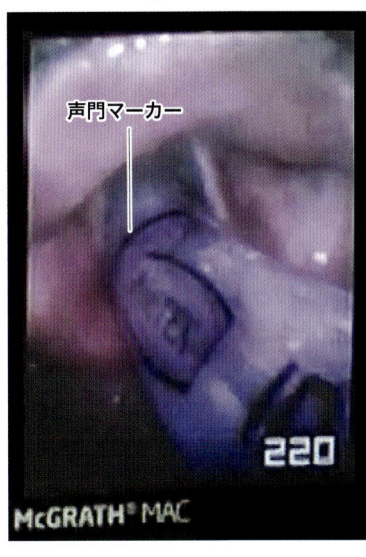

声門マーカー

220

McGRATH® MAC

図6-42 モニター画面による気管挿管の確認

- マックグラス喉頭鏡使用時も，挿管操作直後は必ず**気管挿管の確認**を行う．これは「正しく気管に挿管されていること（食道挿管，気管支内挿管ではない）」を確認することである．その方法はマッキントッシュ型喉頭鏡の場合と同様で，身体診察による確認方法（§5-10 **表5-2**→p156）と，機器を用いた確認方法（§5-11 **表5-3**→p158）がある．
- マックグラス喉頭鏡では喉頭・声門の視野がよいため，身体診察による確認方法の1つである「**チューブの声門通過観察**」は，比較的容易である．気管チューブが声門を（食道ではなく）確実に通過しているのを，モニター画面で確認する（**図6-42**）．
- モニター画面上で確実に気管挿管であることを挿管者，指導者，助手など，複数人で確認する．気管挿管を複数人で確認できることは，ビデオ喉頭鏡の大きな利点である（**表6-1**）．視診・聴診による確認（§5-10→p154）も必ず行う．

20 鉄則⑬ さまざまな機器を使用して気管挿管を確認する

- マックグラス喉頭鏡使用時も，多くの方法を組み合せて気管挿管の確認を行うことが重要である（**表5-3**）．カプノメータ（**図6-43**）の使用は，現在最も有効な方法である．

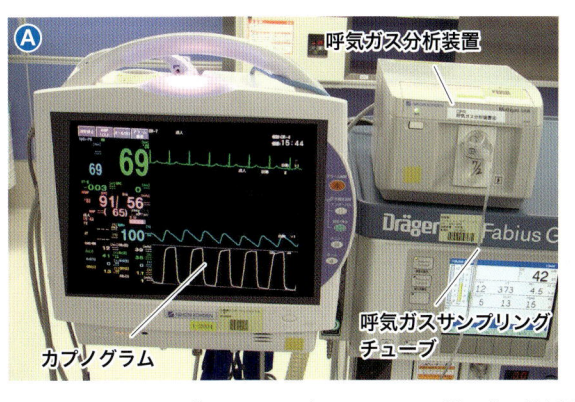

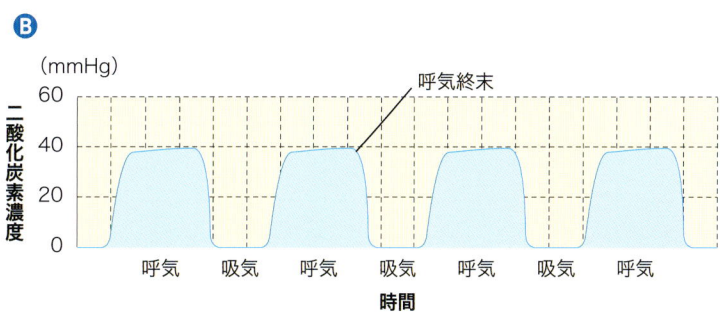

Ⓐ 呼気ガス分析装置
カプノグラム
呼気ガスサンプリングチューブ

Ⓑ
（mmHg）
二酸化炭素濃度
60
40
20
0
呼気終末
呼気 吸気 呼気 吸気 呼気 吸気 呼気
時間

図6-43 A：カプノメータ（モニターと呼気ガス分析装置） B：カプノグラム

21 ブレードの抜去

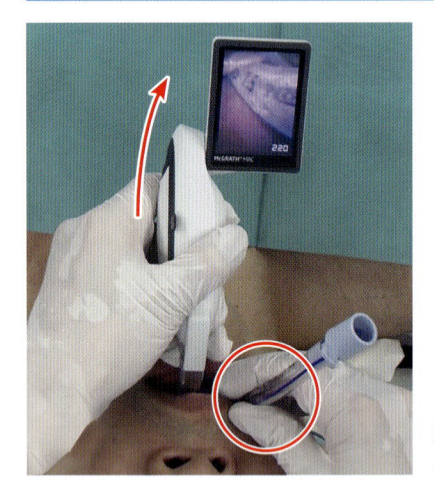

図6-44　ブレードの抜去
右手でチューブをしっかり保持しておく（○）

- 気管挿管完了後，チューブを右手で（顔面に密着させ）しっかりと保持して，マックグラス喉頭鏡のブレードを抜去する．抜去時は，挿入時とは逆に，本体を胸部方向へとゆっくり回転させる（図6-44）．抜去時は，**気管チューブの事故抜去，ブレードによる口腔・咽頭組織，歯牙，口唇の損傷に注意する**．
- 使用後は，ディスポーザブル・ブレードを，本体から引き抜き，感染性医療廃棄物として処理する．

22 気管挿管完了直後

- 気管挿管完了，気管挿管の確認後に行う処置は，どの喉頭鏡を使用するときも同様である（表6-4）．マックグラス喉頭鏡による挿管時も，素早く確実に行う．

表6-4　挿管完了直後の処置

☐ 喉頭鏡の抜去（図5-74→p150）
☐ チューブの深さの確認（図5-75→p151）
☐ カフへの空気注入（図5-76〜78→p151〜）
☐ バイトブロック挿入（図5-79→p153）
☐ チューブと蘇生バッグの接続，換気の再開（図5-80→p153）
☐ 気管挿管の確認（§5-10→p154：身体診察による確認，§5-11→p158：機器を使用した確認）
☐ チューブの固定（§5-12→p163）

■ 文　献

1）Wallace CD, et al：A comparison of the ease of tracheal intubation using a McGrath MAC® laryngoscope and a standard Macintosh laryngoscope. Anaesthesia, 70：1281-1285, 2015

2）Lascarrou JB, et al：Video Laryngoscopy vs Direct Laryngoscopy on Successful First-Pass Orotracheal Intubation Among ICU Patients：A Randomized Clinical Trial. JAMA, 317：483-493, 2017

3）Aziz MF, et al：Routine clinical practice effectiveness of the Glidescope in difficult airway management：an analysis of 2,004 Glidescope intubations, complications, and failures from two institutions. Anesthesiology, 114：34-41, 2011

ポイント
1）マックグラス喉頭鏡による気管挿管は，通常の喉頭鏡と同様の手順で行い，鉄則はすべて適合する
2）ブレードの挿入，および気管チューブの挿入の初期段階では，直視下に操作を行う
3）マックグラス喉頭鏡による喉頭展開では，喉頭蓋を間接的に挙上するのが基本だが，直接挙上することも可能である

6-3 マックグラス喉頭鏡による気管挿管の
トラブルとその解決

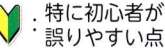
：特に初心者が
：誤りやすい点

学習の目標

- ☑ マックグラス喉頭鏡による気管挿管時の困難点とその対策を知る
- ☑ ビデオ喉頭鏡の「見えているのに入らない」問題を理解し，解決できる

1　マックグラス喉頭鏡による気管挿管時の主な問題点

表6-5　マックグラス喉頭鏡による気管挿管の問題点

● ブレードを口腔内に挿入できない	p189
● モニターの視野でどこを見ているのかわからない	p191
● 分泌物や血液により，視野が閉塞する	p192
● 喉頭蓋を挙上できず，声門を観察できない	p192
● 声門は見えているが，気管チューブを誘導できない	p193
● 気管チューブを気管内に進めることができない	p194

- マックグラス喉頭鏡は，初心者にも比較的容易に使用でき，マッキントッシュ型喉頭鏡よりも挿管困難は少ない．しかし，その成功率は100％ではない．表6-5に示したような問題点と，それらの解決策を知っておく必要がある．

2　ブレードを口腔内に挿入できない

1）🔰 開口が不十分 → 十分に，適切な開口をする（図6-45）

- マックグラス喉頭鏡専用ブレードの厚さは11.9mmと，マッキントッシュ喉頭鏡（厚さ25mm）よりも薄いため，口腔内の挿入は比較的容易で，ある程度の開口困難時も挿入可能である．しかし，開口が不十分，不適切であればブレードの挿入が困難になる．

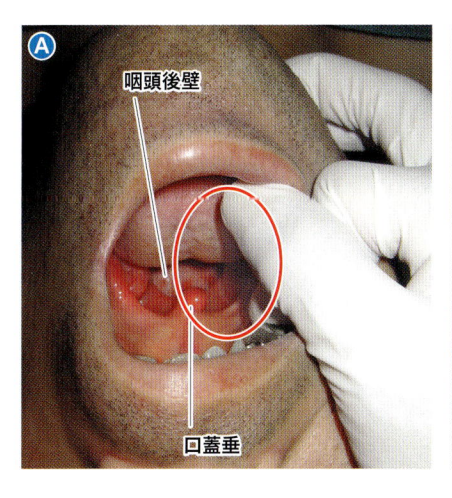

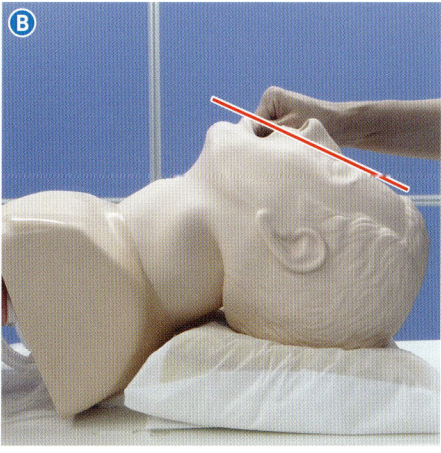

図6-45　十分な開口（A）と
適切な開口（B）

★**対策**：十分に，適切な開口（図6-14，図6-15A）を目標に，もう一度開口操作をやり直す．

2) 🔰 ブレードが舌に衝突　→　舌の右側に挿入する

● ブレードで舌を無理にかき分けようとすると（§5-7b **4注意→**p130），舌を正しく圧排することはできない（図6-46A）．

★**対策**：ブレードは舌の右側へ挿入し（**鉄則④**），舌根部右側へと進めることができれば（**鉄則⑤**），ブレード・フランジ部分で，舌は自然に左側に圧排される（図6-46B，図5-26→p128）．

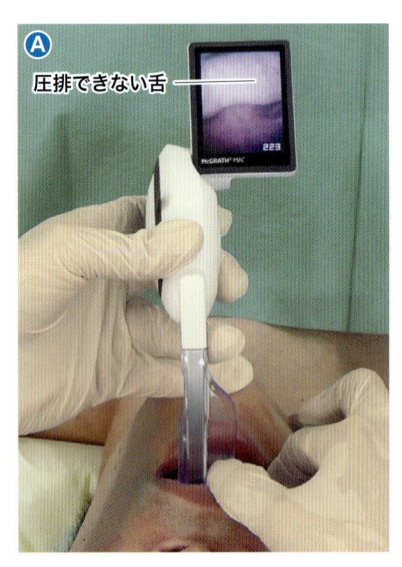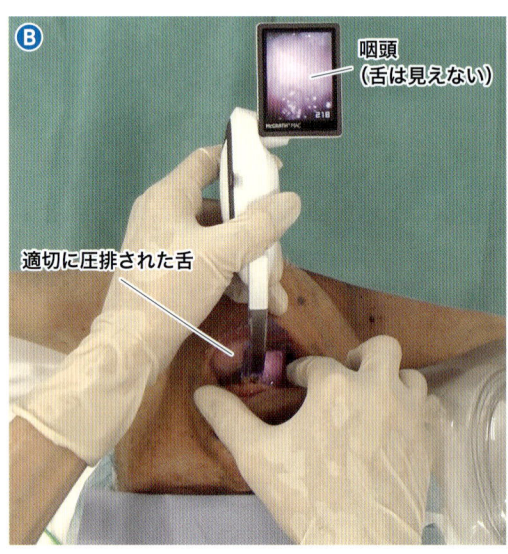

図6-46　ブレードの不適切な挿入（A）と適切な挿入（B）

3) 🔰 モニター画面を見ながらブレード挿入　→　最初は直視下に‼

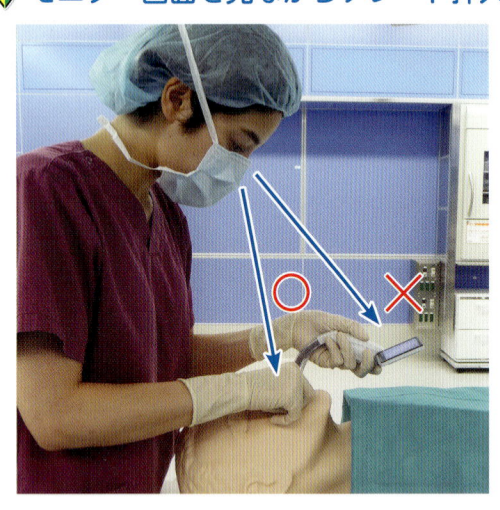

● 最初からモニター画面を見ながらブレードを挿入，進行しようとすると，ブレードは舌，口蓋弓，咽頭後壁などの組織と衝突して，うまく挿入できない．

★**対策**：口腔・咽頭内を直視下に観察しながら（図6-47），ブレードの挿入・進行（ポジション3まで）を行う．

図6-47　ブレードの挿入は直視下に

4) 高度肥満患者　→　ランプ・ポジション，斜め挿入法

● マックグラス喉頭鏡は，本体ハンドルが短く，ハンドルが胸部に当たることは少ない．しかし，高度肥満，短頸症例では，本体ハンドルが胸部と衝突して，ブレードの口腔内挿入が困難な場合もある（図5-18→p125）．

★**対策**：高度肥満患者では，頭部，肩，背部全体をクッションで持ち上げるランプ・ポジション（ramped position）がよい（図5-2B→p113）．胸壁が障害とならずにブレード挿入が容易になる．ブレードを口腔内に斜めに挿入する斜め挿入法（図6-19B）も有効である．

1) 🔰 モニター視野でどこを見ているかわからない　→　モニター画面への習熟，引き戻してみる

- 直接視と違って，モニター画面は観察できる範囲が一部であるため（**図6-3**），モニター画面がどこの部位かを判定するのは困難な場合がある．
- ★**対策①**：どこの部位がどのように見えるのか，解剖学的知識（**図1-13〜20→p36〜**），モニター画面への習熟（**図6-48**）が必要になる．
- ★**対策②**：スペースが狭い咽頭部は視野が閉塞している場合が多い．ブレードで舌，下顎を持ち上げるとスペースができて，咽頭・喉頭が観察できる（**図6-26**）．
- ★**対策③**：ブレードが一気に深く入り過ぎ，披裂軟骨下面に進行すると（**図6-27**），モニター画面には梨状陥凹〜食道入口部が見える（**図6-48C, D**）．この部位はスペースが狭いため，部位判定困難な場合が多い．ブレードを少し引き戻すと，喉頭，声門，喉頭蓋が観察できるようになる（**鉄則⑥**）．

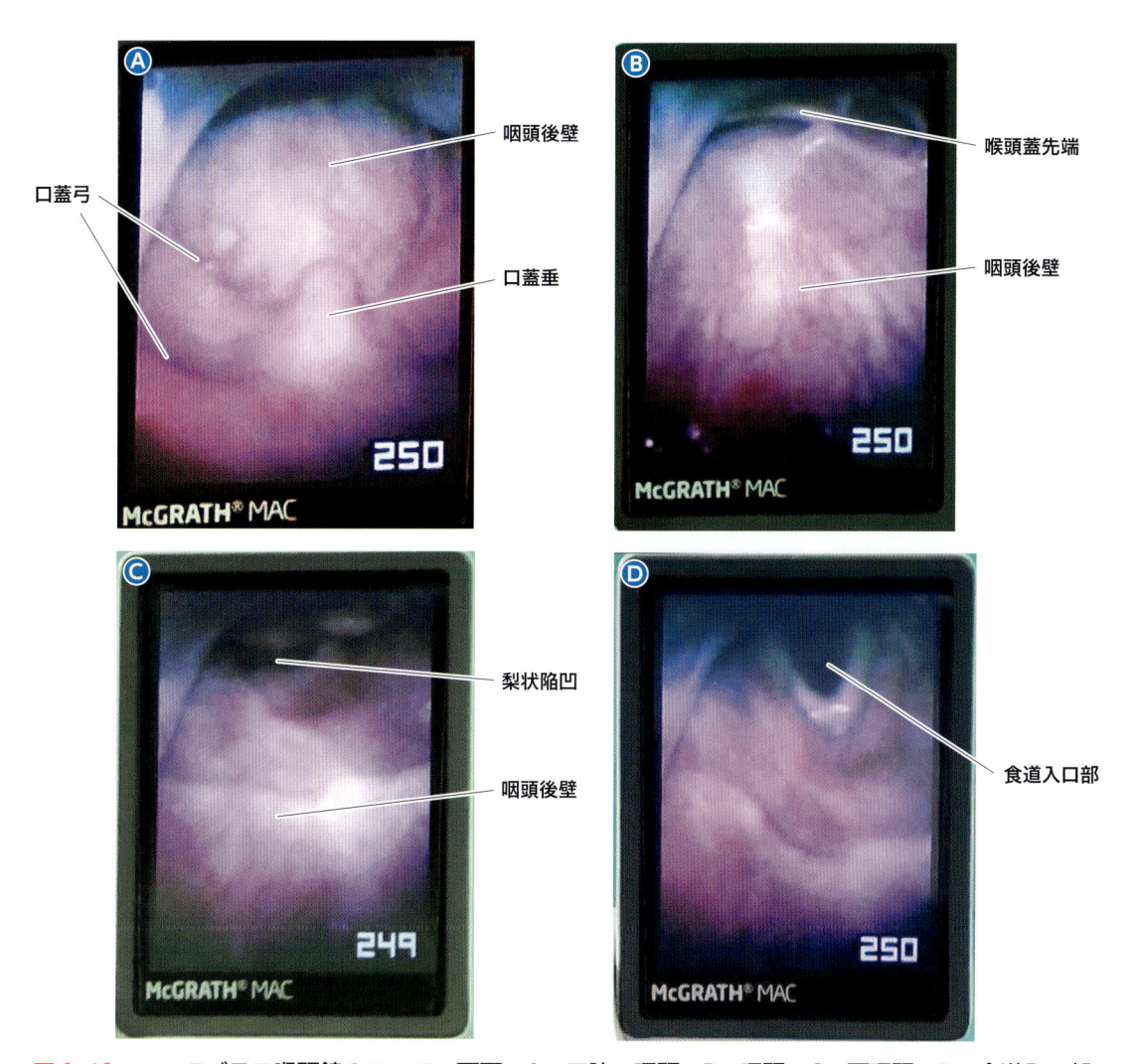

図6-48　マックグラス喉頭鏡のモニター画面　A：口腔〜咽頭　B：咽頭　C：下咽頭　D：食道入口部

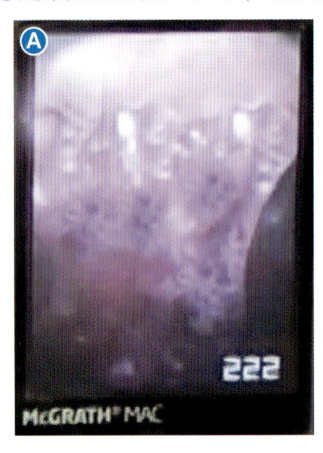

図6-49　A：ホワイトアウト　B：レッドアウト

- マックグラス喉頭鏡やその他のビデオ喉頭鏡では，カメラ先端部分が分泌物（唾液）や吐物，血液で汚れると，何も見えなくなる（視野閉塞；図6-49）．分泌物で見えなくなることをホワイトアウト（図6-49A），血液で見えなくなることをレッドアウト（図6-49B）という．ビデオ喉頭鏡の大きな弱点の1つである．
- ★対策：カメラ部分が汚れた場合は，ブレードを抜去して清掃する．口腔，咽頭に分泌物，血液，吐物がある場合，視野が閉塞する前に予防的に吸引操作を行う．マッキントッシュ型喉頭鏡に切り替えて吸引（図5-36→p131），挿管操作を行う方がよい場合もある．

4　喉頭蓋を挙上できず，声門を観察できない　→　対策①〜⑤

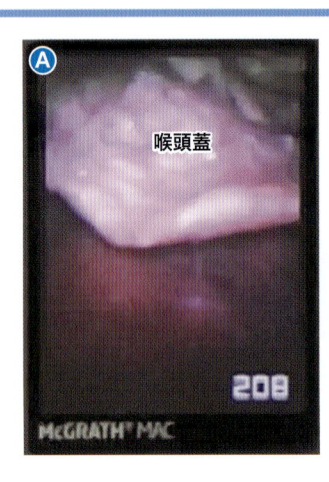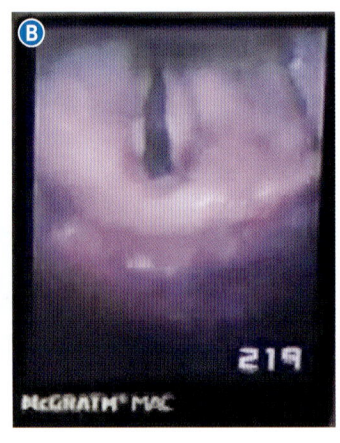

図6-50
A：喉頭蓋を間接的に挙上できず声門が見えない（グレードⅢ）
B：喉頭蓋の直接挙上

- マックグラス喉頭鏡のモニター画面でも，声門の観察が困難な場合（グレードⅡ・Ⅲ）がある（図6-50A）．以下のいずれかの操作を単独で，または組み合わせて行い，視野の改善を図る．
- ★対策①　ブレード位置の調節：舌根部・喉頭蓋谷にあるブレード先端位置を前後にわずかに移動し（0.5〜1.0cm），喉頭蓋の間接的挙上に最も有効な位置を探す（鉄則⑦）．0.5〜1.0cm程度のわずかな移動で，視野が劇的に改善する場合がある．
- ★対策②　喉頭展開の調節：マッキントッシュ型喉頭鏡使用時と同様，喉頭展開時に，左手による下顎挙上操作の力を強める（ただし，上顎前歯をてこの支点にしない！鉄則⑧）．右手による後頭部伸展（後屈）操作，頭部挙上操作を併用する（図6-28）と視野が改善する場合がある．
- ★対策③　外部喉頭圧迫操作：マッキントッシュ型喉頭鏡使用時と同様，外部喉頭圧迫を加えるとしばしば視野が改善する（鉄則⑨，図6-33〜35）．
- ★対策④　喉頭蓋の直接挙上：ブレード先端を喉頭蓋下面へと進め，**喉頭蓋を直接挙上して声門を観察する**（図6-30，図6-50B）．

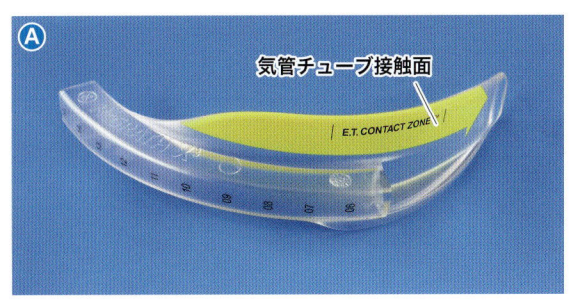
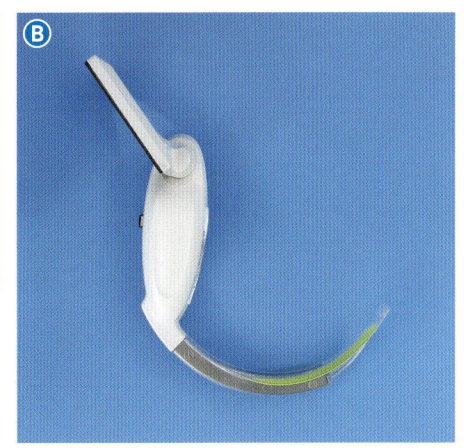

図6-51　A：Xブレード
　　　　B：Xブレードを装着したマックグラス喉頭鏡

★対策⑤ Xブレードの使用：より彎曲が強いXブレード（図6-51）へ変更すると，視野が改善する場合がある．ただし，Xブレードではチューブの誘導に工夫が必要である（図6-53）．

5　気管チューブの誘導がうまくいかない！　→　対策①〜⑥

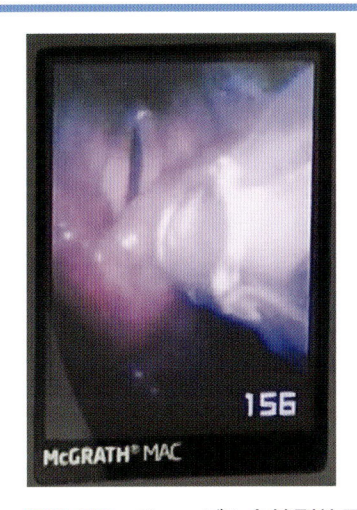

図6-52　チューブと右披裂軟骨部との衝突

　声門の観察が容易でも，モニター画面上でチューブを声門へと誘導するのは困難な場合がある．チューブが喉頭蓋，右披裂部などに衝突して，声門内へと進めることができない場合もある（図6-52）．いわゆる，「**見えているのに入らない**」問題である．以下の対策を単独で，または組み合わせて行い，チューブの声門への誘導を試みる．暴力的なチューブの進行は避ける．

★**対策① スタイレットの彎曲調節**：事前に準備したスタイレットの彎曲は適合しない場合がある．スタイレット先端の彎曲を調節して（図2-27C；角度中またはホッケースティック型→p54）チューブの進行方向を変える．

★**対策② 外部喉頭圧迫**：外側から頸部を右に，または左に圧迫し，画面上の喉頭を右に，または左に移動させ，チューブの進行に合わせる（図6-33〜35）．

★**対策③ 喉頭蓋の直接挙上**：ブレード先端を喉頭蓋下面へと進め，**喉頭蓋を直接挙上**して声門を観察し（図6-30，図6-50B），チューブを誘導すると容易な場合がある．

★**対策④ 喉頭展開の調節**：マッキントッシュ型喉頭鏡と同様に，口腔・咽頭・喉頭の3本の軸をより一直線に近づけるように喉頭展開を調節する（図5-3→p114）．気管チューブの誘導が直線に近くなり，容易になる．

★**対策⑤ スタイレットの彎曲をブレードに合わせる**：スタイレット全体の彎曲をブレードの彎曲に合わせて調節する（図6-53AB）．その後ブレードに沿わせてチューブを挿入し，ブレードに沿わせたままチューブを誘導する（図6-53C）．この場合，チューブは右口角からではなく，**口腔の中央のブレードに沿わせて挿入する**．

★**対策⑥ ブジーの使用**：気管挿管補助器具であるブジー（§12-2 MEMO ㊸→p277）を併用する．

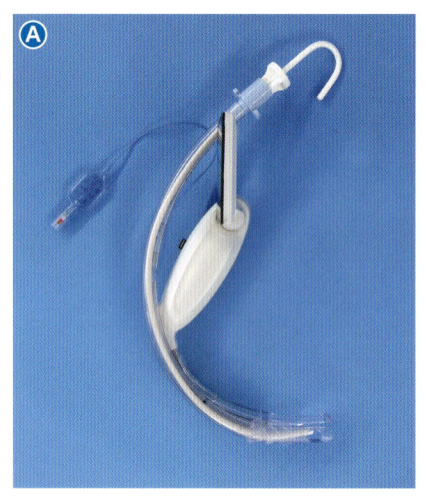
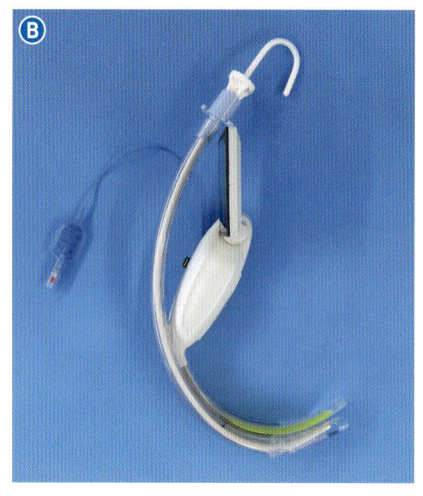
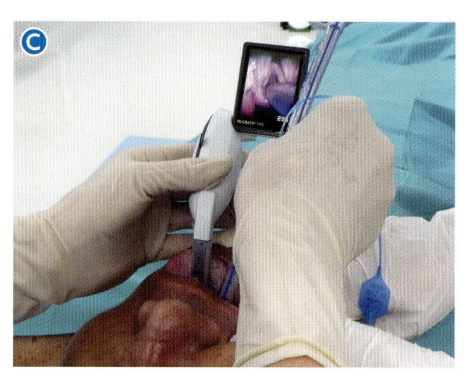

図6-53 ブレードの彎曲に合わせた気管チューブ（A：通常　B：Xブレード），ブレードに沿わせたチューブの進行（C）

6 気管チューブが進まない！　→スタイレットは抜去，チューブの回転操作

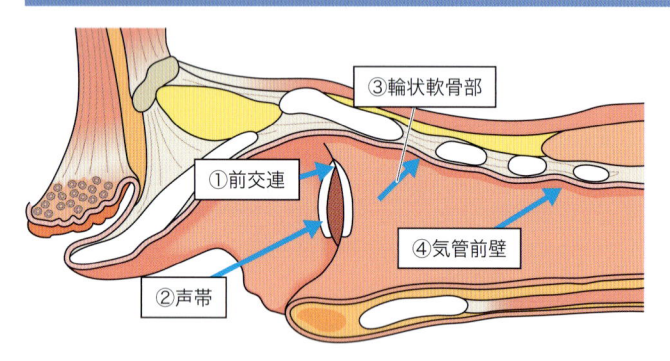

図6-54 気管チューブと喉頭・気管との衝突

① 前交連
③ 輪状軟骨部
④ 気管前壁
② 声帯

● 気管チューブを喉頭に誘導した後，その先の気管へと進めるのが困難な場合がある．マッキントッシュ型喉頭鏡の際に起こる問題と同様で，チューブ先端が，①前交連，②声帯，③輪状軟骨部，④気管前壁のどこかに衝突していると考えられる（図6-54，MEMO➤ ㉑ →p149）．マックグラス喉頭鏡使用時も，衝突部位は明確でない場合が多い．暴力的なチューブ操作は避ける．

★ 対策：スタイレットを数cm（またはすべて）抜去後にチューブを進めてみる．またはスタイレットを抜去後5〜10mm程度チューブを引き抜き，チューブを反時計周り（ときに時計回り）に回転させて進めると，引っかかりが改善することが多い．

ポイント
1) ビデオ喉頭鏡においても，適切な開口，適切なブレード挿入，適切な喉頭展開は必要不可欠な操作である
2) モニター画面上でチューブを声門へと誘導するのは，困難な場合がある
3) 喉頭蓋を直接挙上すると，喉頭の観察やチューブの進行が容易になる場合がある

注　意　チューブの誘導・進行が困難でも，暴力的な操作は避ける !!

§7　エアウェイスコープを用いた気管挿管

7-1 ビデオ喉頭鏡・エアウェイスコープの特徴と準備

Movie §7-A

学習の目標

- ☑ エアウェイスコープの特徴，構造を知る
- ☑ マッキントッシュ喉頭鏡や他のビデオ喉頭鏡と比較したエアウェイスコープの利点と欠点を理解する
- ☑ エアウェイスコープの適切な準備を行える

1 ビデオ喉頭鏡・エアウェイスコープとは

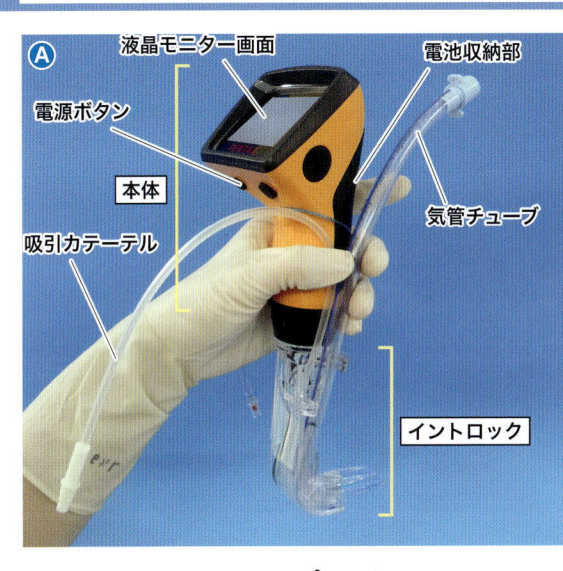
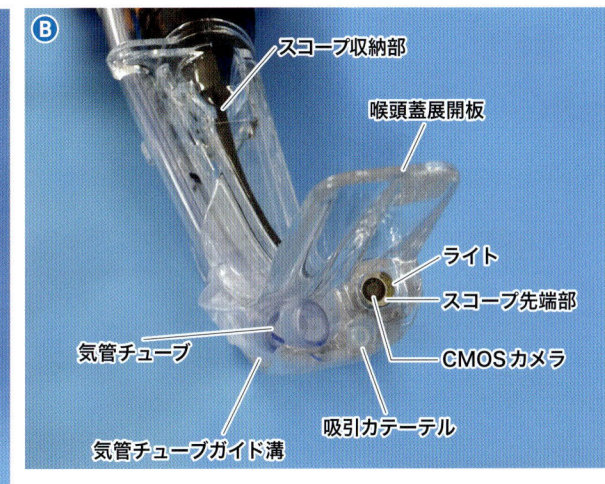
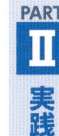

図7-1　エアウェイスコープS200
A）イントロックと気管チューブを装着．吸引カテーテルは標準型イントロック（ITL-SL）のみ装着可能
B）イントロック（専用ブレード）先端部

- エアウェイスコープ（**図7-1**）は，2006年に日本のペンタックス社から発売された（現販売元：日本光電工業）比較的新しいビデオ喉頭鏡である（一般名称はビデオ硬性挿管用喉頭鏡）．**気管チューブ誘導機能付属ビデオ喉頭鏡に属する**（§6-1 **MEMO** 25 → p168）．現行モデルはAWS-S200で，初期モデルであるAWS-S100から，形状の改良と本体の軽量化が行われている．
- 初心者でも喉頭の観察と気管チューブの挿入を容易に行うことができ，通常の症例，および挿管困難症例の気管挿管に有用である．**喉頭蓋を直接挙上し，喉頭の観察，チューブの挿入を行う**（図2-3，表2-1 → p41）．

2 エアウェイスコープの利点・欠点

- 一番の利点は，喉頭・声門の観察が容易なことである．**喉頭蓋を直接挙上する**ことにより，マッキントッシュ型喉頭鏡よりも，良好な声門の視野が容易に得られる．

表7-1　エアウェイスコープの利点と欠点[1]

利点
麻酔・救急領域における挿管時
● 通常の喉頭鏡よりも喉頭の視野が良い（喉頭展開困難はきわめて少ない） ・初心者も容易に挿管可能 ・挿管困難症例に有用 ・気管挿管の確認が容易
● 優れた気管チューブ誘導機能がある（スタイレット不要）
● 頭頸部の位置を動かす必要がなく，自然位で挿管可能（頸椎病変患者に有用）
● 通常の喉頭鏡による挿管が困難な場合，迅速に準備・移行が可能
● 専用ブレードのイントロックに吸引カテーテルを装着でき，挿管中の吸引操作が容易
● 本体重量は約240g（電池込）／約190g（電池別）と軽量
● 専用ブレード（イントロック）は防曇加工で，くもり止めの必要がない
● 専用ブレード（イントロック）は，標準型（ITL-SL），新生児・乳児用（ITL-NL），小児用（ITL-PL），薄型（ITL-TL），ダブルルーメンチューブ用（ITL-LL）とサイズが豊富
● 専用ブレード（イントロック）は滅菌済みディスポーザブルで，感染の心配がない
● 電源は単3乾電池であり，入手が容易
● 外部映像出力により，挿管時の記録が可能
挿管の確認・教育
● 液晶モニタ・外部モニタにより，複数人で挿管状況の観察が可能 ・挿管の確認に有用 ・教育に有用
欠点
● 比較的高価（希望小売価格※S200本体＝￥300,000，イントロック＝1箱10本入り，ITL-SLのみ2,500円/1本，ほかは4,000円/1本）※2018年12月現在
● マッキントッシュ型喉頭鏡とは，操作がやや異なる
● 歯の脆弱がある場合，挿入・操作がやや困難
● 高度分泌物，出血による視野閉塞の可能性あり

● 二番目の利点は，優れたチューブ誘導機能があることである．モニターに表示されるターゲットマークと声門とを一致させ，気管チューブをガイドに通して進めるだけで，スタイレットなどを必要とせずに，チューブを声門へと容易に誘導できる．「声門が見えているのに，気管チューブが入らない」問題（§6-2・3）は少ない．

● やや高価であることと，マッキントッシュ型喉頭鏡とは操作がやや異なる点が欠点である．

3　エアウェイスコープの構造

● エアウェイスコープは，本体（図7-1）と，イントロックという専用ブレード（図7-2）から構成される．**本体のスコープ先端部には，CMOSセンサ（カメラ）とLED光源が内蔵され（図7-1B），2.4型カラー液晶モニターにより，喉頭，声門の画像を観察できる．外部出力用USB端子をもち，コンピュータと接続して映像を記録することが可能である．電源は単3乾電池2本で安価であり，入手しやすい．

● **イントロック**という**専用ブレード**（図7-1B，図7-2）は，透明のポリカーボネート樹脂製，ディスポーザブル（単回使用）製品である．先端部スコープ窓は曇り止めコート（防曇加工）が施行されている．イントロックは口腔・咽頭の**気道の解剖学的彎曲に合わせて**設計されている．先端の喉頭蓋展開板（図7-1B）で，**喉頭蓋を直接挙上して喉頭の観察（喉頭展開）を行う**（図2-3B→p41）．

● イントロックは現在5種類あり，適合チューブと組み合わせて使用する（図7-2）．標準型は内部に吸引カテーテルを挿着でき（図7-1），操作中に口腔・咽頭の分泌物・血液を吸引することが可能である．

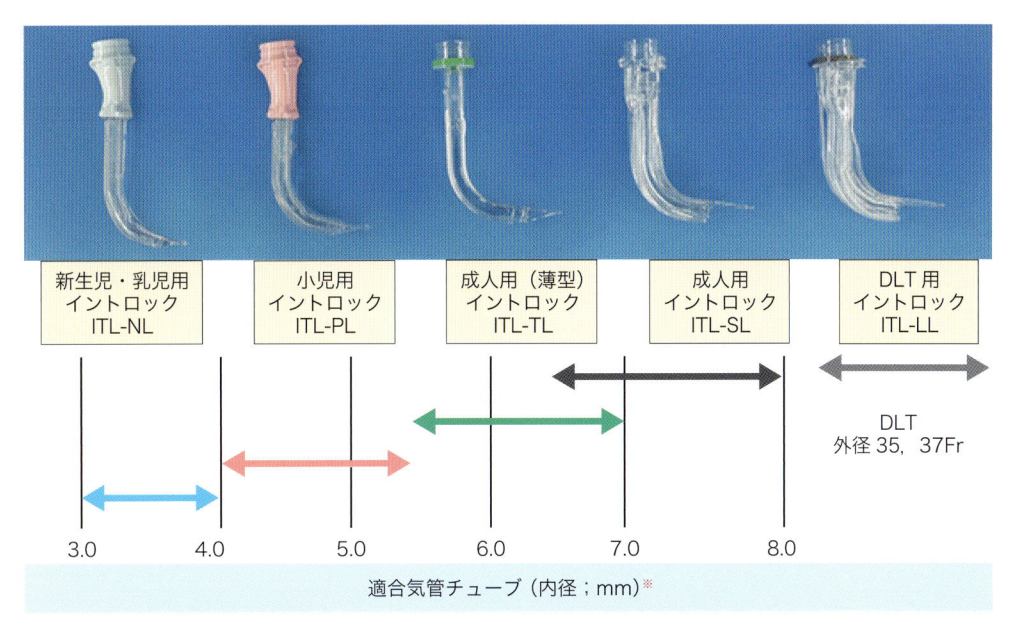

図7-2　5種類のイントロックと，その適合サイズ
※チューブの種類・外径により適合は異なる．DLT：ダブルルーメンチューブ

4　エアウェイスコープの準備：イントロックの装着と気管チューブの装備

①電源ボタンを押し電源をONにして，光源ランプの点灯，モニター映像，ターゲットマークを確認する（図7-3A）．電池消耗アイコンは通常見えない．電池消耗アイコンが点灯（黄色），または点滅（赤色）する場合は，電池寿命が短い．単3乾電池2本を用意して交換しておく．

②滅菌包装されているイントロックを，清潔操作で取り出す．

③モニター画面が下を向くように本体を保持し，イントロック先端が上を向くように持ち，スコープ部をイントロック内に挿入する（図7-3B）．

④着脱リングを押し下げイントロックを装着し，固定リングを回してイントロックを固定する（図7-3C）．

⑤通常の挿管時と同様に，気管チューブのカフチェック，カフの脱気を行い，気管チューブに潤滑剤を塗布して準備する（§2-3b→p50）．**スタイレットは使用しない．**各イントロックに適合するチューブのサイズを選択する（図7-2）．標準型イントロックでは，内径6.5〜8.0mmのチューブを使用可能である．

⑥チューブ先端をイントロックの気管チューブガイド溝に滑らせ，チューブ近位部をイントロックのフックに固定する（図7-3D）．**チューブがガイド溝の内を，スムースに動くことを確認する．**気管チューブ先端の位置を適切に調節する（図7-3E）．

⑦エアウェイスコープ使用後は，固定リングとイントロック着脱リングを解除する（図7-3F）．

⑧イントロックを少し右へ回転させながら，スコープをゆっくり引き抜く（図7-3F）．

5　エアウェイスコープの持ち方

エアウェイスコープは，本体中央付近を軽く持つ（図7-1）．喉頭展開にあまり力はいらないので，強く握りしめる必要はない．

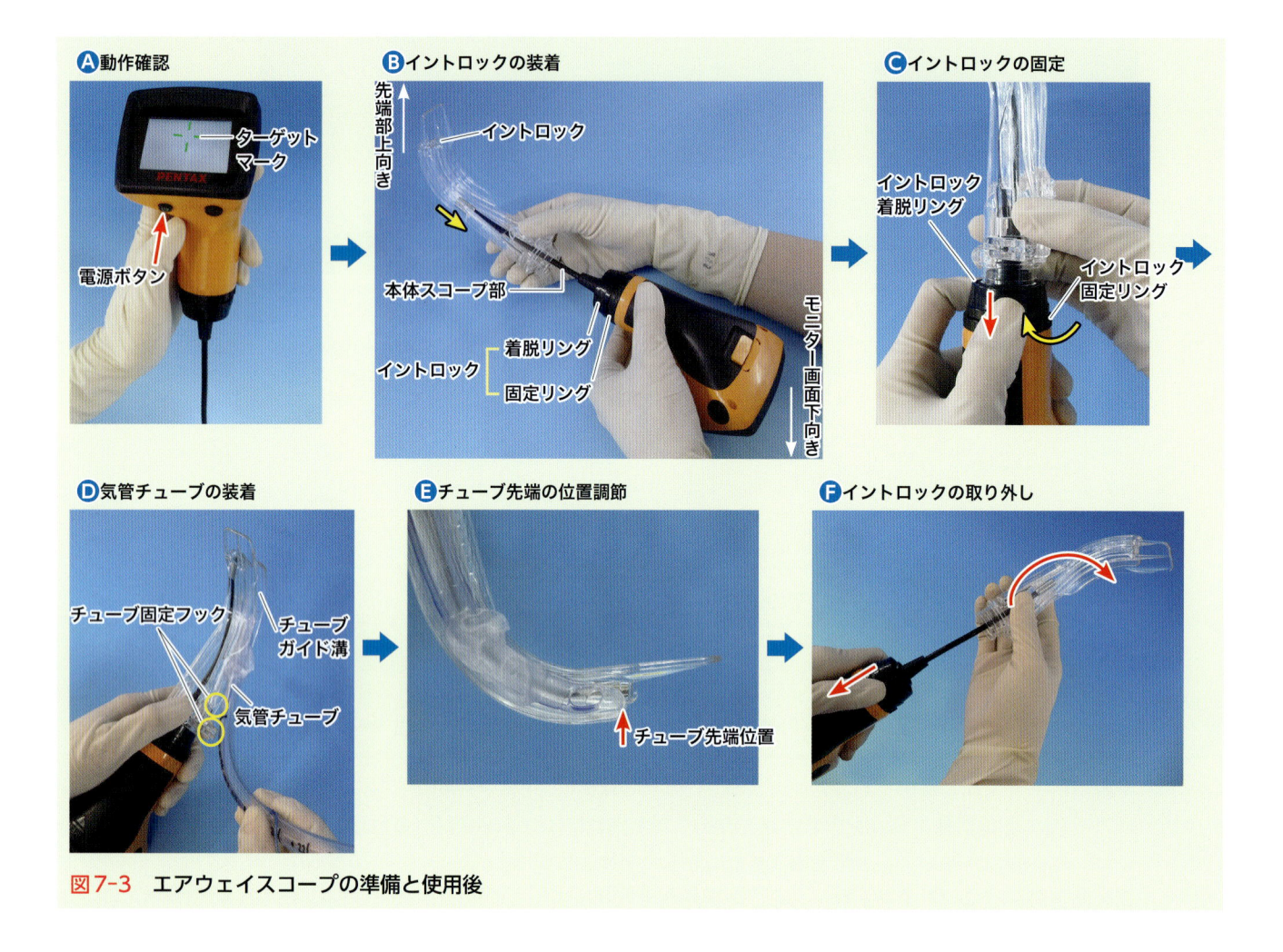

A 動作確認

ターゲットマーク

PENTAX

電源ボタン

B イントロックの装着

先端部上向き

イントロック

本体スコープ部

イントロック { 着脱リング / 固定リング }

モニター画面下向き

C イントロックの固定

イントロック着脱リング

イントロック固定リング

D 気管チューブの装着

チューブ固定フック

チューブガイド溝

気管チューブ

E チューブ先端の位置調節

チューブ先端位置

F イントロックの取り外し

図7-3　エアウェイスコープの準備と使用後

■ 文　献

1）「これならできるファイバー挿管～エアウェイスコープ，トラキライト実践ガイド付き」（青山和義，竹中伊知郎/著），メディカル・サイエンス・インターナショナル，2011

ポイント

1）エアウェイスコープは，気管チューブ誘導機能をもったビデオ喉頭鏡である

2）エアウェイスコープによる気管挿管は，初心者でも比較的容易に行うことができ，挿管困難症例にも有用である

7-2 エアウェイスコープによる気管挿管の実際

Movie §7-B～D

学習の目標

☑ エアウェイスコープによる気管挿管の手順を学習する
☑ エアウェイスコープ独特のポイント，注意点を学習する

1 エアウェイスコープによる気管挿管の手順

表7-2　エアウェイスコープによる気管挿管の手順

手順Ⅰ	イントロック（ブレード）の口腔内挿入 ［Insertion］	p199
手順Ⅱ	イントロックの咽頭内進行：スコープの回転 ［Rotation］	p201
手順Ⅲ	喉頭蓋挙上と喉頭展開 ［Elevation & Exposure］	p203
手順Ⅳ	気管チューブの声門・気管への挿入：気管挿管 ［Intubation］	p205
手順Ⅴ	気管挿管の確認 ［Confirmation］	p206
手順Ⅵ	イントロックの抜去と挿管後の処置 ［Removal］	p207

● エアウェイスコープによる気管挿管は，表7-2に示した手順で行う．手順には大きな違いはないが，エアウェイスコープなどのチューブ誘導機能付属ビデオ喉頭鏡（§6-1 MEMO ㉕→p168）では，他の喉頭鏡使用時とは違ったポイントがある．そのため，マッキントッシュ型喉頭鏡やマックグラス喉頭鏡における鉄則のうち，一部は適合しないものがある．

手順Ⅰ　イントロック（ブレード）の口腔内挿入（Insertion）

2 エアウェイスコープの気管挿管は，頭頸部軽度伸展位で行う

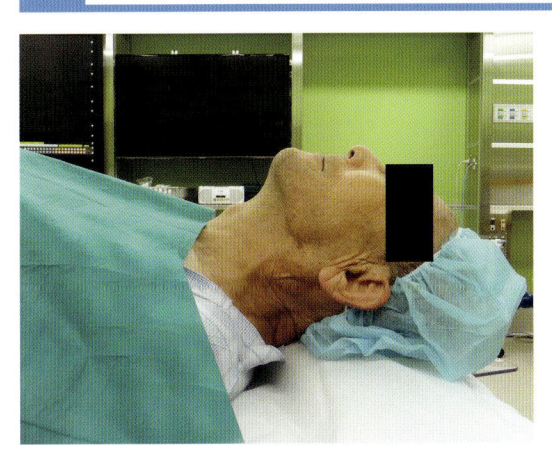

図7-4　頭頸部軽度伸展位

● エアウェイスコープによる気管挿管時の頭位（頭部，顔面，頸部の姿勢）は，頭頸部軽度伸展位（図7-4）が適する．枕は4cm程度の低めの枕を用いる[1]．
● 他の喉頭鏡使用時と同様，スニッフィング・ポジション（頸部屈曲・頭部伸展；図5-1→p113）も適している．頸椎疾患患者では，頭頸部自然位で，頸椎を動かさずに挿管が可能なのは大きな利点である[2]．

3 | 鉄則② 気管挿管の操作前には必ず酸素化を行う

- 挿管操作前に必ず酸素化（前酸素化）を行うことは，いかなる喉頭鏡を使用した場合も同様である（鉄則②）. 自発呼吸下（§4-6→p99），または蘇生バッグを使用したバッグマスク法（§3-5→p80，図5-5→p115）で100%酸素を投与して，酸素化，換気状態をできる限り改善する.

4 | 鉄則③ エアウェイスコープ挿入前には，十分に，適切に開口する

- 通常の喉頭鏡使用時と同様，ブレード挿入前には**十分に，適切に**開口することが重要である（鉄則③）. **十分な開口**とは口腔内にイントロック挿入のための有効なスペースをつくることである（後述 図7-5）. **適切な開口**では，顔面が頭側を向き（図5-8→p118，図6-15→p174），口腔内の観察，その後のイントロック操作が容易になる. そのために，右手によるクロスフィンガー法を使用して開口する（図5-7→p118）.

5 | イントロックは，口腔の正中，やや口蓋よりに挿入する

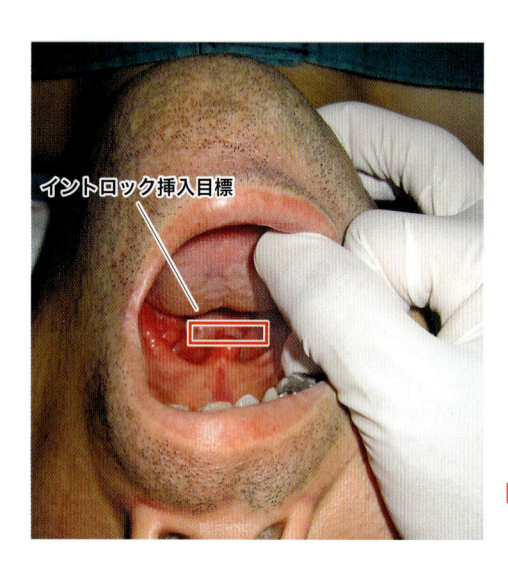

イントロック挿入目標

図7-5 クロスフィンガー法による十分な開口とイントロック挿入目標

- マッキントッシュ型喉頭鏡，マックグラス喉頭鏡では舌の右側に喉頭鏡ブレードを挿入するのに対して，エアウェイスコープでは口腔の**正中，口蓋側**に挿入する（図7-5）. 舌を左側に圧排する必要がないためである.

6 | ブレードの口腔内挿入法は2種類 ～正中挿入法と斜め挿入法

- 本体の電源ボタンを押して電源をONにする. 開口後，正中挿入法，または斜め挿入法で，イントロックを口腔内に挿入する.
- ★**正中挿入法**（図7-6A）：エアウェイスコープ本体を水平に保持し，イントロックを口腔の正中，**舌の背面へ**挿入する.
- ★**斜め挿入法**（図7-6B）：患者の胸壁，または開口している自分の右手親指を避けるため，斜め挿入法もよく行われる. 口腔内を斜めに，イントロック先端は舌根部の正中より右側に挿入する. この場合，イントロックの彎曲部分までを口腔内に挿入する間に，本体を患者正中位置に戻す.
- いずれの挿入法においても，まずエアウェイスコープ本体を水平に保持し，イントロック先端を**真下に向ける**（図7-7A）. スコープを水平に保持したまま，イントロックの**彎曲部分までを**（図7-7B），舌と口蓋の間（図7-5）に挿入する.

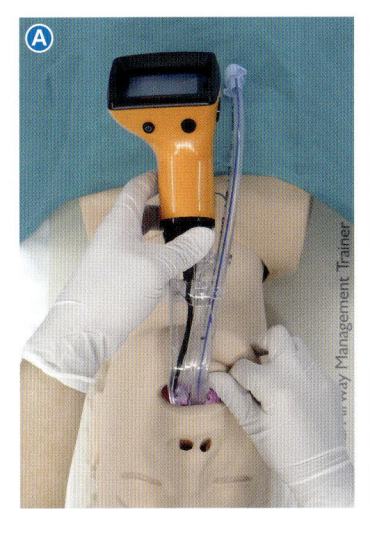
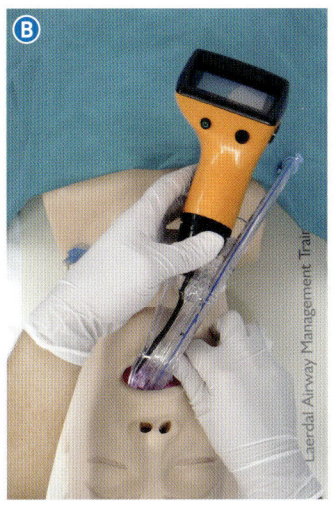

図7-6 イントロックの口腔内挿入法
A：正中挿入法
B：斜め挿入法

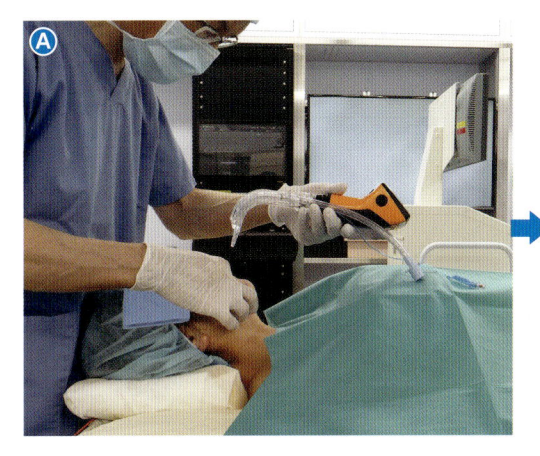
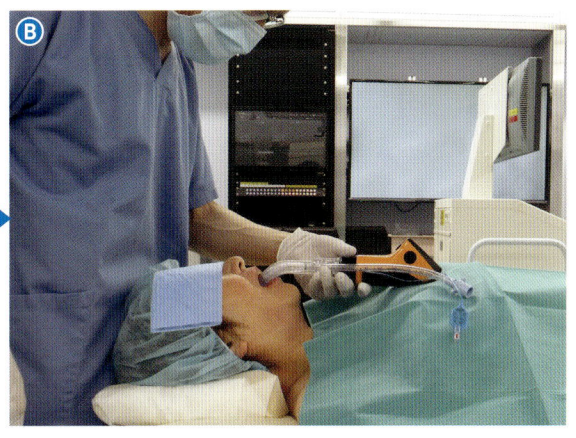

図7-7 イントロックの口腔内挿入 A：挿入直前 B：挿入

注意 イントロックの挿入は直視下で

- イントロックの口腔内挿入はモニター画面を見るのではなく，イントロック全体を**直視下**に**観察**しながら挿入する．歯牙への衝突，上下口唇の巻き込みに注意する（§7-3→p208）．

手順II イントロックの咽頭内進行：スコープの回転（Rotation）

7 スコープの回転（Rotation）によるイントロックの口腔・咽頭内進行

- イントロックの先端部分が十分に口腔内に入った後，スコープ本体を水平状態からゆっくりと起こしてスコープ全体を回転させ，イントロック先端部分を口腔から咽頭内へと進める（図7-8 **1**）．
- イントロックは，硬口蓋から軟口蓋，そして咽頭後壁へと**舌の背面・気道の後面に沿わせる**ように（強く押しつけずに，スコープの重みを感じる程度）進める（図7-8 **1**）．
- 本体をほぼ垂直まで起こすと，ブレード先端は舌根部から下咽頭まで挿入され，モニター画面上，喉頭蓋が見えてくる（図7-8 **2**）．

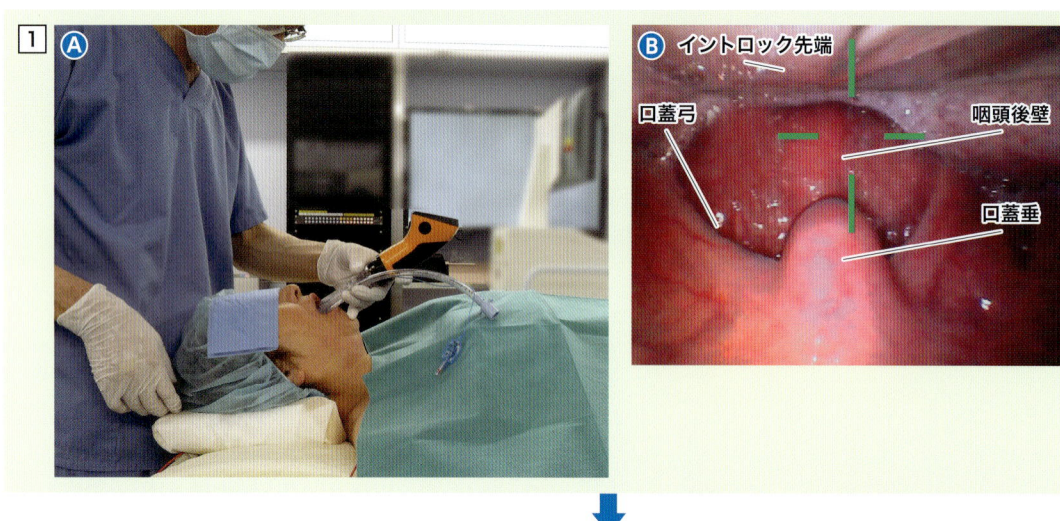

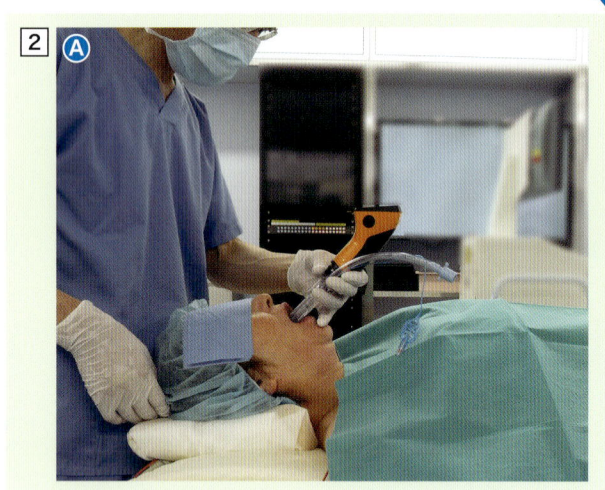
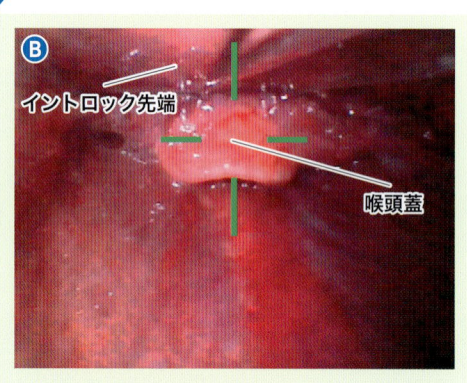

図7-8　イントロックの口腔・咽頭内進行
A) 側面　B) モニター画面

注意 イントロック（ブレード）が舌に衝突

- イントロック先端の挿入が浅く不十分なままスコープ本体を回転させると，イントロックは舌と衝突して，舌を押し込み，うまく挿入できない．舌の背面・気道の後面に沿わせるように挿入する（§7-3 図7-16・17→p209）．

8 鉄則⑥ 喉頭蓋は超重要目印！　喉頭蓋を必ず観察する

- エアウェイスコープにおいても，喉頭蓋は声門観察のための最も重要な目印である（図7-8 2 B）．必ず観察する．

注意 喉頭蓋が見えなかったら…？　（§7-3 図7-19→p210）

- エアウェイスコープにおいても，イントロックが深く入りすぎて，披裂軟骨下面に一気に進行する場合がある（図7-19，図5-40→p133）．その場合，モニター画面には梨状陥凹〜食道入口部が見えるか，部位判定が困難な場合も多い．ブレードを引き戻すと喉頭蓋，または喉頭・声門が見えてくる．

9 鉄則⑦ 喉頭蓋を挙上するためには，ブレード先端を最適位置に置く：
エアウェイスコープでは喉頭蓋を直接挙上する

1）喉頭蓋の直接挙上法

- エアウェイスコープは，イントロック先端（喉頭蓋展開板；**図7-1B**）で喉頭蓋を直接挙上して，声門を観察する（喉頭展開）．モニター観察下にイントロック先端を喉頭蓋下面（背側面）へと進め（**図7-9①**），喉頭蓋をすくうように挙上する（**喉頭蓋の直接挙上法**；**図7-9②**，§2-2a→p41）．**喉頭蓋を持ち上げようと意識するよりも，イントロック先端を（咽頭後壁に沿わせ）喉頭蓋の下に滑り込ませる感覚が重要である．**

- イントロックを**気道の後面（咽頭後壁）**に沿わせて進める際に，その先端部は，意図しなくても自然に喉頭蓋下面へと進行し，喉頭蓋を挙上できる場合も多くある．また喉頭蓋を直接挙上するために，スコープを振り子のように前後させる操作が必要になる場合もある．エアウェイスコープにおいても，喉頭蓋を有効に直接挙上するためには，ブレード先端を最適位置に置くことが重要である（**鉄則⑦**）．イントロック先端で喉頭組織や咽頭後壁を損傷しないように注意する．

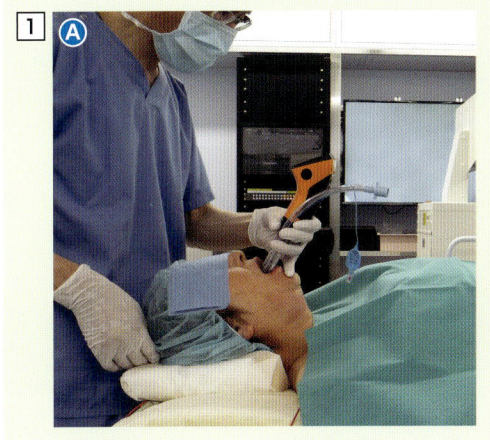
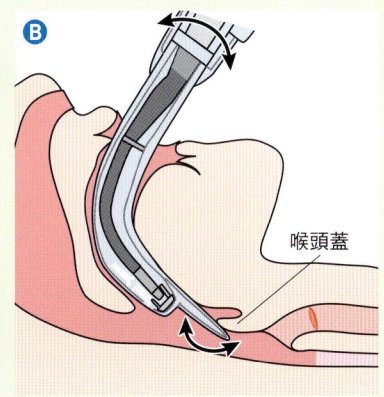
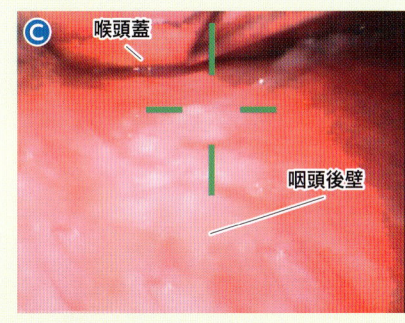

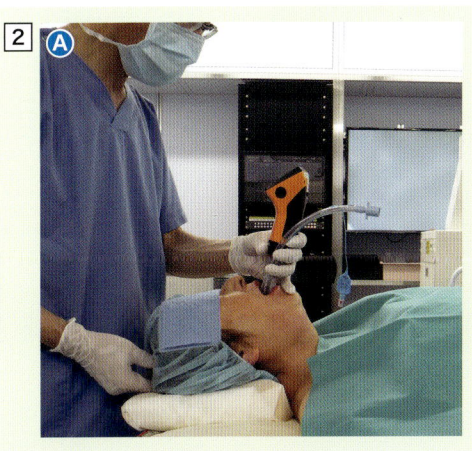
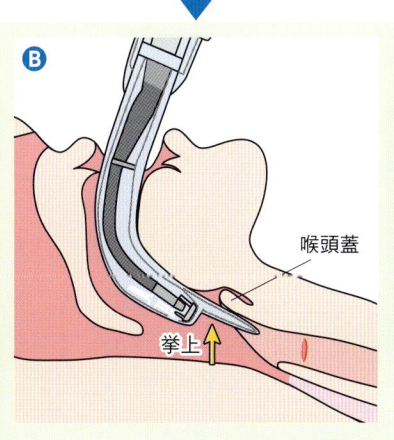
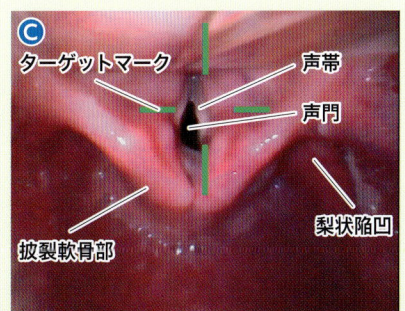

図7-9　喉頭蓋の直接挙上法
A）側面　B）断面図　C）モニター画面

- イントロック先端を**喉頭蓋下面**に進めた後，本体を垂直方向に少し持ち上げると，イントロックが喉頭蓋を挙上し，声門を観察できる．その後，イントロック先端部分をわずかに前後左右に動かし，声門をターゲットマーク中央に位置するように調節する（ロックオン！）．エアウェイスコープによる**喉頭展開**である（**図7-9**2）．モニター画面により**声帯，声門，仮声帯，披裂軟骨部**といった喉頭組織全体，**食道入口部（梨状陥凹）**が観察できる（**図7-9**2）．
- エアウェイスコープにおいても，ブレードを喉頭蓋谷に進め喉頭蓋を間接的に挙上して，声門を観察できる場合がある（§2-2a→p41）．しかしその場合，気管チューブを進めると，チューブは喉頭蓋に衝突して声門へと進めることは困難である．よって**エアウェイスコープにおいては，喉頭蓋を直接挙上することが必須である**．

2) 喉頭蓋の引き戻し挙上法

- **引き戻し挙上法**により喉頭蓋を挙上することも可能である．イントロック先端をいったん深く，喉頭蓋・披裂軟骨下面（背側）の下咽頭・食道方向へとゆっくり進め（**図7-10**1），その後ブレードを頭側に少し引き戻しながらゆっくり挙上すると，イントロック先端は喉頭蓋をすくい上げた状態（**図7-10**2）になる（**喉頭蓋の引き戻し挙上法**）．喉頭および咽頭後壁の損傷には十分注意し，愛護的な操作を心がける．
- イントロックを気道の後面（咽頭後壁）に沿わせて進める際に，その先端部は意図せず自然に披裂軟骨下面へと進行し（**図7-10**1），結果的に引き戻し挙上法となる場合もしばしばある．

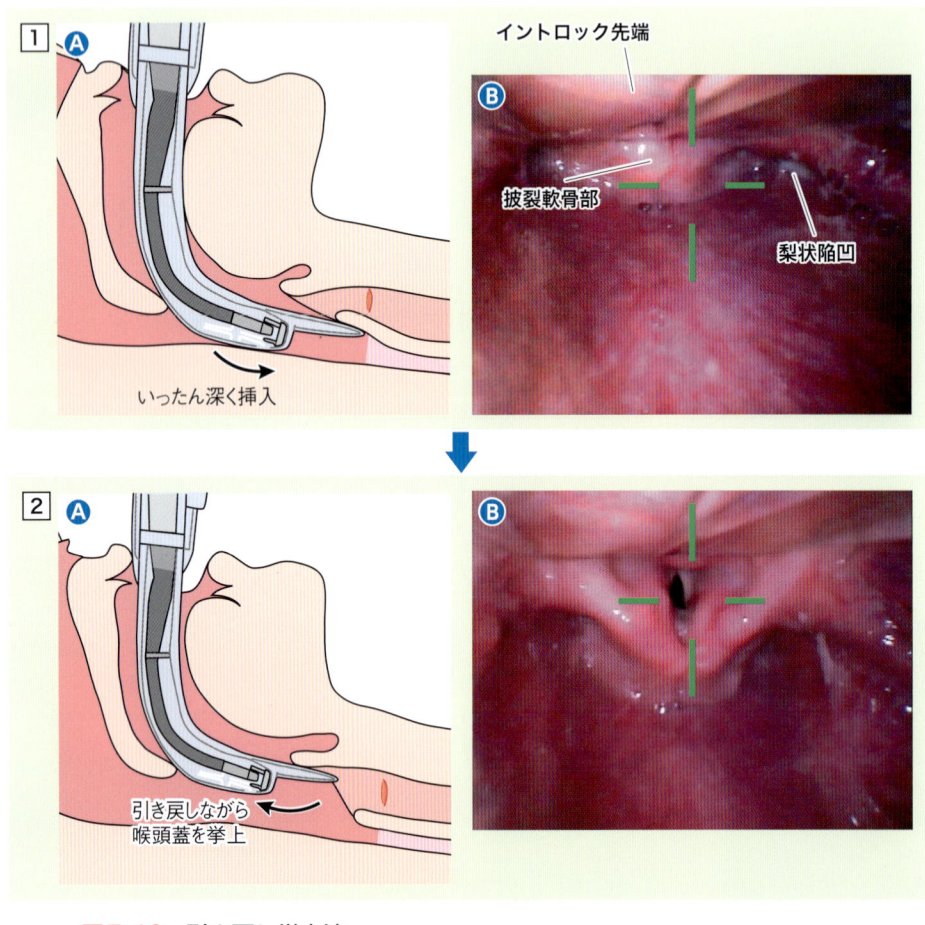

図7-10　引き戻し挙上法
A) 断面図　B) モニター画面

10 鉄則⑧ 歯をてこの支点としてエアウェイスコープを操作しない

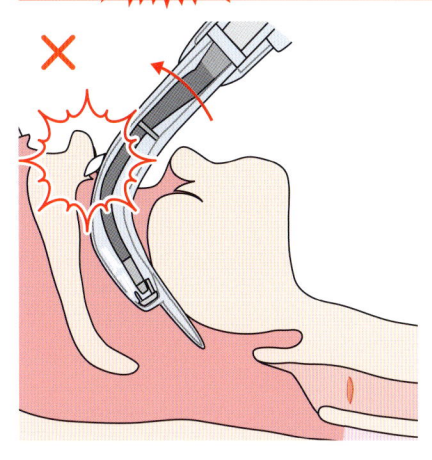

- エアウェイスコープにおいても，上顎前歯をてこの支点としてブレードを持ち上げることは絶対に避ける（図7-11）．エアウェイスコープでは上顎前歯にかかる力は比較的小さいが，前歯は容易に折れる場合もある．

図7-11　歯をてこの支点としない

手順Ⅳ 気管チューブの声門・気管への挿入：気管挿管（Intubation）

11 気管チューブを声門へ

- ターゲットマーク中央に声門を一致させた後（図7-9②，図7-10②），右手で気管チューブを少しずつ押し進める（図7-12①）．エアウェイスコープのチューブ誘導機能は非常に優秀で，チューブ操作はあまり必要ない．チューブを進めるだけで，チューブはターゲットマークへと向かい，声門内へと進行する（図7-12②）．チューブは，喉頭組織と衝突しないように，そっと押し進める．

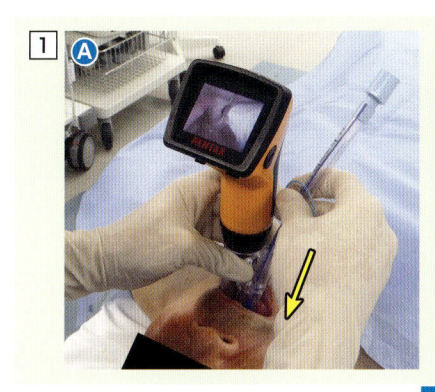
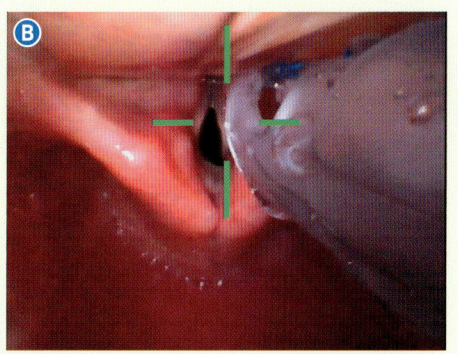
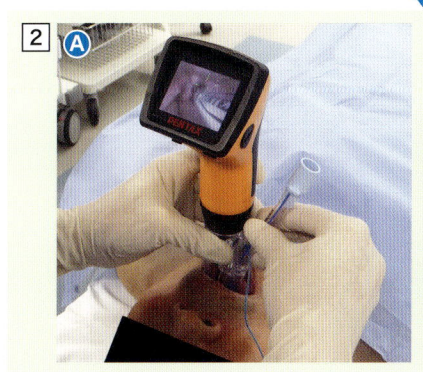
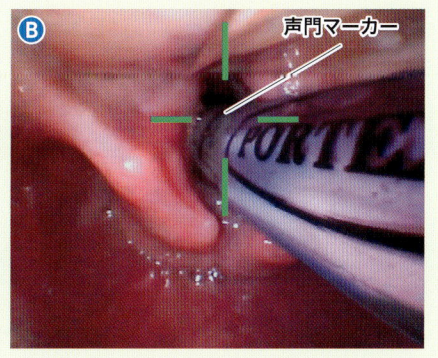

声門マーカー

図7-12　気管チューブの挿入
　　　　①チューブの進行
　　　　②挿管完了
A）全体図　B）モニター画面

- カフ近位部が声門を通過し，チューブをさらに2cm進めて気管挿管の完了である．声門マーカーがあるチューブでは，マーカーを声門の直前に位置させる（図7-12 ②）．

手順Ⅴ　気管挿管の確認（Confirmation）

12　鉄則⑫　気管挿管であることを確認する

- エアウェイスコープによる気管挿管時も，挿管操作直後に必ず**気管挿管の確認**を行う．これは「**正しく気管に挿管されていること（食道挿管，気管支内挿管ではない）**」を確認することである．その方法は他の喉頭鏡の場合と同様で，身体診察による確認方法（§5-10 表5-2→p156）と，機器を用いた確認方法（§5-11 表5-3→p158）がある．
- エアウェイスコープでは喉頭・声門の視野が良いため，身体診察による確認方法の1つである「**チューブの声門通過観察**」を，ほぼ確実に行うことができる．気管チューブが声門を（食道ではなく）確実に通過しているのを，モニター画面で確認する（図7-12 ②）．
- モニター画面上で確実に気管挿管であることを挿管者，指導者，助手など，複数人で確認する．気管挿管を複数人で確認できることは，ビデオ喉頭鏡の大きな利点である（表7-1）．視診・聴診による確認も必ず行う．

13　鉄則⑬　さまざまな機器を使用して気管挿管を確認する

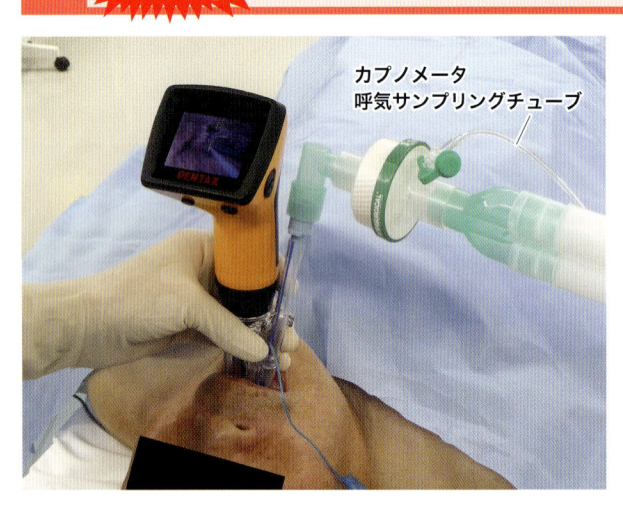

カプノメータ
呼気サンプリングチューブ

図7-13　カプノメータによる気管挿管の確認

- エアウェイスコープ使用時も，多くの方法を組み合せて気管挿管の確認を行うことが重要である（表5-3）．カプノメータ（図5-89→p159）の使用は，現在最も有効な方法である．イントロックを口腔内から抜去する前に（または抜去後），チューブと呼吸回路を接続して，カプノメータを使用した気管挿管の確認（図7-13）を行うことができる．

14　イントロック（ブレード）の抜去（Removal）

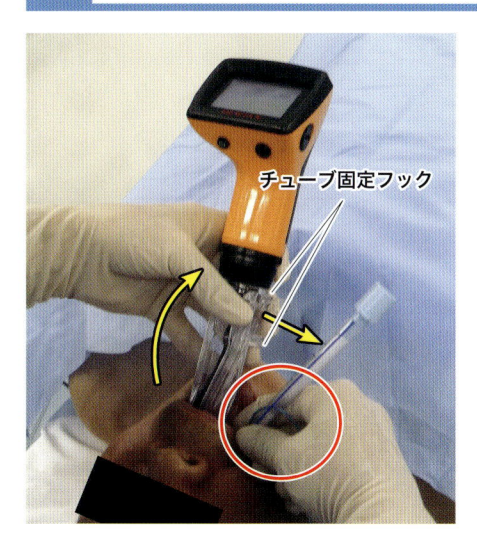

図7-14　イントロックの抜去

（チューブ固定フック）

- 気管挿管完了後，気管チューブをイントロックのフックから取り外し（**図7-14**），気管チューブの深さ（§5-9d→p151）を確認する．チューブを右手で（顔面に密着させ）しっかりと保持して，スコープ本体を挿入時とは逆に胸部方向へと回転させて，イントロックを口腔内からゆっくりと抜去する（**図7-14**）．抜去時には**イントロックによる歯牙，口唇の損傷に注意する**．気管チューブの位置が変わらないように，右手示指により，チューブを口腔内で保持して抜去するのもよい．
- エアウェイスコープ使用後は，固定リングとイントロック着脱リングを解除して，イントロックを少し右へ回転させながら，スコープをゆっくり引き抜く（**図7-3F**）．本体から引き抜いたイントロックは，感染性医療廃棄物として処理する．

15　気管挿管完了直後

　他の喉頭鏡使用時と同様，カフへの空気注入，バイトブロックの挿入，チューブの固定といった，気管挿管完了直後の処置を行う（**表5-1**→p150）．

■ 文　献
1）Fujiwara A, et al：Comparison of high and low pillow heights for tracheal tube intubation with the Pentax–AWS Airwayscope® ： a prospective randomized clinical trial. Br J Anaesth, 117：132-133, 2016
2）Takenaka I, et al：Approach combining the airway scope and the bougie for minimizing movement of the cervical spine during endotracheal intubation. Anesthesiology, 110：1335-1340, 2009

ポイント
1）エアウェイスコープによる気管挿管は，①イントロックの挿入，②スコープの回転，③喉頭蓋の挙上と喉頭展開，④チューブの挿入，⑤気管挿管の確認，⑥イントロックの抜去の手順で行う
2）イントロックは，舌の背面，口蓋から咽頭後壁へと，気道の後面に沿わせるように愛護的に進める
3）エアウェイスコープによる喉頭展開では，喉頭蓋を直接挙上する

PART Ⅱ 実践編

§7 エアウェイスコープを用いた気管挿管

7-3 エアウェイスコープによる気管挿管の トラブルとその解決

：特に初心者が
：誤りやすい点

学習の目標

☑ エアウェイスコープによる気管挿管時の困難点とその対策を知る
☑ 喉頭蓋を直接挙上できない問題点を解決できる

1 エアウェイスコープによる気管挿管時の主な問題点

表7-3　エアウェイスコープによる気管挿管の問題点

● イントロック（ブレード）を適切に口腔内に挿入できない	p208
● モニターの視野でどこを見ているのかわからない	p210
● 分泌物や血液により，視野が閉塞する	p211
● 喉頭蓋を挙上できず，声門を観察できない	p211
● 声門は見えているが，気管チューブを誘導できない	p213
● 気管チューブを気管内に進めることができない	p214

● エアウェイスコープは，初心者にも比較的容易に使用でき，マッキントッシュ型喉頭鏡よりも挿管困難は少ない．しかし，表7-3に示したような問題点があり，解決策を知っておく必要がある．

2 イントロック（ブレード）を適切に口腔内に挿入できない

1) 本体ハンドルが胸壁と衝突　→　頭頸部軽度伸展位，斜め挿入法

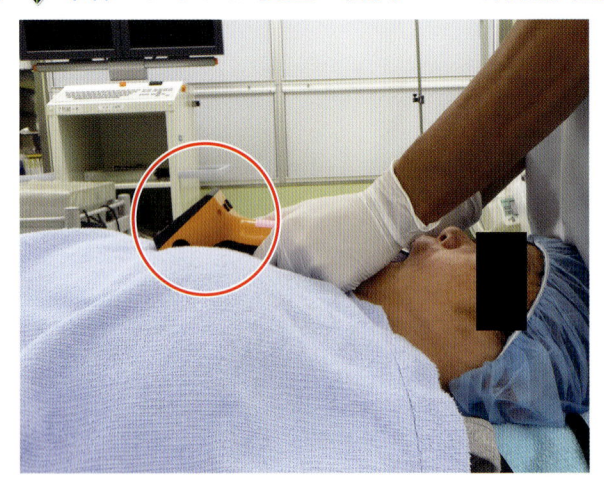

図7-15　胸壁との衝突

● エアウェイスコープは全長が長いため，本体のハンドルが患者の胸壁と衝突して（図7-15），イントロックを口腔内に挿入するのが困難な場合がある．
★対策① 頭頸部軽度伸展位（図7-4）：この場合，頭頸部を軽度伸展位にすると，胸壁を避けることができる．肥満患者ではランプ・ポジション（図5-2→p113）もよい．
★対策② 斜め挿入法（図7-6B）：本体を斜めにしてイントロックを挿入して，胸壁を避ける．

2) イントロック（ブレード）が舌に衝突　→　口蓋側，気道の後面に沿って挿入

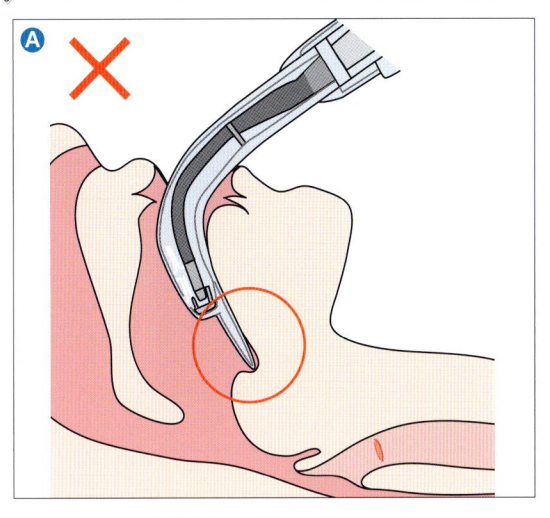
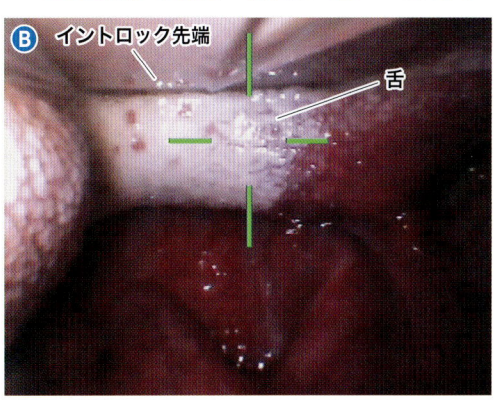

図7-16　A：不適切な挿入と舌との衝突　B：そのモニター画面
挿入が浅いまま回転させると，舌と衝突してうまく挿入できない

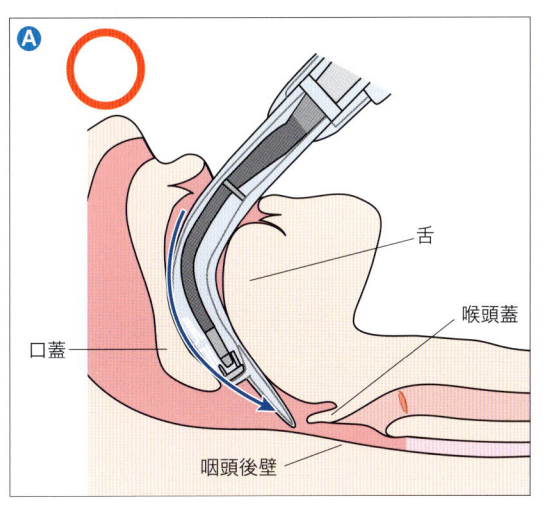
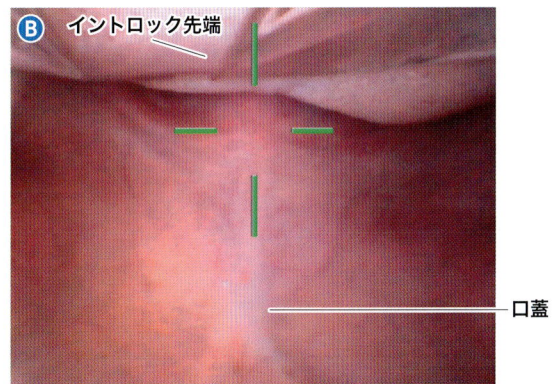

図7-17　A：口蓋側に沿った正しい挿入　B：そのモニター画面
気道の後面（口蓋から咽頭後壁）に沿った正しい挿入

- イントロック先端の挿入が浅く不十分なままスコープ本体を回転させると，イントロックは舌と衝突して，舌を押し込み，イントロックをうまく挿入できない（図7-16）．
- ★**対策**：イントロックは，口蓋から咽頭後壁へと**気道の後面に沿わせる**ように進めると，舌を避けて奥へと進めることができる（図7-17）．ただし口蓋，咽頭後壁に強く押しつけない．スコープの重みを感じ，奥に沈み込むのを感じる程度がよい．**挿入が浅い段階で回転させないことが重要**である．

3) 🔰 イントロック（ブレード）挿入時，上下口唇を巻き込む　→　直視下に挿入，口唇を指で避ける

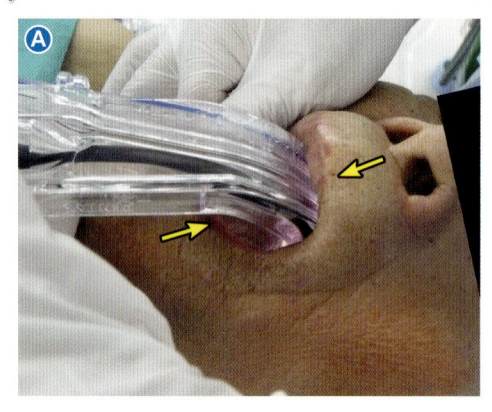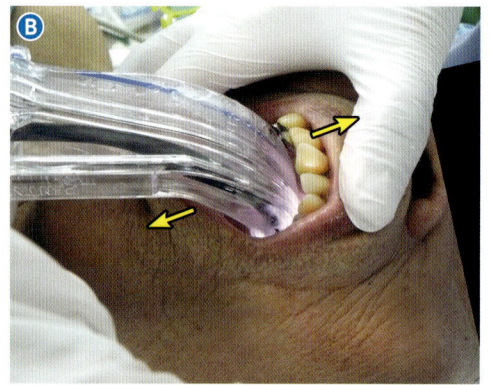

図7-18　A：イントロック挿入時の下口唇の巻き込み　B：巻き込みの解除

- イントロックはやや厚いため，挿入と回転操作時に，上下の口唇をしばしば巻き込み（図7-18A），口唇の外傷を起こす危険がある．
- ★対策：イントロックの口腔内挿入はモニター画面を見るのではなく，イントロック全体を**直視下に観察**しながら挿入する．また，イントロックを挿入後，回転操作前に右手で上下の口唇を避けておく（図7-18B）．

4) 開口制限がある場合　→　薄型イントロック（ITL-TL）の使用

- エアウェイスコープの標準型イントロック（図7-2）は比較的厚い（厚さ18mm）ため，開口制限がある場合は挿入が困難な場合がある．
- ★対策：薄型イントロック（ITL-TL，図7-2）は**厚さ14mm**と薄いため，ある程度の開口制限症例に適合できる．

3 モニターの視野がわからない・見えない

1) 🔰 喉頭蓋が見えない？どこを見ているのかわからない？　→　イントロックを引き戻す

- イントロックをある程度進めた時，喉頭蓋を観察できず，どこを見ているのか，わからない場合がある．これは，イントロックがいきなり深く入りすぎ，披裂軟骨部下面に進行している場合が多い（図7-19）．この部位はスペースがないため，どこを見ているのか部位判定が困難な場合が多い．

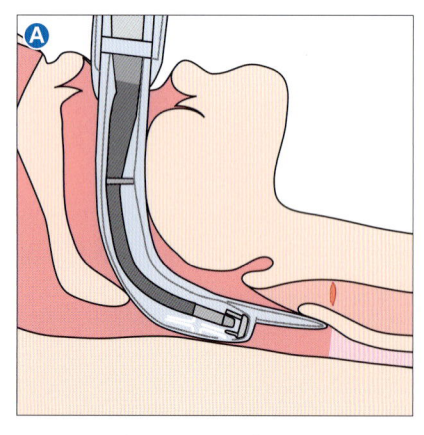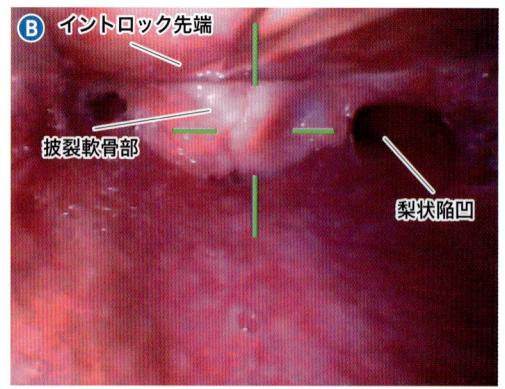

図7-19　深く入りすぎたイントロック
A）断面図　B）モニター画面

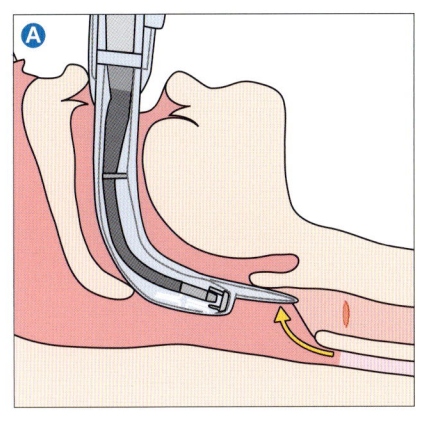
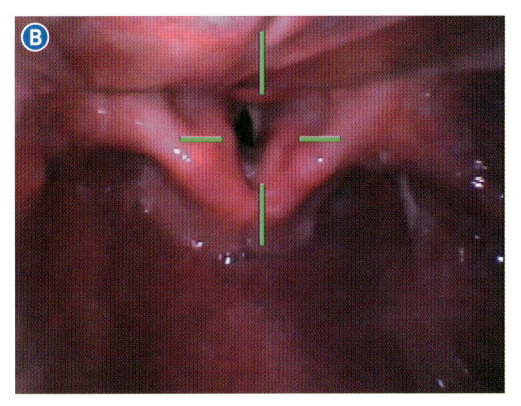

図7-20　引き戻したイントロック
A）断面図　B）モニター画面

★**対策**：イントロックをある程度進めても喉頭蓋が見えない場合は，このケースを疑い，ブレードを1〜3cmほど引き戻す．すぐに喉頭・声門が見える場合が多い（図7-20，喉頭蓋の引き戻し挙上法→p204，と同義）．上から喉頭蓋が降りてきて観察できる場合もある．

2）分泌物や血液により，視野が閉塞する　→　予防的に吸引

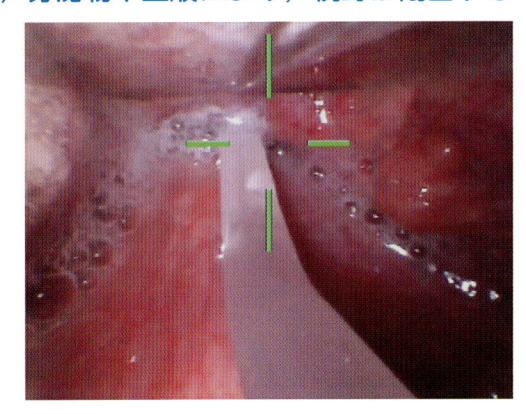

図7-21　吸引カテーテルによる吸引

● エアウェイスコープやその他のビデオ喉頭鏡では，カメラ先端部分が分泌物（唾液）や吐物，血液で汚れ，何も見えなくなる場合がある（視野閉塞）．分泌物で見えなくなることをホワイトアウト，血液で見えなくなることをレッドアウトという（図6-49→p192）．ビデオ喉頭鏡の大きな弱点の1つである．

★**対策**：カメラ部分が汚れた場合は，イントロックを抜去して清掃する必要がある．口腔，咽頭に分泌物，血液，吐物がある場合，イントロック挿入前に予防的に吸引操作を行う．標準型イントロックでは12Frまでの吸引カテーテルを装着でき，イントロックの先端から吸引が可能である（図7-21）．マッキントッシュ型喉頭鏡に切り替えて吸引（図5-36→p131），挿管操作を行う方がよい場合もある．

4　喉頭蓋を挙上できず，声門を観察できない

1）🔰 喉頭蓋を直接挙上できない　→　対策①〜③

● エアウェイスコープによる気管挿管では，喉頭蓋を直接挙上することが必須である．間接的挙上では，声門を観察できても気管チューブを誘導することはできない．しかし，イントロックを喉頭蓋下面に進めて喉頭蓋を直接挙上することが困難な場合がある．以下の対策①②③いずれかを試みる．**喉頭蓋を持ち上げようとするよりも，イントロック先端を（咽頭後壁に沿わせ）喉頭蓋の下に滑り込ませる感覚が重要**である．

★**対策①　頭頸部伸展**：頸椎病変がなければ，右手で頭部を持ち上げ**頭部伸展位**を強めると，喉頭蓋が咽頭後壁から持ち上がり，すくいあげ操作が容易になる（図7-22A）．

★**対策②　頭頸部屈曲**：逆に，頭頸部を屈曲させた状態（図7-22B）でイントロックを進めて，頭頸部をゆっくり元の位置に戻すと，喉頭蓋を挙上できる場合がしばしばある．ぜひ習得しておきたい有効なワザである．

★対策③ 引き戻し挙上法（**図7-10①**）：イントロック先端をいったん深く，喉頭蓋・披裂軟骨下面（背側）の下咽頭・食道方向へとゆっくり進め（**図7-10①**），その後イントロックを頭側に少し引き戻しながらゆっくり挙上すると（**図7-10②**），イントロック先端は喉頭蓋をすくいあげた状態になる（**喉頭蓋の引き戻し挙上法**）．この方法では喉頭および咽頭後壁の損傷には十分注意し，愛護的な操作を心がける．

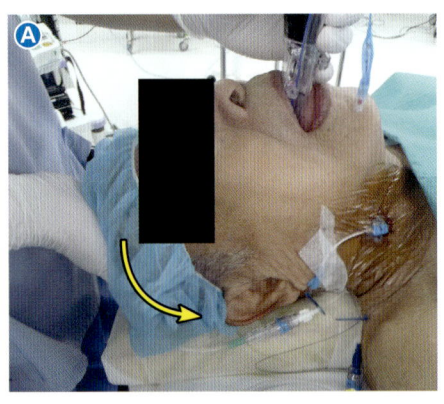
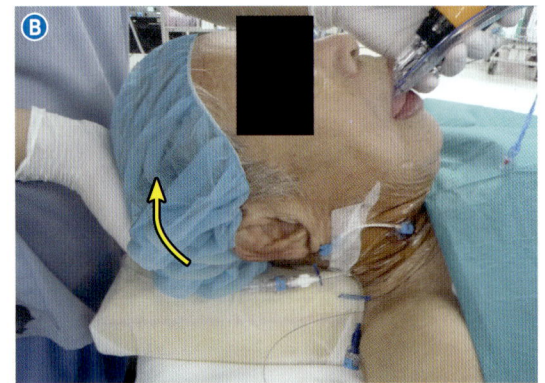

図7-22　A：AWS頭部伸展　　B：AWS頭部屈曲

2) 喉頭蓋を挙上できない？　披裂軟骨部を喉頭蓋と誤認識

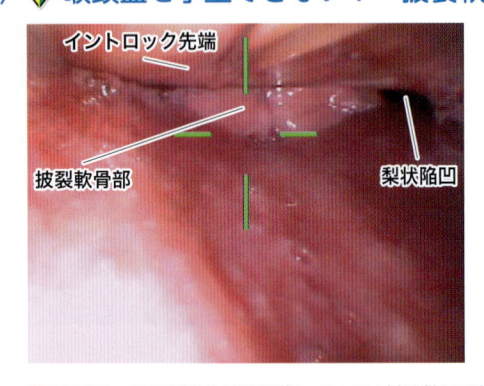

図7-23　喉頭蓋と誤認識しやすい披裂軟骨部

- イントロック先端が下咽頭へと進入した場合，披裂軟骨部分が喉頭蓋先端とそっくりに見えることがある（**図7-23**）．この場合，誤って披裂軟骨を挙上しようと試みることになる．粗暴な操作により喉頭の損傷につながる可能性もある．
- ★対策：披裂軟骨部分が喉頭蓋そっくりに見えることを認識しておき，誤認しないように注意する．この場合イントロックを少し引き戻せば，声門，もしくは喉頭蓋が確認できる．

3) 声門？　食道入口部を声門と誤認識

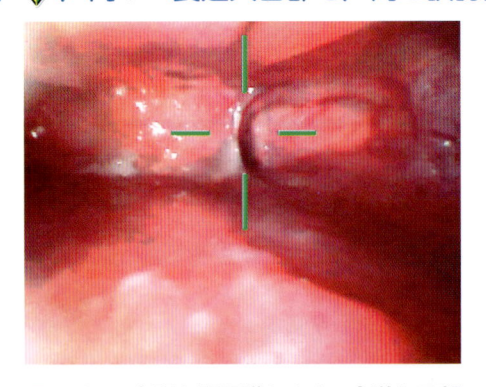

図7-24　声門と誤認識しやすい食道入口部

- エアウェイスコープの操作中，イントロック先端が下咽頭へと進入した場合，モニター画面に見える梨状陥凹〜食道入口部が，**声門とそっくりに見える場合がある**（**図7-24**）．特に分泌物や血液で視野が悪い場合は要注意である．ここにチューブを挿入すれば，当然**食道挿管**（**図5-83**→p155）になる．
- ★対策：疑わしい場合は，イントロックを引き戻して喉頭蓋を観察する．喉頭蓋を必ず観察すれば，この誤認はなくなる（**鉄則⑥**）．

● エアウェイスコープのチューブ誘導機能は非常に優れており，「見えているのに入らない」問題は，他のビデオ喉頭鏡よりも少ない．しかし，ときにチューブが披裂軟骨部分（主に右側）や披裂喉頭蓋ヒダに衝突して（図7-25A），声門に誘導できない場合もある．暴力的にチューブを進めないことが重要である．

★**対策①　ターゲットマークの位置の再調節**：イントロック先端と声門までの距離が近すぎると右披裂軟骨部分と衝突しやすい（図7-25A）．イントロックを少し引き戻し，声門とチューブの距離（遠近）を少し**遠く調節す**るとよい場合が多い（図7-25B）．また，チューブ誘導時には声門とターゲットマークを一致させるのが原則であるが（図7-25B），わずかにずらした方が，チューブの誘導がスムースな場合がある．現行モデルのS200においては，スコープをわずかに左へ移動し，ターゲットマークの右に声門を位置させるとよい場合が多い（図7-25C）．

★**対策②　パーカー気管チューブの使用**：先端が柔らかく，形状が特殊なパーカー気管チューブ（図2-16→p49）は，喉頭組織との衝突が少なく，チューブの進行がスムースである．

★**対策③　ブジーの使用**：気管挿管補助器具であるブジー（§12-2 MEMO▶㊸→p277）を気管チューブ内に通して，まずブジーを声門内へ誘導してから気管チューブを進める．

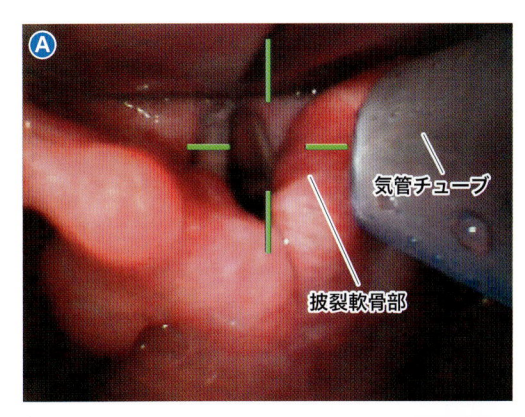

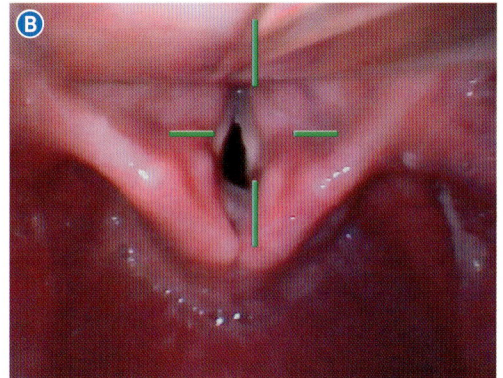

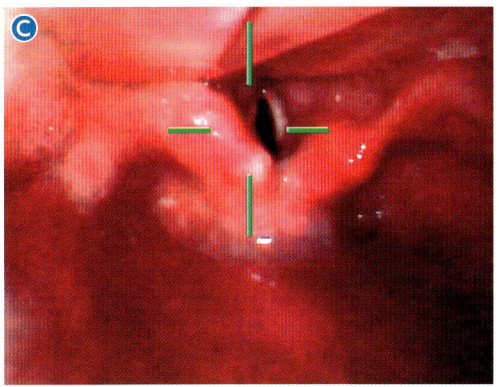

図7-25　A：チューブと右披裂軟骨部分の衝突．声門との距離が近い（喉頭が大きく見える）
B：ターゲットマークに一致させた声門，距離も適切
C：ターゲットマークの右に位置させた声門

●エアウェイスコープにおいても，気管チューブを喉頭に誘導した後，その先の気管へと進めるのが困難な場合が稀にある．他の喉頭鏡と同様の問題であり，チューブ先端が，①前交連，②声帯，③輪状軟骨部，④気管前壁のどこかに衝突していると考えられる（図7-26）．衝突部位は明確ではない場合が多い．原因は，チューブの進行方向と，喉頭，気管への軸が一致していないためと考えられる．暴力的なチューブの進行は避ける．

★**対策**：以下の①〜④により，チューブの進行方向と気管への軸を一致させるように試みる．

①スコープ本体を引きすぎてイントロック先端が上を向いている場合は，スコープ本体を垂直に（ときにやや尾側）に戻して，イントロック先端を水平に向けチューブを進める

②イントロックによる喉頭蓋挙上の程度を少し弱める

③頭頸部の伸展を弱めて，自然位にする

④外部から頸部を圧迫し喉頭部分の傾きを変化させる

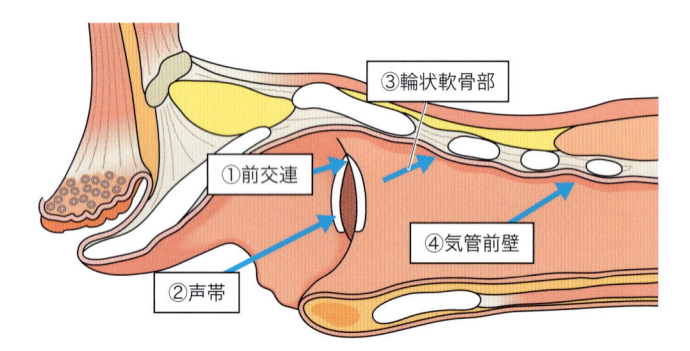

図7-26 気管チューブと喉頭・気管との衝突

8-1 挿管後は胃管を挿入

学習の目標

☐ 気管挿管後の胃管挿入の目的を理解する

☐ 経鼻胃管，経口胃管の経路を理解し，正しく挿入できる

☐ 胃管挿入時のトラブルの原因を診断し，対処できる

1 胃管の通り道を理解する　～胃管挿入の難関は3カ所

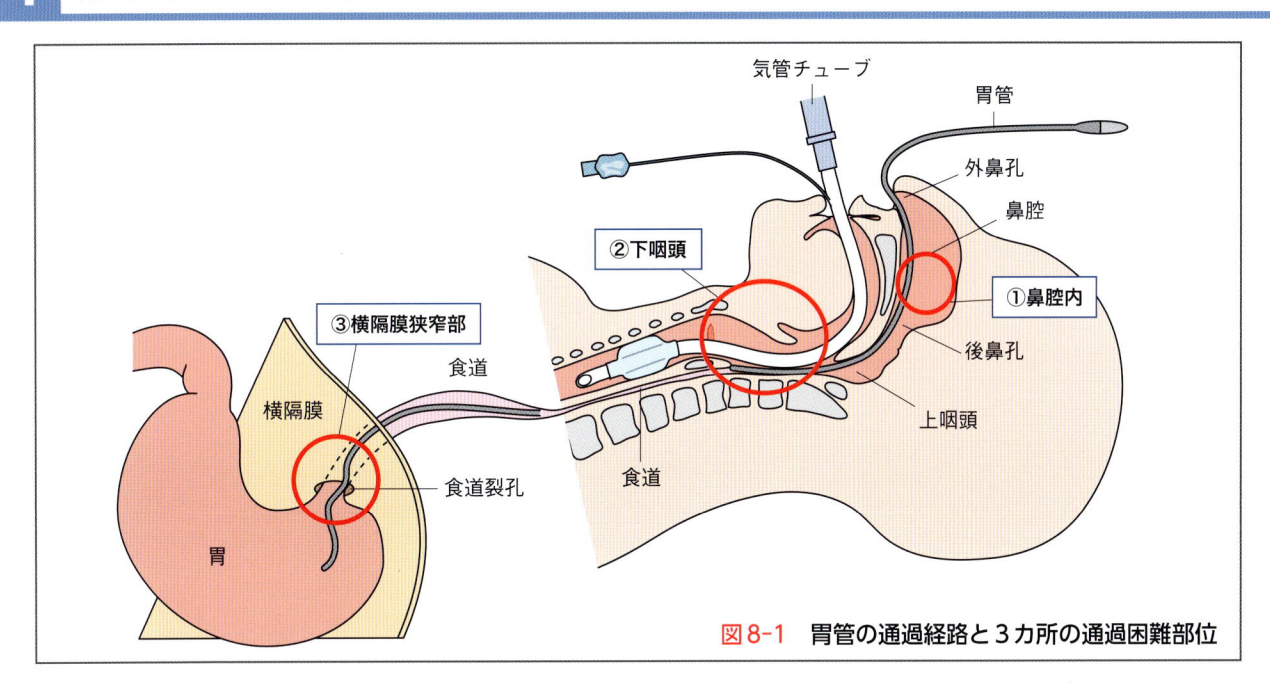

図8-1　胃管の通過経路と3カ所の通過困難部位

- **経鼻的**（MEMO→㉗）に胃管を挿入する場合，外鼻孔→鼻腔内→後鼻孔→咽頭（上咽頭→中咽頭→下咽頭）→食道梨状窩（梨状陥凹）→食道（長さ約25cm）→食道胃移行部（噴門部）→胃内へと通過させる（§1-5→p35）．**経口的**に胃管を挿入する場合は，口腔（バイトブロックの穴から）→咽頭（中咽頭→下咽頭）へと通過させ，以後は経鼻的挿入時と同様である．

- 胃管を胃内へと進める際に抵抗があり，挿入困難になる場所が3カ所ある．①**鼻腔内**，②**下咽頭（咽頭喉頭部）**，③**横隔膜狭窄部（食道裂孔部）**の3カ所である（**図8-1**）．

> **MEMO**
>
> ㉖ **挿管完了直後の処置について**
>
> ・気管挿管完了後は，胃管挿入，気管吸引，人工呼吸器接続，胸部X線撮影などの処置を進めていく．これらの処置の順番は決まっていない．患者の状態，機器の準備状態を考慮し，臨機応変・迅速に処置を進めていく．

▶▶▶▶ MEMO ▶

㉗ 胃管挿入の目的と経路の選択

・緊急気管挿管時の患者は，胃が膨満した状態である場合が多い．食後間もなかったり，努力呼吸時に空気を大量に飲み込んでいたり，またバッグマスク換気時に多少なりとも胃に空気（酸素）を送りこむためである．膨満した胃により横隔膜は押し上げられ，換気・酸素化の障害になる．胃内容物のドレナージ（排出），胃内圧減圧の目的で，気管挿管後は必ず胃管を挿入する．全身麻酔時の予定気管挿管時は絶飲食が守られており，胃管挿入が不要な場合もある．

・緊急気管挿管後は，長期留置の可能性を考慮して経鼻的に胃管を挿入する場合が多い．全身麻酔時，予定気管挿管時の一時的な胃管挿入であれば，経口胃管挿入が多い．

2 胃管挿入の実際　～3カ所の難関を通過する

①**鼻腔（口腔）内へ**：長い胃管（→p65）のカーブを，鼻腔から咽頭の彎曲に適合させて挿入していく（図8-2A）．胃管先端を左右一方の外鼻孔の，内側（鼻中隔側），尾側から鼻腔内へ，**垂直方向**に挿入する（図8-2B）．鼻中隔の彎曲・変異，鼻ポリープなどのため，挿入困難な場合も多い（**難関①**）．鼻出血に注意して，片方が挿入困難な場合は別の鼻孔から挿入する．両側とも挿入困難なことは稀だが，その場合はバイトブロックの穴から，経口的に挿入する（図8-2C）．

②**咽頭から食道へ**：胃管を後鼻孔から咽頭を経て，喉頭の脇にある梨状陥凹へと押し進めていく（図8-1）．外鼻孔から約15cmの喉頭部で挿入困難が起こる（**難関②**）．**喉頭蓋，声帯，披裂軟骨**などの喉頭組織や気管チューブに**衝突する**ためである．意識があれば患者自身の嚥下動作を利用できるが，意識がない場合，全身麻酔時は嚥下動作を利用できない．無理に進めると，喉頭組織の損傷，気管内への迷入（図8-4），口腔や咽頭内でのチューブの折れ曲がりが起こる．胃管を数cm引き抜き，左手で**外部から頸部の甲状軟骨，輪状軟骨部分をやさしくつかみ，少し持ち上げ，左右にずらし**（図8-2D），右手で胃管を進めると，喉頭部との衝突（左手で触診できる）を避けて，下咽頭から食道入口部（図8-2E）へと進めることができる．

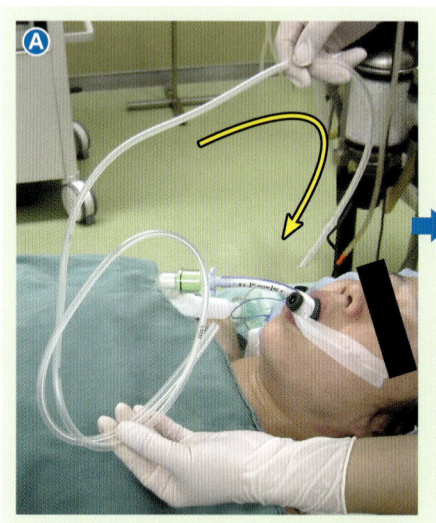

図8-2A 胃管の挿入：胃管の彎曲を利用

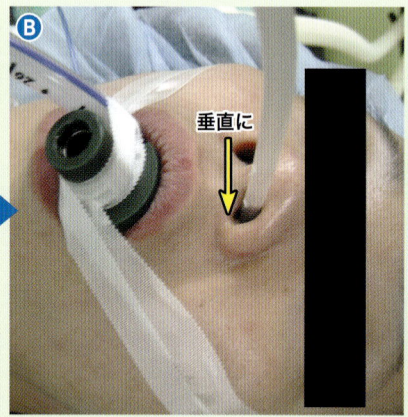

図8-2B 外鼻孔からの胃管の挿入（経鼻）

鼻腔内へ垂直に挿入する

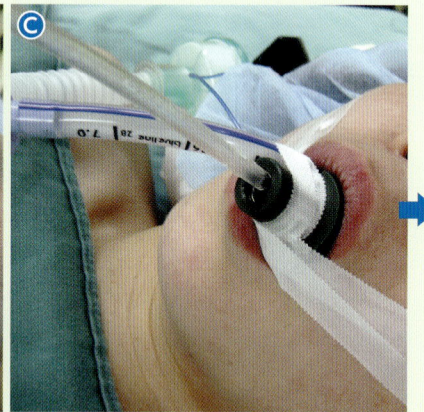

図8-2C バイトブロックからの胃管の挿入（経口）

（次頁に続く）

③**食道から胃内へ**：胃管は食道内では比較的スムーズに進むが，40～45cm程度…横隔膜狭窄部，食道―胃移行部で抵抗がある場合がある（図8-1，難関③）．この場合も，左手で頸部の甲状軟骨部分をやさしくつかみ，少し持ち上げながら押し進める．**外鼻孔から胃内までの距離は約50～55cmで**（図8-2F），ここまで進めたら吸引装置で胃管内の吸引を試みる．無色～淡黄色の胃液が吸引できれば，胃管挿入成功である．先端部分に切れ込みをいれた幅の広いテープ（図8-2G）などで胃管を固定する（図8-2H）．

（前頁の続き）

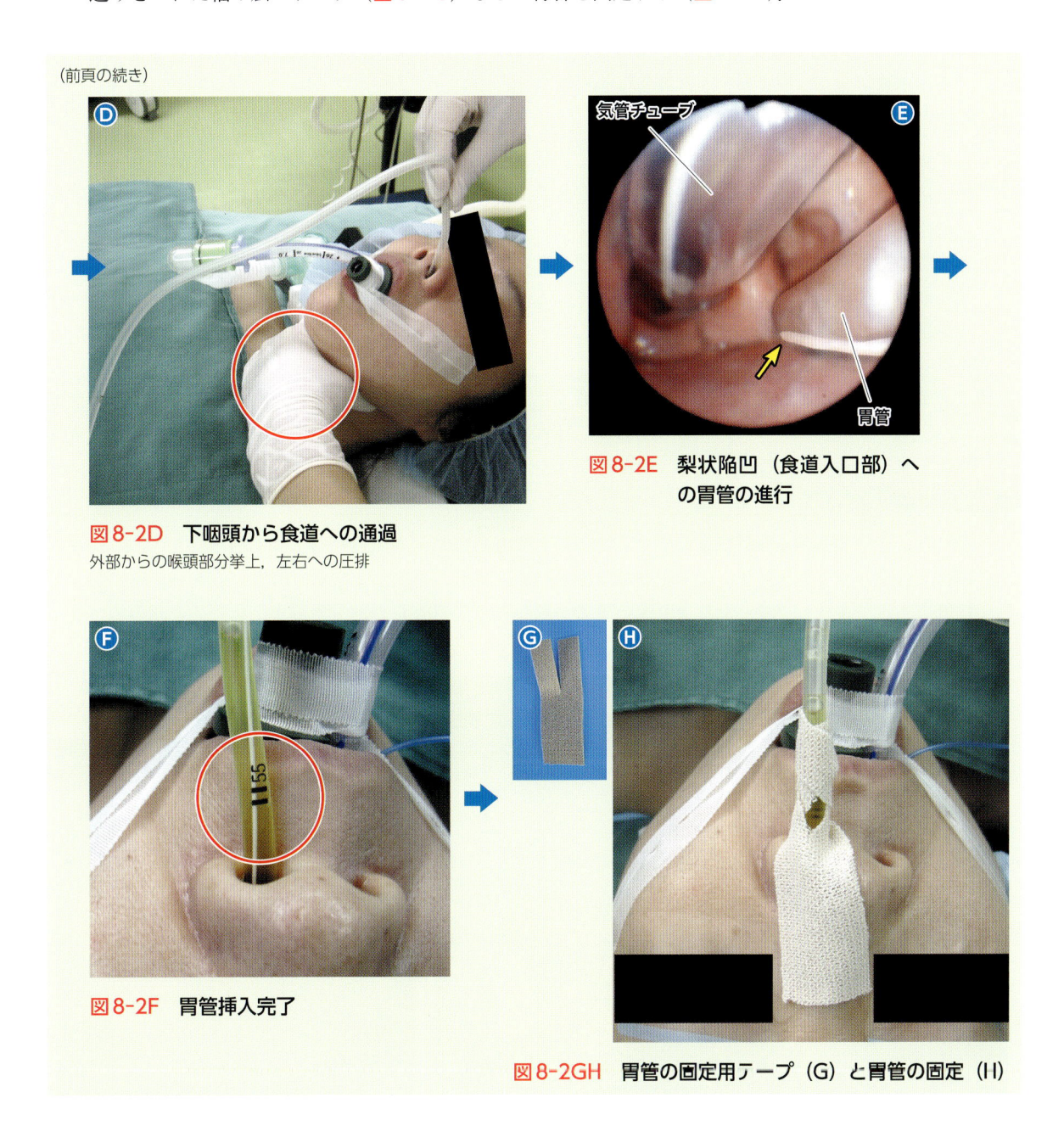

図 8-2D　**下咽頭から食道への通過**
外部からの喉頭部分挙上，左右への圧排

図 8-2E　**梨状陥凹（食道入口部）への胃管の進行**

図 8-2F　**胃管挿入完了**

図 8-2GH　**胃管の固定用テープ（G）と胃管の固定（H）**

● 胃管挿入時のトラブルには，1）挿入困難・不可能，2）吸引操作で何も引けない，3）胃管の気管内への迷入，がある．

1）挿入困難・不可能

● 胃管の通過が困難な部位（難関①～③）と，その対処は前述した．挿入不能時は一度操作を中止し，他の緊急処置終了後にもう一度試行する．

2）吸引操作で何も吸引できない

● まず胃管先端の位置を診断する必要がある．上腹部に聴診器をあて，胃管から注射器で 10～20mL の空気を一気に注入して，聴診を行う（図8-3）．上腹部でゴボッと空気の音が聴診できたら，少なくとも胃管先端は食道胃移行部近くまでは進んでいる．

● **上腹部で空気音が聞こえるが，胃液が吸引できない場合**は，①胃管が横隔膜狭窄部で止まっている，②胃液が全くない，③食物残渣で胃管先端が閉塞している，のいずれかである．①の場合が最も多い．もう一度外部から頸部を持ち上げ，数 cm 押し進めてみる．20～40mL ぐらいの空気を注入すると，狭窄部の通過が容易になる場合もある．

● 上腹部で空気音が聴診できず，**口腔内や頸部で空気音が聞こえる場合**，胃管先端は口腔・咽頭内で止まっている．空気を注入するのに抵抗がある場合は，胃管のどこかが口腔・咽頭内または食道内で折れ曲がっている可能性が高い．胃管を一度引き抜き，再挿入を試みる．

3）胃管が気管内に迷入

● 胃管はときに喉頭から気管チューブのカフの横をすりぬけて，気管内に迷入することがある（図8-4）．この場合，蘇生バッグ加圧時または人工呼吸の吸気時に，胃管内を通して空気（酸素）の漏れを感知し，気道内圧は低下する．またカフリークにより頸部雑音が聴かれる．胃管を一度引き抜き，再挿入を試みる．

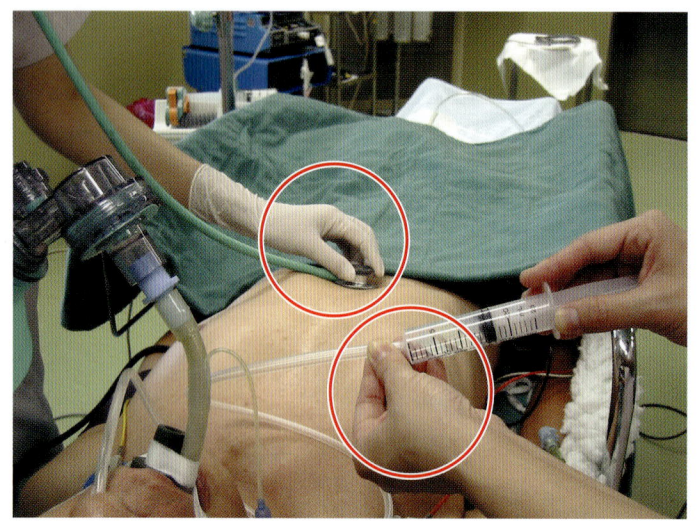

図8-3 聴診による胃管の位置の確認

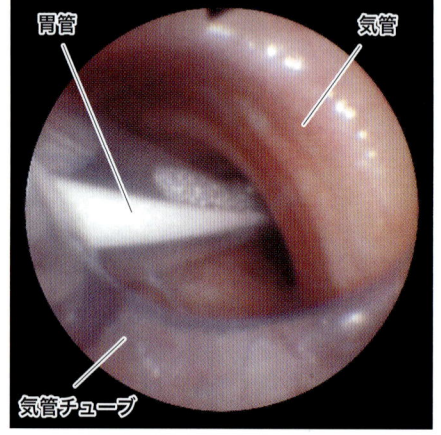

図8-4 胃管の気管内への迷入
気管内から観察

ポイント 1）気管挿管施行患者には，原則的に胃管を挿入する
2）胃管挿入困難時は外部から喉頭部を挙上，圧排する

§8　気管挿管完了後の処置

8-2 気管吸引
気管吸引ガイドライン 2013 準拠

学習の目標

- ☑ 気管吸引の目的，適応を理解する
- ☑ 気管吸引ガイドライン2013（日本呼吸療法医学会）[1] に従って，開放式，または閉鎖式気管吸引を行うことができる
- ☑ 気管吸引前，吸引後の効果，そして合併症のアセスメントができる
  ※ Jpn J Respir Care, 30：75–91, 2013（http://square.umin.ac.jp/jrcm/pdf/kikanguideline2013.pdf）

1　気管吸引とは　〜定義，目的，適応，分類

- **定義**：気管挿管（または気管切開）チューブから気管吸引用カテーテル（§2-6→p64）を用いて，気管内の分泌物・喀痰・血液を，機械的陰圧をかけて吸引し，取り除く操作を気管吸引という．
- **目的**：①気道の開放性を維持・改善，②呼吸仕事量（努力呼吸など）や呼吸困難感を軽減，③肺胞におけるガス交換能を維持・改善する．
- **適応**：気管挿管や気管切開などの人工気道を有している患者で，自身の力では気道内から分泌物を喀出することが困難であり，視診・聴診，触診ほかの所見により気管内または気管チューブ内に分泌物があると評価（アセスメント）された場合に適応となる（**表8-1**）．
- **分類**：**開放式吸引**（気管チューブと人工呼吸回路の接続部を一時的に外し，気道を開放した状態で吸引カテーテルを気管チューブ内に挿入して行う）と，**閉鎖式吸引**（人工呼吸回路をチューブに接続したままの状態で，気道を大気に開放することなく行う気管吸引方法）がある（**表8-2**）．また，**1回吸引**（カテーテルを一度気道に挿入し，吸引操作）と**1連吸引**（一度に連続して行われる数回の吸引操作）がある．

表8-1　気管吸引の適応となる状態のアセスメント

ⅰ）呼吸仕事量が増加している（呼吸数増加，浅速呼吸，陥没呼吸，など）
ⅱ）気管チューブ内に分泌物が見える
ⅲ）胸部聴診で分泌物の存在を示唆する副雑音（低音性連続性ラ音：rhonchi），呼吸音減弱
ⅳ）気道分泌物により咳嗽が誘発されている，咳嗽時気道分泌物の存在を疑わせる音
ⅴ）胸部触診により，分泌物などの振動を触知できる場合
ⅵ）誤嚥した場合
ⅶ）動脈血ガス分析や経皮酸素飽和度モニターで酸素化の低下が認められる
ⅷ）人工呼吸器使用時：気道内圧の上昇，換気量の低下，フローボリュームカーブで，特徴的な "のこぎり歯状の波形" を認める

（日本呼吸療法医学会気管吸引ガイドライン2013改訂ワーキンググループ：気管吸引ガイドライン2013. Jpn J Respir Care, 30：80, 2013より一部を改変して転載）

表8-2　気管吸引方式の分類と比較

	開放式	閉鎖式
概要	気管チューブ	吸引コントロールバルブ 押して吸引／人工呼吸回路／気管チューブ／吸引接続チューブ
	人工呼吸器と気管チューブの接続を一時的に外す．気道は開放した状態	人工呼吸器と気管チューブは接続したまま．気道は開放されていない状態
適応	吸引回数が少ない場合	人工呼吸中患者，吸引回数が頻回
利点	カテーテルが安価	低酸素血症を起こしにくい 肺容量を維持（肺胞虚脱が起こりにくい）
欠点	低酸素血症を起こしやすい 肺胞虚脱が起こりやすい	カテーテルのコストが高い 吸引操作後に特別な注意が必要※
カテーテル交換	1連吸引※ごと交換	24〜72時間ごと（メーカーにより異なる）
感染防御	スタンダードプリコーション※	スタンダードプリコーション※

※本文参照

MEMO

㉘ 吸引操作の時期

・ガイドラインでは，1〜2時間ごとのルーチンの吸引作業は推奨されていない．気管，およびチューブ内に分泌物があると評価された場合に適応となる（表8-1）．ただし，気道の閉塞を予防ないし早期発見するために，例えば，少なくとも8時間ごとに気管吸引を行うという方針は必要かもしれない，とされている．気管挿管後は適応があれば気管吸引を行う．また緊急挿管直後には，一度気管吸引をして，喀痰や血液がないかを確認しておくことも許容されるかもしれない．

2　気管吸引の準備

● **準備器具**：吸引装置（図2-48→p65），接続チューブ，吸引カテーテル（図2-46・47→p64），滅菌水入り滅菌コップ，アルコール綿，など

● **事前準備**：患者への説明，スタンダードプリコーション（感染標準予防策：手洗い，手袋・マスク・ゴーグル・エプロンなどの着用），モニター装着（パルスオキシメータ，心電図，血圧など）

● **前酸素化**：気管吸引は吸引装置の陰圧を利用するため，気管内の酸素を同時に吸引してしまう．それによる低酸素血症を予防するために，吸引前には酸素化（前酸素化）を行う．人工呼吸器の酸素濃度を2〜3分上昇（例：100％酸素）させるか，バッグマスク換気（酸素流量10〜15L/分）により数回加圧を行う．

● **口腔内吸引**：気管吸引用とは別のカテーテル（§2-6→p64）で，口腔・咽頭内の分泌物を吸引除去しておく．カフ上部吸引ポート付きの気管チューブ（図2-17→p49）では，カフ上部に貯留した分泌物も吸引除去しておく．

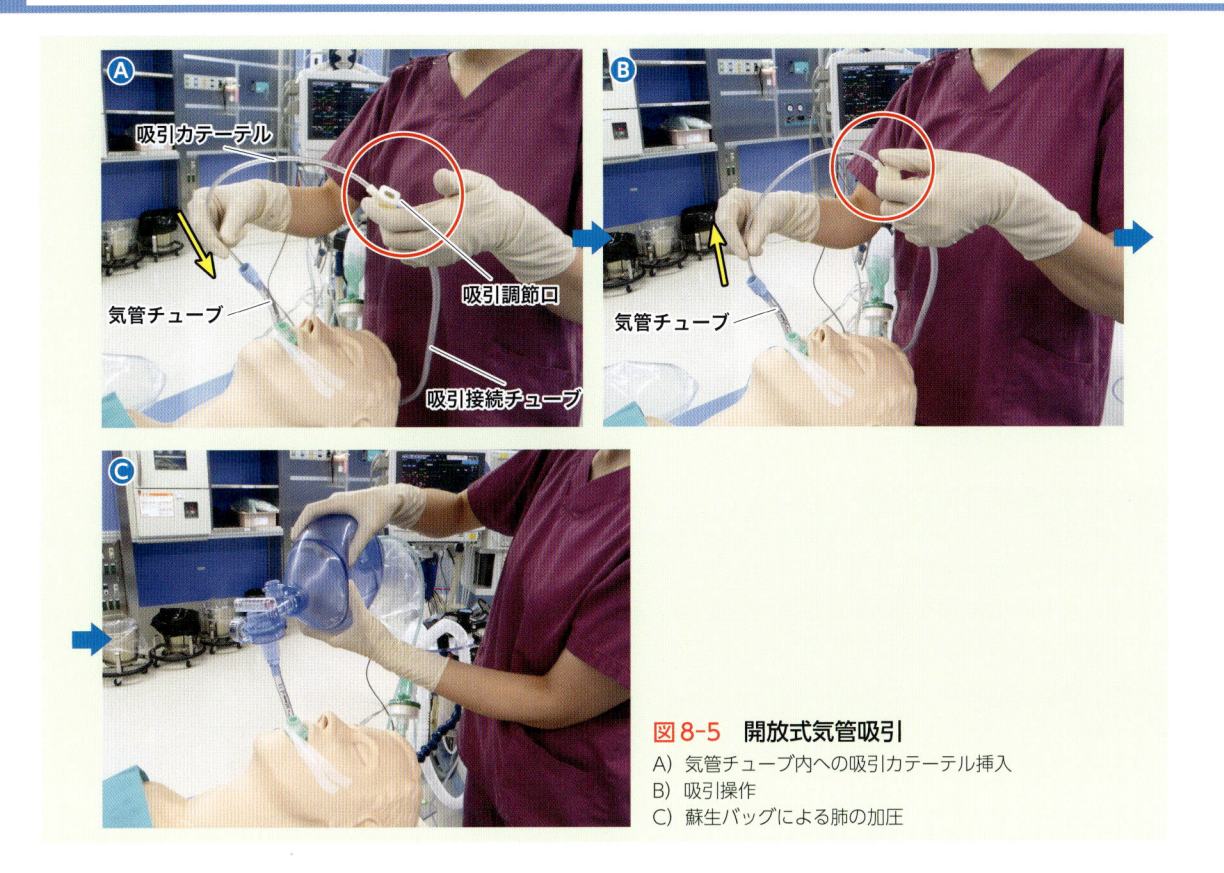

図8-5 開放式気管吸引
A）気管チューブ内への吸引カテーテル挿入
B）吸引操作
C）蘇生バッグによる肺の加圧

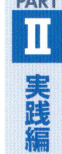

- 開放式吸引では，気管チューブと人工呼吸回路の接続部を一時的に外し，気道を開放した状態で吸引カテーテルを気管チューブ内に挿入して行う．大気に解放されるため，肺が虚脱し，低酸素血症を起こしやすい（**表8-2**）．パルスオキシメータで酸素飽和度をモニターしながら行う．

■手 順

①前酸素化の後，呼吸回路の接続をはずし，手袋（滅菌または未滅菌）を着用して，吸引カテーテルを気管チューブ内に，ゆっくり挿入する（**図8-5A**）．カテーテル挿入中は**調節口部分を開放**し（**図8-5A ○**），吸引はしない．

②カテーテル（長さ50cm）を気管分岐部に当たらない深さ（35～40cm程度）まで進める．カテーテルを意図的に深く進めることはガイドラインでは推奨されていない．

③調節口部分を指で塞ぎ（**図8-5B ○**），陰圧をかけて吸引を開始し，カテーテルをゆっくり引き戻す（**図8-5B**）．吸引音が大きくなるところは，分泌物や喀痰が多いところである．**カテーテルを少し留めて，ゆっくり引き抜く**．陰圧をかける時間は10秒以内，**挿入開始から終了まで15秒以内**が推奨されている．推奨吸引圧は最大で20kPa（＝150mmHg）である．吸引時カテーテルを回すことは許容されるが，ピストン運動は気管壁を損傷する可能性があり，避ける．

④吸引後，蘇生バッグで肺を数回加圧する（**図8-5C**）．

⑤1連吸引（前述）においては，1回吸引（前述）ごとにカテーテル外側をアルコール綿で拭き取り，内腔は滅菌水を吸引させて内腔の分泌物を除去する．

⑥**吸引後の効果判定アセスメント**（**表8-3**）により，改善・不変・悪化を評価することが重要である．また**合併症のアセスメント**（**表8-4**）を行う．

⑦さらに吸引が必要と判断された場合，吸引操作を繰り返す．

表8-3　吸引後の主な効果判定アセスメント
（改善・不変・悪化を評価する）

- **視診**：呼吸数，呼吸様式，胸郭の動き，皮膚の色，表情
- **聴診**：呼吸音，副雑音の有無
- **循環**：心拍数，脈拍数，血圧，心電図
- **ガス交換**：経皮的酸素飽和度（SpO_2），動脈血液ガス分析
- **吸引分泌物**：色，量，出血の有無の確認
- **症状**：不快感，疼痛，呼吸困難感
※その他，詳細はガイドライン参照

（文献1：気管吸引ガイドライン2013より一部を改変して転載）

表8-4　主な合併症とそのアセスメント
（合併症の有無・程度を評価する）

- 気管，気管支粘膜の損傷，出血
- 低酸素血症（酸素飽和度：SpO_2の低下）
- 不整脈，徐脈，頻脈，心筋虚血（心電図）
- 低血圧，高血圧
- 気管支攣縮（喘息発作）：気管支狭窄音（高音性連続性ラ音：wheeze），気道内圧上昇，一回換気量低下
- 不快感，疼痛
- 嘔吐
※その他，詳細はガイドライン参照

（文献1：気管吸引ガイドライン2013より一部を改変して転載）

4　閉鎖式気管吸引の実際（図8-6）

- 人工呼吸回路を気管チューブや気管切開チューブに接続したままの状態で，気道を大気に開放することなく閉鎖式気管吸引を行う．そのために，内面が滅菌されているビニールカバー（シース）で包まれた，特別な閉鎖式吸引カテーテル（図2-47→p65）を使用する．
- 人工呼吸中の患者では可能な限り閉鎖式吸引システムの使用を推奨されている．

■手　順

①前酸素化の後，吸引接続チューブを閉鎖式吸引カテーテルの吸引コントロールバルブ（吸引バルブ，回転バルブなどともいう）に接続する（図8-6A）．吸引コントロールバルブを回転させてロックを解除し，吸引ボタンを押して，陰圧がかかることを確認する．

②ビニールカバー（シース）内の吸引カテーテルを気管チューブ内に，ゆっくり挿入する（図8-6B）．カテーテル（長さ50cm）は気管分岐部に当たらない深さ（35〜40cm程度）まで進める．カテーテルを意図的に深く進めることはガイドラインでは推奨されていない．

③**吸引コントロールバルブを指で押して陰圧をかけ吸引を開始し**，カテーテルをゆっくり引き戻す（図8-6C）．吸引音が大きくなるところ（分泌物や喀痰が多いところ）では，**カテーテルを少し留めて，ゆっくり引き抜く**．陰圧をかける時間は10秒以内，**挿入開始から終了まで15秒以内**，推奨吸引圧は最大で20kPa（＝150mmHg）である．

④吸引カテーテルは，位置確認マークが見える位置まで確実に引き戻す（図8-6D）．

⑤吸引後，蘇生バッグで肺を数回加圧する（図8-5C）．

⑥吸引が終了したら，吸引コントロールバルブを押して吸引圧をかけながら吸引カテーテル内に蒸留水（または生理食塩水）を吸引させて，カテーテル内腔を洗浄する（図8-6E）．

⑦**吸引後の効果判定アセスメント**（表8-3）により，改善・不変・悪化を評価することが重要である．また**合併症のアセスメント**（表8-4）を行う．

⑧さらに吸引が必要と判断された場合，吸引操作を繰り返す．

★**注意**：吸引操作後には，カテーテルを十分に引き戻さないと，洗浄液が気管チューブ内，気道内に漏れることがある．引き抜き過ぎると，人工呼吸器の送気がカテーテル側に漏れ，ビニール袋が膨張することがある（図8-6D）．

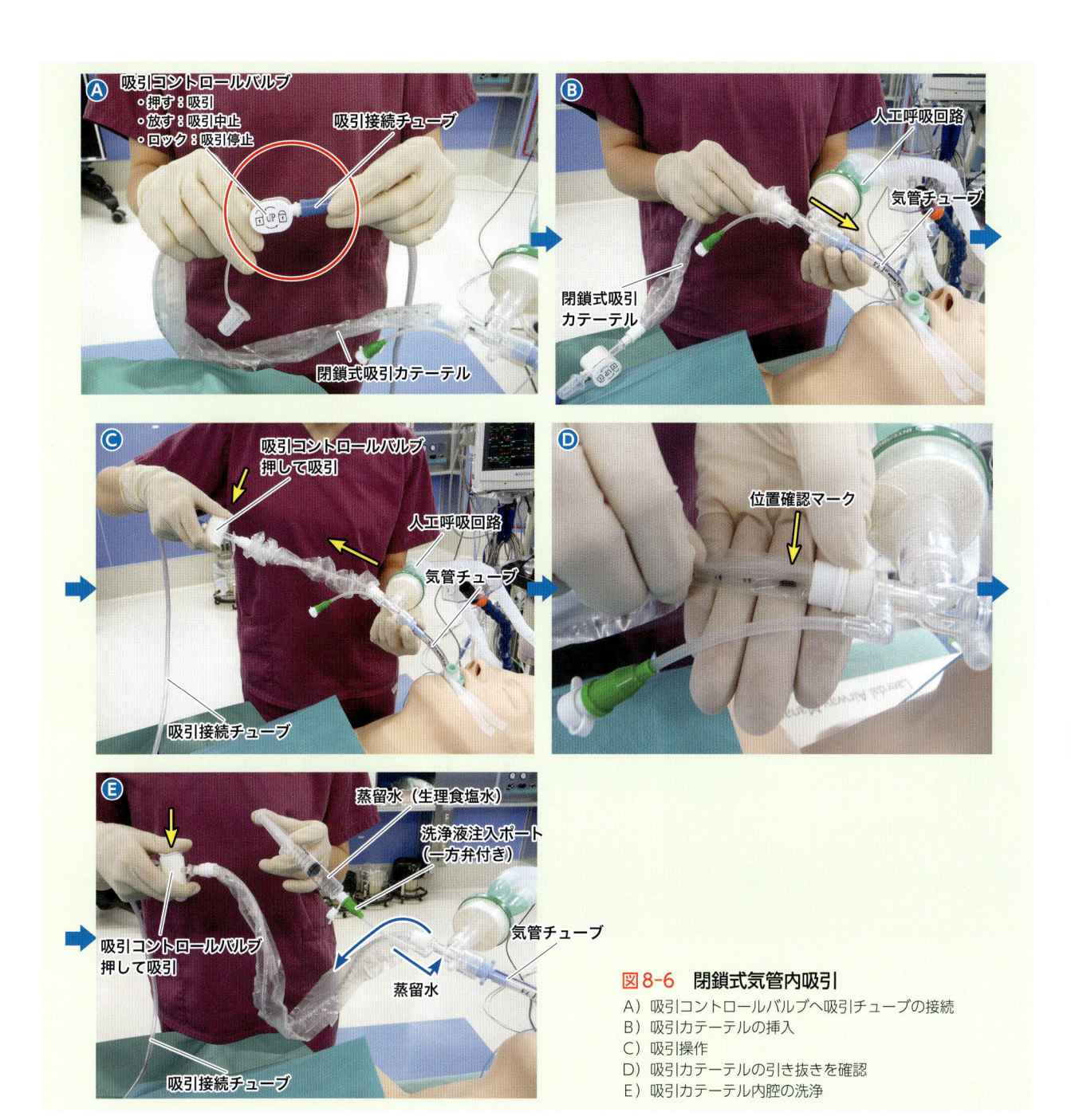

図8-6 閉鎖式気管内吸引

A）吸引コントロールバルブへ吸引チューブの接続
B）吸引カテーテルの挿入
C）吸引操作
D）吸引カテーテルの引き抜きを確認
E）吸引カテーテル内腔の洗浄

■ 文　献

1）日本呼吸療法医学会気管吸引ガイドライン改訂ワーキンググループ：気管吸引ガイドライン2013（成人で人工気道を有する患者のための）．Jpn J Respir Care，30：75-91，2013［http://square.umin.ac.jp/jrcm/pdf/kikanguideline2013.pdf（アクセス：2018年12月）」

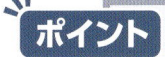

ポイント

1）吸引操作はカテーテルを引き抜きながら行う
2）気管吸引前，吸引後の効果，そして合併症のアセスメントを行う

§8 気管挿管完了後の処置

8-3 バッグ換気から人工呼吸器へ

学習の目標

☑ 人工呼吸器の代表的モードである調節換気，補助換気，自発呼吸について理解する

☑ 従量式換気（VCV），従圧式換気（PCV）のそれぞれの初期設定を行える

1 まずは6項目の初期設定

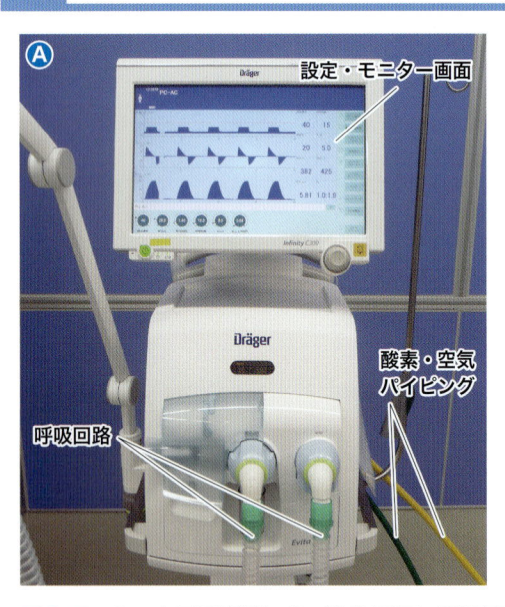
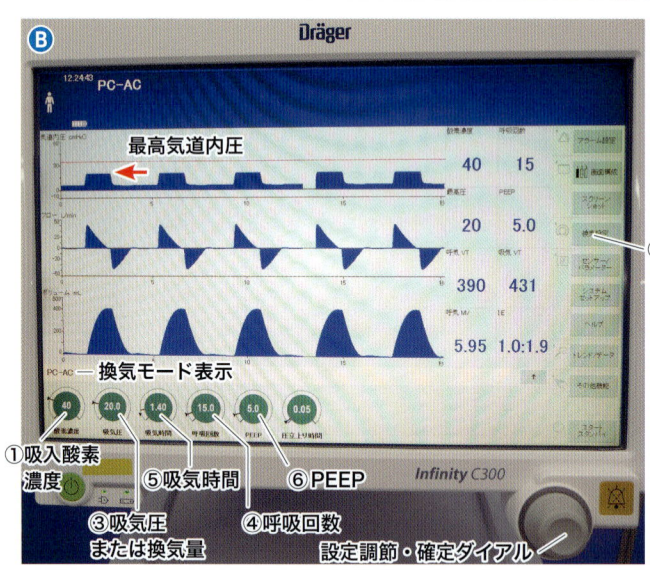

図8-7　A：人工呼吸器　B：設定画面；画面表示は換気モードの選択により変化する

- 人工呼吸器は各社さまざまなタイプがある．どんな人工呼吸器でもまず，①**吸入酸素濃度**（FiO_2）→②**換気モード**（換気方法）→③**換気量**（従量式）または**吸気圧**（従圧式）→④**呼吸回数**→⑤**吸気時間**（または I：E 比）→⑥**呼気終末陽圧**（PEEP）の6項目を設定する（図8-7，表8-5）．15〜30分後に動脈血液ガスを測定し，各設定を再検討する．

2 吸入酸素濃度（FiO_2）

- 吸入する酸素の濃度を設定する．吸入酸素濃度（FiO_2）は100％（純酸素），50％のように％で表す場合と1.0（純酸素），0.5のように割合で表現する場合があり，どちらもよく使用する．
- 酸素飽和度（SpO_2）≧90％，PaO_2≧60 mmHgを目標に，できる限り低い吸入酸素濃度（FiO_2）に設定する．しかし，心肺停止後，重症肺疾患など酸素化能が不明の場合も多く，最初の酸素濃度は100％に設定し（図8-7①），動脈血液ガス分析，酸素飽和度の結果により調節する．酸素化が比較的よい場合は40〜60％程度から開始してもよい．慢性呼吸不全の特殊な状況では，より低い酸素濃度を初期に設定する場合もある．

表8-5 人工呼吸器の初期設定の1例

	集中治療時	全身麻酔時
① 吸入酸素濃度（FiO$_2$[※1]）	1.0（100％）ときに0.4〜0.8	0.3〜0.5（30〜50％）
② 換気モード	A/C[※2]，CMV[※3]またはSIMV[※4]	CMV
	従量式（VCV[※5]），または従圧式（PCV[※6]）	
③ 一回換気量［従量式］（TV[※7]）	6〜8 mL/kg	6〜10 mL/kg
吸気圧［従圧式］	10〜20 cmH$_2$O	10〜20 cmH$_2$O
④ 換気回数（RR[※8]）	10〜15回/分	8〜12回/分
⑤ I：E比	1：2，ときに1：1〜1.5	1：1.5〜2
（または）吸気時間	1〜2秒	1〜2秒
⑥ 呼気終末陽圧（PEEP[※9]）	5 cmH$_2$O	0〜5 cmH$_2$O
吸気終末休止期（ポーズ）	10％	10％
吸気トリガー感度	フロートリガー：1.0〜3.0 L/分	
	または圧トリガー：−1 cm H$_2$O	

すべて初期設定の1例であり，適宜変更が必要
※1 FiO$_2$：fraction of inspired oxygen，※2 A/C：assist control，※3 CMV：control mechanical ventilation，
※4 SIMV：synchronized intermittent mandatory ventilation，※5 VCV：volume control ventilation，※6 PCV：pressure control ventilation，
※7 TV：tidal volume，※8 RR：respiratory rate, frequency，※9 PEEP：positive end-expiratory pressure

3 換気モード（換気方法）

● 自発呼吸がない場合は，完全に人工呼吸器で強制換気を行う（これを調節換気という）モード（A/C：assist control，CMV：control mechanical ventilation）を選択する（図8-7②，図8-8，表8-6）．自発呼吸がある患者では，上記のモードまたはSIMV（synchronized intermittent mandatory ventilation），または自発呼吸（CPAP）を選択する．自発呼吸に圧支持を加えるプレッシャーサポート換気（PSV：pressure support ventilation）を行うことも多い．

● 強制換気（調節換気・補助換気）を実際に行う換気様式には，ある一定量の吸気を送る従量式換気（VCV：volume control ventilation）と，ある一定の気道内圧になるまで吸気を行う従圧式換気（PCV：pressure control ventilation）の2種類が代表的である（図8-7②，図8-8）．一回換気量を確保したい場合は従量式換気を，高い気道内圧を避けて肺を保護したい場合は従圧式換気を選択する．それぞれの詳細は専門書を参考のこと．

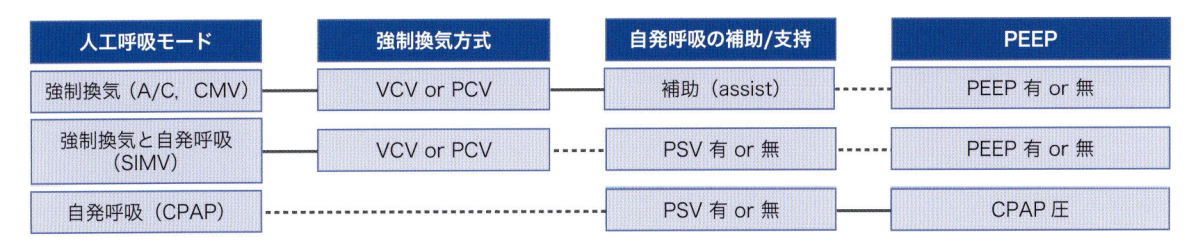

図8-8 各換気モードの基本的な考え方

（尾崎孝平：「周術期モニタリング徹底ガイド」（讃岐美智義，内田 整/編），p.258，羊土社，2013，図1を改変，許可を得て転載）

㉙ 呼吸と換気について

・呼吸とは肺内外のガスの出入り（外呼吸）と細胞内のガス交換（内呼吸）の両者を含むが，換気とは肺内外のガスの出入りのみを指す．したがって，人工呼吸器が行うことは換気といわれることが多いが，呼吸とほぼ同義に使用されることも多い．

㉚ 換気モードについて（表8-6）

・強制換気，調節換気，補助換気，自発呼吸といった換気モードは，吸気の開始と終了をどう決定するか，によって決まる[1]．調節換気では吸気の開始も終了も人工呼吸器が決定する．補助換気では吸気の開始は患者が，終了は人工呼吸器が決定する．自発呼吸は吸気の開始も終了も患者が決定する．CPAP，PSVは自発呼吸の様式である．

・強制換気（調節換気，補助換気）を行うには，VCVとPCVといった換気方式がある（これを換気モードという場合もある）．換気モードは，人工呼吸器によって呼び名が異なり複雑である．基本的な考え方を図8-8，表8-6に示した．

表8-6　人工呼吸器モード

	換気モード	吸気開始	吸気終了（呼気の開始）
強制換気	調節換気（Control）	人工呼吸器	人工呼吸器
	補助換気（Assist）	患者	人工呼吸器
自発呼吸	プレッシャーサポート換気（PSV），自発呼吸（CPAP）	患者	患者

4 換気量（従量式）または吸気圧（従圧式）

● 従量式では，一回換気量を設定するもの（図8-7③）と，1分間の換気量（分時換気量）を設定するものがある．一回換気量は6〜8 mL/kg（全身麻酔中は6〜10 mL/kg）を目安に設定する．体重60 kgとすると，一回換気量は約400〜500 mLとなる．1分間の分時換気量は500 mL×呼吸回数（15回なら500×15＝7,500 mL＝7.5 L/分）となる．

● 従圧式では，吸気圧（駆動圧，PEEPを超えた圧，above PEEPなどといわれる）を設定することにより，一回換気量が決まる．初期設定では10〜20 cmH$_2$O（全身麻酔中は10〜15 cmH$_2$O）とする（図8-7③）．一回換気量をモニターして，5〜8 mL/kgを目安に吸気圧を調節する．肺の状態（コンプライアンス，気道抵抗）の変化により，得られる一回換気量は変化することに注意する．最高気道内圧（吸気圧＋PEEP）は40 cmH$_2$Oを超えないようにする（後述の**9**）．

5 換気回数　（VR：ventilation rate，frequency，RR：respiratory rate；回/分）

● 1分間の呼吸回数を，10〜15（ときに8〜20）回/分に設定する（図8-7④）．動脈血液ガス分析で，PaCO$_2$＝40±5 mmHgを目安に調節する．

6 吸気時間，または吸気/呼気時間比（I/E 比）

- 吸気時間は，通常1〜1.5秒とする（図8-7⑤）．I/E比を設定するタイプでは，1：1.5または1：2，ときに1：1と設定する．I/E比と呼吸回数により，吸気時間が決定される（呼吸数12回/分では呼吸時間は5秒で，I/E比＝1：2とすると吸気1.7秒，呼気3.3秒となる）．PCVでは吸気時間の増減により，一回換気量が増減する．VCVでは吸気時間延長により最高気道内圧は低下する．

7 呼気終末陽圧（PEEP）

- 酸素化の改善のために，呼気終末陽圧（PEEP：positive end-expiratory pressure）を設定する（図8-7⑥）．5 cmH$_2$Oから始めることが多い．3 cmH$_2$O（比較的低いPEEP），10 cmH$_2$O（比較的高いPEEP）を用いる場合もある．最高気道内圧に注意する（後述の⑨）．

8 必ず血液ガスを測定後，再設定を行う

- 上記はあくまで初期の設定で，人工呼吸器接続後15〜30分後には必ず動脈血液ガスを採取・測定し，各項目すべての再設定を行う．

9 注意 最高気道内圧（PIP）に注目．高い場合は要注意！

- 通常の強制換気中の最高気道内圧〔PIP：peak inspiratory pressure（図8-7➡）〕は15〜20 cmH$_2$O程度である．患者の肺の状態が悪く，肺が膨らみにくい（コンプライアンスが低い）か，または気道抵抗が高い場合，PIPは20〜30 cmH$_2$Oと上昇することも多い．最高気道内圧が著しく高い（30 cmH$_2$O以上）場合は肺が破れ，気胸を起こすことがあり（**圧外傷，barotrauma**）要注意である．**最高気道内圧が40 cmH$_2$O以上の場合は，直ちに換気量を減らすか，換気モードを従圧式に変更（低い圧で換気）するべきである．**特に高い呼気終末陽圧（PEEP）を設定したときは，その分気道内圧も上昇するので注意が必要である．

■ 文　献
1）丸山一男，他：どの人工呼吸法を用いるか．「はじめての人工呼吸管理—基本がわかると先が見える」（岡元和文／編），pp.7-14，メディカ出版，2012

ポイント
1）人工呼吸器は，①吸入酸素濃度→②換気モード（換気方法）→③換気量または吸気圧→④呼吸回数→⑤吸気時間→⑥PEEPを設定
2）最高気道内圧が30 cmH$_2$O以上の場合は，圧外傷に注意

§8 気管挿管完了後の処置

8-4 胸部X線撮影

学習の目標
- ☑ 気管挿管後に行う胸部X線撮影の目的について理解する
- ☑ 胸部X線写真で気管チューブの位置を確認し，修正ができる

1 胸部X線撮影の目的は？

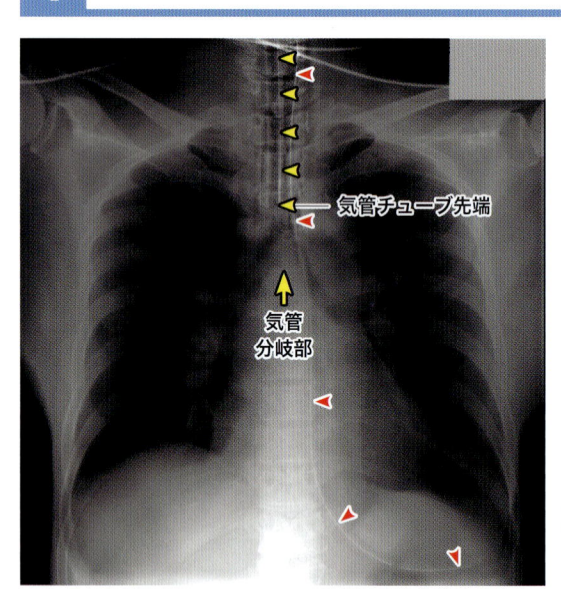

- 緊急気管挿管試行後は，胸部X線撮影を行う．人工呼吸器接続前にER（救急外来）で，またはICUや病棟で人工呼吸器接続後に施行してもよい．
- 胸部X線撮影の目的は，以下のとおりである．
  - ①気管チューブの位置確認
  - ②陽圧人工呼吸後の肺の状態の診断
  - ③胃管の位置の確認
- 気管チューブ，胃管のX線不透過ラインをたどって，チューブ先端の位置を確認する．気管チューブ先端が気管中央部（気管分岐部より4〜5cm上）にあれば，正しい位置にある（図8-9）．

図8-9 胸部X線写真
（▷）は気管チューブのX線不透過ライン，（▶）は胃管を示す．
気管チューブ先端は気管中央の正しい位置にある

2 気管チューブの位置異常を修正する

- 胸部X線写真で，気管支内挿管（気管チューブが深すぎる．片肺挿管ともいう），チューブ挿入不十分（チューブが浅すぎる）といった位置異常（§5-10→p154〜）が判明した場合は，チューブのカフを脱気後位置を修正して再固定を行う．
- 胸部X線写真から，○○cm引き戻す，または，○○cm進めるか，を予測する．実施後は，胸部の聴診で両側呼吸音を確認し，再固定を行う．結果はカルテに記載する（例：胸部X線写真で右気管支内挿管が判明．気管チューブを4cm引き抜き，21cmで再固定．聴診で左右差がないことを確認した）．**胸部X線写真は，気管挿管と食道挿管の鑑別には有効ではないことに注意する．**

> **ポイント** 気管挿管後は胸部X線写真で，気管チューブの位置，胃管の位置，陽圧換気後の肺の状態を確認する

> **注　意** 胸部X線写真では，気管チューブが気管内にあるのか，食道にあるのか鑑別するのは困難

9-1 経鼻気管挿管とは

適応と禁忌

学習の目標

- ☑ 経鼻挿管の利点，欠点について理解する
- ☑ 経鼻挿管の適応，禁忌について理解する

1 経鼻挿管の方法

- 気管チューブを，左右どちらかの鼻腔から気管内へと挿入することを，経鼻気管挿管（経鼻挿管，図1-10B→p33）という．経鼻挿管は，表9-1に示した方法で行われる．ここでは喉頭鏡とビデオ喉頭鏡（マックグラス喉頭鏡，エアウェイスコープ）を使用して行う経鼻挿管について解説する．

表9-1 経鼻挿管の方法

経鼻挿管の方法	主な使用器具・方法
直視下経鼻挿管	● マッキントッシュ喉頭鏡にて喉頭・声門を直視して挿管
ビデオ喉頭鏡による気管挿管	● マックグラス喉頭鏡にて喉頭・声門を観察して挿管 ● エアウェイスコープにて喉頭・声門を観察して挿管
ファイバースコープガイド下経鼻挿管	● 気管支ファイバースコープを使用して挿管
盲目的経鼻挿管	● 特に器具を用いず盲目的にチューブを挿管．自発呼吸下に行われる

2 経鼻挿管の利点と欠点

- 経鼻挿管の利点と欠点を，表9-2に示す．これらの欠点のため，緊急挿管時は経口挿管が第一選択となる．長期人工呼吸管理時は，以前は経鼻挿管が行われたが，副鼻腔炎，人工呼吸器関連肺炎（VAP）などの合併症があるため，最近は気管切開が選択される．

表9-2 経鼻挿管の利点と欠点

利 点	欠 点
● 経口挿管に比べて，刺激，違和感が少ない	● 経口挿管に比べて，施行がやや困難
● チューブの固定が容易	● 時間，手間がかかる
● 口腔内ケアが容易	● 鼻出血の危険がある
● 口腔・咽頭・顔面内手術時の処置が可能	● 副鼻腔炎の合併症がある
● 歯牙損傷の危険が少ない（ファイバー挿管，盲目的挿管時）	● 使用できるチューブが細い

3 経鼻挿管の適応と禁忌

● 経鼻挿管の適応と禁忌は**表9-3**に示す．開口不能時は喉頭鏡を用いた挿管は行えないので，気管支ファイバースコープを用いた経鼻挿管が行われる．

表9-3 経鼻挿管の適応と禁忌

適応	禁忌
● 口腔，咽頭，上顎，下顎の手術時 ● 開口不能時など，経口挿管不能時 ● 歯の脆弱性があり，損傷の危険が高い場合 ● 長期人工呼吸管理時：最近は限定的 ● 挿管困難症例における経鼻ファイバー挿管	● 出血傾向 ● 頭蓋底骨折 ● 高度鼻腔病変（鼻腔内腫瘍，感染性疾患，極度の鼻中隔彎曲症，慢性副鼻腔炎）

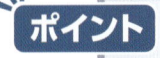

ポイント　1）経鼻挿管は，経口挿管より難しい

　　　　　　2）長期人工呼吸管理時の経鼻挿管はあまり行われなくなった

9-2 経鼻気管挿管の準備・鼻腔内前処置
経口挿管に加えて必要な準備と器具

Movie §9-A

1 経鼻挿管に必要な特別な器具

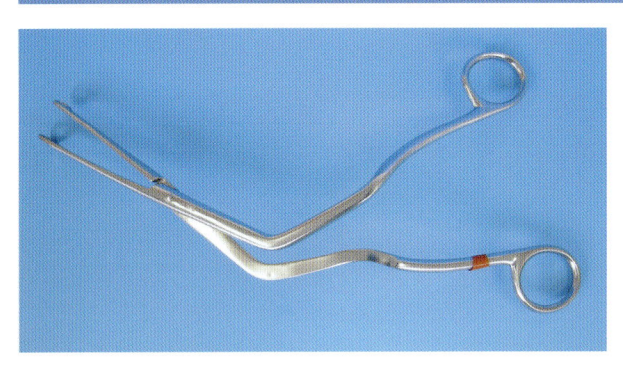

図9-1　マギル鉗子

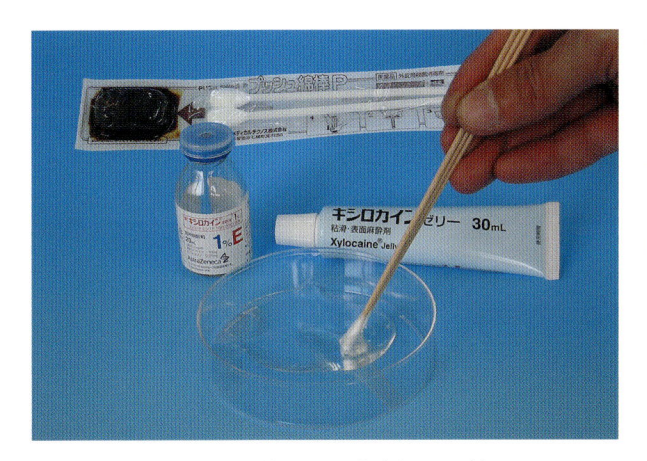

図9-2　経鼻挿管時に使用する鼻内処置用薬
シャーレと綿棒でキシロカイン® E とキシロカイン® ゼリーを混合する

■ **マギル鉗子**（図9-1）
- 鼻腔から咽頭へと挿入した気管チューブを，口腔から操作して，声門へと誘導するための鉗子である．口腔内，気道内異物や，固着した分泌物・血液をつまんで排除するためにも使用する．

■ **長い綿棒**（図9-2）
- 12cm程度の長い綿棒を，薬液，消毒薬を鼻腔内に塗布するため，また鼻腔内拡張（後述）に使用する．

■ **滅菌シャーレまたはカップ**
- 局所麻酔薬，血管収縮薬をシャーレまたはカップの中で混合する（後述）．

■ **1％キシロカイン® E**（図9-2）
- 1％キシロカイン® と10万倍アドレナリンの混合液．血管収縮薬として使用する（後述）．

■ **消毒薬**
- 既製のポビドンヨード綿棒（図9-2）など（後述）．

■ **細い気管チューブ**
- 鼻腔を通過できる気管チューブは限定される．男性では内径7.0mm（長さ約31cm），女性では6.5mm（長さ約30cm）チューブを第一選択とする．鼻腔内通過が困難な場合はより細いチューブを使用するが，経鼻挿管では経口挿管時よりも**長さ**が必要なため注意する（6.0mm：約29cm，5.5mm：約28cm）．多くの標準型気管チューブは経口・経鼻兼用である．

2 経鼻挿管に必要な特別な準備・処置 (表9-4)

表9-4　経鼻挿管時に必要な前処置

- ☐ 鼻腔開通検査（左右鼻腔の選択）
- ☐ 血管収縮薬の塗布（鼻出血予防）
- ☐ 鼻腔の局所麻酔（意識下挿管時）
- ☐ 鼻腔の拡張
- ☐ 鼻腔内消毒
- ☐ 気管チューブのサイズ選択

■鼻腔開通検査

- 患者の鼻腔の左右一方を指で押さえて鼻で呼吸をさせ，**通過のよい方を第一選択**とする．鼻中隔彎曲，鼻ポリープ，副鼻腔炎が明らかな場合は，別の鼻腔を選択する．鼻腔の開通に左右差がない場合，もしくは不明な場合は，通常右側の鼻腔を第一選択とする．

■血管収縮薬の塗布

- 鼻粘膜は非常に出血しやすいため，気管チューブを鼻腔内に挿入する前に，鼻粘膜に血管収縮薬を塗布して鼻出血を予防する．**血管収縮薬**として，通常 10〜20 万倍のアドレナリン（ボスミン® は 1,000 倍アドレナリン）を使用する．20 万倍の希釈はやや複雑であるため，希釈を間違えて濃い溶液を使用するとアドレナリンによる危険な不整脈，心筋虚血を誘発する．
- 1％キシロカイン® E（**図9-2**）は，1％キシロカイン® と 10 万倍アドレナリンの混合液で，よく普及している．このまま原液でも使用される．2 倍に（等量ずつ）希釈すれば 20 万倍のアドレナリン溶液を容易に作製できる．1％キシロカイン® E とキシロカイン® ゼリー（または 4％キシロカイン® など）を 5mL ずつ**滅菌シャーレまたはカップ**の中で，綿棒を使用して混合する（**図9-2**）．混合液のアドレナリン濃度は 20 万倍となる．キシロカイン® ゼリー（2％キシロカイン®），または 4％キシロカイン® 使用時，混合液のキシロカイン® 濃度はそれぞれ 1.5％，2.5％となり，鼻腔内の局所麻酔としても適度である．

■鼻腔内局所麻酔

- 意識下挿管時は鼻腔内の局所麻酔が必要となる．キシロカイン® スプレー（8％，**図2-1→p39**），4％キシロカイン®，または前述の血管収縮薬との混合液（**図9-2**）を，スプレー，綿棒による塗布，シリンジから滴下，などにより使用する．全身麻酔下挿管時は不要である．

■鼻腔の拡張

- 気管チューブを鼻腔内に挿入するために，鼻腔を拡張する．前述の薬液塗布時に，綿棒を 1 本ずつ挿入していく．3 本程度同時に挿入できれば，気管チューブを挿入することが可能となる．

■鼻腔内の消毒

- 気管チューブが鼻腔内常在菌に汚染されるのを防止するため，鼻腔を消毒する．既製のポビドンヨード綿棒（**図9-2**）が便利である．

ポイント
1）経鼻挿管には気管チューブを声門へ誘導するためのマギル鉗子が必要である
2）経鼻挿管時には血管収縮薬で鼻内前処置をして，鼻出血を予防する

9-3 経鼻気管挿管の実際

Movie §9-A

学習の目標

☑ 経鼻挿管の一連の操作の流れについて理解する
☑ マギル鉗子を使用して，気管チューブを声門へと正しく誘導できる

1　経鼻挿管①：鼻腔内処置　～鼻出血予防（血管収縮薬塗布），鼻腔の拡張と消毒

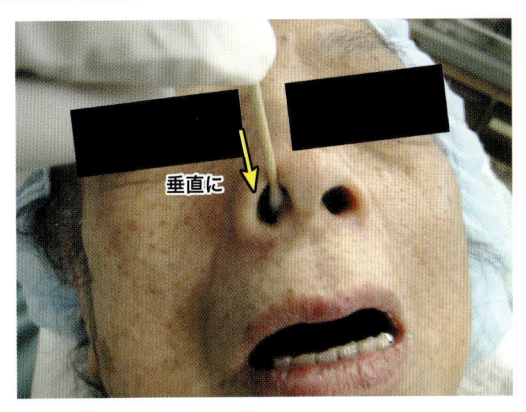
垂直に

図9-3　鼻腔内処置① 血管収縮薬塗布

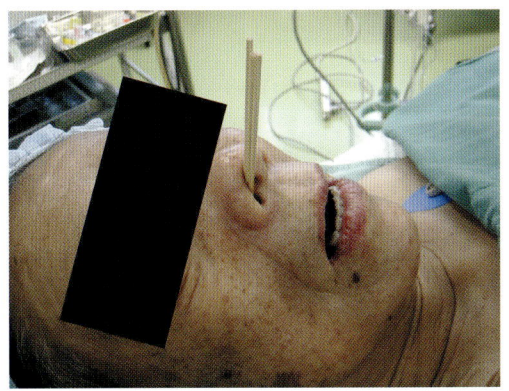

図9-4　綿棒3本挿入による鼻腔の拡張

- 経鼻挿管時に最も注意すべき合併症は，**鼻出血**である．多量の鼻出血は気道管理を瞬時に困難にする．鼻粘膜に**血管収縮薬**を塗布して，鼻腔内の出血を予防する．準備した局所麻酔薬・血管収縮薬の混合薬液（図9-2）を，1本の綿棒に含ませて，外鼻孔から鼻腔内へと進めていく（図9-3）．綿棒は外鼻孔の内側（鼻中隔側）・尾側から，ほぼ垂直方向へ少しずつ進める．綿棒を上下，左右・頭側・尾側に向けて，混合液を鼻粘膜全体に塗布しながら，咽頭後壁に到達するまで進める（深さ約12cm）．2本目，3本目の綿棒を使用し，薬液をさらに鼻腔粘膜に塗布する．
- 綿棒挿入により，左右の鼻腔の通りやすさを確認し，**鼻腔内を拡張**する．綿棒が3〜4本入れば（図9-4），7.0mmの気管チューブを通過させることができる．綿棒の通過が困難な場合は，別の鼻腔へと変更する．その後一度綿棒をすべて抜去し，鼻腔内を**消毒**する（§9-2）．
- 全身麻酔下では，これらの鼻腔内処置は，バッグマスク換気の合間に素早く行う．処置の途中，そして処置終了後は，適宜バッグマスク換気を再開して，酸素化・換気を行う．声門上器具（§11→p252~）を口腔から挿入して気道を確保すれば，換気を継続したまま鼻腔内処置が可能となる（図9-5）．
- 経鼻挿管時の頭位は，経口挿管時と同様に，下位頸椎を前屈，頭部を伸展（後屈）させた**スニッフィング・ポジション**が最適である（図5-1→p113）．経鼻挿管は経口挿管よりやや時間がかかるため，バッグマスク換気による挿管前の酸素化を十分に行う（図5-5→p115）．パルスオキシメーターによる酸素飽和度のモニターは必須である．

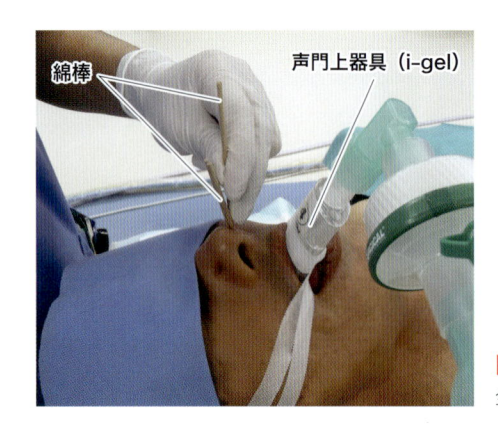

図9-5　声門上器具（i-gel）を使用した鼻腔内処置
全身麻酔下で換気を継続したまま，鼻腔内処置を行うことができる

2　経鼻挿管②：鼻腔内に気管チューブを挿入

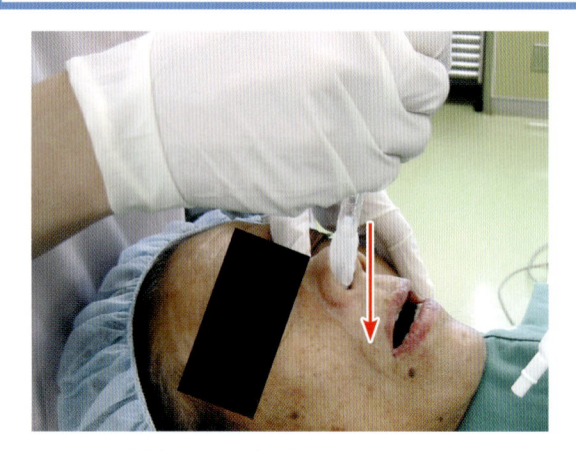

図9-6　気管チューブの鼻腔内挿入
ほぼ垂直に鼻腔内へ進める

● 鼻腔内処置，前酸素化の後，気管チューブを鼻腔内に挿入する．綿棒の挿入方向を目安に，内側（鼻中隔側），尾側寄りを，ほぼ垂直方向にゆっくり進める（**図9-6**）．チューブ先端は14〜15cmの深さで，鼻咽頭から口腔咽頭へと達する．**鼻中隔の損傷，出血，外側壁の鼻甲介損傷**には特に注意し，チューブは愛護的に，やさしく進める．

3　経鼻挿管③：開口，および喉頭鏡の口腔内挿入

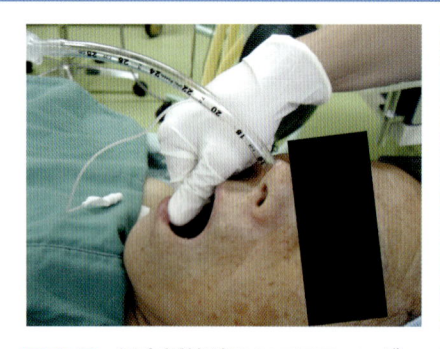

**図9-7　経鼻挿管時のクロスフィンガー
　　　　法による開口**

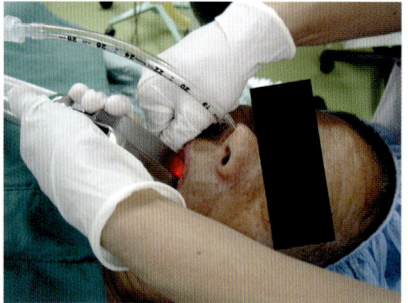

**図9-8　経鼻挿管時の喉頭鏡の斜め挿
　　　　入法による挿入**

● **クロスフィンガー法**により十分に開口し（**図9-7**），喉頭鏡ブレードを**傍正中挿入法**か**斜め挿入法**により口腔内へと挿入する（**図9-8**）．ブレード挿入は基本的に経口挿管の場合と同様だが，鼻腔内に気管チューブが入っているため，操作はやや困難である．

4 経鼻挿管④：舌の圧排，チューブの観察，喉頭展開，喉頭の露出

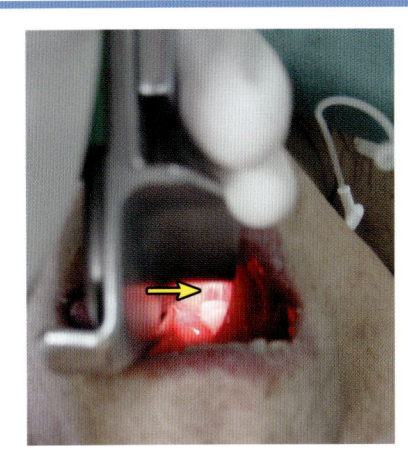

図9-9　咽頭に見える気管チューブ

- 喉頭鏡を経口挿管時と同様に進めて舌を圧排すると，鼻咽頭から口腔咽頭へと進めた気管チューブを，咽頭後壁に沿って観察できる（**図9-9**）．カフの前後をマギル鉗子で把持できるように，鼻腔の外側からチューブ位置を調節する．その後，経口挿管時と同様に**喉頭展開**を行い，喉頭を露出し，声門を観察する．

5 経鼻挿管⑤：気管チューブをマギル鉗子で声門へ誘導

- 経口挿管ではチューブを右手で直接操作するが，経鼻挿管の場合は右手で**マギル鉗子**を持ち，チューブを操作する．鼻腔から咽頭まで通過したチューブを把持し（**図9-10AB**），チューブ先端を少し持ち上げて声門方向へ向ける．**このとき，カフを鉗子で把持しないように注意する．少しでもカフをつかむと，カフは必ず破れる．**カフより先端（**図9-10C**）または近位側（**図9-10D**）を鉗子で保持し，チューブを声門方向へと誘導する．またマギル鉗子でチューブと一緒に口蓋垂や咽頭後壁の組織をつかまないように注意する．

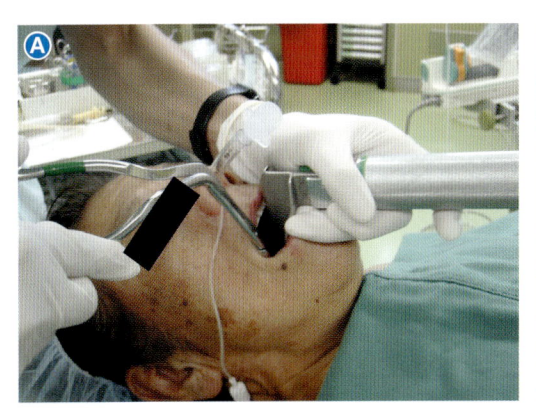

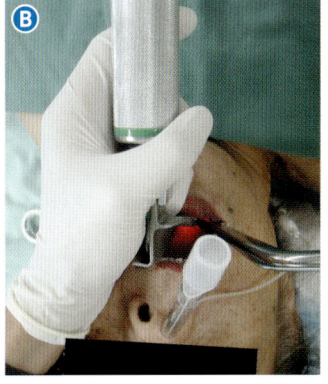

図9-10AB
マギル鉗子による咽頭内気管チューブの把持
A）側面　B）正面
マギル鉗子でカフを把持しないこと

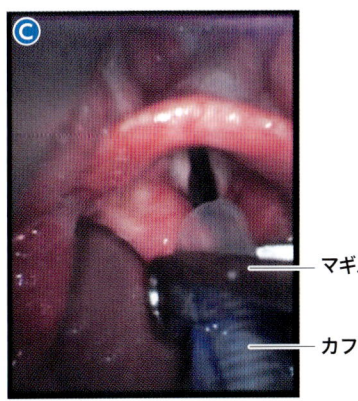

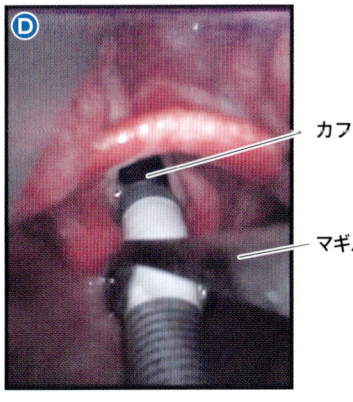

図9-10CD
マギル鉗子によるチューブ先端の誘導

235

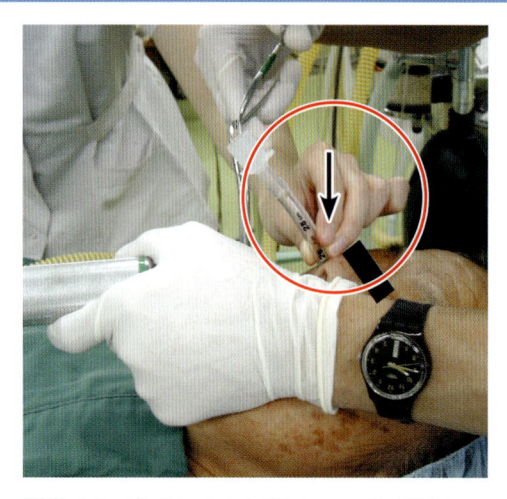

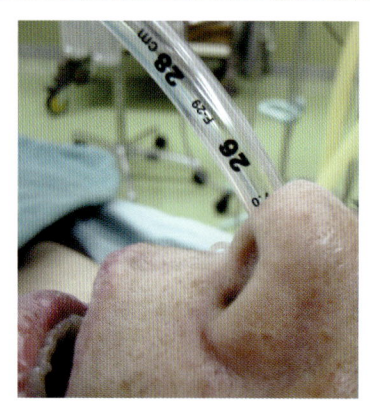

図9-12 経鼻挿管時のチューブの深さの確認

図9-11 助手による気管チューブの進行

● 咽頭部にチューブはわずかしか見えないため（図9-9），マギル鉗子を操作して自分でチューブを声門へと進めるのは，困難な場合が多い．**挿管者は鉗子でチューブの方向づけに専念し**（図9-10CD），助手に外鼻孔からチューブを押し進めてもらう（図9-11）．チューブ先端が声門を通過した後，経口挿管と同様に，カフが完全に通過して2cmでチューブを止める．経鼻挿管の場合，外鼻孔でのチューブの深さは，経口挿管の場合よりも3〜5cm深い．つまり成人男性で24〜28cm，成人女性で23〜27cmが標準となる（図9-12）．

● 経鼻挿管においても，チューブ先端が前交連（左右の声帯の前方合流部），または気管の前壁に衝突して進まないことがある（MEMO▶㉑，図5-73→p149）．助手に後頭部を少し持ち上げてもらい頭頚部を前屈させるか，チューブを少し回転してもらうとスムーズに進行する．

MEMO▶

㉑ **経鼻挿管時の気管チューブを声門へ誘導する方法**

・経鼻挿管時に，気管チューブを声門へと誘導するためには，①マギル鉗子を利用する方法が確実だが，ほかにも方法がある（表9-5）．②ほかに器具を使用せず，チューブ元来の彎曲を利用してそのままチューブを進めて成功する場合もある．③チューブを左右に回転させて誘導できる場合もある．④ガムエラスティックブジー（GEB）を気管チューブ内に通して利用（§12 MEMO▶㊸→p277）すると，容易な場合も多い．⑤声門近くで気管チューブのカフを一時的に膨らませてチューブを持ち上げ声門へと誘導し，声門通過時にカフを脱気する，インフレーション・デフレーション法も行われている．

表9-5 経鼻挿管時，気管チューブの声門への誘導方法

① マギル鉗子の利用（本文参照）
② そのままチューブを進める（チューブ元来の彎曲を利用）
③ チューブを回転させて誘導
④ ブジーの利用（MEMO▶㊸→p277）
⑤ カフ・インフレーション・デフレーション法

7 経鼻挿管⑦：経鼻挿管直後の処置と気管挿管の確認

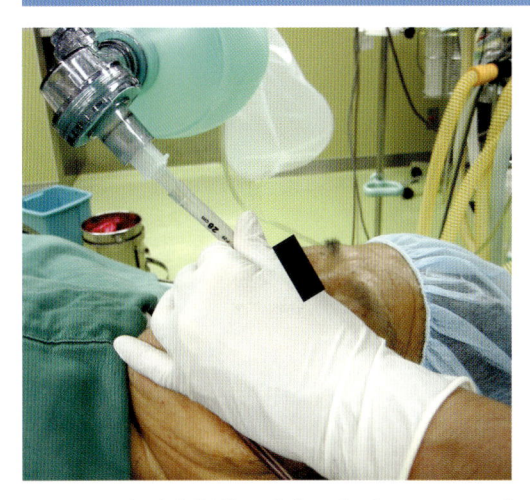

図9-13 経鼻挿管終了直後の左手でのチューブ保持

- 気管挿管完了後，チューブを抜かないように注意しながら，マギル鉗子と喉頭鏡を口腔内から抜去する．
- 左手でチューブを，右手で蘇生バッグ（または麻酔器のバッグ）を持ち，すぐに換気を再開する（図9-13）．チューブ保持の基本「頬部に左手を密着させてチューブを持つ（§5→p150）」は，経口挿管と同様である．
- 経口挿管時と同様に，急速注入法，緩徐注入法またはカフ加圧計（§5→p151）を使用してカフへ空気を注入し，バッグ換気を継続する．経鼻挿管の場合，バイトブロックは必要ない．
- 経口挿管と同様に，**身体診察による確認方法，機器を用いた確認方法**で気管挿管の確認を行う（§5-10・11→p154～，158～）．食道挿管には十分に注意するのも同様である．

8 経鼻挿管⑧：チューブの固定から人工呼吸器接続まで

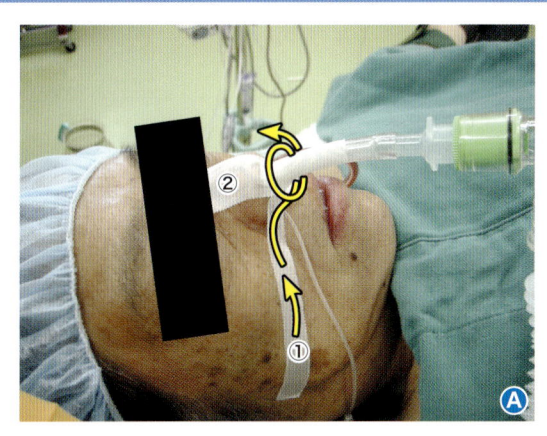

図9-14A 経鼻挿管時のテープの固定
①上顎との固定 ②鼻梁との固定

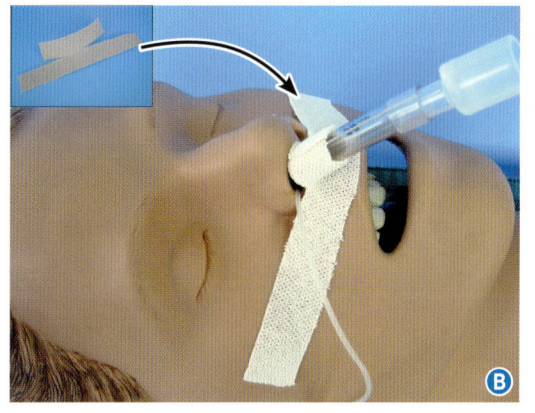

図9-14B 経鼻挿管時の別のテープ固定法
その後鼻梁にもテープ固定を追加する

- 経口挿管時に使用した幅12mmのテープで，右頬部からチューブ，左頬部へとテープを張り，上顎に固定する（図9-14A①）．次に25mmテープで，鼻梁とチューブを固定する（図9-14A②）．図9-14Bのように，幅の広いテープを切って用意して固定してもよい．経口挿管と同様，テープと皮膚，チューブの間に隙間がないように固定する．経鼻挿管の場合，鼻腔内をチューブが通過しているため，固定性は経口挿管時よりも良好である．気管挿管操作完了後のバッグ換気，人工呼吸器への接続は，経口挿管と同様である．

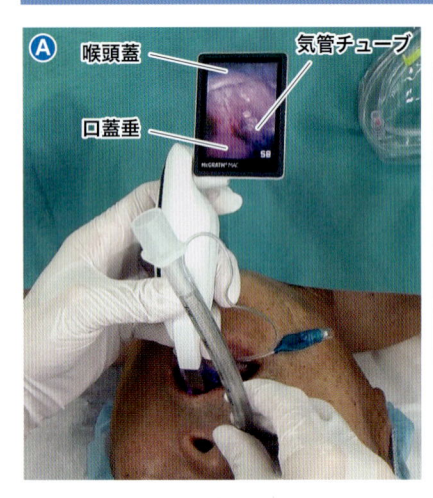
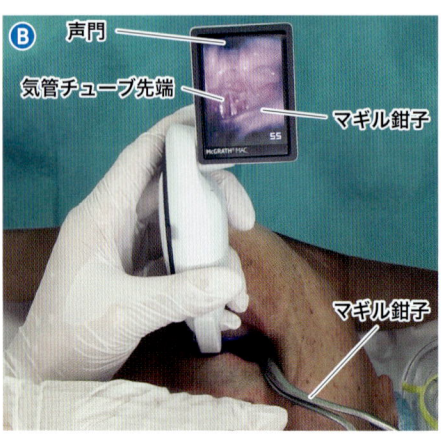
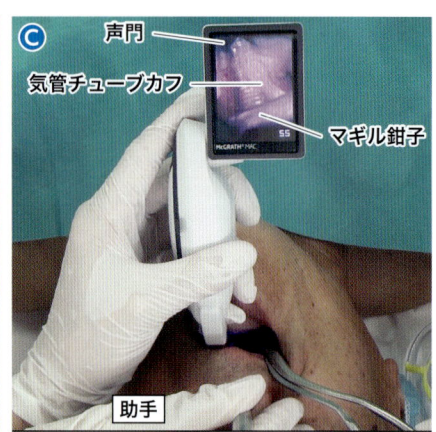

図9-15　マックグラス喉頭鏡による経鼻挿管
A）咽頭の気管チューブの確認　B）マギル鉗子によるチューブ把持　C）助手によるチューブ進行

- マッキントッシュ喉頭鏡による経鼻挿管と同様に，ビデオ喉頭鏡であるマックグラス喉頭鏡（§6→p167～）を用いて，経鼻挿管を行うことができる．マックグラス喉頭鏡は視野が良く，喉頭・声門の観察が比較的容易なため，より容易に経鼻挿管を行える．鼻腔内処置（血管収縮薬塗布と消毒）および鼻腔内へのチューブ挿入はマッキントッシュ喉頭鏡の場合と同様である（前述）．
- 鼻腔内に気管チューブが入った状態で，**クロスフィンガー法**により十分に開口し（図9-7），マックグラス喉頭鏡を**傍正中挿入法**，または**斜め挿入法**により口腔内へと挿入する（図9-8，図9-15A）．ブレードを経口挿管時と同様に進めて舌を圧排すると，咽頭の気管チューブを直視下に，またはモニター画面で観察できる（図9-15A）．
- 経口挿管時と同様に喉頭蓋を**間接的にまたは直接的に**挙上し**喉頭展開**を行い，モニター画面上で喉頭・声門を観察する（図9-15B）．マギル鉗子でチューブ先端部またはカフより近位部を把持して，チューブ先端を声門方向へ誘導する；図9-15B）．このとき，**マギル鉗子でカフを把持しない**，**口蓋垂や咽頭後壁を把持しない**といった注意点は，マッキントッシュ喉頭鏡の場合と同様である．
- 声門方向へと向けたチューブを，**助手**に外鼻孔から押し進めてもらい，声門から気管へと挿入されるのをモニター画面で確認する（図9-15C）．気管チューブを声門へ誘導するには，マックグラス喉頭鏡においても多くの方法が利用可能である（MEMO▶㉛，表9-5）．

10 エアウェイスコープによる経鼻挿管

- ビデオ喉頭鏡であるエアウェイスコープ（§7→p195～）を用いて，経鼻挿管を行うことができる．マックグラス喉頭鏡と同様にエアウェイスコープは視野が良く，喉頭・声門の観察を比較的容易に行えるため，経鼻挿管を容易に行うことができる．鼻腔内処置（血管収縮薬塗布と消毒）および鼻腔内へのチューブ挿入はマッキントッシュ喉頭鏡，マックグラス喉頭鏡の場合と同様である（前述）．
- ブレードであるイントロックはチューブ誘導機能を有するが，経口気管挿管用に開発されているため，経鼻挿管には利用できない．画面上のターゲットマークも経鼻挿管時には意味がない．またイントロックが口腔内を占有するため，チューブを誘導するために口腔内でマギル鉗子を操作することは困難である．気管チューブは別の方法で誘導する（表9-5）．

- 鼻腔内に気管チューブが入った状態で，**クロスフィンガー法**により十分に開口し（図9-7），エアウェイスコープを**正中挿入法**，または**斜め挿入法**により口腔内へと挿入する（図7-6→p201，図9-16A）．イントロックを経口挿管時と同様に進めると，咽頭の気管チューブをモニター画面で観察できる（図9-16B）．
- 経口挿管時と同様に喉頭蓋を**直接挙上して喉頭展開**を行い，モニタースクリーン上で喉頭・声門を観察する．エアウェイスコープによる経鼻挿管の場合，ブジー（§12→p277）を使用してチューブの進行方向をコントロールする方法（図9-16AC）が最も有効である．器具を使用せずに，既存の彎曲やチューブの回転を利用して，そのままチューブを声門へと進行できる場合も多い．チューブ先端を少し上へ（腹側）向けたい場合，カフインフレーション・デフレーション法も利用できる（MEMO→㉛）．

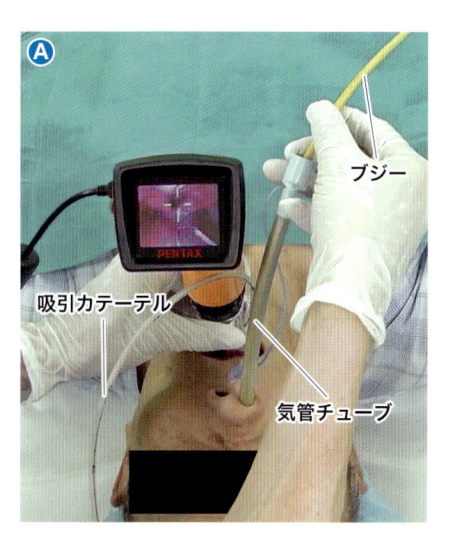

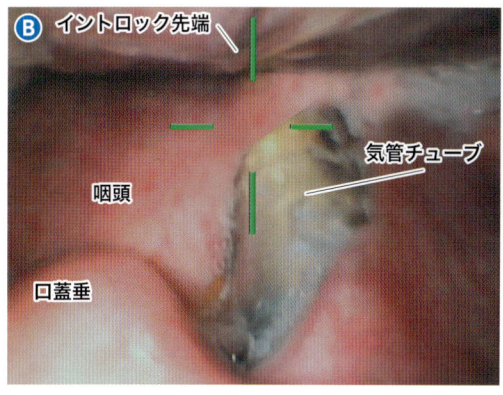

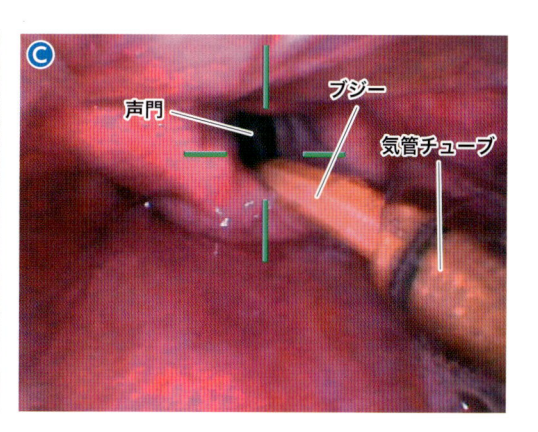

図9-16　エアウェイスコープによる経鼻挿管
A) 正面図　B) 咽頭の気管チューブの確認　C) ブジーによるチューブの誘導

 ポイント　挿管者はマギル鉗子でチューブの方向付けに専念．助手にチューブを進めてもらう

注　意　マギル鉗子でカフや口蓋垂などの組織をつかまない

10-1 抜管とは
気管チューブの抜去時に考慮すべきこと：抜管基準の要素

学習の目標

☑ 人工気道，人工呼吸からの離脱である抜管に伴うリスクと，それを回避するための基準について理解する

☑ 気管挿管の機能（§1-2），適応（§1-3）の裏返しである抜管基準の要素を理解する

☑ 抜管後の評価・観察の重要性を理解する

1 抜管は人工気道からの離脱 ～抜管後の上気道閉塞は危機的！！

● 気管挿管と反対に，気管チューブを抜去することを，**抜管**という．抜管は「気管チューブという人工気道からの離脱」ともいえる．抜管は決していつも安全ではない．**抜管に伴う重篤なリスクは，抜管後の「上気道閉塞」と「呼吸不全」**であり，両者とも再挿管，再人工呼吸管理が必要となる．特に抜管後の上気道閉塞時は再挿管が困難であり，ときに致死的となるため，そのリスク評価は重要となる．抜管前に，「抜管して安全か？」，つまり抜管基準を十分に確認する必要がある．

● 「ICU領域」では，気管挿管後の人工呼吸管理などにより患者の状態が改善し，人工呼吸器離脱を経て，抜管となる．人工呼吸管理離脱の詳細は，「人工呼吸器離脱に関する3学会合同プロトコル[1]（MEMO▶㉜）」や人工呼吸管理の専門書を参照してほしい．

▶ MEMO ▶

㉜ 人工呼吸器離脱に関する3学会合同プロトコル[1]（図10-1）

・人工呼吸器からの早期離脱と生存率の改善を目指して，医師，その他の職種も含めた専門チームが継続的に離脱過程を進めるための手順（プロトコル）．日本集中治療医学会・日本呼吸療法医学会・日本クリティカルケア看護学会が，2015年に作成した．手順は，人工呼吸中の鎮静・鎮痛からの覚醒試験（SAT），自発呼吸耐用試験（SBT），そして抜管へと，それぞれの評価と実施，成功基準のクリアを重ねて進めていく（図10-1）．抜管時には再挿管リスクの大きさにより，気道に問題がある**超高リスク群**と，酸素化の悪化の可能性がある**高リスク群**，そしてリスクのない**低リスク群**に分類する．

> **SAT 開始安全基準の評価 → SAT 実施 → SAT 成功（基準適合）**
> ※SAT（spontaneous awakening trial，自発覚醒トライアル）：鎮静薬を中止または減量し，自発的に覚醒が得られるか評価する試験．
>
> **SBT 開始安全基準の評価 → SBT 実施 → SBT 成功（基準適合）**
> ※SBT（spontaneous breathing trial，自発呼吸トライアル）：人工呼吸による補助がない状態に患者が耐えられるかどうか確認するための試験．人工呼吸器設定をCPAPまたはTピースに変更し，30分～2時間観察する．
>
> **抜管前リスク評価 → 抜管前対応（準備）→ 抜管の実施 → 抜管後評価**
> 抜管後気道狭窄の危険因子と再挿管の危険因子を評価し，再挿管の「超高リスク群」，「高リスク群」，「低リスク群」に分類する．リスク分類に応じた抜管前対応（準備）と抜管を行う．

図10-1 人工呼吸離脱プロトコルの概要
〔文献1：「人工呼吸器離脱に関する3学会合同プロトコル」（日本集中治療医学会，日本呼吸療法医学会，日本クリティカルケア看護学会），2015を参考に作成〕

- 「麻酔科領域（全身麻酔の場合）」においては，麻酔からの覚醒，麻酔中の人工呼吸器からの離脱を経て，抜管となる．日本独自のガイドラインは整備中であり，現在は英国の抜管ガイドライン[2]（MEMO→㉝）が使用されている．

- 「ICU領域」と「麻酔科領域（全身麻酔の場合）」では，それぞれの領域の患者の特徴の違い，離脱にかかる時間の違いがあり，プロトコルにも若干の差がある．しかし，「**人工呼吸および人工気道から離脱し，患者自身の自発呼吸，自然気道に戻す**」という**本質**は同じである．どちらにおいても，「**人工呼吸（器）からの離脱**」基準と「**人工気道からの離脱（抜管）**」基準の両者を満たして，抜管となる．これらの基準となる項目，値は，文献，教科書などにより若干の違いはあるが，「人工呼吸および人工気道を必要としない」ための要素としては同様である（**表10-1**）．またそれらの要素は，気管挿管の機能（§1-2→p25），適応（§1-3→p29）の裏返しである．

MEMO→

㉝ Difficult Airway Society（DAS）の抜管アルゴリズム[2]（図10-2）

・英国のDifficult Airway Society（DAS：困難気道学会）が2012年に作成した，全身麻酔後の抜管時のガイドライン．基本アルゴリズムは4つのステップ…抜管の計画，準備，施行，そして抜管後のケアからなる．ステップ1において，気道のリスク因子と全身的なリスク因子（**図10-2**）を評価し，**低リスク**アルゴリズムまたは，**有リスク**アルゴリズムへと進む．低リスクでは覚醒下抜管，深麻酔下抜管が選択可能である．§10-2では，低リスク時の一般的な覚醒下抜管の手順を解説する．**有リスク抜管**の特別な対応は専門書を参考にしてほしい．

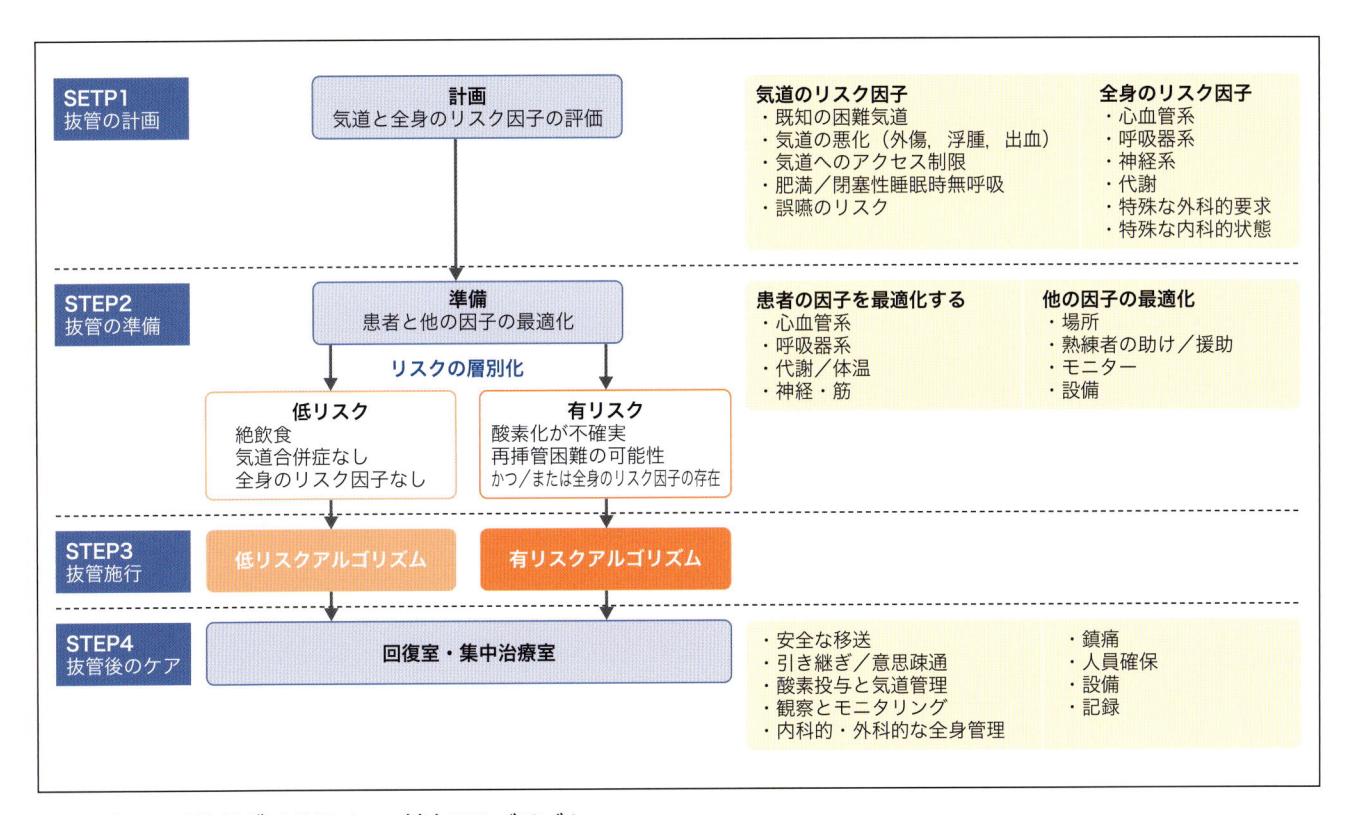

図10-2　DAS抜管ガイドライン：基本アルゴリズム
(Popat M, et al : Difficult Airway Society Guidelines for the management of tracheal extubation. Anaesthesia, 67 : 318-340, 2012より引用)

表10-1　抜管基準の要素と評価

抜管基準要素	評価すべき項目	評価基準・目安[1]
①上気道開通の維持	Ⓐ気道支持筋の筋緊張による上気道開通維持（§3-2）	・意識清明[2]，麻酔・鎮静からの覚醒，指示応答可能
		・筋弛緩薬の残存効果[3]がない（TOF ≧ 90 %，MEMO▶㉞）
	Ⓑ浮腫・血腫による気道閉塞のリスク（§3-2）	・リスク因子（表10-2）がない
		・カフリークテスト（MEMO▶㉟）陰性
		・喉頭鏡，ビデオ喉頭鏡，喉頭ファイバースコープによる観察：浮腫・血腫がない，または軽度
	Ⓒ反回神経麻痺のリスク	・リスク因子（表10-2）がない
		・喉頭鏡，ビデオ喉頭鏡，喉頭ファイバースコープによる観察：両側声帯，披裂部の動きがある
	Ⓓ喉頭痙攣のリスク	・意識清明[2]，指示応答可能，浅麻酔状態ではない（深麻酔は許容）
	Ⓔ気道確保困難のリスク（予期せぬ抜管失敗時の再気道確保の難易度）	・既知のマスク換気困難，挿管困難，手術による困難状況・気道アクセス制限がない
②自発呼吸による酸素化，換気の維持	酸素化	・吸入酸素濃度（FiO_2）が0.4〜0.5以下，PEEP ≦ 8 cmH_2O，酸素飽和度 ≧ 90%
	換気	・動脈血二酸化炭素分圧（$PaCO_2$）≦ 55mmHg，PH ≧ 7.25
③ 呼吸の予備力がある	呼吸予備力・吸気努力 呼吸筋疲労	・1回換気量 ≧ 5mL/kg
		・肺活量 10〜15mL/kg 以上
		・呼吸数 25（〜30）回 / 分未満
		・RSBI：rapid shallow breathing index（60〜105）（MEMO▶㊱）
④自力で気道の保護（誤嚥保護）が可能	気道の保護機能，喉頭機能，胃内容量，胃内圧	・意識清明[2]，咳嗽力が十分，残存筋弛緩効果がない[3]，胃充満がない
⑤自力で気道の清浄化（喀痰や分泌物の排泄）が可能	喀痰，分泌物の排泄能力	・意識清明[2]，咳反射が十分，残存筋弛緩効果がない[3]，頻回の吸引（2時間に1回以上）がない
⑥心血管系（循環動態）の安定	循環動態	・心拍数 ≦ 100（〜140）回 / 分
		・収縮期血圧 ≧ 90〜100mmHg，ある程度の昇圧薬は許容
		・危険な不整脈，急性の心筋虚血がない
⑦原疾患の改善	身体診察，検査データ，画像評価	・改善傾向，改善の目安あり
⑧全身状態の安定	熱，電解質，貧血，体液過剰 など	・改善傾向，改善の目安あり，正常範囲に近い

※1　これらの目安は1例である．別の項目，値を採用する基準もある．詳細は **2** 参照
※2　意識が清明であるという条件は，多くの要素に関連していることに注目する
※3　筋弛緩薬の残存効果により，気道閉塞以外に酸素化・換気の悪化，気道の保護機能障害，喀痰排泄障害などを起こし得る

1）抜管基準要素①：上気道開通の維持が可能である

Ⓐ 気管チューブにより維持されていた上気道開通は，抜管により失われる．抜管後の上気道は，**患者自身の気道支持筋の緊張により開通が維持**される必要がある（§3-2→p70）．**意識が清明であり指示に応答可能**であれば，通常上気道の支持筋の筋緊張は正常に機能し，気道が開通した状態を維持できると考えられる．

　人工呼吸管理や全身麻酔管理に筋弛緩薬を使用した場合，筋弛緩薬の残存効果により気道閉塞，酸素化・換気の悪化，気道の保護機能障害，喀痰排泄障害などを起こし得る．意識の評価に加えて，筋力の回復を筋弛緩モニターにより評価する必要がある〔TOF（トフ）比≧90％など **MEMO**→㉞〕．必要があれば，拮抗薬〔スガマデクス（ブリディオン®）など〕により残存筋弛緩効果を拮抗する．

Ⓑ 多くの病態，外傷，手術の影響などで，**喉頭の浮腫・血腫が起こる**（表10-2）．気道支持筋の機能が正常であっても，喉頭浮腫・血腫の存在は，抜管直後（ときに数時間後）に，物理的に高度気道閉塞を起こす（§3-2→p70）．浮腫・血腫の存在下での再挿管は非常に困難で，ときに致死的である．これらのリスク因子がある場合（表10-2）は，抜管前に喉頭の浮腫・血腫に対する評価が必要となる．しかし，**現在確実な評価方法・目安は存在しない**．カフリークテスト[1]（**MEMO**→㉟），喉頭鏡やビデオ喉頭鏡，喉頭ファイバースコープによる観察などで，総合的に判断する．浮腫・血腫が存在する場合，抜管は延期されるべきである．

Ⓒ 多くの病態，外傷，手術の影響で起こる**反回神経麻痺**（表10-2）は，両側麻痺になると致死的な気道閉塞を起こし得る[1]．喉頭鏡やビデオ喉頭鏡，喉頭ファイバースコープによる観察により声帯（披裂部）の動きを評価するが，抜管前は困難な場合も多い．抜管後も評価が必要である．

Ⓓ 麻酔・鎮静からの不十分な（中途半端な）覚醒時は，抜管による喉頭部分の刺激により**喉頭痙攣**（§5 **MEMO**→⑳ →p149，§14→p293）が起こるリスクがある[2]．喉頭痙攣は，気道閉塞，気道閉塞後肺水腫（陰圧性肺水腫），低酸素性心停止を起こし得る[2]．意識清明な完全覚醒下もしくは深麻酔下では，喉頭痙攣は起こりにくい．

Ⓔ 既知の困難気道（挿管時の困難，マスク換気困難，§12→p272～参照），手術などによる気道確保困難状況，アクセス制限（顎間固定，頸椎固定術）がある場合は，**予期せぬ抜管失敗**時（予期せぬ抜管後の気道閉塞，呼吸不全時）に，マスク換気困難，再挿管困難が問題となる．困難気道があり，かつ抜管後の気道開通に問題がある場合（上記Ⓐ～Ⓒ）は，通常気管切開による気道確保を考慮する．

表10-2 麻酔・手術による上気道閉塞の原因

浮腫，出血	● 気管挿管のくり返し ● 太めのチューブ（double lumen tube や NIM EMG tube）の使用 ● 長時間の腹臥位手術 ● 輸液バランス過剰症例 ● 頭頸部手術（頭頸部がん，口腔内操作を伴う手術，頸椎手術）
反回神経麻痺	● 小脳橋角部腫瘍手術 ● 頭頸部手術（頭頸部がん手術や頸部郭清を伴うもの，頸椎手術） ● 胸部大動脈瘤手術 ● 食道がん手術
解剖学的変化	● 下顎骨切除や顔面手術後のマスクフィット困難 ● 皮弁再建による上気道閉塞

double lumen tube（DLT）：分離肺換気に用いる2腔式の気管内チューブ
NIM EMG tube：チューブの外側に電極がついている．反回神経・迷走神経を刺激し，輪状甲状筋もしくは輪状披裂筋の誘発筋電図をモニタリングする
NIM：nerve integrity monitor，EMG：electromyography
〔菅沼絵美理：覚醒・抜管の方法．「麻酔科医として必ず知っておきたい周術期の呼吸管理」（磯野史郎／編），p199，羊土社，2017より引用〕

㉞ 筋弛緩モニターによるTOF比の評価

・TOF比は，筋弛緩薬の残存効果を評価する簡便な指標である．尺骨神経を電気刺激し，拇指内転筋の収縮力（反応）を評価する場合が多い．さまざまな刺激方法（パターン）があるが，刺激を2Hz（1秒間に2回）で4回連続くり返し（四連刺激），4回の筋収縮反応を得るTrain of Four［TOF（トフ）］がよく用いられる．第1反応（T1）の筋収縮の強さと第4反応（T4）の強さの比：T4/T1を，比（0.5，0.9など）または％（50％，90％など）で表す．筋弛緩薬の効果が強く残っているとき4回の反応は漸減し（T1＞T2＞T3＞T4），TOF比（T4/T1）は小さくなる．TOF（トフ）比≧90％の場合，筋弛緩薬の効果から臨床的に回復していると評価する．

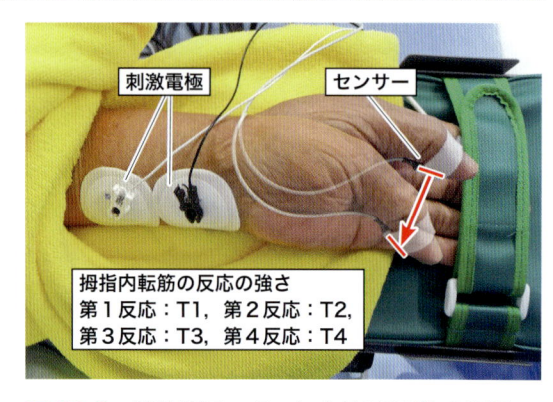

刺激電極　センサー

拇指内転筋の反応の強さ
第1反応：T1，第2反応：T2，
第3反応：T3，第4反応：T4

図10-3　筋弛緩モニターによるTOF比の評価

㉟ カフリークテスト[1]

・抜管前の喉頭浮腫の程度を評価する方法の1つ．通常は気管チューブのカフを脱気すると，気管とチューブの間隙からリーク（漏れ）が起こるはずである．喉頭浮腫が存在する場合は，浮腫がカフの役目を果たし，カフを脱気してもリークが小さいか，起こらない．定まった評価基準がないこと，特異度が低いこと，浮腫は抜管後も進行する可能性があること，に注意が必要である．以下に3学会合同プロトコル（**MEMO**➤㉜）による方法を示す[1]．

【方法・手順】

① テストによる誤嚥を防ぐため，口腔内吸引・気管吸引を十分に行う
② 人工呼吸器設定を調節呼吸（A/C：assist control）とする
③ カフを入れた状態で吸気と呼気一回換気量（Vt1）を測定し，リークがないことを確認する
④ 気管チューブのカフを脱気する
⑤ 安定した状態で，連続6呼吸サイクルの呼気一回換気量（Vt）をモニターで計測し記録する
⑥ ⑤の値のなかで小さい3サイクルの測定値の平均値Vt2を算出する
⑦ 評価基準：**カフリーク量（Vt1-Vt2）が110mL以下**，もしくは**前後の変化率：（Vt1-Vt2）/Vt1が10％以下の場合は陽性**と判断し，喉頭浮腫により抜管後上気道閉塞の発生が予測される

2）抜管基準要素② 自発呼吸で十分な酸素化・換気の維持が可能である

● 抜管後には，高濃度の酸素投与，陽圧換気が困難となる．気管挿管下で人工呼吸による補助がない自発呼吸状態において，患者が十分な酸素化・換気を維持できるかを確認する[1]〔自発呼吸トライアル（SBT）**MEMO**➤㉜〕．酸素化は，吸入酸素濃度（FiO_2）が0.4〜0.5以下で酸素飽和度が90％以上（かつPEEP≦8 cmH_2O）であることが最低限の目安[1]となるが（P/F比≧160），もう少し高い方が望ましい場合も多い（P/F比≧200〜300）．換気の指標としては，動脈血二酸化炭素分圧（$PaCO_2$）≦55mmHg，またはPH≧7.25が望ましい目安となる．

3）抜管基準要素③ 呼吸の予備力が十分あること

● 高度な努力呼吸で基準を満たしても，呼吸筋疲労により，数時間以内に再挿管が必要となる可能性がある．呼吸の予備力として，呼吸数25（〜30）回/分未満，1回換気量5mL/kg以上，肺活量10〜15mL/kg以上などが抜管の目安とされる．Rapid shallow breathing index（RSBI；**MEMO**➤㊱）は，人工呼吸器離脱に有用な示標の1つとされている[1]．

㊱ Rapid shallow breathing index（RSBI）[1]

・速く（rapid）浅い（shallow）多呼吸は，自発呼吸に耐えられず，呼吸筋疲労によりガス交換の悪化を招き，人工呼吸離脱の失敗の原因となる．この示標として，rapid shallow breathing index（RSBI）＝（1分間の呼吸回数/1回換気量[L]）（表10-3）が提唱されている．RSBIは30～50回/分/Lが正常，105回/分/L以上で離脱失敗の可能性が高いとされる．

表10-3 RSBIの例

呼吸数（回/分）	20	35
Vt（L）	0.4	0.3
RSBI（回/分/L）	50	117

4）抜管基準要素④ 気道の保護（誤嚥保護）が可能

● 抜管後は気管チューブによる気道の保護機能（気道と消化管の分離）がなくなるため，気道の保護は自力でできる必要がある．保護機能が不十分であれば，誤嚥，気道閉塞が起こりえる．しかし，保護機能を評価する明確な基準はない．意識清明，咳嗽力が十分あり，喉頭の機能が正常であれば，気道の保護は可能であろう．気道の保護機能を障害し得る筋弛緩薬の効果が残っていないことも確認する（**MEMO**㉞）．意識が清明であるということは，上気道閉塞の可能性が少なく，もし嘔吐があっても，咳反射が十分で，気道を保護できると考えられる．

5）抜管基準要素⑤ 気道の清浄化（喀痰や分泌物の排泄）が可能

● 抜管後は気管チューブから気管吸引による気道の清浄化はできない．気道分泌物や喀痰の排泄困難は上気道閉塞，および酸素化・換気の悪化から呼吸不全へとつながる．抜管後は自力で気道を清浄化する必要があるが，明確な評価基準はない．意識清明，咳反射が十分であれば，喀痰や分泌物の排泄は自力で可能であろう．頻回の吸引（2時間に1回以上）がないことも必要とされる．

6）抜管基準要素⑥ 心血管系（循環動態）の安定

● 循環動態は呼吸状態，意識状態と密接な関係にある（§3-2→p70）．不安定な循環動態（血圧・心拍数），高度不整脈，心筋虚血などは，心不全・肺水腫によるガス交換の悪化，意識レベル低下へとつながる．循環動態の安定は重要な抜管の条件である．少量の昇圧薬使用（ドパミン≦5μg/kg/分，ドブタミン≦5μg/kg/分，ノルアドレナリン≦0.05μg/kg/分程度）は，許容範囲とされる[1]．

7）抜管基準要素⑦ 原因疾患の改善

● 気管挿管，人工呼吸が必要となる原因になった疾患が改善していないと，人工呼吸離脱は不可能である．意識障害，肺炎，腹膜炎，敗血症，心不全等が原因で挿管した場合，それらの原因疾患の改善，または改善傾向にあることは必要条件である．

8）抜管基準要素⑧ 全身状態の安定

● その他全身状態の高度不安定は，人工呼吸離脱の失敗原因となる．発熱がない，重篤な電解質異常を認めない，重篤な貧血を認めない，重篤な体液過剰を認めないといった条件が必要となる[1]．

3 抜管後は評価・観察，準備が重要！

● 100％安全な基準は存在しない．予期せぬ「抜管失敗」はあり得る．抜管後の意識，気道の開通，呼吸状態，循環動態の観察および評価は非常に重要である．抜管後の上気道閉塞，呼吸不全状態では，バッグマスク換気（§3-5→p80），再挿管を施行する．喉頭浮腫・血腫の場合，マスク換気および再挿管は非常に困難であり，外科的気道確保も必要となり得る．致命的な悪化の前に準備，施行ができるように，十分な観察・評価が必要である．

● 気道の監視に特化した専用モニターは現在なく，身体診察，モニター，テストを組み合わせて気道開通，閉塞の診断を行う（§3-3 表3-3→p73）．部分気道閉塞時に特徴的な**ストライダー（stridor）**（吸気時の上気道のゴロ音，喉頭部分の閉塞）やsnoring（いびき，鼻咽頭部分の閉塞），完全気道閉塞時の陥没呼吸，呼吸音の消失には十分注意する．喉頭浮腫，血腫，反回神経麻痺，喉頭痙攣などの診断，重症度評価には，時間的に余裕があれば抜管後の経鼻喉頭ファイバースコープ検査が有用である．

■ **文 献**

1）「人工呼吸器離脱に関する3学会合同プロトコル」（日本集中治療医学会，日本呼吸療法医学会，日本クリティカルケア看護学会），2015 ［http://www.jsicm.org/pdf/kokyuki_ridatsu1503b.pdf］（アクセス：2018年12月）

2）Popat M, et al：Difficult Airway Society Guidelines for the management of tracheal extubation. Anaesthesia, 67：318-340, 2012

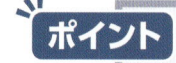
ポイント
1）抜管基準は挿管基準の裏返し
2）抜管後の喉頭浮腫，血腫，反回神経麻痺による上気道閉塞に注意する

§10 抜管：気管チューブの抜去

10-2 抜管の手順

学習の目標

☑ 抜管時の準備器具について理解する

☑ 一般的な，覚醒下加圧抜管の手順を理解し，施行できる．

1 抜管準備 〜再挿管を考慮し，必要器具を確認する！

● 抜管時には，「**抜管前操作**」用器具，「**抜管実施**」用器具，「**抜管後操作**」用器具が必要である（**表10-4**）．また，抜管後の上気道閉塞，呼吸不全に備えて，**バッグマスク換気および再挿管がいつでも行えるように準備しておく**．そのために，挿管に必要な器具がすべて必要となる（**図2-1**→p39）．気道確保困難が既知の場合や予測される場合は，対策を準備する．抜管時は感染防御の観点から，非滅菌手袋，ゴーグル，マスクを着用する（スタンダードプリコーション：標準予防策）．

表10-4 抜管時の準備器具

- 感染防御用具：非滅菌手袋，ゴーグル，マスク
- 抜管前操作用器具：吸引装置，吸引カテーテル（口腔内用・気管内用，**図2-46**→p64）
- 抜管実施用器具：カフ脱気用シリンジ，加圧用蘇生バッグ（**図2-40**→p61，または麻酔バッグ）
- 抜管後操作用器具：酸素マスク，蘇生用マスク（**図2-38・39**→p60）
- 再挿管時に必要な器具（**図2-1**→p39），ビデオ喉頭鏡（**図6-1**→p167，**図7-1**→p195）
- 気道確保困難時に必要な器具（§12→p272）

2 覚醒下加圧抜管の手順（表10-5）

● 抜管は，そのリスクに応じてさまざまな方法がある（**MEMO**→㉝→p241）．本稿では，最も一般的，基本的な，低リスクの場合の覚醒下加圧抜管について，全身麻酔時に利用されている英国の「抜管管理のためのDifficult Airway Society（DAS：困難気道学会）ガイドライン」[1] に準拠して解説する．

3 覚醒下加圧抜管の実際：手順①〜⑧ 〜抜管直前操作

①**抜管後，気道閉塞，呼吸不全により低酸素血症が起こり得る**．抜管前には，体内の酸素貯蔵を最大限にするために，100％酸素を2〜3分間投与する．

②抜管後の誤嚥防止のため，口腔・咽頭内の分泌物や血液を，吸引カテーテルを用いて吸引する．バイトブロックの穴から，またはバイトブロックと気管チューブの隙間から，口腔内吸引カテーテルを挿入し吸引を行う（**図10-4**）．吸引カテーテルの挿入時は吸引を停止し，十分挿入後にカテーテルを引き抜きながら分泌物を吸引する．口腔・咽頭組織をつつくように吸引するのは控える．**多量の場合には喉頭鏡使用による直視下の吸引**が推奨さ

表10-5　覚醒下加圧抜管の手順[1]

①	前酸素化：呼吸回路から100％酸素を投与
②	口腔・咽頭内の分泌物を吸引（図10-4） 必要に応じて気管吸引（§8-2→p219），胃管吸引
③	バイトブロックを留置（図10-4，チューブ閉塞を防止）
④	患者を適切な体位にする（仰臥位，ヘッドアップ，半座位）
⑤	残存筋弛緩薬効果の拮抗（必要時，MEMO 34→p244参照）
⑥	規則的な呼吸，自発呼吸で十分な分時換気量を確認
⑦	開眼／指示に応じる状態に覚醒させる
⑧	頭頸部の動きを最小限に留める
⑨	陽圧を加えて肺が十分膨らんでいる間に，カフを脱気し，抜管する（図10-5）
⑩	100％酸素を投与（図10-6），気道開通と適切な自発呼吸の確認
⑪	酸素投与の継続（図10-8）

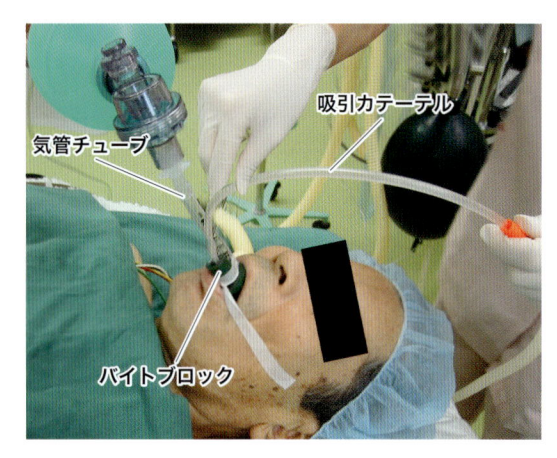

図10-4　抜管直前の口腔・咽頭内分泌物の吸引

れている．**気管吸引**は，聴診により肺雑音が聴取される，肺疾患，長時間手術，肺外科の手術など，必要時に行う（§8-2参照→p219）．気管吸引時に咳反射の有無，分泌物の量・性状も確認する．

③気管チューブを咬むことによるチューブ閉塞を防止するために，バイトブロックを留置する（図10-4）．

④抜管に最適な患者体位を示す有効なエビデンスはない．通常は仰臥位，スニッフィング・ポジション（図5-1→p113）で行われることが多い．施行者は気道管理を行いやすい患者の頭側から操作する．肥満患者では，呼吸に有利なヘッドアップ，半座位で行われる場合も多い．

⑤全身麻酔管理や人工呼吸管理に筋弛緩薬（ロクロニウム）を使用し，筋弛緩薬の効果が残存している場合は，拮抗薬（スガマデクス）により残存筋弛緩効果を拮抗する（MEMO 34→p244）．

⑥抜管前には，適切で十分な自発呼吸を確認しておく（呼吸数：8〜25回／分，一回換気量：5mL/kg以上）．

⑦⑧覚醒過程では患者を不必要に刺激しないように，頭頸部の動きを最小限にとどめ，覚醒まで待つ．麻酔・鎮静からの覚醒は，開眼し，離握手などの指示に従うことにより確認する．**意識清明であれば，抜管後の上気道開通，気道の保護と清浄化が確保されると考えられる**．抜管直前に，気管チューブの固定テープをはがす．顔面の表皮を剥離しないように注意する．

4　覚醒下加圧抜管の実際：手順⑨　〜バッグで気道を加圧しながら抜管する

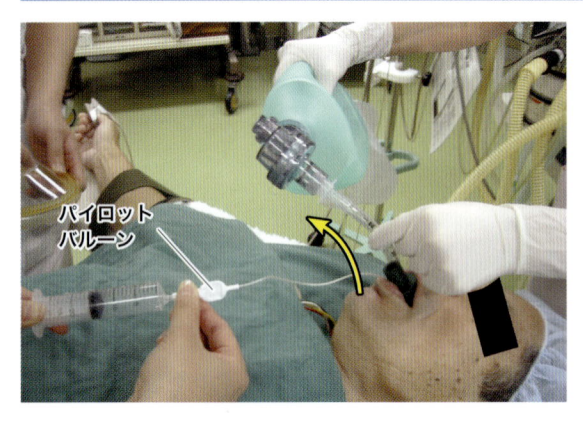

図10-5　気道内の加圧，カフの脱気と気管チューブの抜去（抜管）

⑨気管チューブ抜去時は，通常片手（例：右手）で麻酔バッグ（または蘇生バッグ）を押して**気道内を加圧し**（20cmH$_2$O程度），もう片方の手（例：左手）で気管チューブを持つ（図10-5）．肺が十分に膨らんだ時点で，助手に気管チューブのカフ内の空気を完全に脱気してもらう．脱気が不十分のまま抜管すると，抜管時に声帯を損傷する危険がある．チューブのパイロットバルーン（§2-3a→p45）で**カフの完全脱気を確認する**．その後バッグの加圧を続けながら，気管チューブを抜去する．チューブは，口腔・咽頭の彎曲に合わせて抜去するとスムーズである．バッグで気道内を加圧するのは，カフ脱気からチューブ抜去時に，カフ上部や喉頭部に貯留した分泌物を押し出すためである．

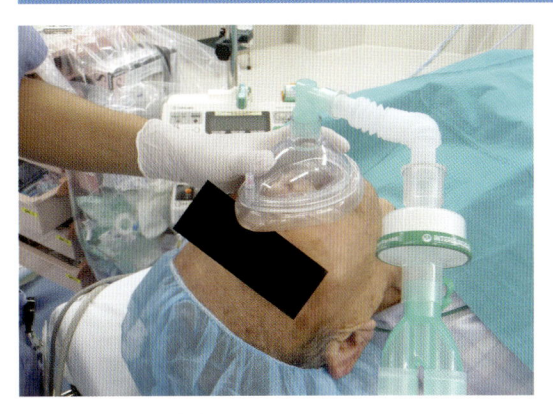

図10-6　抜管直後のフェイスマスクによる100％酸素投与

⑩抜管直後は麻酔用・蘇生用フェイスマスク（**図2-39→**p61）で100％酸素を投与し（**図10-6**），気道開通と適切な自発呼吸を視診・聴診で確認する．必要時には，再び口腔内分泌物を吸引する（**図10-7**）．吸引時，患者に口を大きく開けてもらうのもよい．必要なら喉頭鏡を使用して舌を避け，直視下に咽頭，喉頭部の分泌物を確認しながら吸引する．

⑪酸素マスク（**図2-38→**p60）で酸素投与を継続し，経過観察をする（**図10-8**）．適宜，深呼吸を促す．**抜管後の意識，気道の開通，呼吸状態，循環動態の観察および評価は非常に重要**である（§10-1）．

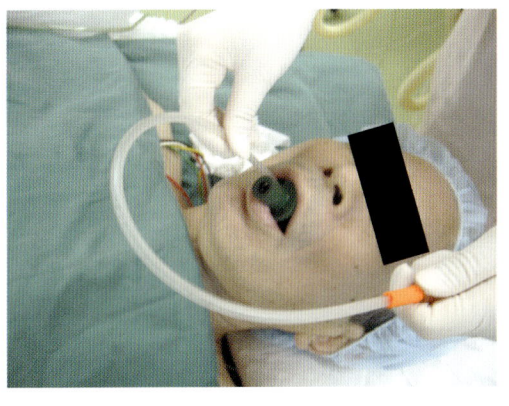

図10-7　抜管直後の口腔内吸引

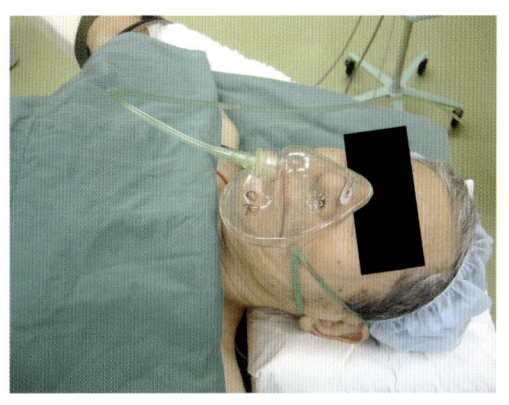

図10-8　抜管後の酸素マスクによる酸素投与

■ 文　献

1）Popat M, et al：Difficult Airway Society Guidelines for the management of tracheal extubation. Anaesthesia, 67：318-340, 2012

ポイント　　1）抜管時は，再挿管の準備をしておく
　　　　　　　　2）蘇生バッグまたは麻酔バッグで，気道内を加圧しながら抜管する

注　意　気管チューブ抜去時には，カフを完全に脱気する

応用編

11-1 声門上器具・総論
さまざまな声門上器具

> **学習の目標**
> ☑ 声門上器具は「気道確保の4本柱」の1つとして，重要な気道確保器具であることを理解する
> ☑ 声門上器具による気道確保の特徴を理解する
> ☑ 声門上器具の種類を学習する

1 声門上器具とは「気道確保の4本柱」の1つ

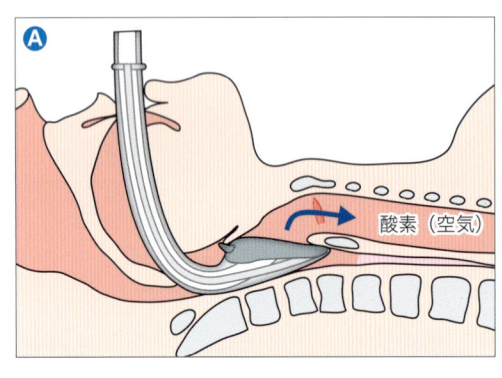
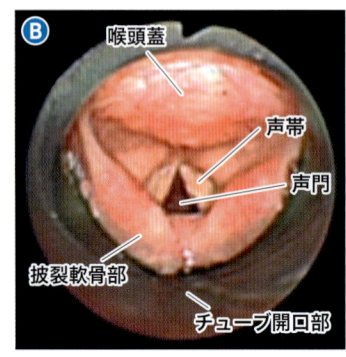

図11-1 声門上器具による気道確保

A）側面断面図，B）チューブ開口部のファイバースコープ画像（i-gel）

- 声門上器具（supraglottic airway device：SGD；SGA，SADともいう）は，本体のチューブで舌根部（気道閉塞部位；図3-4→p71）をバイパスし，その先端にある小さなカフ（マスク）で喉頭部分を密閉して気道を確保する気道確保用器具である（図11-1）．最初に広く普及したラリンジアルマスクエアウェイ（LMA，MEMO→㊳）から発展して，現在では多くの種類が派生している．比較的新しい器具だが，その利便性と高い有効性から，「バッグマスク換気」，「気管挿管」，「外科的気道確保」と並び，気道確保の4本柱の1つとしての地位を確立した（図1-3→p24）．そしてその使用は，心肺蘇生[1]や気道確保のガイドライン[2]に取り入れられている．

2 利点は簡単で有効！ 欠点は誤嚥と漏れ（リーク）の可能性

- 声門上器具の**利点**は多い（**表11-1**）．挿入は容易で，気道確保・陽圧換気の有効性は高く，侵襲は小さい．危機的な「バッグマスク換気不能かつ挿管不能（cannot intubate, cannot ventilate：CICV）」患者を救命し得た実績が多数ある．
- **欠点**（**表11-1**）としては，嘔吐や逆流による胃内容誤嚥からの気道の保護が気管挿管よりも不確実な点である．それを補う**第2世代の声門上器具（→4分類）**は，胃内容物を排出（ドレナージ）し，胃内圧を減圧するために，胃管を挿入できる管（ドレーン）を有する．胃内容誤嚥に対してより安全性が高いと考えられている．陽圧換気時に漏れ（リーク，3参照）が起こる可能性がある点も欠点の1つである．
- 声門上器具の機能は，バッグマスク換気と気管挿管の中間に位置する（**表11-2**）．よって，バッグマスク換気

表11-1 声門上器具の特徴・利点と欠点

利点 (特徴)	● 挿入は気管挿管よりも容易で，盲目的に挿入可能(喉頭鏡不要) ● 効果はバッグマスク法より確実. 上気道確保，陽圧換気能力は気管挿管とほぼ同等 ● 声門を通過せず，気管には挿入しないため，患者への侵襲は気管挿管よりも小さい ● チューブ内を通してファイバースコープによる気管挿管も可能 ● バッグマスク換気不能かつ挿管不能（CICV）患者を救命した実績が多数ある ● 心肺蘇生や気道確保ガイドラインに取り入れられている ● 多数の種類がある
欠点	● 気管と食道が完全に分離されない（胃内容誤嚥を防御できない可能性あり） ● 気道の清浄化（気管内吸引）は困難 ● マスクから漏れ（リーク）が大きい場合は，陽圧換気が不十分になる ● 高い圧で陽圧換気をすると（20 cmH$_2$O以上），酸素は胃に送付される可能性がある ● 低コンプライアンス，高気道抵抗症例には不適（換気不十分） ● 声門下の気道閉塞（声門閉鎖，喉頭痙攣，腫瘍，浮腫など）には無効

表11-2 気道確保方法の機能の比較

	気道確保	陽圧換気の実施	気道の保護	気道の清浄化
バッグマスク換気 （用手的気道確保）	○～◎	○～◎	×	×
声門上器具	◎	○～◎	△	×
気管挿管	◎	◎	◎	◎

◎確実性が高い，○可能，△不十分，×不可能

が必要なときは**適応**となり，胃内容誤嚥の危険が高い場合は相対的**禁忌**となる．しかし心肺蘇生中のように，誤嚥の危険があってもバッグマスク換気が適応となる状況では，その代替として使用可能である（第2世代器具を推奨）．よって現在，①全身麻酔中の気道確保用器具として，②心肺蘇生中の気道確保用器具として，③麻酔・救急領域でマスク換気や気管挿管ができない場合の代替気道確保用器具として，広く使用されている．

3　カフはジェル型と空気注入型：密着の程度が漏れを左右する　～リーク圧（シール圧）とは…

● 気管挿管では，チューブのカフにより，気管壁とチューブの間隙を密閉する．適切なカフ量を注入すれば，漏れ（リーク）を起こさずに陽圧換気が可能である（**図11-2A**）．
● 声門上器具では，咽頭，喉頭組織とカフ（マスク）との隙間を密閉する方法に，ジェル型カフと空気注入型カフがある．**ジェル型カフ**（**図11-2B**→§11-2 i-gelのみ）では，ジェル状カフ構造が喉頭組織と密着する．**空気注入型カフ**（**図11-2C**→§11-3）では，挿入後カフへ空気を注入することにより，カフ部分が喉頭周囲を覆い，咽頭，喉頭組織との間隙を密閉する．
● ジェル型，空気注入型カフはともに，密着の程度により，カフ（マスク）の周囲から酸素（空気）の**漏れ（リーク）**を起こす場合がある（**図11-2BC**）．正しい位置に挿入されると通常密着性は良く（ピッタリ），カフ周囲から酸素（空気）の漏れはなく（少なく），高い気道内圧で人工呼吸（陽圧換気）が可能となる．密着が悪く隙間が多い場合（スカスカ）は，低い気道内圧でも隙間から漏れが起こり，人工呼吸（陽圧換気）時に十分な換気ができない可能性がある．声門上器具の欠点の1つである．
● 密着の程度は，カフの素材，器具のサイズ，挿入後のカフ（マスク）の位置，カフへの空気注入量，患者の頭頸部位置，患者の個人差，麻酔薬・筋弛緩状態などが複雑に関与する．時間経過とともに変化も起こり得るため，注意が必要である．

● 漏れが起こり始める気道内圧を**カフリーク圧，気道シール圧**（ MEMO ➤ ㊲ ）という．リーク圧が15 cmH₂O程度以上であれば，通常の日本の成人の場合，500〜600 mL程度の一回換気量が得られ，換気は概ね良好である．リーク圧がもっと高ければ（例30 cm H₂O）より有効な陽圧換気が可能である．リーク圧が低い場合は（例5cm H₂O），人工呼吸（陽圧換気）時に漏れが多く，一回換気量は100〜200 mL程度しか得られず換気が不十分になる．この場合は器具の入れ替え，サイズの変更，または気管挿管への切り替えが必要になる場合がある．

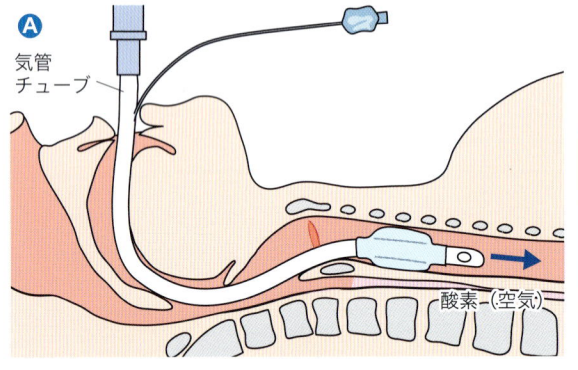
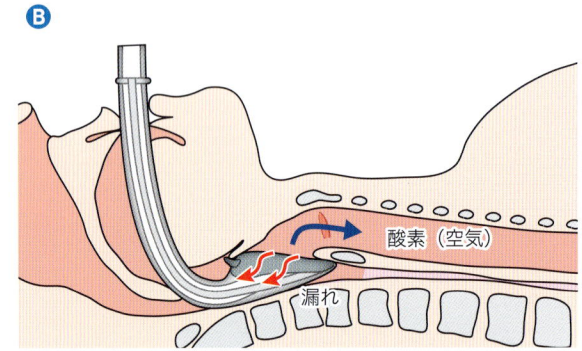
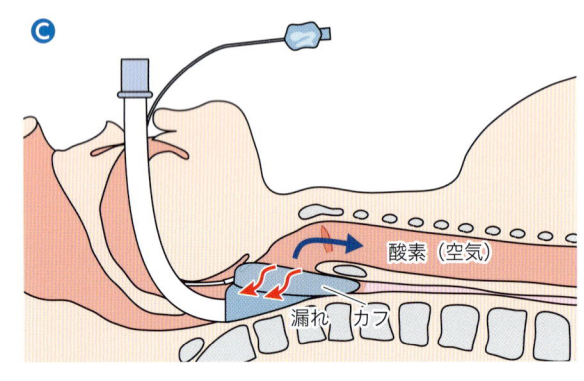

図11-2　A：気管挿管
　　　　　B：声門上器具・ジェル型
　　　　　C：声門上器具・空気注入型カフ

⊪ MEMO ➤

㊲ リーク圧（シール圧）の測定　〜陽圧換気の有効性＝適切な挿入

密着の程度を表す**カフリーク圧，気道シール圧**は，定量的に測定できる（図11-3）．
　①麻酔バッグをゆっくりと加圧し
　②カフ周囲から空気の漏れる音を，直接耳で，または頸部に聴診器を当て検査し（図11-3A）
　③空気が漏れる音を聴取した時の（漏れが起こりはじめる）圧を測定する（図11-3B）
カフリーク圧が適度に高く，機密性が高いということは，声門上器具が適切な位置に挿入され，挿入が成功した証拠である．陽圧換気も有効に行うことができる．蘇生バッグでは正確なリーク圧の測定は困難であるため，陽圧換気の有効性は臨床的（胸部の視診・聴診）に評価する．

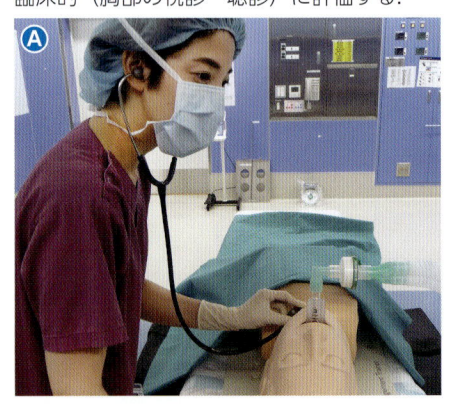
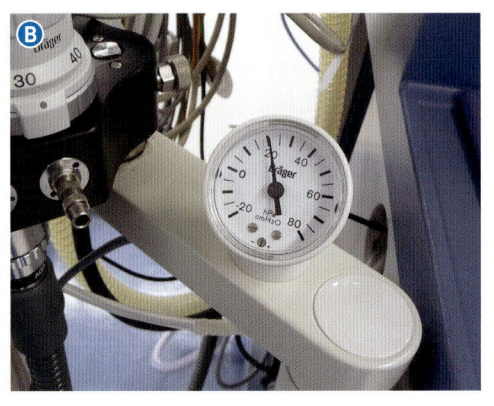

図11-3
リーク圧の測定方法
A）漏れ（リーク）発生音の聴診
B）漏れ（リーク）発生時の気道内圧

- 声門上器具は，ラリンジアルマスクエアウェイ（ MEMO▶38 ）から派生，発展して，現在では多くの種類，製品がある．単純に，チューブと喉頭マスク（カフ）から構成される**第1世代**と，機能が強化され安全性が高いと考えられている**第2世代**がある（**表11-3**）．食道閉鎖式エアウェイ（§11-4）も，広義の声門上器具器具に含まれる．
- **第2世代**で改良された機能は，以下のとおりである．
  ①より高い密閉性（より高いシール圧，リーク圧）を有し漏れが少なく（**図11-2BC**）有効な陽圧換気が行える
  ②胃内容物，胃内圧を排出（ドレナージ）するため，また胃管を挿入するための管を有する（**図11-6→p258**）
  ③チューブにバイトブロック機能がある
  ④食道入口部の密閉性が高い
- ほかにも，構造上，機能上多くの種類がある（**表11-3**）．「声門上器具を通しての気管挿管」に適しているか（気管挿管機能；**図11-7→p258**），再使用（リユース）可能か単回使用（ディスポーザブル）か，メインチューブはストレートタイプかアングルタイプかフレキシブル（らせんチューブ）か，カフ構造がジェル型（→§11-2 i-gelのみ）か空気注入型か，小児用サイズがあるか，などにより分類される．

表11-3　主な声門上器具の種類・分類

	大分類	第2世代：胃管孔あり	第1世代：胃管孔なし
声門上器具（狭義）	i-gel [→ §11-2]	・i-gel※ [**i**, **D**, **S**]	
	LMA（ラリンジアルマスクエアウェイ）[→ §11-3]	・スプリーム [**D**, **A**]	・クラシック [**R**, **S**]（→ MEMO▶38）
		・プロシール [**R**, **F**]	・ユニーク [**D**, **S**]
		・プロテクター [**D**, **A**]	・フレキシブルSU [**D**, **F**]
			・ファーストラックSU [**i**, **D**, **A**]
	air-Q [→ §11-3]	・air-Q ブロッカー [**i**, **D**, **A**]	・air-Q ディスポーザブル [**i**, **D**, **A**]
			・air-Q SP [**i**, **D**, **A**]
			・air-Q リユース [**i**, **R**, **A**]
	TOKIBO-Ambu ラリンゲルマスク [→ §11-3]	・サクションタイプ [**i**, **D**, **A**]	・アングルタイプ [**D**, **A**]
			・アングルタイプi [**i**, **D**, **A**]
			・ストレートタイプ [**D**, **S**]
			・フレックスタイプ [**D**, **F**]
食道閉鎖式エアウェイ	ラリンゲルチューブ [→ §11-4]	・LTS-D [**D**, **S**]　・LTS [**R**, **S**]	・LT [**R**, **S**]
	コンビチューブ [→ §11-4]	・標準タイプ [**R**, **S**]，SAタイプ [**R**, **S**]	

本文解説参照

i：気管挿管機能あり　**R**：リユース（再使用）　**D**：ディスポーザブル（単回使用）
S：メインチューブが直線型　**A**：アングル型　**F**：フレキシブル
※i-gelのみジェル型カフ（→§11-2），他は空気注入型カフ

MEMO

㊳ 声門上器具の基本形：ラリンジアルマスク　エアウェイ

・ラリンジアルマスク（現在はLMAクラシック；図11-4）は，1981年に英国のDr. Brainにより発明され，1988年から狭義の声門上器具では最初に広く普及した．チューブの先端の卵形のカフ付きマスクで喉頭部分を被い，気道を確保する声門上器具の基本形である．最初はオートクレーブ滅菌による再使用製品であった．ここから，多くの種類の声門上器具が発展した（表11-3）.

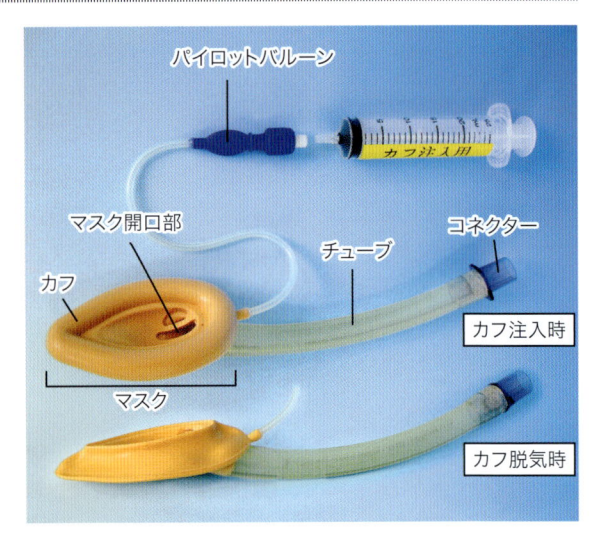

図11-4　LMAクラシック

5　声門上器具のサイズとその選択　〜空気注入型は，サイズによりカフ注入量が違う

● 声門上器具のサイズは，小児用から成人用まで多数ある．小さい方から，サイズ［1］［1と1/2（1.5）］［2］［2と1/2（2.5）］［3］［4］［5］と7種類が，**基本的なフルサイズ**である（図11-8，表11-5→p258）.3〜6サイズの種類もある．air-Q（表11-7→p263）のようにメーカーにより特殊なサイズもある．

● サイズは主に**体重を基準**に選択される．通常，成人女性にはサイズ3〜4（小柄な場合は3），男性にはサイズ4（大柄な場合は5）を使用する．

● 挿入後カフに空気を注入する空気注入型カフ（i-gel, air-Q SP以外）では，サイズによりカフ注入量が異なる（表11-7，表11-8→p266）.カフ注入量の目安は製造メーカー，製品によっても違う．注入量は，最大量よりも少ない方が密閉性が高い場合が多い．サイズ選択，カフ注入量は必ず使用製品の添付文書を参照する．

文　献

1）第7章：成人の二次救命処置．「AHA心肺蘇生と救急心血管治療のためのガイドラインアップデート2015」（American Heart Association：AHA，アメリカ心臓協会），シナジー，2016

2）Japanese Society of Anesthesiologists：JSA airway management guideline 2014：to improve the safety of induction of anesthesia. J Anesth, 28：482-493, 2014

「日本麻酔科学会気道管理ガイドライン2014日本語訳：より安全な麻酔導入のために」，日本麻酔科学会，2015［http://www.anesth.or.jp/guide/pdf/20150427-2guidelin.pdf（アクセス：2018年12月）］

ポイント　1）声門上器具は使用が容易で，有効な気道確保用器具である
　　　　　　　2）声門上器具は陽圧換気時の漏れ（リーク）と誤嚥に注意する

11-2 i-gel（アイジェル）

Movie §11-A・B・D

学習の目標

- ☐ i-gel（アイジェル）というジェル型カフの声門上器具について理解する
- ☐ i-gelと，他の声門上器具との違いを理解する
- ☐ i-gelの準備，挿入が行える

1　i-gelとは…とにかく簡単！ 唯一のジェル型カフ！ 〜挿入するだけの声門上器具

- 比較的新しい声門上器具であるi-gel（アイジェル，**図11-5A**；インターサージカル，販売元：日本光電工業）は，先端部に独特の**ジェル状カフ**構造をもち，カフ（マスク）を空気で膨らます必要がない．挿入後，先端部のジェル状カフが喉頭にぴったりと密着することにより，カフと喉頭部分との間隙を密閉する（**図11-5B**）．現在，唯一のジェル型カフをもった声門上器具である．

- i-gelの主な特徴を**表11-4**に示す．他の声門上器具との大きな違いは，**マスク部分のカフを空気で膨らます必要がない**ことである．そのため準備と挿入に手間が要らず，大きな利点がある．
  ①**準備**にカフの脱気，カフの形状を調節する必要がなく，潤滑剤塗布後，すぐに使用できる．
  ②**挿入後**カフへの空気注入，カフ空気量の調節も必要ない．挿入するだけで，迅速に気道確保，陽圧換気が行える（**表11-4**）．チューブ，カフ部分は適度の柔軟性をもち，初心者でも比較的容易に挿入できる．挿入時に指を口腔内へ入れる必要もない．

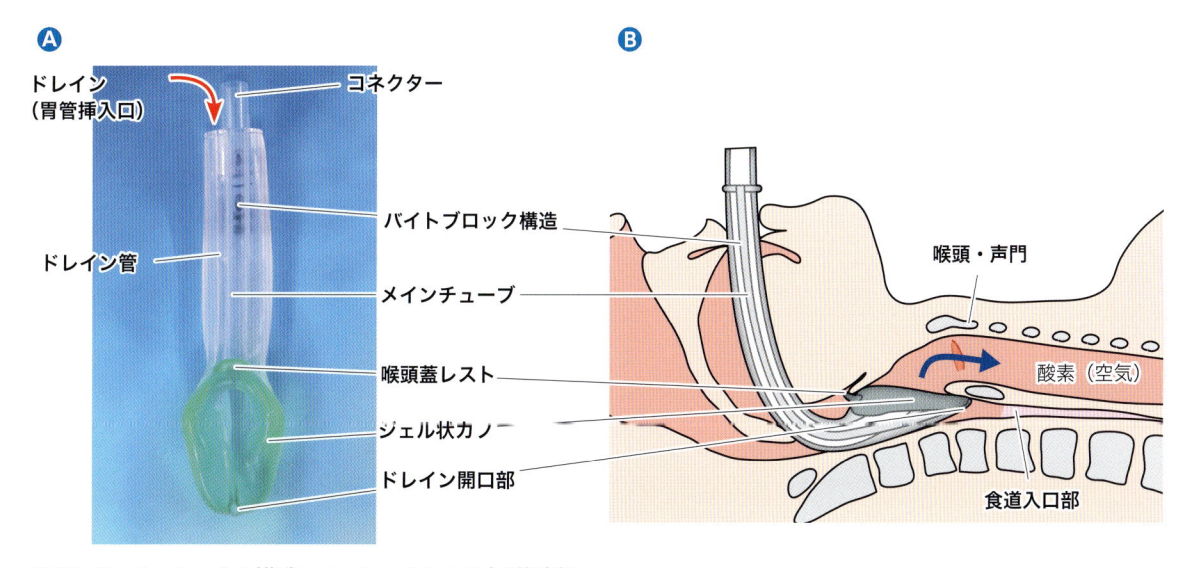

Ⓐ
ドレイン（胃管挿入口）
コネクター
ドレイン管
バイトブロック構造
メインチューブ
喉頭蓋レスト
ジェル状カフ
ドレイン開口部

Ⓑ
喉頭・声門
酸素（空気）
食道入口部

図11-5　A：i-gelの構造　B：i-gelによる気道確保

表11-4　i-gelの主な特徴

- ●準備と挿入が迅速，容易
- ●シール圧が高く（平均約20〜30 cmH$_2$O），有効な陽圧換気が可能
- ●胃管を挿入できるドレイン管をもつ（第2世代声門上器具；図11-6）
- ●ファイバースコープガイド下気管挿管が可能（図11-7）
- ●バイトブロック構造をもつ
- ●メインチューブはストレートタイプ
- ●ディスポーザブル製品（単回使用）

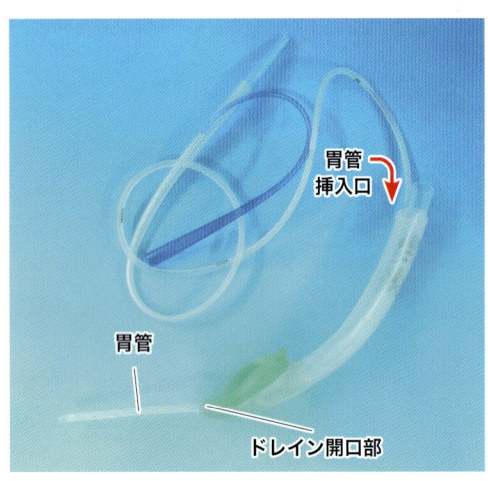

図11-6　胃管を通したi-gel

図11-7　i-gelを通したファイバースコープガイド下気管挿管

2　i-gelの使用サイズ　〜新生児から成人まで

- ●基本7種類（→§11-1）のサイズがすべてあり，新生児から成人まで使用できる（図11-8）．サイズは体重を基準に選択する（表11-5）．日本人では，通常，**男性ではサイズ4，女性ではサイズ3**で，おおむね適合する．

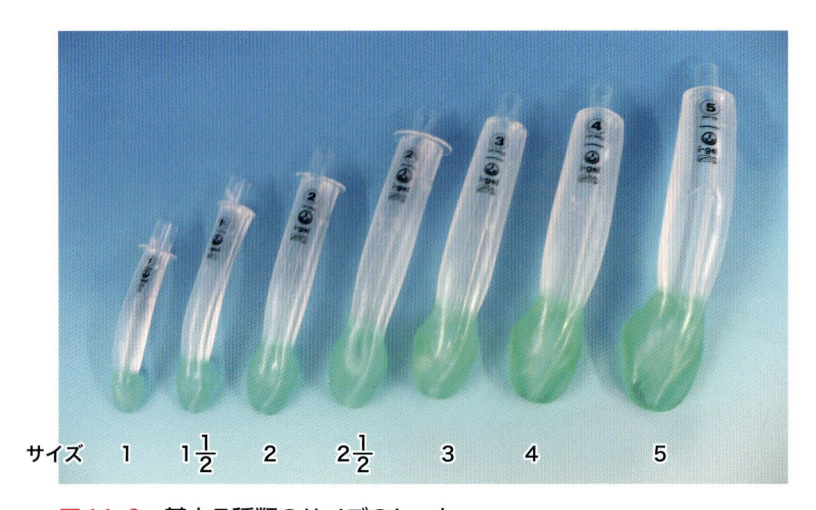

| サイズ | 1 | 1$\frac{1}{2}$ | 2 | 2$\frac{1}{2}$ | 3 | 4 | 5 |

図11-8　基本7種類のサイズのi-gel

表11-5 i-gelの使用サイズの目安

カラー	サイズ	適応患者	体重（kg）	胃管[※1]	気管チューブ[※2]
ピンク	1	新生児	2〜5	挿入口なし	3.0 mm
青	1.5	乳児	5〜12	10 Fr	4.0 mm
グレー	2	小児	10〜25	12 Fr	5.0 mm
白	2.5	大きな小児	25〜35	12 Fr	5.0 mm
黄	3	成人女性	30〜60	12 Fr	6.0 mm
緑	4	成人男性	50〜90	12 Fr	7.0 mm
オレンジ	5	大きな成人	≧90	14 Fr	8.0 mm

※1 挿入可能な胃管の外径（目安）
※2 メインチューブ内に挿入可能な標準気管チューブの内径（目安）. 種類により違いがあり

3 i-gelの準備 〜準備のために，パッケージには多くの工夫がある

1）成人用準備（サイズ3，4，5）

①パッケージを開封し，清潔操作で，i-gel本体と**保護用受け台**を，**図11-9A**のように片手の母指と示指で保持する．水溶性潤滑剤を保護用受け台の中央に少量（2〜3mL）垂らす（**図11-9A**）．

②カフ部分の背面・側面・正面に，潤滑剤を塗り広げる．マスク内には潤滑剤を塗布しない（**図11-9B**）．

③挿入まで，受け台の上で清潔に保持する（**図11-9C**）．

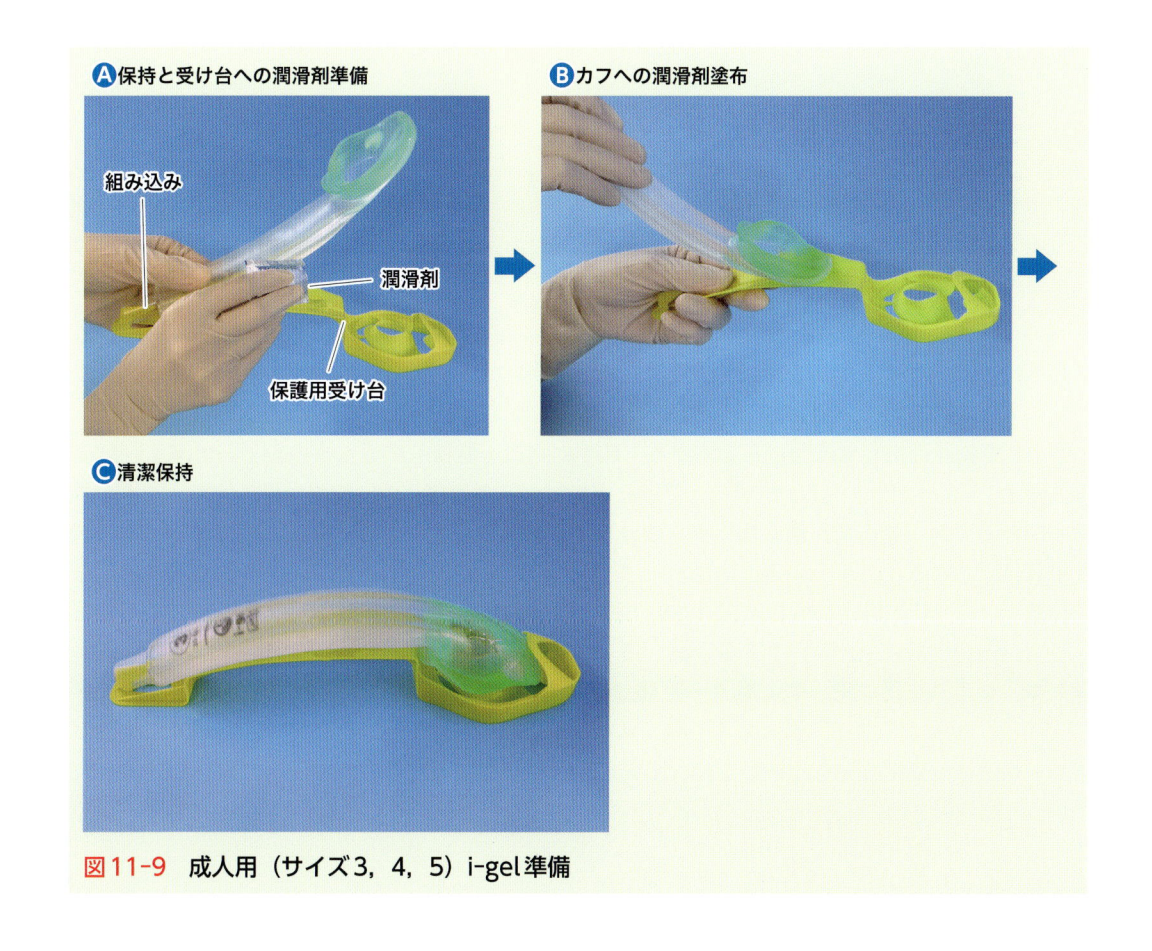

Ⓐ 保持と受け台への潤滑剤準備　組み込み　潤滑剤　保護用受け台

Ⓑ カフへの潤滑剤塗布

Ⓒ 清潔保持

図11-9 成人用（サイズ3，4，5）i-gel準備

PART Ⅲ 応用編

§11 声門上器具（SGD）による気道管理

①パッケージを開封し，保護用ケースを開け，清潔操作でi-gel本体を**ケース蓋側**へ移動させる（**図**11-10A **→**）．水溶性潤滑剤をケースの中央に1〜2mL垂らす（**図**11-10A）．

②カフ部分の背面・側面・正面に，潤滑剤を塗り広げる．マスク内には潤滑剤を塗布しない（**図**11-10B）．

③挿入まで，保護用ケース内で清潔に保持する（**図**11-10C）．

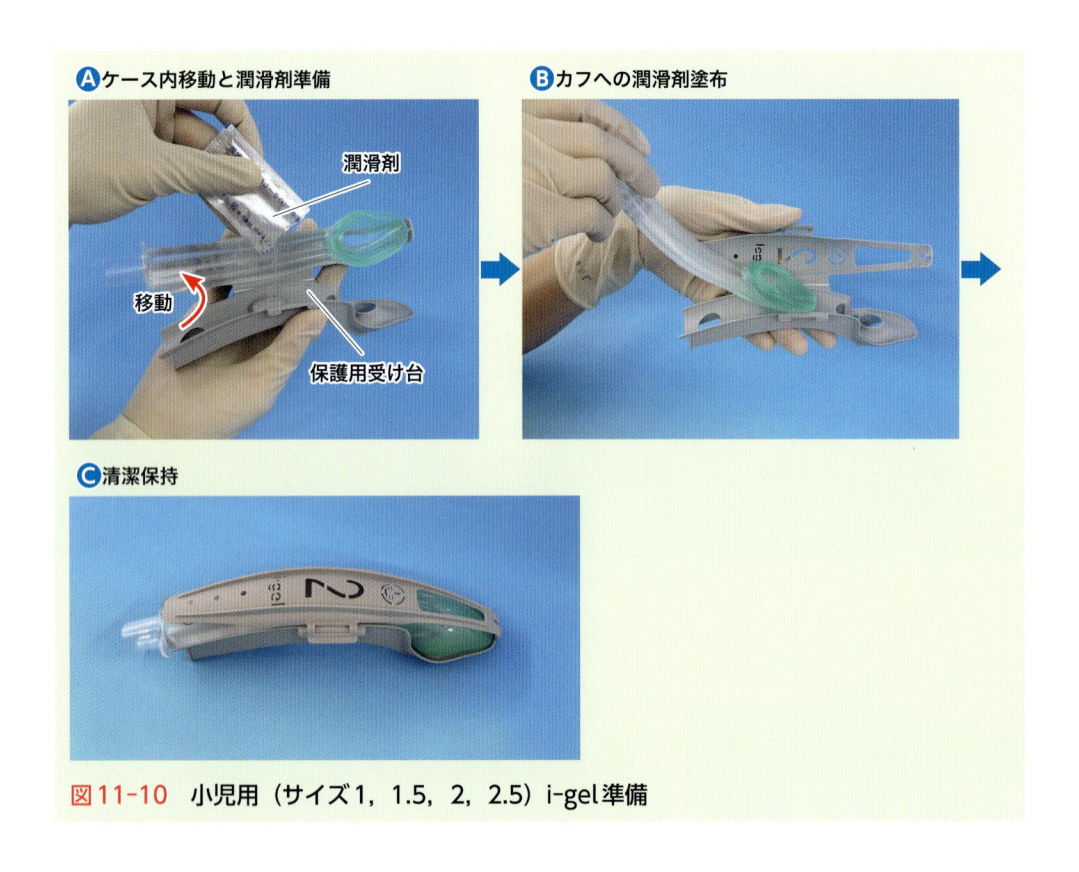

図11-10　小児用（サイズ1，1.5，2，2.5）i-gel準備

4　i-gel挿入の実際　〜硬口蓋・気道の後面に沿って挿入

①**直前準備**：i-gelの挿入時の頭位は，気管挿管時と同様にスニッフィング・ポジション（頭部伸展，頸部屈曲）が適している（**図**5-1 **→**p113）．クロスフィンガー法により十分に，適切に開口後（**図**5-6 **→**p117，左手で患者の後頭部を保持して，開口を維持する．助手に開口を維持してもらうのもよい（**図**11-11A 1）．

②**挿入開始**：i-gel本体のバイトブロック付近を持ち，マスク先端から口腔内に挿入する．このとき，**マスク背面を口腔の天井（硬口蓋）側に軽く押しつけながら口腔内に挿入していく．本体チューブは患者（ベッド）と平行に近くなる**（**図**11-11A 1，B）．

★**注意**：マスクを口腔内の舌根方向や垂直方向に挿入すると，舌を押し込んだり，マスクが咽頭後壁と衝突して，適切に挿入できないことが多い（**図**11-11A 2）．

③**挿入中**：マスクを**硬口蓋，軟口蓋から咽頭後壁へと，気道の後面に沿わせて軽く押しつけながら進め**（**図**11-11B），抵抗があるまで挿入する．挿入はゆっくり，やさしく行う．カフ先端部が咽頭後壁に衝突して進まない場合は，先端部分をやさしく左右に少し回転させて進めてみる．挿入時に指を口腔内へ入れる必要はない．

④**完了**：カフ先端部が下咽頭へと進み，抵抗があったところで進行を止める（**図11-11C**）．カフ開口部は喉頭，声門と対面し，カフ先端が下咽頭に位置する（**図11-5B**）．サイズ3〜5の成人用では，患者の上顎前歯が，本体チューブのバイトブロック部分の**位置ガイド線**付近まで挿入される（**図11-11D**）．ほかの声門上器具と違い，カフへ空気を注入する必要はない．

⑤**挿入直後**：麻酔バッグ，蘇生バッグで陽圧換気を開始する．適切な位置に挿入され，正しい換気が行えることを，気管挿管時と同様に身体診察（視診・聴診）と機器（カプノメータ）により確認する（§5-10→p154〜）．その後，気管チューブと同様に固定する（**図11-11E**）．必要に応じて，胃内容物の排出，胃内圧減圧のために，ドレイン管に適切なサイズの胃管を挿入する（**図11-6**）．

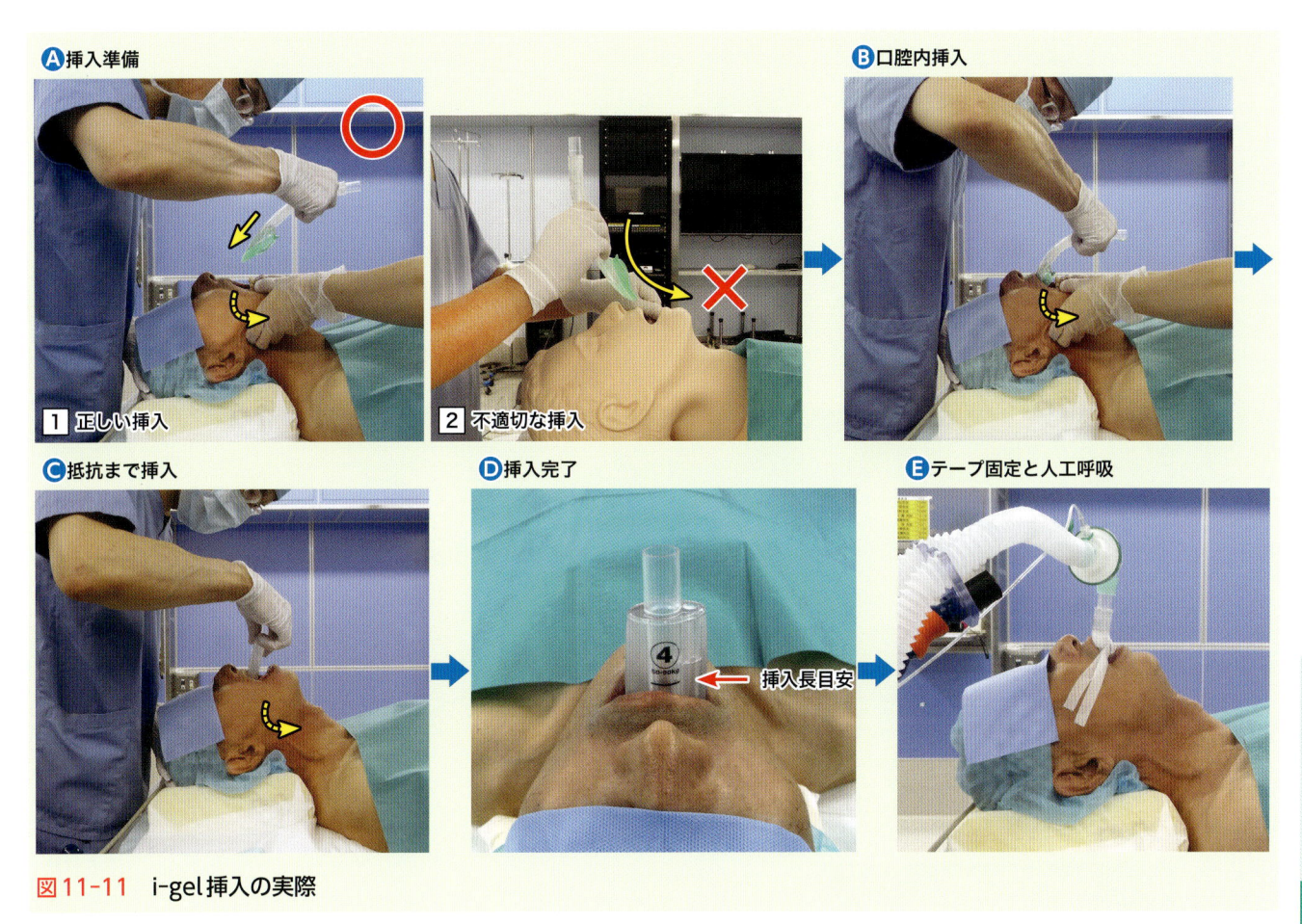

図11-11　i-gel挿入の実際

ポイント　1）i-gelは先端部のジェル状カフが喉頭に密着して間隙を密閉し，カフへの空気注入の必要がない

2）i-gelは，硬口蓋，軟口蓋から咽頭後壁へと，気道の後面に沿って挿入する

11-3 air-Q，その他のカフ注入型声門上器具

Movie §11-C・D

学習の目標

☑ 声門上器具air-Qの気管挿管に対する工夫について理解する
☑ カフ注入型声門上器具のカフ注入量について理解する

1 air-Qとair-Q SP　〜空気が入るカフ型だが，手間が少ない

● air-Q（図11-12；マーキュリーメディカル，販売元：インターメドジャパン）は，構造と使用において独特な点をもつ声門上器具である（表11-6）．準備と挿入が容易で，利便性が高い．特に，「air-Qを通した**気管挿管**」が容易になるように多くの工夫がされている（**MEMO**➡㊴）．ただし盲目的気管挿管の成功率は高くないため，ファイバースコープガイド下気管挿管を行うべきである．

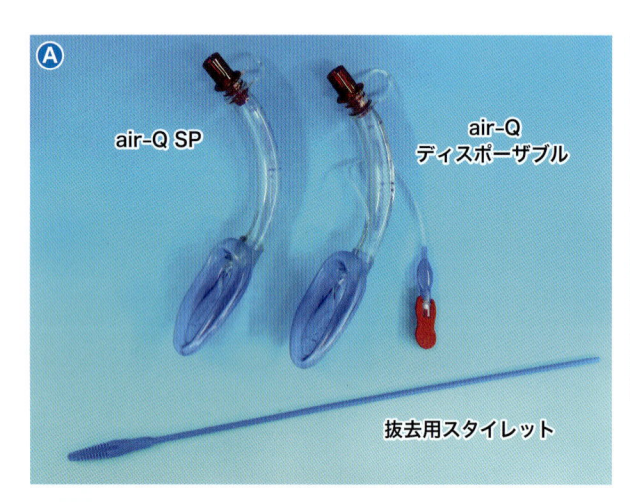

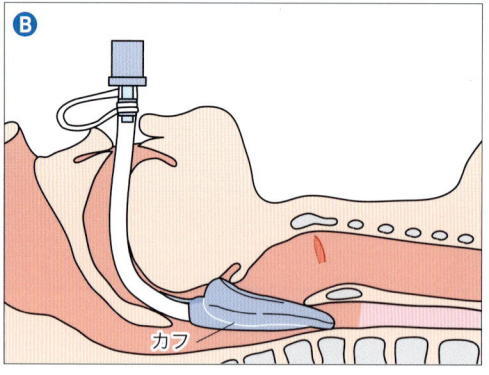

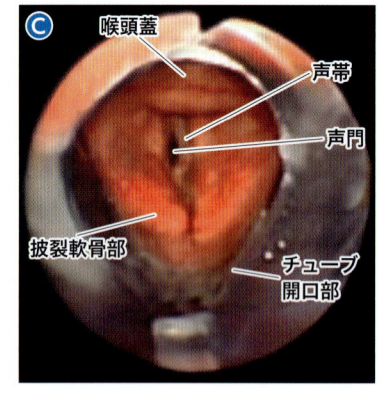

図11-12　A：air-Qディスポーザブル，air-Q SPと
　　　　　　抜去用スタイレット
　　　　　B：air-Qによる気道確保
　　　　　C：air-Q開口部のファイバースコープ画像

表11-6　air-Qの主な特徴

- air-Qを通した気管挿管時に多くの工夫がある
  - ・本体チューブが太く，比較的太い気管チューブを使用可能（表11-7）
  - ・本体チューブは短いため（表11-7），気管挿管時に有利である
  - ・接続コネクタ（ストラップ付き）を外すことができる
  - ・挿管後器具の抜去時に，専用の抜去器具（抜去用スタイレット）がある（図11-13）
- 準備と挿入が迅速
  - ・準備〜挿入時，カフ内の空気は抜かない
  - ・準備〜挿入時，カフの形状調節不要
  - ・挿入時，硬口蓋へ押しつけない
- 比較的安価

表11-7　air-Qの使用サイズの目安

カラー	サイズ	適応患者	体重（kg）	推奨追加カフ注入量	気管チューブ※3	開口部までのチューブの長さ
ピンク※1	0.5※1	新生児	＜4	＜0.5mL	4.0 mm	7 cm
ブルー※2	1.0	乳幼児	4〜7	0.5〜1.0mL	4.5 mm	9 cm
グリーン※2	1.5	小児	7〜17	1.0〜1.5mL	5.0 mm	11 cm
オレンジ	2.0	大きな小児	17〜30	1.5〜2.0mL	5.5 mm	14 cm
イエロー	2.5	小柄な成人	30〜50	2.0〜3.0mL	6.5 mm	16 cm
レッド	3.5	成人（男／女）	50〜70	3.0〜4.0mL	7.5 mm	18 cm
パープル	4.5	大きな成人	70〜100	4.0〜5.0mL	8.5 mm	20 cm

※1　サイズ0.5はair-Qリユースのみ
※2　air-Q SPでは，それぞれライトブルー，ライトグリーン
※3　チューブ内に挿入可能な最大の気管チューブ内径（目安）

- 声門上器具としての気道確保，陽圧換気の機能も優れている．最も普及しているair-Qディスポーザブルとair-Q SPは，胃管挿入用ポートがなく第1世代に属する（表11-3）．メインチューブはアングルタイプである．
- air-Qディスポーザブル（図11-12A）：カフに空気を注入できるカフ注入型であるが，準備時にカフの脱気とカフの形状を調節する手間がないため，開封後そのまま迅速に使用できる．**パイロットバルーンに付属の赤いタグ（プレート，正式にはディテントタブ）は装着したまま，つまりカフ内に入っている空気は抜かずに挿入**する点が独特である．挿入後必要に応じて，カフに空気を数mL（サイズと同量，表11-7）程度追加注入する．
- air-Q SP（図11-12A）：連動型カフという独自のカフ構造をもち，挿入後もカフへの空気注入の必要がない．陽圧換気時は，本体チューブ内の圧と連動してカフが膨らみ，喉頭周囲を密閉するように設計されている（連動型カフ）．現在，開封・潤滑後，**挿入するのみで使用できるのは，i-gel**（§11-2）と**air-Q SPのみである**．

㊴ **air-Qを通した気管挿管とair-Q抜去用スタイレット**

・マスク換気困難，気管挿管困難時に，危機回避の目的で声門上器具により気道を確保する場合がある（§12，イエローゾーン→p274）．いったん声門上器具で気道を確保後，より確実な気道確保のために気管挿管を必要とする場合がある．この場合，声門上器具を通したファイバースコープガイド下気管挿管が有効である（**図11-13A**）．

・気管挿管後，声門上器具を抜去する場合があるが，気管チューブの位置を移動させずに，声門上器具を抜去するのは困難である．air-Qの専用の抜去用スタイレットは，気管チューブを確実に保持することが可能で，air-Qを抜去するときに有用である（**図11-13B**）．

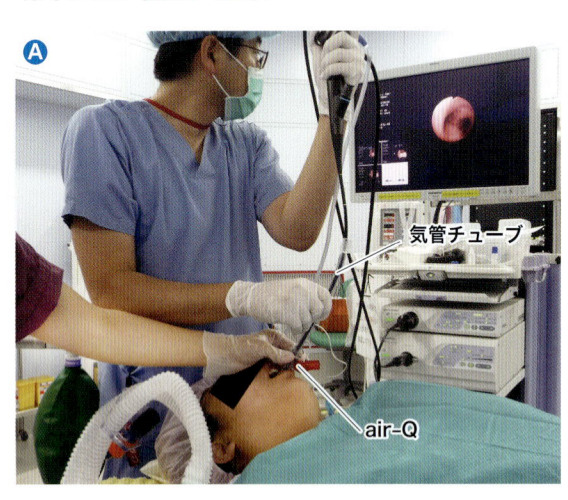
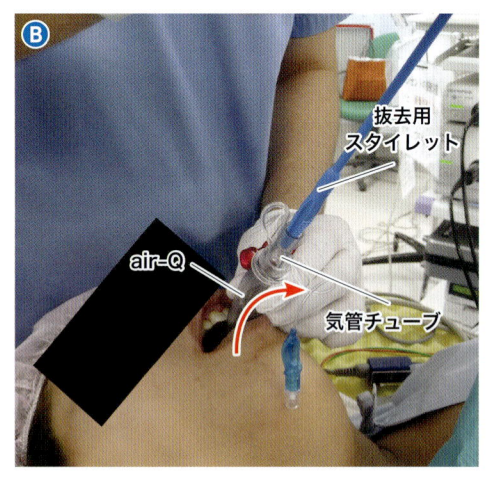

図11-13　air-Qファイバー挿管（A）とスタイレット使用によるair-Q抜去（B）
A）air-Qを通してファイバースコープガイド下気管挿管　B）抜去用スタイレットで，気管チューブを保持して抜去

2　air-Q挿入の実際

①**準備**：air-Qディスポーザブル，air-Q SPでは，**準備時にカフ内の空気の脱気とカフ形状の調節は必要ない**．滅菌包装を開封後，潤滑剤をカフ背面と周囲に塗布する（**図11-14A**）．air-Qディスポーザブルのパイロットバルーンに付属の赤いタグ（プレート）は装着したままにしておく．

②**挿入**：air-Qの挿入は，他の声門上器具と異なり独特である．口腔内・舌の背面へと挿入し，チューブの彎曲を利用して，咽頭へと挿入する．挿入時に硬口蓋から咽頭後壁へと押しつけるようには挿入しない．むしろカフで**舌面を押し上げるように進めると挿入が容易である**[1]（**図11-14BC**）．挿入後は麻酔バッグ，蘇生バッグで陽圧換気を開始し，適切な位置に挿入され正しい換気が行えることを確認する（§5-10→p154～）．

③**挿入後カフ注入**：air-Qディスポーザブルでは，挿入後，パイロットバルーンに付属の赤いタブ（プレート）をはずして，必要に応じて3～5mL程度（**表11-7**，サイズと同量程度）の空気をカフへ注入する（**図11-14C**）．空気の追加注入は必要がない場合もある．陽圧換気時にカフ周囲から漏れがなく（§11-1），有効な換気が行えるようにカフ内の空気量を調節する．air-Q SPでは，カフへの空気注入は必要ない．

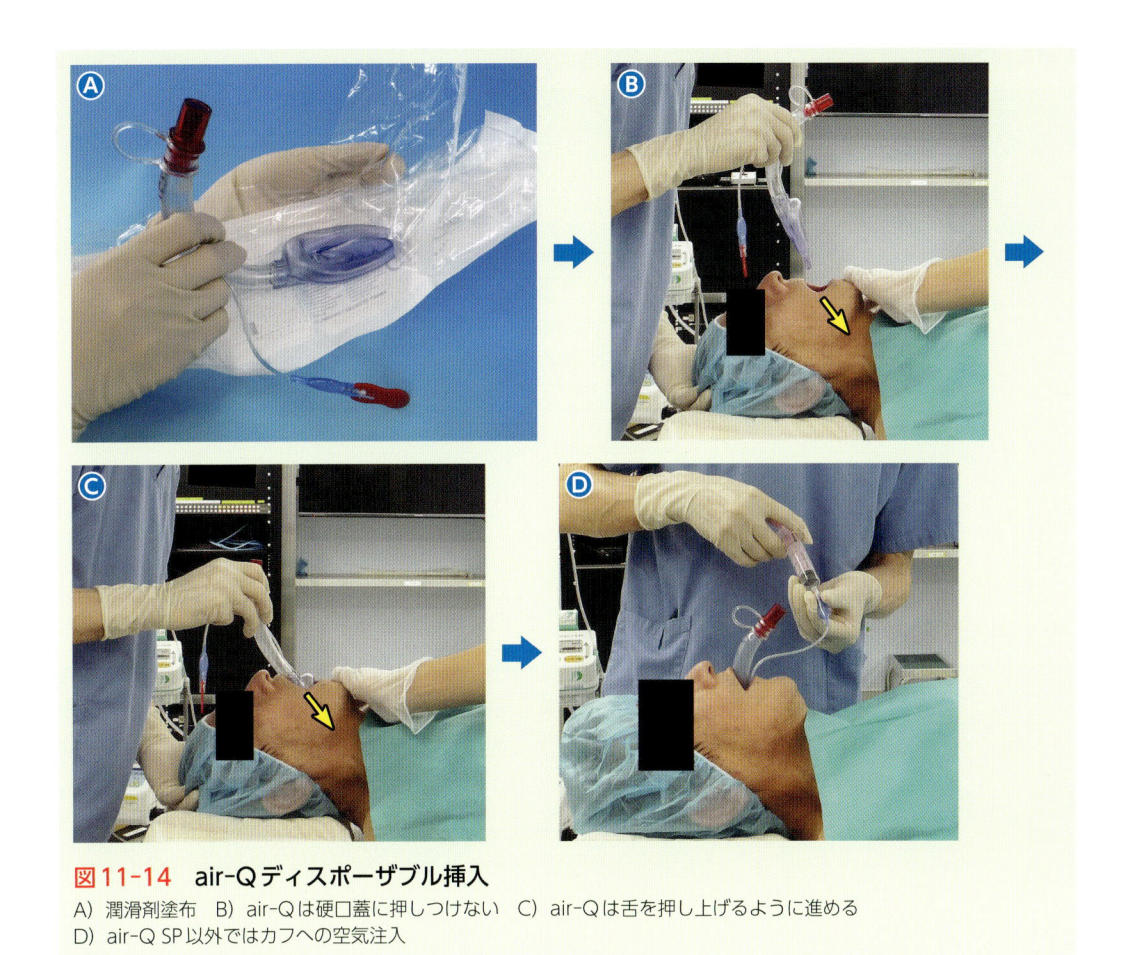

図11-14 air-Q ディスポーザブル挿入
A）潤滑剤塗布　B）air-Qは硬口蓋に押しつけない　C）air-Qは舌を押し上げるように進める
D）air-Q SP以外ではカフへの空気注入

3 その他の空気注入カフ型声門上器具　〜カフへの空気注入がカギ

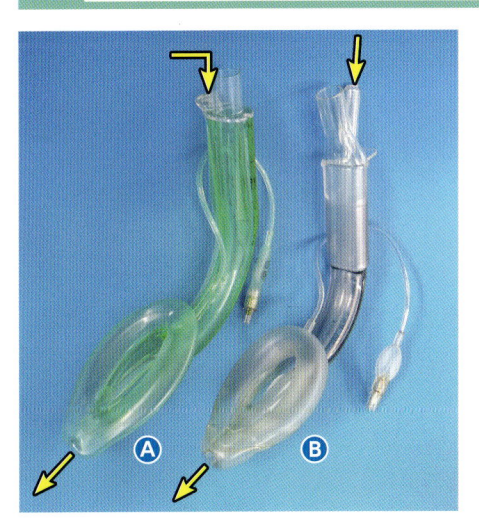

**図11-15　A：TOKIBO-Ambu ラリンゲル
マスク・サクションタイプ
B：LMA スプリーム**
⇨は胃管挿入口

● 前述のi-gel（§11-2）とair-Q以外の声門上器具（図11-15，表11-3）は，基本的には空気注入カフ型（カフ注入型）である（図11-2C）．準備時にはカフの脱気と形状の調節が，また挿入後はカフへの空気注入，空気量の調節が必要である．サイズ選択，サイズによる最大推奨カフ注入量の目安を表11-8に示す．種類により異なるため，各製品の添付文書などで必ず確認しておく．

表11-8　カフ注入型声門上器具のサイズ選択と最大空気注入量の目安

サイズ	体重（kg）	最大カフ注入量（mL）		
		LMA スプリーム	TOKIBO–Ambu ラリンゲルマスク・ サクションタイプ	LMA クラシック
1	＜5	5	4	4
1.5	5〜10	8	7	7
2	10〜20	12	10	10
2.5	20〜30	20	14	14
3	30〜50	30	20	20
4	50〜70	45	30	30
5	70〜100	45	40	40

4　カフ注入型声門上器具の準備　〜カフの脱気と形状調節

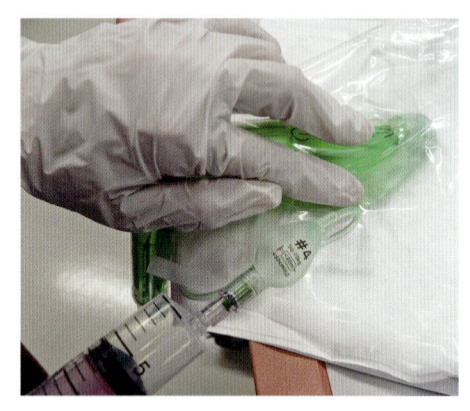

図11-16　カフ注入型声門上器具の準備
脱気，形状調節

①滅菌密封された包装を2/3ぐらい開封し，包装の上からカフの後面を手で押さえ，できるだけ**平らになるように**カフ内の空気をゆっくり完全に脱気する．**カフを平たくすること**が重要である（図11-16）．
②カフの後面と側面に，少量の水溶性潤滑剤（K–Yゼリーなど）を塗り広げる．カフのマスク内には潤滑剤が残らないように注意する．

5　カフ注入型声門上器具の挿入　〜カフへの空気注入量がポイント

①**挿入**：カフ注入型声門上器具の挿入は，基本的にはi-gelと同様である（§11-2）．スニッフィング・ポジション（頸部屈曲，頭部伸展，図5-1→p113）にて開口後，器具本体のバイトブロック付近を持ち，**マスク背面を口腔の天井（硬口蓋）側に押しつけながら**口腔内に挿入していく（図11-17A①）．LMAクラシック（MEMO→㊳）に代表されるストレートチューブでは，マスクの基部に示指を当て，口腔内に挿入していく（図11-17B）．
★**注意**：マスクを口腔内の舌根方向や垂直方向に挿入すると，舌を押し込んだり，マスクが咽頭後壁と衝突して，適切に挿入できないことが多い（図11-11B）．
②**挿入中**：マスクを硬口蓋，軟口蓋から咽頭後壁へと，**気道の後面に沿わせて軽く押しつけながら進め**，抵抗があるまで挿入する．挿入はゆっくり，やさしく行う．カフ先端部が咽頭後壁に衝突して進まない場合は，先端部分をやさしく左右に少し回転させて進めてみる．カフ先端部が下咽頭へと進み，抵抗があったところで進行を止める．

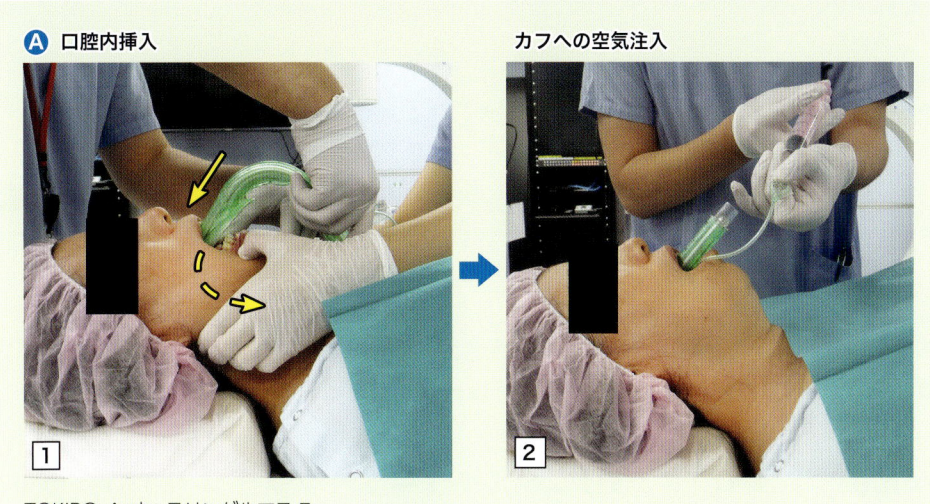

A 口腔内挿入 　　　　　　　　　　　　　　カフへの空気注入

1 　　　　　　　　　　　　　　　　2

TOKIBO-Ambu ラリンゲルマスク

B

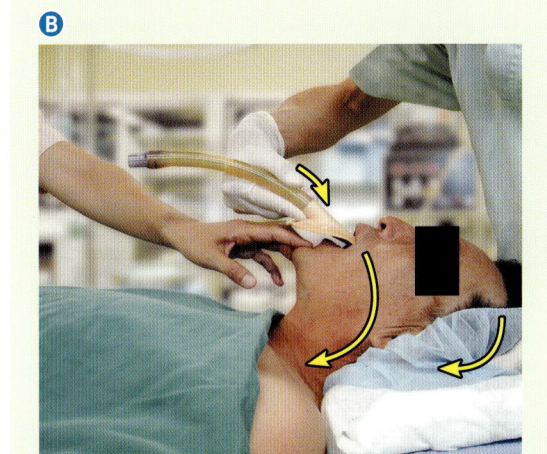

ストレートチューブ（マスクの基部に示指を当てる）

図11-17　カフ注入型声門上器具の挿入

③**挿入後カフへの空気注入**：まずカフ最大注入量（**表11-8**）の5〜7割程度の空気を，カフ注入口からシリンジでゆっくり注入し（**図11-17A 2**），麻酔バッグ，蘇生バッグで陽圧換気を開始する．バッグを加圧したときに漏れ（リーク）が多い場合は，前頸部でカフ漏れの音が聞こえる．カフに3〜5mLずつの空気を追加注入する．カフを過度に膨らませると，マスクが堅くなり組織になじまず，漏れが多くなる．第2世代の器具では必要に応じて，ドレインチューブに胃管を挿入する（**図11-6**）．

■ **文　献**

1）渡部達範：③air-Q™〜小児から成人まで使用可能な挿管できる声門上器具．「気道管理に強くなる」（大嶽浩司／監，上嶋浩順，他／編），pp95-98，羊土社，2016

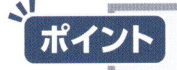
ポイント　1）air-Qは，器具を通した気管挿管のための多くの工夫をもつ声門上器具である
　　　　　　2）カフ注入型声門上器具では，カフへの空気注入量がポイントである

11-4 ラリンゲルチューブとコンビチューブ

Movie §11-E

学習の目標

☑ 病院前心肺蘇生時に使用される食道閉鎖式エアウェイについて理解する

☑ 2種類の食道閉鎖式エアウェイ，ラリンゲルチューブとコンビチューブについて理解する

1　ラリンゲルチューブ（LT），ラリンゲルチューブサクション（LTS），ラリンゲルチューブサクション・ディスポ（LTS-D）

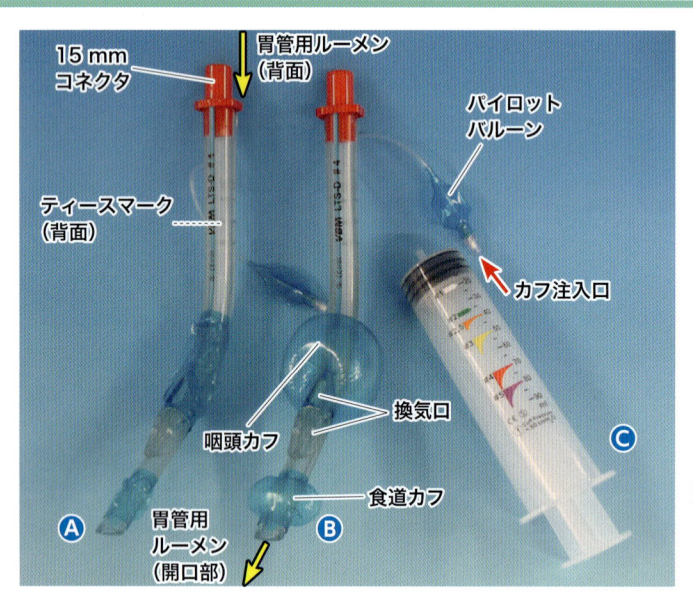

図11-18　ラリンゲルチューブ
A）LTS-D（カフ脱気時）
B）LTS-D（カフ注入時）
C）カフ注入用注射器（付属品）

● **概要・構造**：ラリンゲルチューブ（**図11-18**；VBM，販売元：スミスメディカル・ジャパン）は，**咽頭カフ**と**食道カフ**をもった，食道閉鎖式エアウェイの一種で，広義の声門上器具（SGD）に分類される（**表11-3**）．救急救命士が心肺停止（CPA）症例に，最もよく使用する気道確保用器具で，救急搬送時に挿入されている症例も多い（**図11-19**）．

● **タイプ・種類**：ラリンゲルチューブは現在3種類使用されている．先端が密閉（盲端）されたラリンゲルチューブLT，胃管用ルーメンをもち胃管を挿入して胃内容を吸引できるラリンゲルチューブサクションLTS，ディスポーザブル製品のラリンゲルチューブサクション・ディスポLTS-D（**図11-18AB**）である．LT，LTSはシリコンゴム製で，オートクレーブ滅菌後，再使用可能である．LTS-Dは塩化ビニル製の単回使用製品で，3種類中，最もよく使用されている．

● **サイズ**：LTは6サイズ，LTSとLTD-Dは7サイズ（**表11-9**）あり，新生児から成人まで使用できる．

● **挿入**：ラリンゲルチューブはカフを脱気して（**図11-18A**），潤滑剤塗布後，**硬口蓋に沿って盲目的に**，または喉頭鏡を使用して口腔・咽頭の正中に挿入し，先端部を下咽頭から上部食道へと進める．チューブの黒いティース（歯）マークのライン（**図11-18**）が，前歯付近に位置するように挿入する．

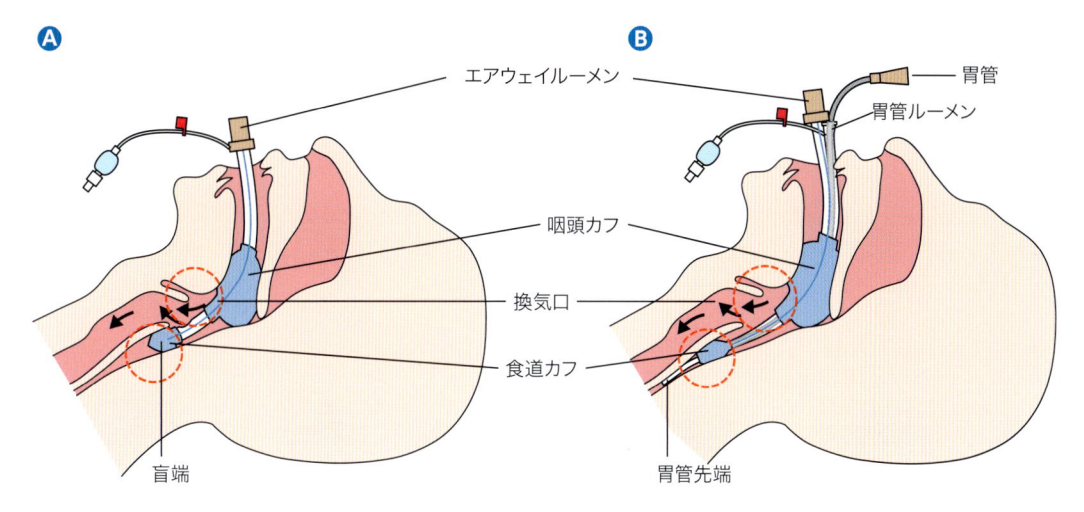

Ⓐ

エアウェイルーメン

咽頭カフ

換気口

食道カフ

盲端

Ⓑ

胃管

胃管ルーメン

胃管先端

図11-19 ラリンゲルチューブLT（A）とラリンゲルチューブサクションLTS，LTS-D（B）による気道確保

表11-9 ラリンゲルチューブ（LTS-D，LTS，LT）の適合サイズとカフ容量の目安

サイズ	カラー	体重または身長	推奨カフ容量（食道・咽頭カフ合わせて）	付属シリンジ	適合胃管サイズ[2]（LTS-D/LTS）
0	透明	新生児：5 kgまで	最大10 mL	20 mL	10/8 Fr
1	白	幼児：5〜12 kg	最大20 mL	20 mL	10/10 Fr
2	緑	小児：12〜25 kg	最大35 mL	60 mL	16/14 Fr
2.5[1]	橙	小児：身長125〜150 cm	40〜45 mL	60 mL	16/14 Fr
3	黄	小児，小柄な成人：155 cm未満	50〜60 mL	60 mL	18/16 Fr
4	赤	成人（中）：155〜180 cm未満	70〜80 mL	100 mL	18/16 Fr
5	紫	成人（大）：180 cm以上	80〜90 mL	100 mL	18/16 Fr

[1] サイズ2.5はLTS-D，LTSのみ　[2] LTS-D，LTSのみ胃管挿入可能

- **カフ注入**：挿入後カフ注入口から，カフ圧計（**図2-33**→p57）で60 cmH$_2$Oまで，または付属の注射器（**図11-18C**）で**表11-9**に示した量の空気をカフへ注入する．**1つのカフ注入口から2つのカフへ，同時に空気注入が可能である**．カフ注入後，食道カフは上部食道に位置して食道側を閉鎖し，咽頭カフは中（〜下）咽頭に位置して口腔と鼻腔側の気密性を保つことにより，両カフの間にある換気口（**図11-18**）から換気が可能となる（**図11-19**）．
- **性能**：カフを脱気したラリンゲルチューブ（**図11-18A**）は細く，挿入時の開口は少なくてよいため，初心者でも比較的容易に挿入できる（ラリンゲルチューブの初回挿入成功率は85〜95％）．また2つのカフへ同時に空気注入が可能な利便性がある．救急救命士には，他の声門上器具（§11-1〜3）やコンビチューブ（後述）よりも挿入と固定が容易であると評価され，最もよく使用されている．よい換気状態を得るため，**挿入後のチューブ位置の調節（少し抜いたり，押し込んだり）がときに必要となる**．チューブや換気口のデザインは，これまでに数回の改良が加えられている．

2 食道気管コンビチューブ（コンビチューブ，esophageal tracheal combitube：ETC）

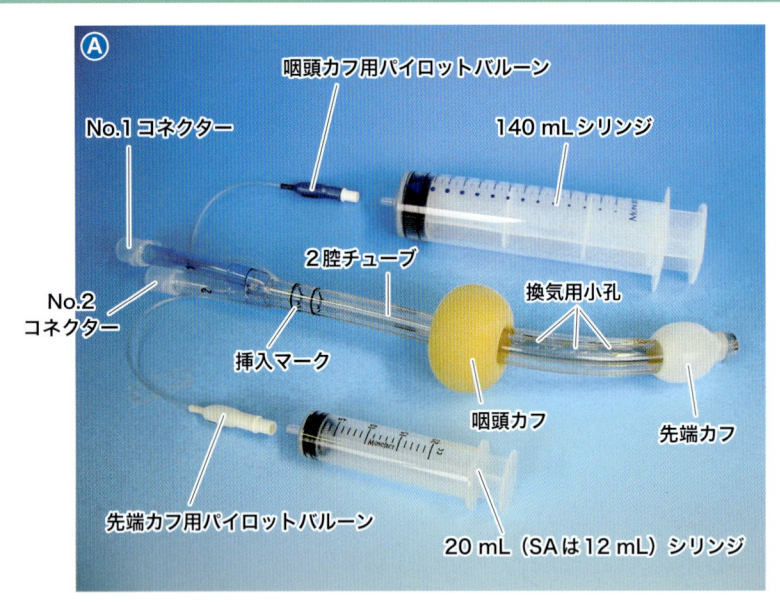

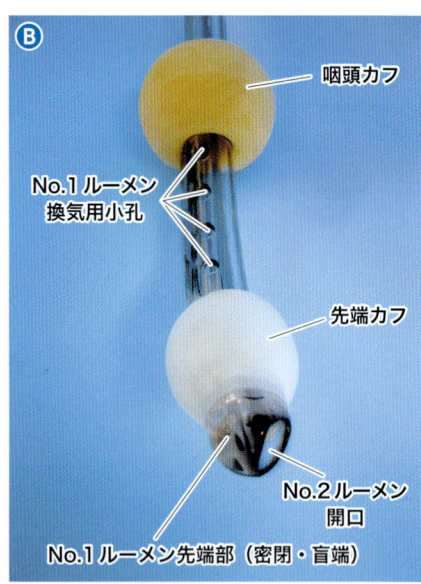

図11-20　コンビチューブの構造

- **概要**：食道気管コンビチューブは単にコンビチューブともよばれ，**2本の管が接着された構造**の食道閉鎖式エアウェイの一種である（**図11-20**；コヴィディエンジャパン）．広義では声門上器具（SGD）に分類される．救急救命士が心肺停止（CPA）症例に使用する気道確保用器具で，救急搬送時に挿入されている症例もある．

- **構造**：一方の管（**No.1ルーメン**）は食道閉鎖チューブで先端は密閉され（盲端），側面に数個の開口部（換気用小孔）をもつ（**図11-20B**）．もう一方の管（**No.2ルーメン**）は気管チューブで先端に開口している（**図11-20B**）．先端部の小さなカフ（**先端カフ**）は食道側，または気管内を密閉し，側孔の近位部にある大きな**咽頭カフ**で咽頭側を密閉する（**図11-21**）．

- **サイズ**：コンビチューブには外径サイズ37FrのSA（スモールアダルト）タイプと，外径41Frの標準タイプの2種類がある．患者の身長をもとに，**37FrのSAは身長122〜183 cmのほとんどの成人症例**に，外径41Frの標準タイプは身長152〜183 cm以上の症例に使用する．身長152〜183 cmの症例では，SAと標準の両タイプが使用可能である．122 cm以下の小児では使用できない．

- **挿入，カフ注入，換気**：コンビチューブの挿入には自然位が適している（食道内に挿入するため）．**盲目的にまたは喉頭鏡を使用して**，口腔から咽頭へ挿入し，咽頭カフ（100 mL，SAタイプは85 mL）と先端カフ（15 mL，SAタイプは12 mL）を空気で膨らませる．

- ほとんどの症例（80％以上）で，**先端部は食道に挿入され**，側孔をもったNo.1ルーメンから（**図11-21**），換気が可能となる．**挿入後はまずNo.1コネクターを通し換気を試行する**．視診，聴診，カプノメータにより**換気を確認する**．稀に先端が気管内に挿入されるが，この場合先端に開口したNo.2ルーメンから気管挿管と同様の換気が可能となる．

- **性能**：病院前心肺停止（CPA）症例に対して，コンビチューブによる気道確保の有効性はある程度確立されている．心肺蘇生時に気管挿管の代替として使用できる「高度な気道確保用器具」の1つである．ただし，コンビチューブは他のエアウェイチューブよりも非常に硬く，気管，食道の外傷の危険性も比較的高い．その使用には，知識・技術の習得が必要であり，位置異常，気道閉塞，食道の外傷など合併症には十分注意する．

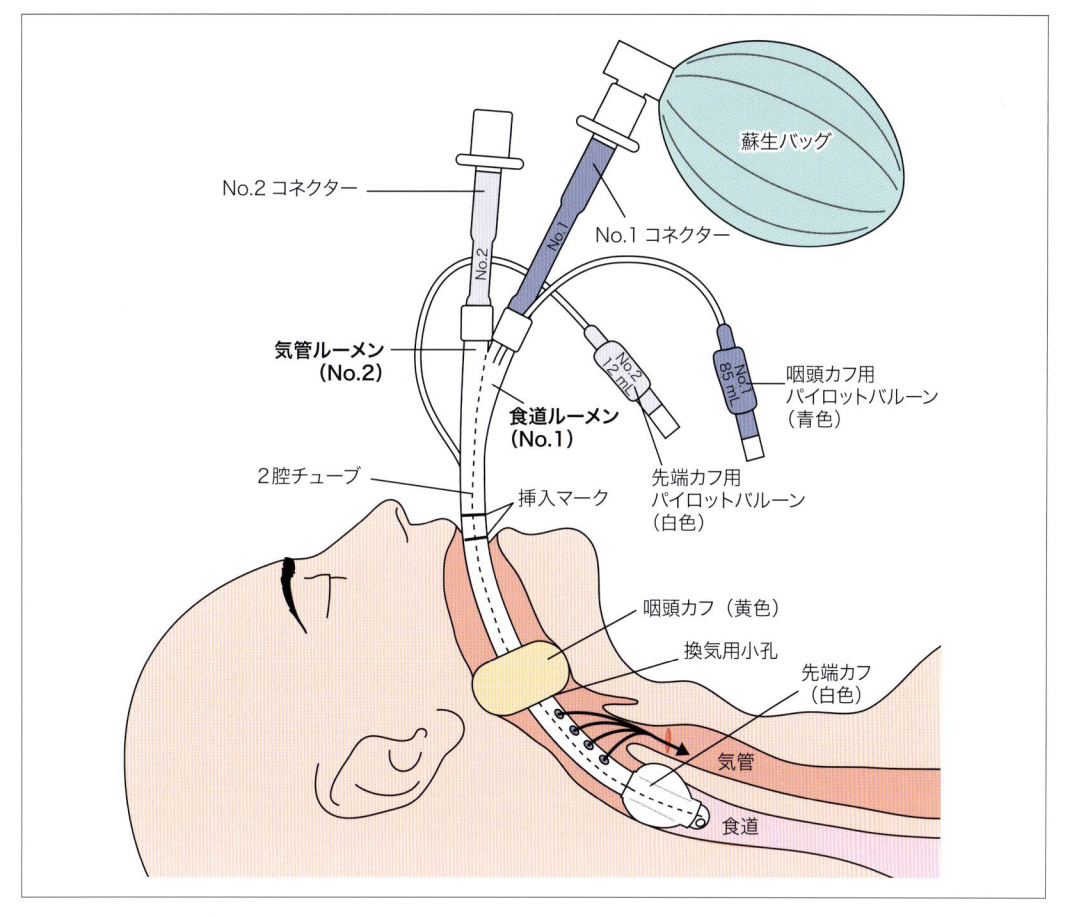

図 11-21　コンビチューブによる気道確保（食道に挿入された場合）

多くの場合，先端は食道に挿入され，No.1 コネクターを通して換気を行う．先端が気管内に入ったとき，No.2 コネクターか
ら換気する

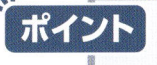 **MEMO**

㊵ **声門上器具，ラリンゲルチューブ，コンビチューブを抜去しないという選択，またこれらのエアウェイに戻るとい
う選択**

・来院時心肺停止（CPAOA）症例で，病院搬送時から，救急救命士によりラリンゲルチューブ（またはその他の声門上器
具）が挿入されてくる場合がある．この場合は，まず視診・聴診でこれらのエアウェイによる換気の有効性を確認する．
エアウェイによる換気が有効でなければ抜去して，通常のバッグマスク法に切り替えて換気を行い，気管挿管への移行
を検討する．これらのエアウェイによる気道確保と換気が有効な場合は，そのまま換気を続行し，蘇生処置（胸骨圧迫，
除細動，薬物投与など）を進める（ある時期に気管挿管への移行を検討する）．これらのエアウェイが有効でも抜去して
気管挿管に移行した場合，もし気管挿管（およびバッグマスク換気）が困難なら，最初の声門上器具による気道確保を
考慮する．

ポイント

1) **ラリンゲルチューブとコンビチューブは，心肺蘇生時に救急救命士により使用される食道閉鎖式エ
アウェイである**

2) **ラリンゲルチューブとコンビチューブは，挿管困難・マスク換気困難患者の救命に有用な可能性が
ある**

12-1 気道確保困難とは
酸素供給だけは絶やさない！！

学習の目標

☑ 気道確保困難症例の存在を知り，その対策の重要性を理解する
☑ 気管挿管の難易度，バッグマスク換気の難易度を予測する方法について理解し，評価できる

---

1 気道確保困難とは　～酸素供給の道を絶やさないことが重要

- 気道確保の究極の目的は酸素供給経路を確保することであり，その目的は脳をはじめ重要臓器の酸素化の確保である（§1-1，§1-2）．酸素化の道を確保できなければ，低酸素血症を引き起こし，わずか数分の間に不可逆的な臓器損傷（特に脳），生命の危険へとつながる．だが気道確保はときに熟練者によっても困難な場合がある．そして**気道確保手段の4本柱**（§1-1→p23）である，バッグマスク換気，気管挿管，声門上器具，外科的気道確保それぞれについて，困難が起こり得る（**表12-1**）．気道確保困難症例の厳密な定義は難しいが，**手技に複数回の試行，長い時間を必要とする状況**と定義される．

- **バッグマスク換気は最も重要な気道確保手技**である．気管挿管が困難であっても，バッグマスク換気が可能であれば，とりあえずの酸素化は可能である．バッグマスク換気，気管挿管ともに不能な場合（cannot intubate, cannot ventilate: CICV，CVCIともいう）は危機的状況で，数分以内に低酸素血症から生命の危険に陥る．ほかの方法で，酸素化の道はなんとしても確保しなければならない（§12-2→p274）．声門上器具はそのような危機的状況を救うことができる器具として，近年重要な地位を築いてきた．

表12-1　一般的な気道確保困難とその状況

気道確保困難の種類	状況
バッグマスク換気困難	バッグマスク換気で酸素化・換気を行うことが困難・不能である状況 ● 用手的気道確保（頭部後屈，下顎挙上など）による気道開通（上気道閉塞解除）が困難 ● マスクフィットが困難，漏れ（リーク）が多い
気管挿管困難	一般的な方法で，気管に気管チューブを挿入することが困難・不能である状況 ● 声門を見ることができない（喉頭展開困難，**MEMO▶㊶**） ● チューブを声門へと誘導・挿入するのが困難
声門上器具（SGD）による換気困難	声門上器具を使用して酸素化・換気が困難・不能である状況 ● 声門上器具を口咽頭の適切な位置へ挿入することができない ● 挿入しても気道閉塞を改善できない ● マスク部分周囲からの漏れ（リーク）が多い
外科的気道確保困難	輪状甲状膜穿刺・切開，または気管切開を施行することが困難・不能である状況 ● 部位触知・同定困難 ● 前頸部から気管に到達することが困難

※ 定義，状況は研究報告により異なる

MEMO▶

㊶ 喉頭展開困難と気管挿管困難

・喉頭展開時の視野がよくない，つまり声門がよく見えない場合を喉頭展開困難という（コーマック・レハインの分類で

グレードⅢ・Ⅳ→§5-8b p137）．一般的には，喉頭展開困難と気管挿管困難は，ほぼ同義として扱われることが多い．しかし，声門がよく見えなくても気管チューブの挿入（つまり挿管）が比較的容易な場合や，声門が見えていても挿管が困難な場合もあるため，喉頭展開困難と気管挿管困難は厳密には少し違う．

2 気道確保が困難な場合，どうなるのか？：気道確保困難の有害事象

表12-2　気道確保困難による有害事象

- 低酸素血症
- 誤嚥
- 中枢神経障害
- 気道の外傷
- 心停止
- 緊急の外科的気道確保の必要性
- 死

- 気道確保による酸素化の道を確保できなければ，低酸素血症を引き起こし，重篤な有害事象を起こす（表12-2）．これらを防止するために，気道確保困難について対策する（予測し，戦略を立てる）ことが重要となる．

3 気道確保困難の頻度

表12-3　気道確保困難の頻度（概数） ※ 頻度は大まかな値である

	困難	不能
マスク換気	5%	0.1%（1/1,000人）
気管挿管（直視型喉頭鏡）	5%	0.1%（1/1,000人）
挿管とマスク換気（両方）	0.4%（1/250人）	0.01%（1/10,000人）
声門上器具	1%	0.2%（1/500人）

- 気道確保困難症例の頻度は，報告によりかなりバラツキがある．概数を表12-3に示した．頻度としては稀ではあるが，前述のような重篤な有害事象（表12-2）につながるため，その対策は重要である．

4 気道確保困難の評価（予測因子→§4-3）と対処・準備

- あらかじめ気道確保が困難な症例を予測できれば，表4-4（§4-3→p90）に示したような対処方法を準備・検討できる．多くの研究により，気道確保困難に関連する因子が報告されている．
- 歴史的に，1980〜2000年代に「**気管挿管困難の予測因子**（表4-5→p91）」が，次いで2000〜2010年代に「**マスク換気困難の予測因子**（表4-6→p95）」が研究され報告された．「声門上器具による換気困難の予測因子」については2010年代から少しずつ報告がある．「外科的気道確保困難」は頻度が低く危機的状況であるため調査が困難で，その予測は今後の課題である．日本麻酔科学会気道管理ガイドライン2014[1] では，全身麻酔前に，「**マスク換気困難かつ気管挿管困難**」を予測する12項目の検査，問診を推奨している（表12-5→p276）．
- これらの予測方法の有効性は評価されているが，どの方法も完全ではない．単一の検査の信頼性（感度，特異度，陽性的中率）は高くない．困難と予測された人が，実際は容易であることも（偽陽性），容易と予測された人が予想外に困難な場合もしばしばある（偽陰性）．**重要なことは，単一の検査ではなく多くの検査を組み合わせて評価すること，そして予期せぬ困難に備えた準備をしておくことである．**

■ 文　献
1) Japanese Society of Anesthesiologists : JSA airway management guideline 2014 : to improve the safety of induction of anesthesia. J Anesth, 28：482–493, 2014

「日本麻酔科学会気道管理ガイドライン2014（日本語訳）より安全な麻酔導入のために」，日本麻酔科学会，2015［http://www.anesth.or.jp/guide/pdf/20150427-2guidelin.pdf（アクセス：2018年12月）]

> **ポイント**
> 1) あらゆる手段を用いて，酸素供給の道を確保する
> 2) わずか数分の酸素供給の途絶でも，不可逆的な脳損傷につながる

12-2 ガイドラインに基づいた気道管理の実践
日本麻酔科学会気道管理ガイドライン（JSA–AMA）

学習の目標

- ☑ 日本麻酔科学会気道管理ガイドラインは，組織への酸素供給を主目的としていることを理解する
- ☑ JSA-AMAにおいて，グリーンゾーンではマスク換気，イエローゾーンでは声門上器具，レッドゾーンでは外科的気道確保を通じて酸素化の維持を図ることを理解する
- ☑ 換気状態により肺胞への酸素供給の状態，気道の開通性を評価することを理解する

1 日本麻酔科学会（JSA）気道管理ガイドラインとJSA-AMA

- 気道確保困難への対策は重要であるため，各国からさまざまなガイドラインが発表されている．日本では日本麻酔科学会から「**日本麻酔科学会気道管理ガイドライン2014：より安全な麻酔導入のために**」[1]が2014年に発表された（日本語訳は2015年発表）．このガイドラインは，**日常の全身麻酔導入時の気道管理の指針**である．ICUやERで行われる緊急気管挿管にはいつも適合するとは限らないが，管理指針としては十分参考になる．気道確保困難時の対策としても有用である．本稿ではその概要を述べる．ぜひガイドライン本編を熟読してほしい．
- その基本骨格である「**日本麻酔科学会（JSA）気道管理アルゴリズム（JSA-AMA；図12-1）**」にガイドラインの最重要部分が凝縮されている．JSA-AMAは，現状の換気状態（後述）によりリスク分類された3色のゾーンから構成されている．3色は信号機と同様で，**グリーンゾーンは安全領域，イエローゾーンは準緊急領域，レッドゾーンは緊急領域**である．ある換気手段（酸素供給手段）がうまくいかない場合，速やかに次のゾーンに移行し，より効果的な可能性がある別の換気手段を試みる．
- **換気状態すなわち，肺胞への酸素供給経路の状態（気道の開通性）を，SpO₂（現状の酸素化レベルの示標）ではなくて，1回1回の換気状態で評価する点が斬新であり大きな特徴である**．そして換気の有効性を評価する手段としてカプノグラム波形を使用し，3段階に分類する（表12-4；V1：正常換気状態，気道確保容易；V2：換気不十分，気道確保困難；V3：換気不能，気道確保不可能）．この換気の有効性を，3つの各ゾーンにおいて，常に評価する．

2 気道評価：12の危険因子を評価する

- 気道管理戦略の第一歩は気道確保困難の予測（気道評価）である（§12-1，§4-3→p90）．JSAガイドラインでは，「マスク換気困難と直視型喉頭鏡（主にマッキントッシュ喉頭鏡）による気管挿管困難が**同時に発生する可能性**」を予測するモデルとして，**12項目の危険因子の評価**（表12-5，MEMO▶42）を推奨している．これらの予測因子にあてはまる数（項目）が多いほど，マスク換気困難かつ直視型喉頭鏡による気管挿管困難である可能性が高くなる（表12-5）．危険因子には，患者背景因子，病歴・病態，解剖学的特徴，身体診察各種テスト（検査）などが含まれている．
- マスク換気，気管挿管，声門上器具挿入，外科的気道確保の，それぞれについての難易度評価（§4-3），過去の気道確保困難の病歴，低酸素血症の可能性，誤嚥の危険についても追加評価する．

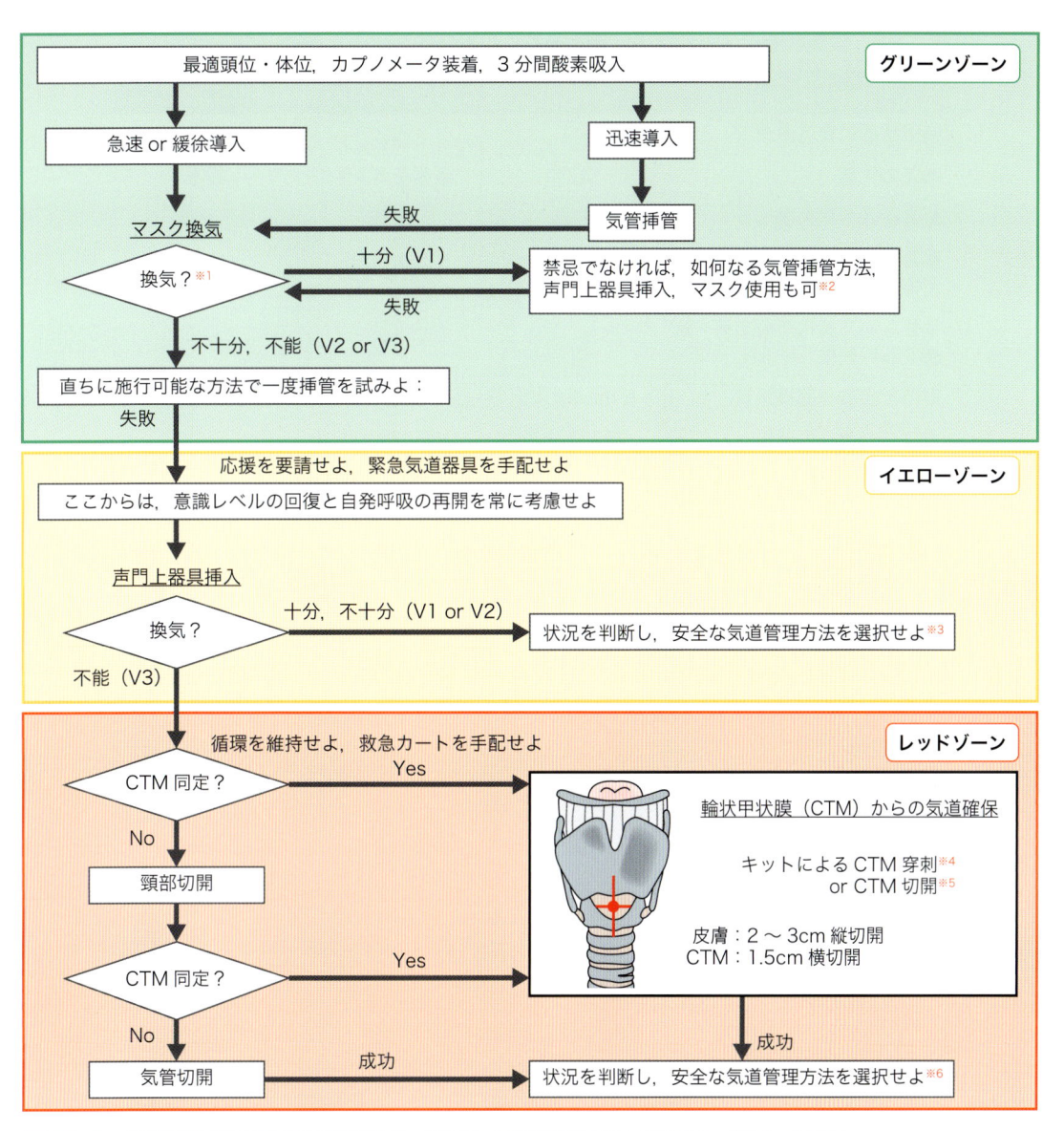

図12-1　麻酔導入時の日本麻酔科学会（JSA）気道管理アルゴリズム（JSA-AMA）

CTM：cricothyroid membrane（輪状甲状膜）

※1　表12-6に記載された方法を使ってマスク換気を改善するよう試みる.

※2　同一施行者による操作あるいは同一器具を用いた操作を，特に直視型喉頭鏡またはビデオ喉頭鏡で3回以上繰り返すことは避けるべきである. 迅速導入においては誤嚥リスクを考慮する.

※3　(1) 意識と自発呼吸を回復させる，(2) ファイバースコープの援助あるいはなしで声門上器具を通しての挿管，(3) 声門上器具のサイズやタイプの変更，(4) 外科的気道確保，(5) その他の適切な方法　などの戦略が考えられる.

※4　大口径の静脈留置針による穿刺や緊急ジェット換気は避けるべきである.

※5　より小口径の気管チューブを挿入する.

※6　(1) 意識と自発呼吸を回復させる，(2) 気管切開，及び (3) 気管挿管を試みる　などの戦略が考えられる.

〔文献1：「日本麻酔科学会気道管理ガイドライン2014（日本語訳）」図2より引用〕

PART

III

応用編

§12

気道確保困難対策

275

表12-4　換気状態の3段階評価分類とそれらの臨床的解釈

	麻酔施行者が最大限に努力をして換気を行った場合		
換気状態の表現方法	V1	V2	V3
換気の状態	正常	正常ではない	異常
気道確保の難易度	容易	困難	不可能
重篤な低酸素血症へ進展する可能性	なし	通常はない	あり
重篤な高二酸化炭素血症へ進展する可能性	なし	あり	あり
期待できる一回換気量	5 mL/kg 以上	2 から 5 mL/kg	2 mL/kg 以下
カプノグラムの波形	第Ⅲ相まで	第Ⅲ相欠落	なし
典型的なカプノグラムの波形	INSP ←→ Ⅰ Ⅱ Ⅲ	INSP ←→	INSP ←→

この評価分類システムは，フェイスマスク，声門上器具あるいは気管チューブを通しての人工呼吸中または自発呼吸中の麻酔患者に適応可能である．詳細な説明はガイドライン本文を参照．INSP：吸気相
〔文献1：「日本麻酔科学会気道管理ガイドライン2014（日本語訳）」図1より引用〕

表12-5　12の術前評価項目を用いて，マスク換気困難と気管挿管困難が同時に発生する可能性を予測するモデル

術前に評価すべき12の危険因子

- マランパチⅢ or Ⅳ
- 頸部放射線後，頸部腫瘍
- 男性
- 短い甲状オトガイ間距離
- 歯牙の存在
- Body Mass Index 30 kg/m² 以上
- 46歳以上
- アゴひげの存在
- 太い首
- 睡眠時無呼吸の診断
- 頸椎の不安定性や可動制限
- 下顎の前方移動制限

マスク換気困難と直視型喉頭鏡による喉頭展開困難が同時に発生する可能性

術前予測危険クラス	クラス内での発生頻度	オズ比（95%信頼区間）
Ⅰ（危険因子数0〜3個）	0.18%	1.0
Ⅱ（危険因子数4個）	0.47%	2.56（1.83-3.58）
Ⅲ（危険因子数5個）	0.77%	4.18（2.95-5.96）
Ⅳ（危険因子数6個）	1.69%	9.23（6.54-13.04）
Ⅴ（危険因子数7〜11個）	3.31%	18.4（13.1-25.8）

（Kheterpalのモデルを一部改変：Kheterpal S, et al：Anesthesiology, 119：1360-1369, 2013）
〔文献1：「日本麻酔科学会気道管理ガイドライン2014（日本語訳）」図4より引用〕

㊷ 「術前に評価すべき12の危険因子」の覚え方

「さすらいのマントヒヒは，あくび，あくび」

| さすらいの | ▶ SAS（サス）　Radiation（ライ） |
| | （睡眠時無呼吸）（頸部放射線後，頸部腫瘍） |

| マントヒヒ | ▶ Man　Mallampati　齢（とし）　ひげ　ひまん |
| | （男性）（マランパチⅢ・Ⅳ）（高齢） |

| は | ▶ 歯（は） |

あくび	▶ （あごとくび）
	● 顎 甲状オトガイ間距離（①）
	● 頸椎の不安定性や可動性（②）

あくび	▶ （あごとくび）
	● 下顎の前方移動（③）
	● 太い頸（④）

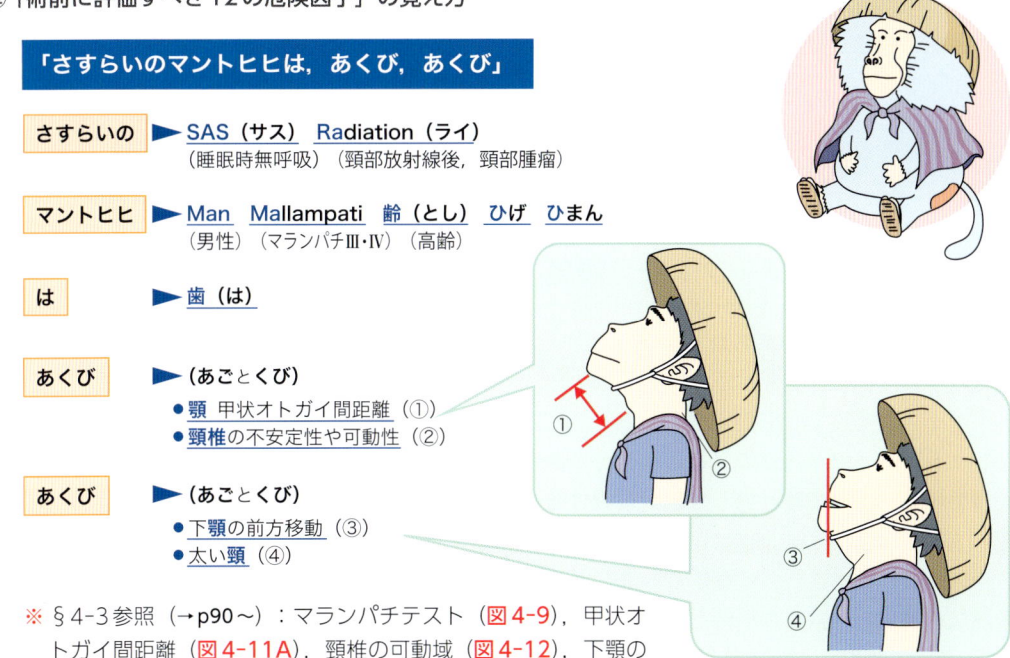

※ §4-3参照（→p90〜）：マランパチテスト（図4-9），甲状オトガイ間距離（図4-11A），頸椎の可動域（図4-12），下顎の前方移動（図4-13・14）

---

3 評価に基づいた戦略 （§12-1，§4-3 表4-4→p90）

● 気道確保困難の評価の有用性は，戦略・対処方法を検討・準備できることである（§12-1，表4-4）．ガイドラインでは2つの戦略，「代替器具の積極的採用」と「意識下挿管の考慮」があげられている．

1）戦略①：代替器具の積極的採用

気管挿管が困難と予測される場合の戦略として，「各種の代替挿管方法や器具を積極的に採用することをガイドラインでは推奨」している．直接視認型喉頭鏡（マッキントッシュ喉頭鏡）以外の代替方法としては，「ビデオ喉頭鏡（§6，7→p167〜），ガムエラスティックブジーの使用（MEMO▶㊸），声門上器具を通した気管挿管（§11→p252〜），光ガイド下気管挿管，気管支ファイバー挿管」などがあげられる．

MEMO

㊸ ガムエラスティックブジー（GEB）を使用した気管挿管 （図12-2）

ガムエラスティックブジー（以下ブジー，図12-2）とは，全長60cm，外径15Fr（5mm）の細長い棒で，気管挿管の補助器具として使用する．ブジーは細く，その先端部2.5cmは約35°曲がっているため，喉頭展開後の視野が悪い場合（コーマックとレハインの分類グレードⅡまたはⅢ）や，気管チューブの誘導が困難な場合に，ブジーを声門から気管へ通すことが可能である．その後ブジーをガイドに，気管チューブ（内径6.0mm以上）を声門へと挿管する．通常の喉頭鏡，ビデオ喉頭鏡など多くの方法に併用できる．気管チューブイントロデューサーともいわれ，一般的にはブジー，ゲブなどの愛称でよばれている．イギリスでは挿管困難時の第一選択器具として，日常よく使用されている．

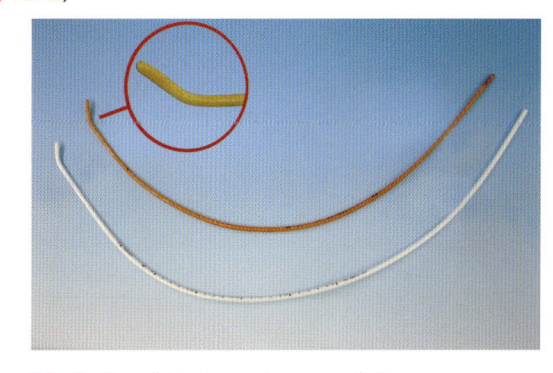

図12-2　ガムエラスティックブジー

2) 戦略②：意識下挿管（§4-6 →p99）の考慮

- 評価に基づいた戦略の重要部分は意識下挿管の考慮である．**マスク換気困難および気管挿管困難が予測される，または誤嚥の危険が高い場合，全身麻酔導入後の気管挿管ではなく，意識がある状態（軽度鎮静，気道の局所麻酔使用下を含む）での気管挿管すなわち意識下挿管を考慮する**．意識下挿管では，自然の気道開通，自発呼吸，誤嚥の防御機構を保持した状態で，気道を確保（気管挿管）する．ただし，小児と非協力的な患者は非適応であること，意識下挿管も絶対に安全とは限らないこと，に注意が必要である．

4 JSA-AMA グリーンゾーン：安全領域（図12-1）

- 気道管理で「安全」と考えられる領域がグリーンゾーンである．「ここでは患者の安全はフェイスマスクによる換気状態がV1であることにより担保される」とされている．すなわち，気道の開通性，**肺胞への酸素供給**はバッグマスク換気（と用手的気道確保）により保持され，気管挿管（または声門上器具挿入）が不成功であったとしても，バッグマスク換気を再開して，酸素化と換気を行うことができる．
- **気管挿管操作の頻回の繰り返しは絶対に避けるべきである**．上気道浮腫，出血を助長して，マスク換気困難・不能，挿管不能な危険な状態に移行するためである．「同一施行者による操作あるいは同一器具を用いた操作を3回以上繰り返すこと」は避けるべきとされている．
- 挿管試技の間では，常にその時点における換気状態（気道の開通性）を評価すべきで，換気不十分（V2）または不能（V3）である場合（表12-4）は，マスク換気を改善させる手段（表12-6）を試みる．
- 「最善の努力をしても，マスク換気状態がV2（不十分）またはV3（不能）である場合，上級麻酔科医（応援医師）を呼び，緊急気道管理器具（図12-3，MEMO▶㊹）の手配をして，イエローゾーンへの移行を考慮する」とされている．イエローゾーン移行前に，気管挿管を一度も試みていない場合は，最良と考えられる方法（ビデオ喉頭鏡，ブジーなど）で気管挿管を一度だけ試みてもよい．
- グリーンゾーンには，最適頭位（§5-2：スニッフィング・ポジション，ランプ・ポジションなど→p113），カプノメータの装着，前酸素化（§5-3→p115）などの一般的，日常気道管理の推奨事項も記載されている．

表12-6　マスク換気を改善させる手段

	賛成率
1. 気道内圧を増加させることができない場合	
● 両手法や他の方法でマスクフィットを改善させる	（96%）
● ガスリークを代償するために酸素の定常流量を増加させる	（92%）
2. 気道内圧を適切に増加できる場合	
● 経口あるいは経鼻エアウェイを挿入する	（92%）
● 両手を用いて triple airway maneuver を確実に行う（頭部後屈，下顎前方移動，開口）	（92%）
● 逆トレンデレンブルグ体位あるいは半座位とする	（77%）
● 麻酔器の人工呼吸器を用いて両手マスク換気を行う（PEEP を高めに設定し，PIP を制限した PCV モード）	（92%）
● CPAP または PEEP を負荷する	（88%）
● 筋弛緩薬が投与されていなければ投与する	（92%）
● 筋弛緩薬がすでに投与されていれば回復させる	（92%）
● 他の麻酔科医の援助を要請する	（92%）

PCV：従圧式換気，PIP：最大気道内圧，CPAP：持続陽圧呼吸
賛成率：ガイドライン作成委員 26 名の賛成率
〔文献1：「日本麻酔科学会気道管理ガイドライン2014（日本語訳）」図5より引用〕

- 全身麻酔時の筋弛緩薬の投与については，「フェイスマスク換気が適切にできることを確認してから神経筋遮断薬（筋弛緩薬）を投与するべきであるというエビデンスは存在しない」とされ，「適切な量の神経筋遮断薬（脱分極性または非脱分極性）使用は，直視型喉頭鏡による気管挿管の成功率を向上させ，フェイスマスクによる換気効率も向上させる可能性がある」と記載されている．

5 JSA-AMA イエローゾーン：準緊急領域（図12-1）

- 「最善の努力にもかかわらずフェイスマスク換気状態がV2（換気不十分）またはV3（換気不能）である場合には，準緊急領域であるイエローゾーンへの移行が必要となる」．イエローゾーンでは，**声門上器具を使用して，気道の開通性すなわち酸素供給経路を確保する**．声門上器具は，成功率の高いもの，リーク圧の高いもの，声門上器具を通して気管挿管が可能なものがよいだろう（§11）．日常から，声門上器具挿入の技術の向上を目指すべきである．また，イエローゾーンでは，意識の回復（麻酔からの覚醒，オピオイド等の拮抗）と自発呼吸を回復させる（筋弛緩薬の回復：スガマデクス16mg/kgなど）ことを常に考慮する．
- **声門上器具により換気十分（V1）**の場合には，「①意識と自発呼吸の回復，②声門上器具を通した気管挿管，③声門上器具で換気を維持した状態のままの手術実施」などが選択可能である．
- **声門上器具による換気状態が不十分（V2）**である場合は，まだ準緊急状態であり，「①意識と自発呼吸の回復，②声門上器具を通した気管挿管，③声門上器具のサイズ・種類の変更，④外科的気道確保」などが選択肢となる．
- **声門上器具による換気状態がV3**，すなわちマスク換気，気管挿管，声門上器具すべてが不成功（V3）の場合は，レッドゾーンへと移行すべきである．

◀ **MEMO** ▶

㊹ 救命のための気道確保器具とDAM（ダム）カート（図12-3）

・ガイドラインにおいて，「イエローゾーン・レッドゾーンで使用される可能性のある救命のための気道確保器具（声門上器具，輪状甲状膜穿刺キット，外科的輪状甲状膜切開のためのメス）は，可能な限り麻酔施行者の近く（できれば各手術室に！図12-3A）に準備しておくこと」が推奨されている．また困難気道管理（difficult airway management：DAM）用器具（ビデオ喉頭鏡，気管支ファイバースコープ，各種・各サイズの声門上器具，ブジー，スタイレット，経口・経鼻エアウェイなど）をまとめて，一台のDAMカート（図12-3B）を作り，数秒以内に取りに行ける場所に置いておくことも推奨されている．

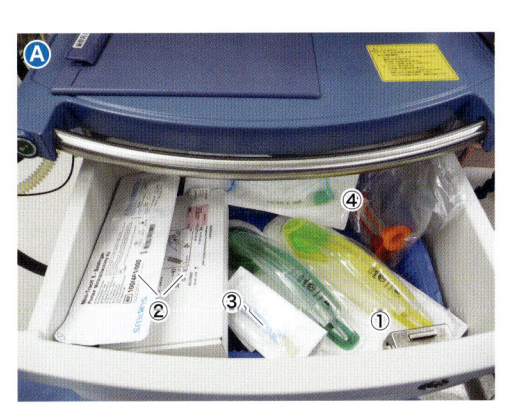
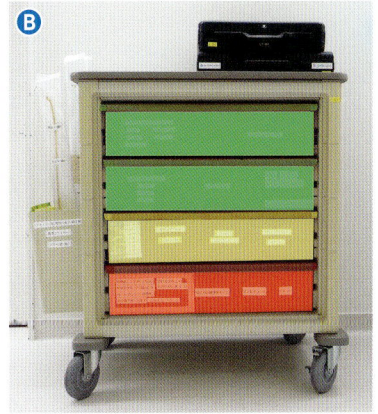

図12-3　各手術室の麻酔器内に装備された救命のための気道確保器具（A）とDAMカート（B）
A）①声門上器具，②輪状甲状膜穿刺キット，③外科的輪状甲状膜切開のためのメス，④経口・経鼻エアウェイ
B）グリーンゾーン，イエローゾーン，レッドゾーンで使用する器具がまとめられたカート
（O'Sullivan E：Towards Safer Airway Management. 第1回気道管理学会学術集会，2017より）

6 JSA-AMA レッドゾーン：緊急領域 （図12-1）

- 「最大限の努力にもかかわらず声門上器具による換気状態がV3（不成功）の場合には，重篤な低酸素血症に進行する前にレッドゾーン，すなわち緊急領域に移行する必要がある」，「外科的気道確保は，侵襲的であり重篤な合併症をきたす可能性もあるが，必要時には遅滞なく施行されることが奨励される」とされている.

- レッドゾーンへの移行時に，**外科的気道確保器具，心肺蘇生（CPR）用緊急カートを準備する**（**MEMO▶㊹**）. また，外科的気道確保施行中も，妨げにならなければ，「意識と自発呼吸の回復，バッグマスク換気，気管挿管，声門上器具使用の試行などあらゆる可能性を別の麻酔施行者が試してもよい」.

- レッドゾーンにおける緊急外科的気道確保には，「輪状甲状膜穿刺」，「輪状甲状膜切開」，「気管切開」がある. **輪状甲状膜（CTM）を触知同定できれば，輪状甲状膜穿刺が第一選択**となる. 輪状甲状膜は比較的触知しやすいこと，体表面から近いこと，大きな血管がないこと，が選択理由としてあげられる.

- **キットによる輪状甲状膜穿刺**：直接穿刺型とガイドワイヤー併用のセルジンガー穿刺型がある（**図12-4**）. 直接穿刺型は迅速に施行可能だが，セルジンガー型のほうが合併症は少ない. キットのチューブを「気管内に挿入成功後，換気は十分ではないが速やかに肺を膨張させて酸素化を改善させることが可能」であろう（**MEMO▶㊺**）. ただし，「緊急の外科的気道確保手段は，気管切開を除いては**一時的な**救命的気道確保手段と考えるべき」であり，長時間の酸素化と換気を維持する手段としては不適当である. そのため成功後も，手術中止，意識と自発呼吸の回復，気管挿管試行，気管切開施行などが選択肢となる. また本ガイドラインでは，静脈留置針穿刺による緊急ジェット換気の使用は限定的とされている.

- **輪状甲状膜切開**：「輪状甲状膜が同定できない場合，あるいは穿刺キットが手に入らない場合，外科的に輪状甲状膜を切開することで，比較的小口径のカフ付き気管チューブ挿入が可能となる」

- **外科的気管切開**：「輪状甲状膜穿刺あるいは切開に比べ，完遂までより多くの時間を必要とするため，第一選択とすべきでない」. しかし，輪状甲状膜からの穿刺や切開を施行中も，外科的気管切開（より確実な気道確保の方法である）が必要となる可能性を考慮し，その準備を同時に進めるべきである.

商品名	クイックトラック（スミスメディカル社）	ミニトラックⅡ（スミスメディカル社）	メルカー輪状甲状膜切開用カテーテル（クック・ジャパン社）
キット	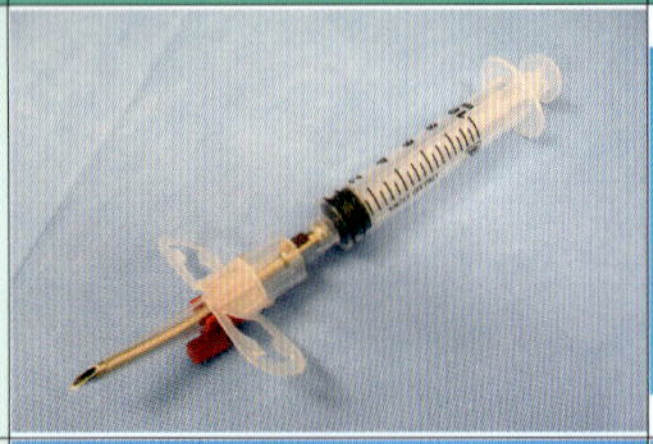	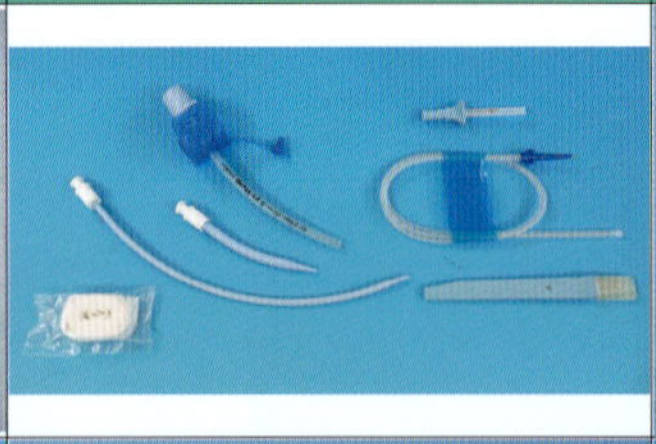	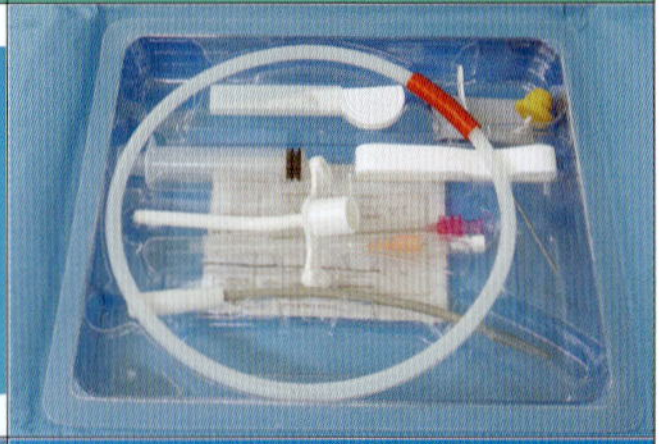
チューブ	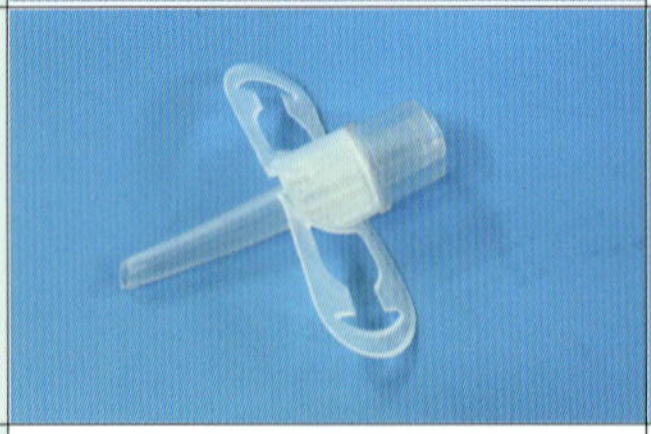	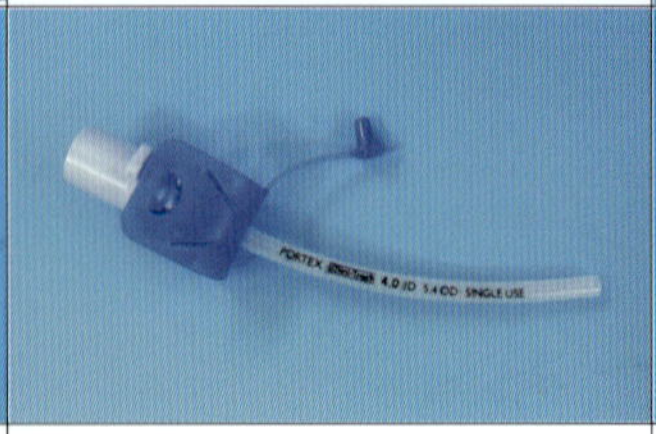	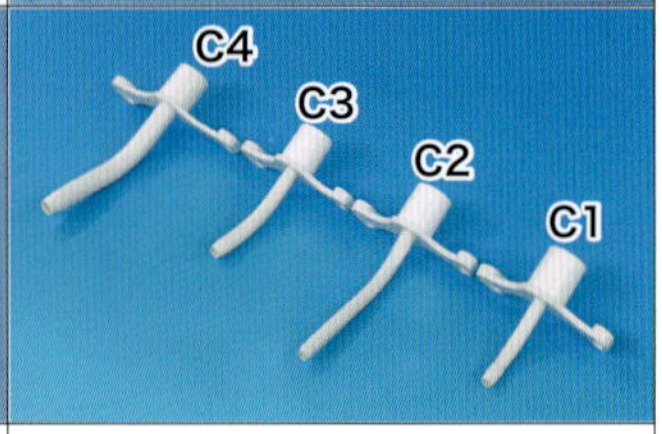
内径	4mm	4mm	3.5（C1），4.0（C2, C3），6.0（C4）mm
長さ	4cm	9.2cm	3.8（C1），4.2（C3），7.5（C2, C4）cm
挿入法	直接穿刺法	セルジンガー法	セルジンガー法

図12-4 日本で利用可能な輪状甲状膜穿刺キット

MEMO

㊺ **輪状甲状膜穿刺キットの細径チューブによる換気の比較：モデル肺による検討（図12-5）**

・輪状甲状膜穿刺キットで使用する内径3〜6mm程度の細いチューブにおける換気能力を，モデル肺を使用して検討した．

・上気道側，および穿刺部位に**リークがないと仮定した場合**，4mmのクイックトラック，ミニトラックⅡチューブでは，20，25，30cmH$_2$Oの換気圧で従圧換気を行った場合，約360〜600mLの1回換量気が得られ，換気能は良好，3.5mmのメルカーカテーテル（C1）では，1回換気量は約300〜400mLとやや少なく，6mmメルカーカテーテル（C4）では，7.5mmの標準気管チューブとほぼ同等の1回換量気が得られた．ただし，上気道側および穿刺部位のリーク，気道抵抗，肺コンプライアンスによって換気量は大きく変化する可能性がある[2]．

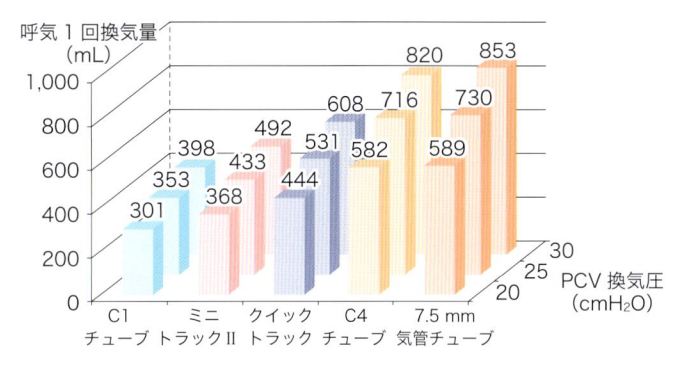

図12-5　輪状甲状膜穿刺キットの細径チューブによる換気
（文献2をもとに作成）

■ **文　献**

1）Japanese Society of Anesthesiologists：JSA airway management guideline 2014：to improve the safety of induction of anesthesia. J Anesth, 28：482-493, 2014

「日本麻酔科学会気道管理ガイドライン2014（日本語訳）より安全な麻酔導入のために」，日本麻酔科学会，2015［http://www.anesth.or.jp/guide/pdf/20150427-2guidelin.pdf（アクセス：2018年12月）］

2）Yoshidome A, et al：Positive pressure ventilation through small cricothyroidotomy tubes in a model lung. Eur J Anaesthesiol, 34：477-479, 2017

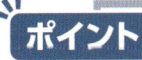

ポイント

1）気道管理中は絶えず換気状態（肺胞への酸素供給状態，気道開通性）を，カプノグラムの波形を使用してV1（十分），V2（不十分），V3（不可能）と評価する

2）現在の管理が，グリーン・イエロー・レッドゾーンのどこに位置するかを常に評価する

3）重篤な低酸素血症に移行する前に次のゾーンに移行し，別の手段で酸素化を計る

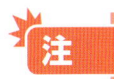

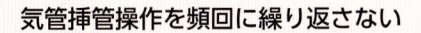

注　意　気管挿管操作を頻回に繰り返さない

13-1 小児の気管挿管のための基礎
成人との解剖学的・呼吸生理学的差異を理解しよう

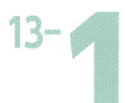

学習の目標

☑ 小児と成人の解剖学的・生理学的差違について理解する

☑ 小児は気道閉塞，低酸素血症を起こしやすく，気道管理の重要性を理解する

---

1 小児の気道管理に関連する解剖学的・機能的・生理学的特徴

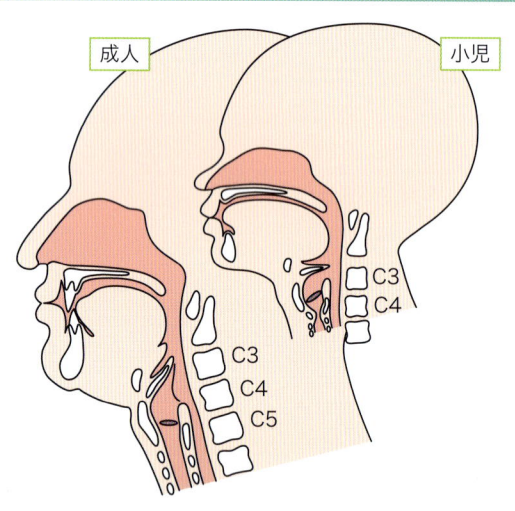

● 乳児・小児はその解剖学的特徴（図13-1）により，**気道閉塞を起こしやすい**．そして気道閉塞により，**容易に低酸素血症に陥る**．代謝が活発で酸素消費量が成人の2〜3倍と多く，酸素化に関与する肺の機能的残気量が少なく，気道抵抗が高いことが要因である．そのため**小児の心停止の原因は，呼吸が原因のことが多い**．また気道閉塞の原因は，異物による窒息，外傷，溺水，気道感染症（クループ，喉頭蓋炎など），など成人と比べさまざまである．喉頭の解剖は，概ね思春期までに成人とほぼ同様になるといわれている．

● 低酸素血症や気道管理操作により迷走神経反射を介して，**徐脈がよく起こる**．小児では元来心拍数が多く，徐脈（60回/分未満）は危険である．**徐脈になる前に気道管理，呼吸管理を適切に行うことが大切である**．

● 肺は小さく一回換気量は成人よりかなり少ない．バッグによる換気中，肺の圧外傷，胃の膨満を起こさないように，バッグはやさしく押す．

● **小児の先天性奇形疾患**の中には，Treacher Collins 症候群（顎の低形成），Pierre Robin 症候群（顎の低形成），Apert 症候群（顎の低形成），Down 症候群（巨舌など）など，**挿管困難が判明している疾患**が多くあり，注意が必要である．

特徴	臨床的意義
頭部が大きい	頸椎が前方に屈曲しやすく，気道閉塞を起こしやすい
鼻孔が小さい	閉塞しやすい
舌が大きい	気道閉塞を起こしやすい
	挿管操作の妨げになる
喉頭は第3〜4頸椎レベルで，成人（第4〜5頸椎レベル）より高い	直型ブレードが有効
喉頭蓋は長く，柔らかく，逆U字型	
声門から輪状軟骨部分の粘膜は弱い	浮腫による気道閉塞を起こしやすい
気管が短い	チューブ先端位置の安全域が狭い．適切な位置からずれやすい
肺が小さい	一回換気量が少ない

(MEMO) ➡ ㊻「小児の気道の解剖に関する新しい知見」参照)

図13-1　小児の気道に関連する解剖学的特徴と臨床的意義

㊻ 小児の気道の解剖に関する最近の知見 [1,2]

・歴史的に，小児の喉頭部は下に細い円錐形で，輪状軟骨部分が最も狭いと考えられてきた（**図13-2A**）．最近の研究で，形状は成人と同様に円柱状で，最狭部は輪状軟骨部分ではなく声門～声門下部であること，また声門下腔の断面は円ではなく楕円（横径より前後径が長い）であると報告されている[1]（**図13-2B**）．前後径にチューブの太さ（サイズ）を合わせると，横径部分に過剰な圧がかかり，粘膜障害につながる可能性がある．また楕円の気道を密閉するにはカフが合理的である．これらの知見は近年小児に対するカフ付きチューブの使用が支持される理由の1つである[1]．しかし従来の見解を支持する意見もあり，議論が残っている[2]．いずれにせよ，小児の気道が脆弱であることに変わりはない．チューブの刺激，カフの圧などにより，声門部から声門下部，輪状軟骨部分の粘膜に障害，浮腫を起こさないように細心の注意が必要である．

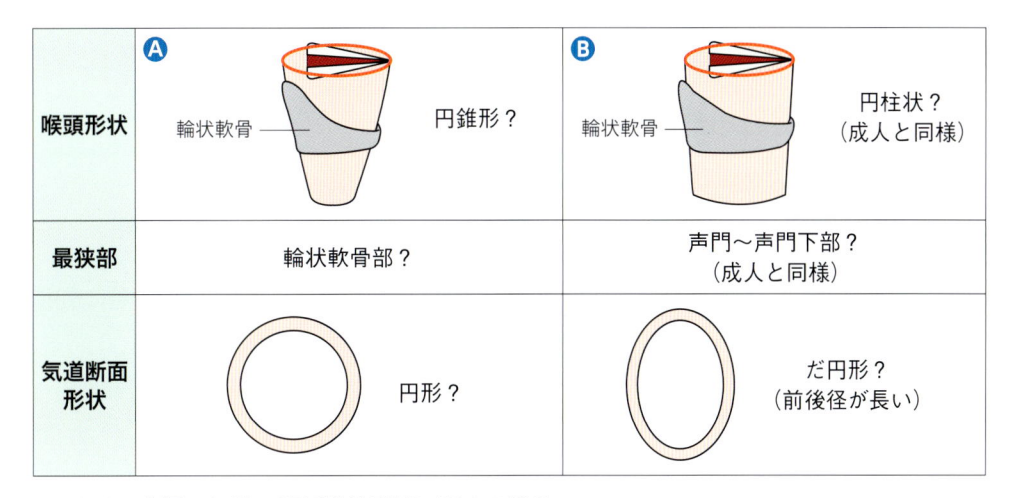

	Ⓐ	Ⓑ
喉頭形状	輪状軟骨　円錐形？	輪状軟骨　円柱状？（成人と同様）
最狭部	輪状軟骨部？	声門～声門下部？（成人と同様）
気道断面形状	円形？	だ円形？（前後径が長い）

図13-2　小児の気道の解剖学的形状に関する論争

■ 文　献

1）Tobias JD：Pediatric airway anatomy may not be what we thought：implications for clinical practice and the use of cuffed endotracheal tubes. Paediatr Anaesth, 25：9-19, 2015

2）Holzki J, et al：The anatomy of the pediatric airway：Has our knowledge changed in 120 years ？ A review of historic and recent investigations of the anatomy of the pediatric larynx. Paediatr Anaesth, 28：13-22, 2018

PART III 応用編

§13 小児の気管挿管

ポイント　小児は気道閉塞・低酸素血症を起こしやすい

13-2 小児における気管挿管の準備

学習の目標

☐ 小児では気道管理器具の準備が重要である理由を理解する

☐ 小児の成長，個人差に応じた各器具のサイズ選択の基準を覚える

1　小児の気管挿管に使用される器具　～準備が重要！！

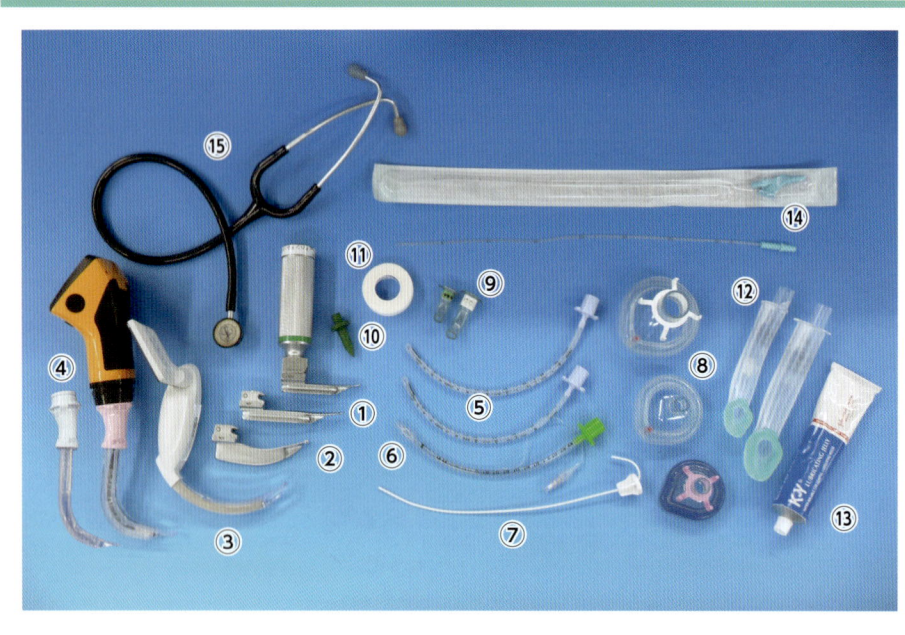

図13-3

小児の気管挿管に使用される器具

① 喉頭鏡：ミラー型（直型）ブレード
② 喉頭鏡：マッキントッシュ型ブレード
③ マックグラス喉頭鏡，ブレード・サイズ2
④ エアウェイスコープ，小児用ブレード（ITL-PL（ピンク），ITL-NL（ブルー）〕
⑤ 気管チューブ：カフなし
⑥ 気管チューブ：カフ付き
⑦ スタイレット
⑧ 蘇生用フェイスマスク
⑨ 経口エアウェイ
⑩ バイトブロック
⑪ 固定用テープ
⑫ 声門上器具
⑬ 潤滑剤
⑭ 吸引カテーテル
⑮ 聴診器（小児用）

● 小児の気管挿管用器具の種類は成人と同様である（図13-3）．しかし，小児は個人差が大きいため，適切なサイズ選択が重要である．また気道閉塞から低酸素血症を起こすまでの時間が短い．**さまざまなサイズの器具を，すぐに使用できるように準備**することが非常に重要である．

2　小児で用いる喉頭鏡

● 小児は喉頭の位置が高く，喉頭蓋が長く柔らかいため，**喉頭蓋を直接挙上する直型（ミラー型など）ブレード**（図13-3①，図2-4B→p42）が使用される．2歳以上では**喉頭蓋を間接的に挙上するマッキントッシュ型（曲型）ブレード**もよく使用される（図13-3②，図2-4A→p42）．ブレードのサイズ選択の目安を表13-1に示すが，個人差も大きいため，他のサイズも準備しておく．

● ブレードが小さいため，スリム型ハンドルが，取り扱いは容易である．ショート型（図13-3①），標準型ハンドル（図2-4A）も使用可能である．小児では，ハンドルを握った左手はあまり力を入れる必要がないため，フィンガーグリップで持つのがよい．

表13-1　小児に用いられる喉頭鏡のブレード，気管チューブ，吸引カテーテルのサイズ

	喉頭鏡ブレードサイズ（No.）	気管チューブ　内径（mm）		気管チューブの挿入長（深さ）（cm）	気管内吸引カテーテル（Fr）	口腔内吸引カテーテル（Fr）
		カフ付き	カフなし			
未熟児	直型　00, 0		2.5〜3.0	7〜8	5	6〜8
新生児（3kg以上）	直型　0, 1	(3.0)	3.0	(9〜) 10	6	6〜8
1歳	直型　1, $1\frac{1}{2}$	(3.0〜3.5)	3.5 (4.0)	(10〜) 11	8	8
2歳	直型　$1\frac{1}{2}$	3.5〜4.0	4.0〜4.5	(11〜) 12	8	8
2〜8歳	マッキントッシュ2	3.5+（年齢/4）	4+（年齢/4）	12+（年齢/2）	10	8〜10

小児では成長による個人差が大きいため，あくまで目安である．前後のサイズの器具を準備しておく．マイクロカフ小児用気管チューブについては表13-3参照

MEMO

㊼ 小児におけるビデオ喉頭鏡の使用

・小児において，通常の喉頭鏡で気管挿管が容易な症例では，ビデオ喉頭鏡による気管挿管はより時間がかかるという報告もある．よってビデオ喉頭鏡は，小児領域においては主に気管挿管困難症例（含む先天性奇形）で使用されている．マックグラス咽頭鏡（§6→p167）ではブレード2，エアウェイスコープ（§7→p195）では新生児用，小児用ブレード（イントロック ITL-NL，PL）が利用可能である（図13-3③④）．

3　カフ付きチューブ，カフなしチューブの選択

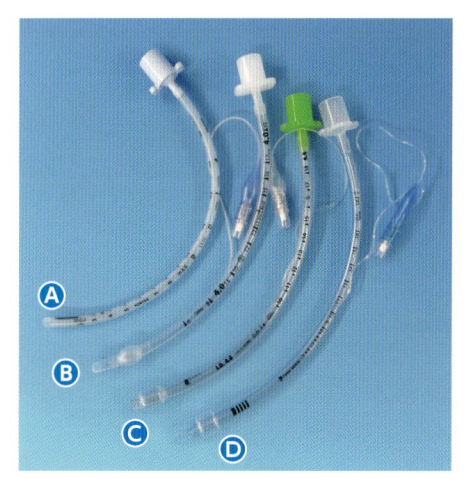
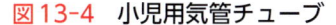

図13-4　小児用気管チューブ

A) カフなしチューブ
B) カフ付きチューブ
C) マイクロカフ小児用気管チューブ
D) パーカー気管チューブ薄型カフ

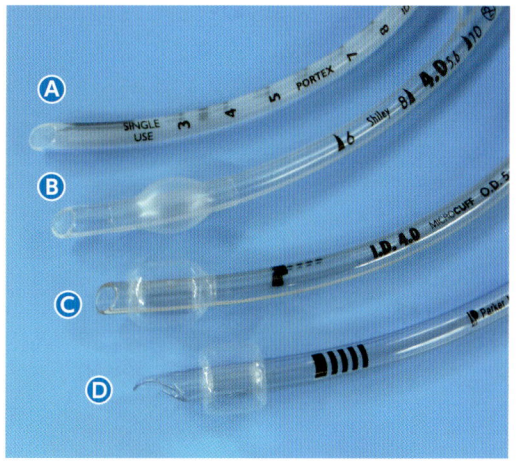

図13-5　小児用気管チューブの先端部分

A) カフなしチューブ
B) カフ付きチューブ
C) マイクロカフ小児用気管チューブ
D) パーカー気管チューブ薄型カフ

● 小児の声門から声門下部の粘膜はきわめて弱い．挿管後そして抜管後に，声門下浮腫，気道閉塞（ストライダー聴取）を起こしやすいため，気管チューブによる気道粘膜への刺激，チューブのカフによる気道粘膜の圧迫は，最小限にするべきである．そのため小児では，従来は**カフなしチューブ**（図13-4A，図13-5A）の使用が一般的であった．しかし，新しいカフ付きチューブの開発と，カフ付きチューブも手術中には安全に使用できる

表13-2　カフ付きチューブ，カフなしチューブの利点と欠点

	カフ付きチューブ	カフなしチューブ
カフの有無によるもの		
チューブサイズ（内径）	より細いサイズ	◎ より太いサイズ使用の可能性
最適サイズの選択	◎ 比較的容易，カフにより調節可能	やや困難
チューブ交換の必要性	◎ 少ない	多い
リーク（ガス漏れ）	◎ ない 〜 少ない	ときに多い（サイズ交換必要）
陽圧換気	◎ より確実	ときに不確実（サイズ交換必要）
カプノメータの値の評価	◎ 正確	ときに不正確（リーク多いとき）
吸入麻酔薬による大気汚染	◎ なし	ときに多い（リーク多いとき）
新鮮ガス流量	◎ 少なくてよい	多く必要な場合あり（リーク多いとき）
誤嚥の危険	◎ 少ない	危険性あり
カフ圧のモニタリング	必要	◎ 不要
チューブ挿入長（深さ）の安全域	狭い	◎ より広い
（挿入不十分，気管支内挿管の危険）	（より高い）	（◎ より低い）
値段	高価（特にポリウレタン製カフ）	◎ 安価
チューブサイズ（内径）によるもの		
気道抵抗	より高い（内径が細い場合）	◎ より低い（より太いサイズ使用の場合）
喀痰・血液による閉塞の可能性	より高い（内径が細い場合）	◎ より低い（より太いサイズ使用の場合）
気管吸引，ファイバースコープの使用	やや困難（内径が細い場合）	◎ より容易（より太いサイズ使用の場合）

◎ より有利な点

という報告[1,2]から，現在3kg以上の満期産児から6〜8歳以下の小児の全身麻酔では，**カフ付きチューブ，カフなしチューブの両方が使用されている**．カフ付きチューブは利便性が高く（後述），1〜2歳以上では，カフ付きチューブを第一選択としている施設も多い．未熟児，3kg未満では，カフなしチューブが使用される．

● カフ付きチューブ，カフなしチューブの利点と欠点を**表13-2**に示す．**カフなしチューブ**はより太いサイズを使用できる利点があるが，最適サイズを選択するのはやや困難で（後述），挿管時にしばしばチューブ（サイズ）の交換が必要となる．それに対して**カフ付きチューブ**は，より細いサイズを選択しカフにより密閉の調節が可能なため，サイズ交換の必要が少なく利便性が高い[1,2]．高価であること，チューブ挿入長（深さ）に注意が必要なこと（後述），カフ圧のモニタリングが必要なことが欠点である[1,2]．

● より高い気道内圧による陽圧換気，長時間の人工呼吸管理が必要な場合，誤嚥の危険が高い場合，チューブサイズの交換を避けたい場合などはカフ付きチューブにより利点がある．具体的には腹腔鏡手術，長時間手術，脳外科手術，心臓外科手術，口腔咽頭内手術，フルストマック，緊急手術などである[2]．そのほか両者の利点と欠点（**表13-2**），臨床状況によりカフ付きかカフなしか，を選択する．

● 新しい小児用カフ付きチューブ（マイクロカフ小児用気管チューブ；ハリヤード・ヘルスケア・インク（**図13-4C**，**図13-5C**），パーカー気管チューブ薄型カフ；日本メディカルネクスト（**図13-4D**，**図13-5D**）のカフは，ポリウレタン製で非常に薄く，粘膜にかかる圧が小さい．カフが小さいため気管内挿入長における安全域も広く（後述），小児気道管理に有用である[1,2]．値段が高いこと，スパイラルチューブがないことが欠点である．使用が広がり，よりコストが下がれば，今後さらに普及すると考えられる．

4 気管チューブのサイズ選択 〜サイズ選択の原則・式を覚えよう

- カフなし・カフ付きチューブともに，適切なチューブサイズ（太さ）の原則は，声門から輪状軟骨部までを抵抗なく通り，20〜30cmH$_2$Oの気道内圧を加えたときに，わずかな漏れ（リーク）が認められるものである[2,3]．一般的な目安は，表13-1のとおりである．サイズ選択の式を覚えておく．

- カフ付きチューブはカフ部分の外径がより太いため，カフなしチューブよりも0.5（〜1.0）mm細いチューブが選択される（表13-1，表13-3）．気管挿管後，20 cmH$_2$Oの陽圧換気時にリークが認められる場合は，カフへ空気を注入する．カフへの空気注入は，シリンジで0.5 mLずつ行い，必要最小限にとどめる（20〜30 cmH$_2$Oの気道内圧で，わずかなリークが認められる程度）．カフ圧計を用いてカフ圧を20〜25cmH$_2$Oに調節することが推奨されている[1,2]．リークがないか，少ない場合は，**カフへ空気注入をしない**場合もしばしばある．カフ圧は頭頸部の位置移動により変化するため，常にモニタリングを行い，20〜25cmH$_2$Oに調節することが推奨されている[1,2]．

- カフなしチューブでは，気管との間隙をカフで密閉・調節できないため，より厳密なサイズの選択が必要となる．また約30％の小児において，以下のように挿管直後に**チューブサイズの交換が必要**となる[1,2]．小児では成長の個人差が大きいためである．必ず**予定よりも1サイズ（0.5mm）大きいチューブと小さいチューブ**（2歳なら，4.5mmのほかに4mmと5mm）を準備しておく．

- **カフなしチューブが太すぎる場合**：声門から声門下部をチューブが通過するときに抵抗がある場合，または20〜30 cmH$_2$Oでバッグ加圧時に全く漏れがない場合は，選択したサイズが太すぎるため，1サイズ（0.5mm）細いチューブに交換する．

- **カフなしチューブが細すぎる場合**：20 cmH$_2$O以下でバッグ加圧時に漏れが大きく，陽圧換気が困難な場合は，選択したサイズが細すぎるため1サイズ太いチューブに交換する．

表13-3 マイクロカフ小児用気管チューブのサイズ選択（添付文書より）

推奨の体重または年齢	気管チューブ内径（mm）
体重3kg以上かつ月齢8カ月未満	3.0
8カ月〜2歳まで	3.5
2〜4歳まで	4.0
4〜6歳まで	4.5
6〜8歳まで	5.0

小児では成長による個人差が大きいため，あくまで目安である．適宜1サイズ（0.5mm）大きいチューブと小さいチューブを考慮する

5 気管チューブの挿入長（深さ）（表13-1）　〜小児は安全域が狭い

- 気管チューブ先端部分の適切な位置とは，カフなし，カフ付きチューブともに，チューブ挿入不十分（浅すぎる，図5-85）と気管支内挿管（深すぎる，図5-84）を起こさない位置である（§5-10参照→p154）．しかし小児の気管（声門から気管分岐部まで）は短く（1歳で4〜6cm！），チューブの位置のわずか1〜2cmの違いで，チューブ挿入不十分，または気管支内挿管となる．また小児では頭頸部のわずかな移動（屈曲，伸展など）でチューブ位置が大きく移動する（1〜1.5cm）ことも知られているため，チューブの挿入長（深さ）には常に注意が必要である．また，使用するチューブのメーカー，種類により，カフ部分の長さ，目安となる声門マーカーの表示，位置が違う[4]．使用するチューブのマーカー位置，カフの大きさを必ず確認しておく．

- カフなしチューブでは，チューブ先端が声門を通過してから，[**チューブ内径（mm）－0.5**] cm程度チューブを進めるとおおむね，適切な深さとなる[5]（内径4mmチューブで4－0.5＝3.5cm）．声門マーカーはおおよそこの位置に付いている[4,5]．マーカー部分を声門に位置させるようにチューブを挿入する（図13-6A）．経口挿管時のチューブの挿入の深さ（チューブ先端から口角まで）の目安の一例を表13-1に示す．

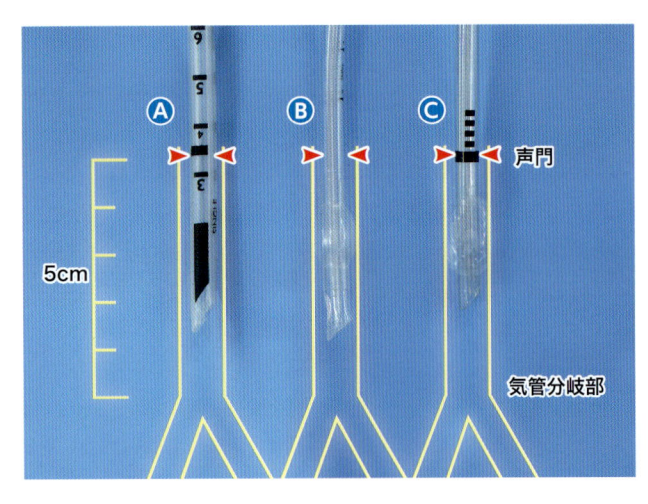

図13-6 チューブの深さの安全域
A) カフなしチューブ（内径4 mm）
B) カフ付きチューブ（内径3.5 mm）
C) マイクロカフ小児用気管チューブ（内径3.5 mm）
2歳の小児の気管（長さ5cm）への挿管を想定. 本文解説参照.
（文献6を元に作成）

- カフ付きチューブでは，カフの長さがあるため安全域がより狭い（**図13-6B**）[4,5]．カフの近位端部分が声門を通過して1cm程度進めるが，気管支内挿管とならないように注意して，聴診で確認する.
- 新しいマイクロカフ小児用気管チューブ，パーカー気管チューブ薄型カフのカフは短かいため，従来の大きなカフ付きチューブに比べて，安全域はより大きい[4]（**図13-6C**）.

6 その他の準備

- 小児の気道粘膜は脆弱なため，外傷を避けるために挿管時スタイレットを使用しない場合が多い．スタイレットなしでも，チューブの誘導は多くの場合容易である．ただし，挿管困難時，およびスパイラルチューブ使用時はスタイレットを使用する.
- 小児の気管チューブは細いので，**吸引カテーテル**もそれに適合したサイズが必要である（**表13-1**）.
- 気管挿管施行時は，成人と同様に，**心電図，血圧，酸素飽和度**をモニターする．挿管操作中，小児では容易に低酸素血症を起こす．パルスオキシメーターによる酸素飽和度のモニターは重要である．プローブは，成人で用いるようなクリップ式よりも，テープで固定するタイプがよく使用される.
- 呼吸状態の悪い小児では，気管挿管操作中，徐脈になりやすい．**硫酸アトロピン**をすぐ静注できるように準備しておく（小児の投与量：0.02 mg/kg，10kgなら0.2 mg）.

■ 文　献

1) Weiss M, et al：Prospective randomized controlled multi-centre trial of cuffed or uncuffed endotracheal tubes in small children. Br J Anaesth, 103：867-873, 2009

2) 香川 哲郎：Q22小児に用いる気管チューブはカフ付きがよいですか？カフなしがよいですか？「気道管理の疑問Q&A70」（青山和義，上嶋浩順／編），pp.59-61, 中外医学社, 2016

3) Coté CJ.：Chapter 82 Pediatric Anesthesia.「Miller's Anesthesia 7th ed.」（Miller RD, ed），pp. 2559-2598, Churchill Livingstone, Elsevier, 2010

4) Weiss M, et al：Appropriate placement of intubation depth marks in a new cuffed paediatric tracheal tube. Br J Anaesth, 94：80-87, 2005

5)「臨床小児麻酔ハンドブック 改訂第3版」（前川信博／監修，香川哲郎，鈴木 毅／編），診断と治療社, 2013

6) Ho AM, et al：The margin of safety associated with the use of cuffed paediatric tracheal tubes. Anaesthesia, 57：173-175, 2002

ポイント

1) 小児では成長に応じた器具を準備する

2) 小児では適切なチューブサイズの選択が重要である

3) カフ付きチューブの使用時は，カフ圧をモニターする

13-**3** 小児における気管挿管の実際

学習の目標

☐ 小児の解剖学的特徴をふまえた挿管操作を行える
☐ 小児の気管挿管においても「鉄則①〜⑬」（§5→p112〜）は，重要であることを理解する

1 小児の気管挿管時の姿勢（頭位） 〜小児は頭が大きい

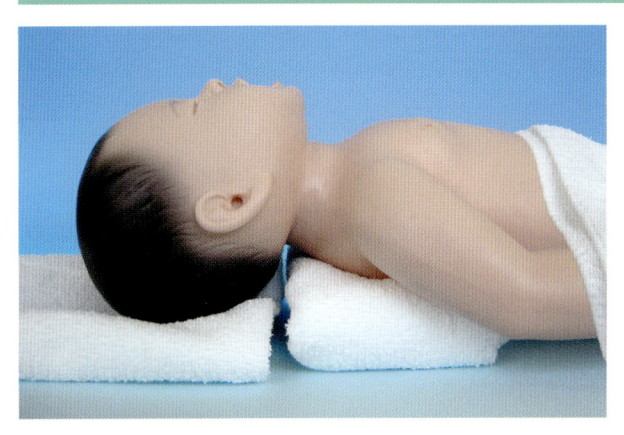

図13-7 小児の気管挿管時の姿勢（頭位）

● 小児の気管挿管時の頭位は，成人と同様に**ス ニッフィング・ポジション**（頭部伸展，頸部 屈曲）が最適である（**鉄則①**→p113）．小児 は頭部が大きいため，成人のように高い枕は 不適切である．薄い円座，または畳んだタオ ルの上に頭部を乗せる．背部にも畳んだタオ ルを入れて，頭部の伸展を保つのも有用であ る（図13-7）．
● 気管挿管の操作前には必ず酸素化（**前酸素 化**）を行うことは，小児でも同様である（**鉄 則②**→p115）．

2 開口 〜乳児では手のひらと中指で

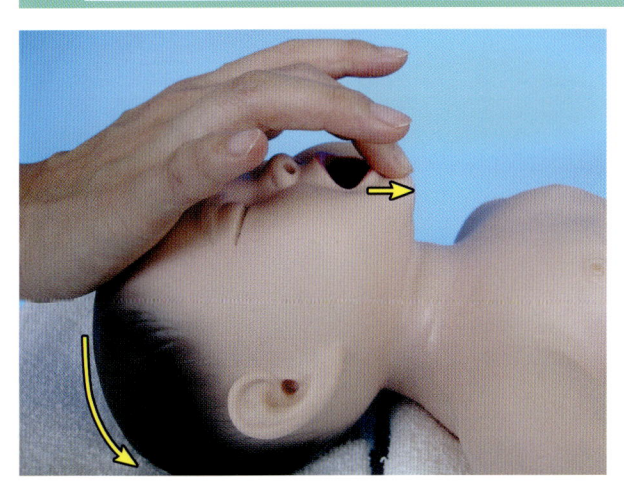

図13-8 新生児・乳児の開口法

● 乳児では口が小さいため，口腔内に指を入れ るクロスフィンガー法は困難である．右手の ひらで頭部を後屈（伸展）させ，中指で下顎 を押して開口を行う（図13-8）．右手のひら でしっかり（でもやさしく），頭部の後屈（伸 展）を保持することが重要である．
● 2歳以上になれば，成人と同様にクロスフィ ンガー法による開口も行われる．小児におい ても，喉頭鏡挿入前には**十分に**，**適切に開口** することが重要である（**鉄則③**→p117）．

- 開口後（前でもよい），喉頭鏡を持つ．小児用のブレードは小さいため，スリム型ハンドルを使用し指先で持つ（フィンガーグリップ）と操作しやすい（**図2-7**→p43，**図13-9**）．喉頭鏡ブレードを口腔内に挿入し，咽頭内へと進めていく過程（ポジション１〜５）は，基本的に成人と同様である（**図13-9**，**図5-12**①〜⑤→p122）.

1）喉頭鏡の進行（ポジション１〜５）（次頁図13-9）

- **ポジション1，2：**右手で頭部伸展・開口を保持し，左手の喉頭鏡ブレードを下向きにして，口腔内（**舌の正中より右側**）に挿入する（**図13-9** ポジション1，2）．成人と同様に**傍正中法**（**図5-16**→p125）が基本だが，**斜め挿入法**が容易な場合が多い（**図5-17**→p125）.

- **ポジション3：**ブレードを進めて，舌を**左側**に圧排する．小児の舌は大きく，直型ブレードは幅が狭いので，舌を左によけるのは成人よりやや困難である．舌を小刻みにかき分けると，舌はブレードの右側，背側にすべり出して，うまくよけることはできない．ブレードを舌の右側に挿入し，舌の表面を圧迫しながら口腔内奥へと進めると，成人と同様に**舌は自然と左側によけられる**（鉄則④⑤→p124，128，**図13-9** ポジション3）.

- **ポジション4：**ブレード先端を舌根部へと進めると，**喉頭蓋**が見えてくる．小児においても**喉頭蓋は必ず観察する**（鉄則⑥→p132）．直型ブレードでは喉頭蓋を**直接挙上**する（**図2-3B**→p41）．そのために，ブレード先端を喉頭蓋の背側（下側）へと進めていく．この時点でやや右側にあるハンドル，ブレードは，正中へと戻していく（**図13-9** ポジション4）.

- **ポジション5：**小児での**直型ブレードによる喉頭展開**では，**喉頭蓋をブレード先端で直接持ち上げる**．小さなブレードで，比較的長い喉頭蓋を挙上するため，強引に持ち上げると喉頭蓋はブレードからすべり落ちる．左手のハンドルは無理に引き上げず，やさしく前上方に固定する感じを持つ．その後右手を前頭部から後頭部に移動して**頭部の伸展を強める**と，**喉頭蓋は自然に持ち上がり**，喉頭を観察することができる（喉頭展開；**図13-9** ポジション5）.

2）喉頭展開のコツ，注意点

- 小児に直型ブレードを使用した場合も，喉頭蓋を直接挙上せずに，マッキントッシュ型ブレードと同様に舌根部を持ち上げて**喉頭蓋を間接的に挙上**してもよい（**図13-10**，**図2-3A**→p41）.

- 鉄則⑦→p134：喉頭蓋を挙上するためには，ブレード先端を最適位置に置く，鉄則⑧→p135：歯をてこの支点として喉頭鏡を操作しない，鉄則⑨→p140：喉頭の視野が悪い場合には，**外部喉頭圧迫**を行い視野を改善させることは，小児においても同様である.

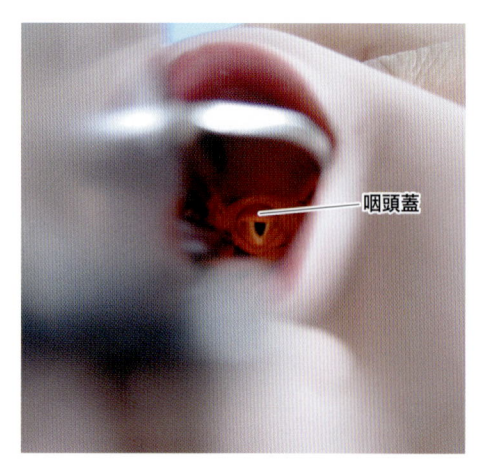

咽頭蓋

図13-10　直型ブレードにより喉頭蓋を間接的に挙上した喉頭展開の視野
ブレード先端はマッキントッシュ型のように喉頭蓋谷にある

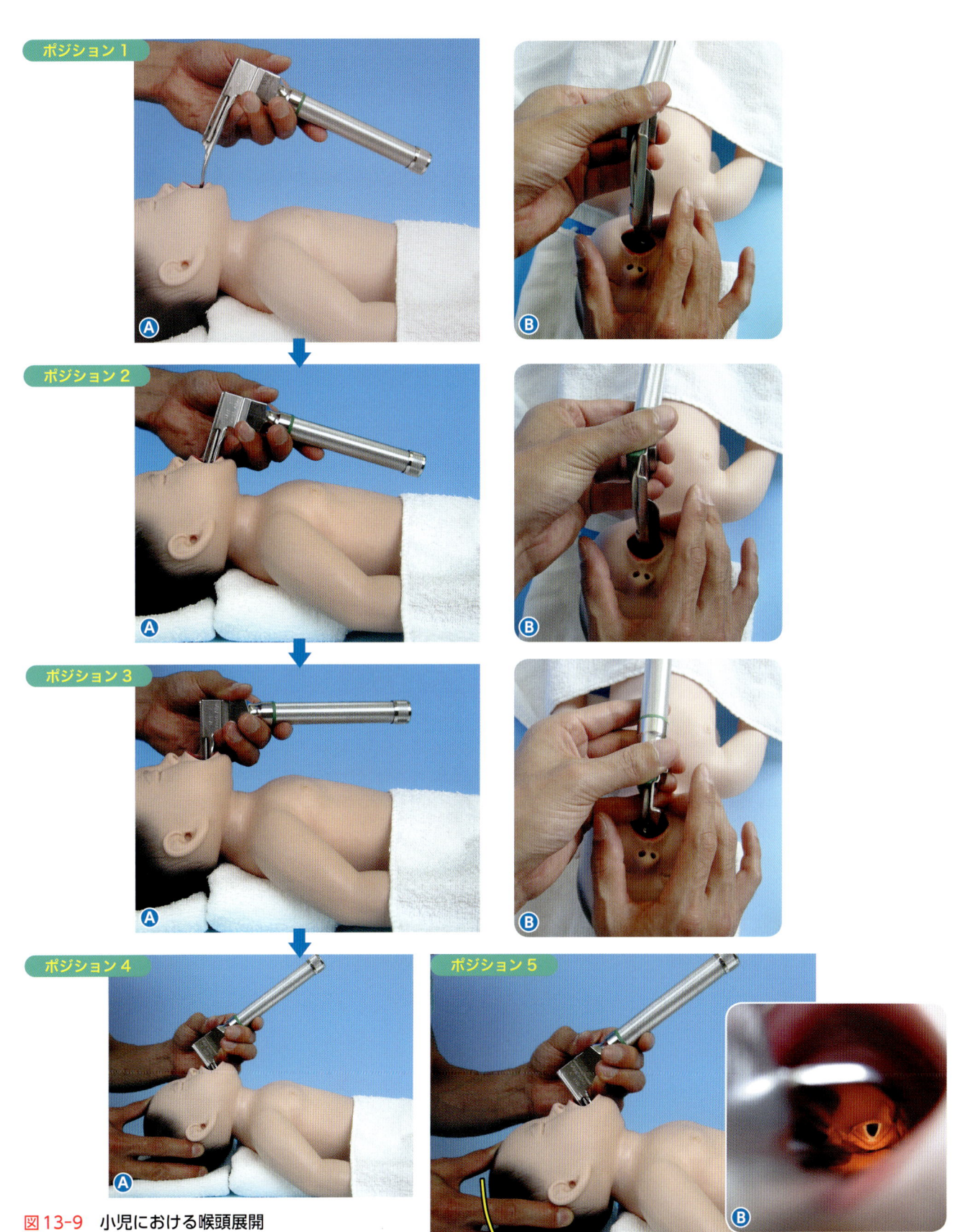

§13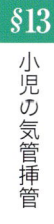
小児の気管挿管

ポジション1 Ⓐ Ⓑ

ポジション2 Ⓐ Ⓑ

ポジション3 Ⓐ Ⓑ

ポジション4 Ⓐ

ポジション5 Ⓐ Ⓑ

図13-9 小児における喉頭展開
A) 側面. 右手は除いている
B) 正面〔ポジション5 B) 喉頭鏡視野：喉頭蓋の直接挙上〕

4 チューブの挿入，換気の再開 ～適切なチューブサイズの評価

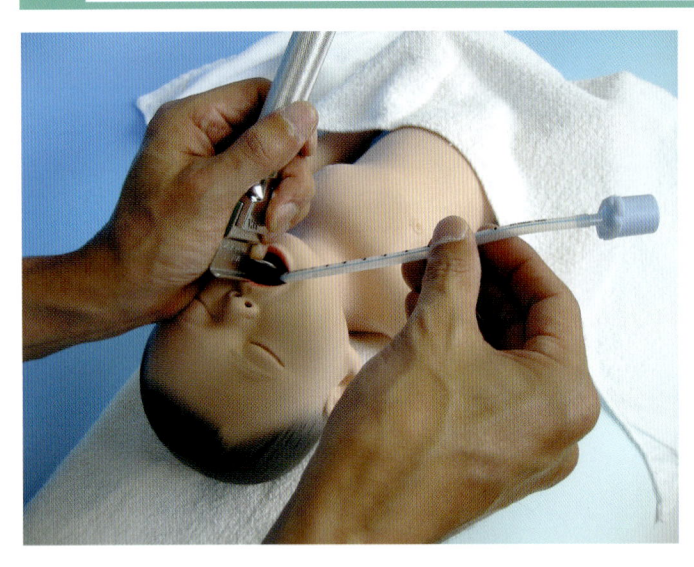

図13-11 小児における右口角からの気管チューブの挿入

- 気管チューブは，成人と同様に**右口角**から挿入し（**鉄則⑩→**p143，**図13-11**），口腔・咽頭内，声門へと進めていく．小児では，スタイレットなしでも気管チューブの誘導は多くの場合容易である．スタイレットを使用する場合は，チューブ先端が声門を通過した直後に，スタイレットを抜去する（**鉄則⑪→**p147）．

- チューブを声門～輪状軟骨部へと通過させる際に抵抗がある場合は，1サイズ細いチューブに変更する（§13-2）．**カフ付きチューブ**の場合はカフ全体が声門を通過して約1～1.5 cm，**カフなしチューブ**の場合は先端が声門を通過して2～5 cm［チューブ内径（mm）−0.5］cm[1]（4 mmのチューブで3.5 cm）進めて，チューブの進行を止める．2～8歳の小児では，経口挿管時の気管チューブの挿入の**深さ（挿入長）の目安**は，12＋（年齢/2）cmである（表13-1）．

- 気管挿管完了後，喉頭鏡を抜去し，蘇生バッグ（麻酔バッグ）で換気を再開する．小児においても，気管挿管の確認（**鉄則⑫⑬→**p154, 158；身体診察・機器による確認）は必ず行う．**カフ付きチューブ**では，シリンジ，またはカフ圧計を用いて，カフへ空気を注入する（§13-2）．カフへの空気注入は必要最小限にとどめる（20～30 cmH$_2$Oの気道内圧で，わずかなリークが認められる程度）．**カフなしチューブ**では，**チューブサイズが適切かどうかを評価**する（§13-2）．蘇生バッグで25～30 cmH$_2$Oの気道内圧を加えても，全く漏れが認められない場合は1サイズ細いチューブに，20 cmH$_2$Oの気道内圧を加えたときに大量の漏れ（リーク）が認められる場合，1サイズ太いチューブに交換することを考慮する．小児では気管が短いため，チューブの適切な位置の安全域が狭い．小児において聴診による気管挿管の確認は特に重要である．**気管支内挿管，チューブ挿入不十分**といったチューブの位置異常には十分注意する（§13-2）．

- その後バイトブロックを上下歯列間に挿入し，テープで気管チューブを固定する．新生児（特に未熟児）では，通常のテープでは固定が困難なため，専用の特殊テープ，専用の特殊器具や糸を使用した固定など，多くの工夫が考えられている．

■ **文　献**

1）「臨床小児麻酔ハンドブック 改訂第3版」（前川信博/監修，香川哲郎，鈴木 毅/編），診断と治療社，2013

ポイント
1) 小児は気道粘膜が弱いため，粗暴なチューブ挿入操作は避ける
2) 挿管後，チューブサイズが不適切であれば交換を行う

14-

14-1 気管挿管の合併症とその管理

学習の目標

☐ 気管挿管の合併症の種類，頻度，危険度について理解する
☐ 気管挿管の合併症の予防と対処について理解する

1 合併症はいつでも起こり得る　〜頻度の高いもの，危険度の高いものに注意

● 気管挿管に関連する合併症は，**気管チューブ挿管操作中，チューブ留置中，抜管時**，のいつでも起こり得る．**抜管後**しばらくしてから判明する合併症もある．各時期の主な合併症を**表14-1**（次頁）に示す．頻度の高いもの，頻度は低くても起これば重篤なものには特に注意する必要がある．合併症の予防・管理に関しては，各セクションも参照してほしい．

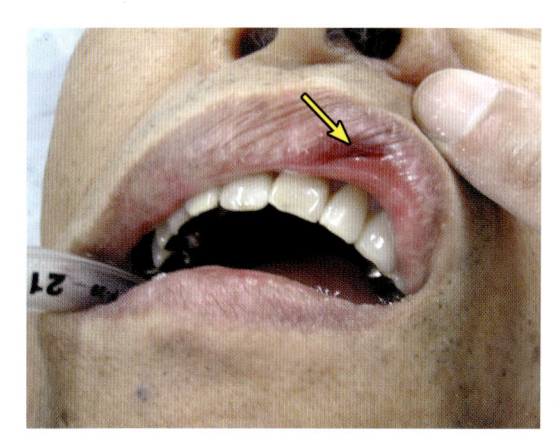

図14-1　喉頭鏡による上口唇の外傷

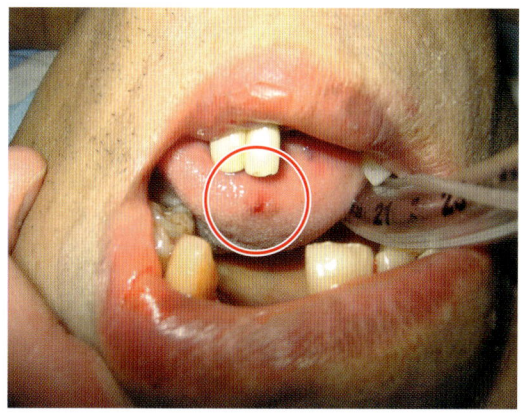

図14-2　喉頭鏡による舌の損傷

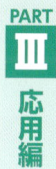

	頻度		危険度	
凡例	(★)	特殊な状況		
	★	稀	★	経過観察〜簡単な処置で対処可能
	★★	ときどき	★★	治療必要
	★★★	よく起こる	★★★	重度〜後遺症・生命の危険があり

表14-1　気管挿管に伴う合併症

			参照セクション	頻度	危険度
挿管操作中に起こる合併症	外傷（喉頭鏡ブレード，チューブ，スタイレットによる）	歯牙損傷	§5 (p131, 135)	★★★	★★
		口唇損傷（図14-1）	§5 (p130)	★★★	★
		舌損傷　（図14-2）	§5 (p130)	★★★	★
		口腔・咽頭損傷		★★★	★
		喉頭損傷・浮腫		★★	★★〜★★★
		気管・食道損傷	§2 (p52)，§5 (p149)	★	★★★
	呼吸器系合併症	低酸素血症	§5 (p166)	★★	★★〜★★★
		高二酸化炭素血症		★★	★★
		喉頭痙攣，声門閉鎖（MEMO ⑳，図5-72）	§5 (p149)	★★	★★
		気管支痙攣（喘息発作）	§4 (p96)	★★	★★
		誤嚥	§4 (p96)	★	★★〜★★★
	心・血管系合併症	高血圧		★★★	★〜★★
		頻脈		★★★	★〜★★
		心筋虚血	§4 (p96)	★★	★★〜★★★
		不整脈		★★	★〜★★
		循環虚脱・低血圧		★	★★★
		心停止		★	★★★
	脳神経系合併症	頭蓋内圧亢進	§4 (p96)	(★)	★★〜★★★
		頸髄損傷	§4 (p96)	(★)	★★★
挿管直後に起こる合併症	気管チューブの位置異常	食道挿管	§5 (p155)	★★	★〜★★★
		気管支内挿管	§5 (p155)	★★	★〜★★
		チューブ挿入不十分	§5 (p156)	★〜★★	★〜★★★
	換気困難（→カプノメーター，気管支ファイバースコープ検査による原因究明）	食道挿管	§5 (p155)	★★	★〜★★★
		気管支内挿管	§5 (p155)	★★	★〜★★
		気管チューブの閉塞		★★	★〜★★★
		気管支痙攣（喘息発作）	§4 (p96)	★★	★★
気管チューブ留置中に起こる合併症（人工呼吸管理中）		カフによる気管粘膜虚血・壊死	§2 (p45)，§5 (p151)	★	★★
		圧外傷（気胸）	§8 (p227)	★〜★★	★★★
		気管チューブの閉塞		★★	★〜★★★
		事故（自己）抜管		★★	★〜★★★
抜管時の合併症		上気道閉塞	§3 (p70)，§10 (p240)	★★	★〜★★★
		喉頭痙攣（MEMO ⑳，図5-72）		★★	★〜★★
		気管支痙攣（喘息発作）		★★	★★
		嘔吐・誤嚥		★	★〜★★
抜管後判明する合併症		咽頭痛		★★★	★
		嗄声		★★★	★〜★★
		反回神経麻痺		★	★★
経鼻挿管に伴う合併症		鼻出血	§9 (p229)	★★★	★〜★★
		鼻腔咽頭粘膜裂傷，チューブ迷入		★	★★〜★★★
		副鼻腔炎		★★	★★〜★★★

原因	処置
粗暴な操作，もともと脆弱	注意深い操作で予防．歯科医コンサルト
粗暴な操作，頻回の操作	注意深い操作で予防．多くは数日で軽快
粗暴な操作，頻回の操作	注意深い操作で予防．多くは数日で軽快
粗暴な操作，頻回の操作	注意深い操作で予防．多くは数日で軽快
粗暴な操作，頻回の操作	注意深い操作，予防第一
粗暴な操作，頻回の操作	注意深い操作，予防第一
原疾患．操作時間延長	素早い操作（1回の挿管操作は30〜60秒以内）．酸素飽和度が低下したらバッグマスク換気
原疾患．操作時間延長	素早い操作（1回の挿管操作は30〜60秒以内）．バッグマスク換気
操作による刺激，浅麻酔	注意深い操作で予防．一過性の場合も多い．バッグマスク換気．麻酔薬・筋弛緩薬追加投与考慮
操作による刺激，患者素因，浅麻酔	一過性の場合もあり．気管支拡張薬，ステロイド投与
胃充満，イレウス，妊娠	輪状軟骨圧迫で予防．気管内吸引．肺炎の治療．人工呼吸管理
操作による刺激，浅麻酔	多くは一過性．降圧薬使用
操作による刺激，浅麻酔	多くは一過性．β遮断薬使用
原疾患，操作，高血圧，頻脈	冠血管拡張薬（ニトログリセリン），狭心症治療薬投与
原疾患，操作	一過性の場合も多い．抗不整脈薬使用
重症原疾患，操作時間延長	注意深い前処置・麻酔，素早い操作
重症原疾患，操作時間延長	注意深い前処置・麻酔，素早い操作
頭蓋内病変，脳血管障害，高血圧	予防第一．十分な麻酔
頸椎の不安定性，不注意な操作	予防第一．頭頸部を固定しての挿管操作
挿管困難症，不注意な操作	診断が重要．抜去して再挿管
不注意な操作	チューブを1〜3cm引き抜く，気管支ファイバースコープで確認
不注意な操作	適切な位置まで進行
挿管困難症，不注意な操作	診断が重要．抜去して再挿管
不注意な操作	チューブを1〜3cm引き抜く，気管支ファイバースコープで確認
分泌物，喀痰，血液，異物，チューブの屈曲など	気管内吸引．気管支ファイバースコープ検査．屈曲の修正，またはチューブ交換
チューブの存在，操作による刺激	一過性の場合もあり．気管支拡張薬投与
カフの過膨張，高いカフ内圧	カフ圧計によるカフ圧調節（→p57，152）．必要最小限のカフ量に調節（少なくとも1日1回）
肺疾患，ARDS，肺コンプライアンスの低下	予防第一（従圧換気）．起こったら胸腔ドレーン挿入
分泌物，喀痰，血液，異物，チューブ折れ曲がりなど	気管内吸引．気管支ファイバースコープ検査．またはチューブ交換
不注意な操作，不適切な鎮静	再挿管．ときに経過観察
喉頭浮腫，血腫，意識レベル低下，分泌物	浮腫・血腫の評価（§10），特殊な抜管，経鼻・経口エアウェイ挿入，バッグマスク換気，再挿管考慮
覚醒不十分，操作による刺激	多くは一過性．バッグマスク換気，筋弛緩薬投与・再挿管考慮
患者素因，操作による刺激	一過性の場合もあり．気管支拡張薬投与
患者素因，操作による刺激	ファイバースコープによる気管内吸引．肺炎の治療．再挿管考慮
操作，チューブの留置．原因不明	多くは数日で軽快
操作，チューブの留置．披裂軟骨脱臼，原因不明	多くは数日で軽快．1週間以上持続時は耳鼻科医コンサルト
原因不明，操作，チューブのカフの影響	耳鼻科医コンサルト，ステロイドの投与を考慮
操作，鼻腔病変	注意深い操作，鼻腔前処置による予防第一
粗暴な操作，鼻腔病変	注意深い操作，予防第一
経鼻チューブの存在	抗菌薬投与．気管切開に変更

PART III 応用編

§14 気管挿管に伴う合併症

15-1 操作に合わせた介助手順を身につける

Movie §15-A

学習の目標

- [ ] 気管挿管の手順（§5-1→p112）に沿った介助手順（図15-1）を理解する
- [ ] 挿管操作を円滑にするための介助操作を行える
- [ ] 合併症を防止するための観察・確認を行うことができる

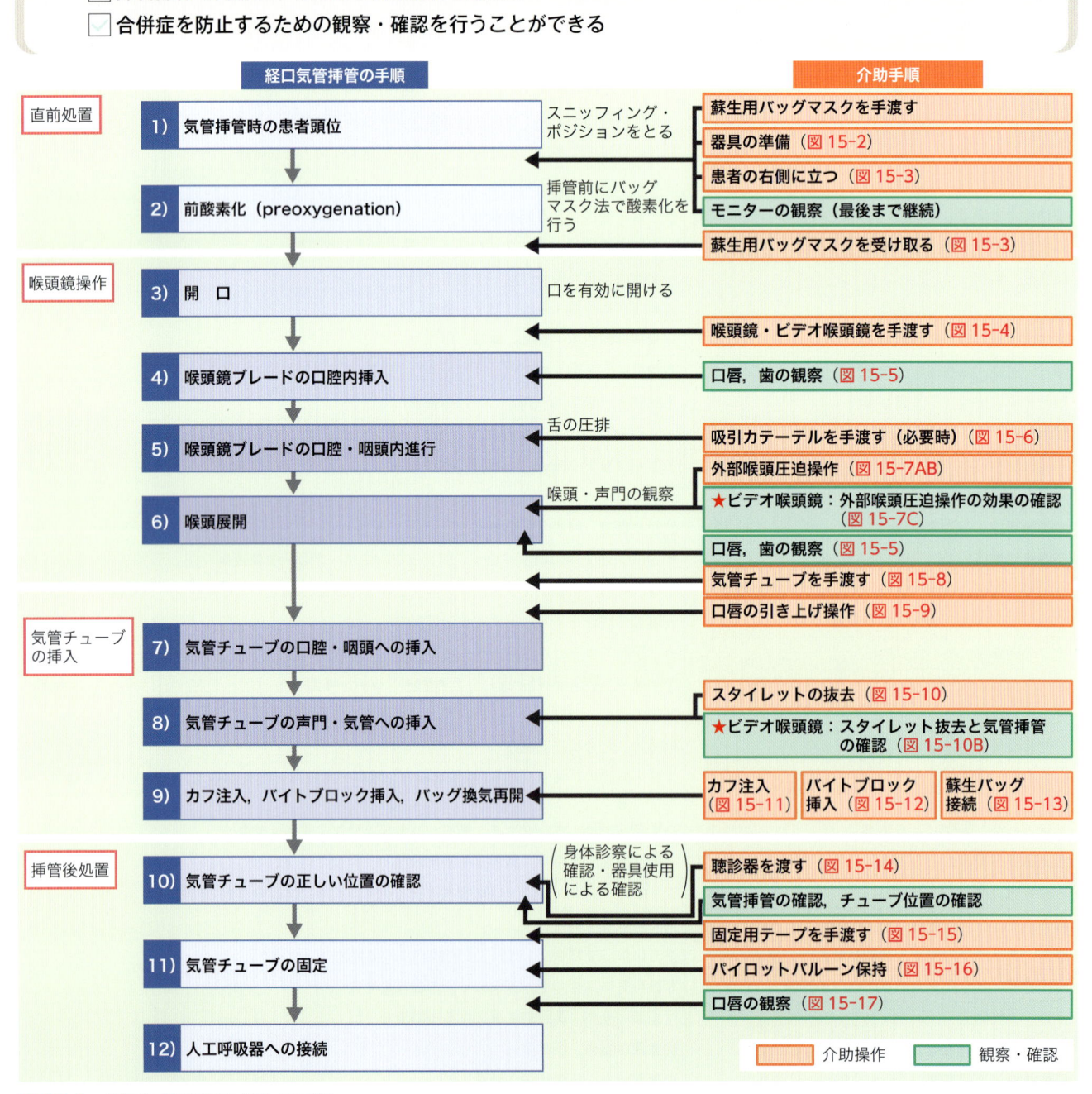

図15-1　経口気管挿管の介助の手順

1 挿管器具の準備 （図15-2，図2-1→p39），モニターの観察 （§4-2→p88）

- 挿管者がバッグマスク換気を行っている間に，介助者は**表15-1**に示した器具を手元に揃え準備する（**図15-2**）．挿管者に素早く手渡せるように，患者の右側に立つ（**図15-3**）．またモニターにより，挿管操作中の心電図，血圧，酸素飽和度を常に観察し，異常があれば挿管者に知らせる．

表15-1　挿管器具のチェックリスト

器具	チェック項目
☐ 喉頭鏡	☐ ブレード（通常成人にはマッキントッシュ型No.3）をハンドルに装着 ☐ 点灯の確認（**図2-5**→p42）
☐ ビデオ喉頭鏡	☐ ディスポーザブル・ブレードの装着（**図6-9**→p171，**図7-3**→p198） ☐ 点灯の確認（**図6-8**→p171）
☐ 気管チューブ	☐ 適切なサイズ準備（女性で内径7.0〜8.0 mm，男性7.5〜8.5 mm→p48） ☐ カフチェック（**図2-19**→p51） ☐ 潤滑剤塗布（**図2-20**→p51）
☐ スタイレット	☐ スタイレットを潤滑，チューブに挿入（**図2-24・25**→p53） ☐ 適切に曲げる（**図2-27**→p54）
☐ 吸引装置と吸引カテーテル	☐ 口腔内吸引カテーテル（14・16Fr程度）を吸引装置の吸引管に接続（**図2-46〜48**→p64） ☐ 気管内吸引カテーテル（10・12Fr程度）準備
☐ カフ用注射器（**図2-32**→p57）またはカフ圧計（**図2-33**→p57）	
☐ バイトブロック（**図2-34**→p58）	
☐ 固定用テープ（**図15-2**⑦）	
☐ 聴診器	

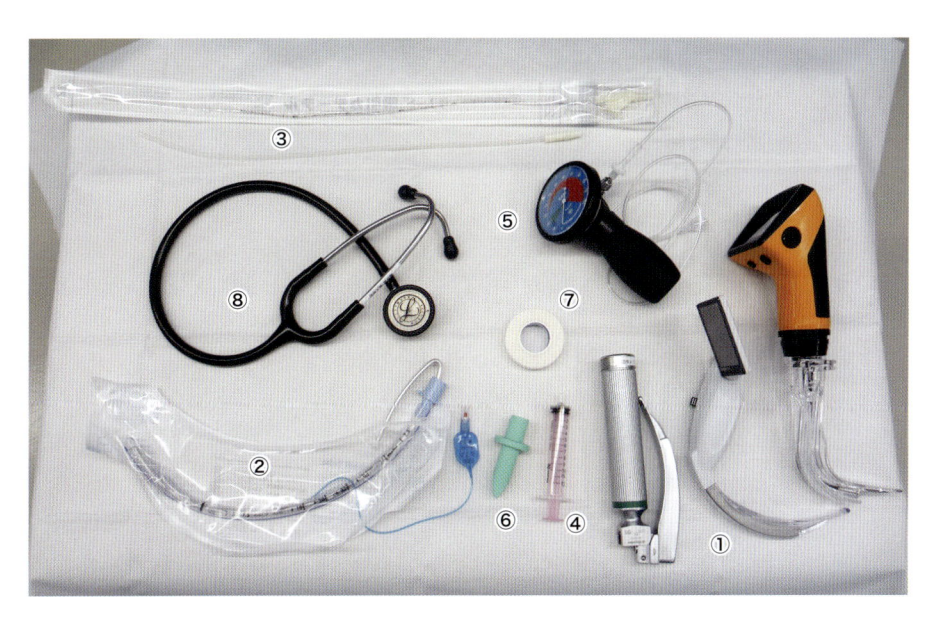

図15-2　挿管器具とその準備
①喉頭鏡，ビデオ喉頭鏡
②気管チューブとスタイレット
③吸引カテーテル
④カフ注入用注射器（10mL）
⑤カフ圧計
⑥バイトブロック
⑦固定用テープ
⑧聴診器

§15 気管挿管の介助

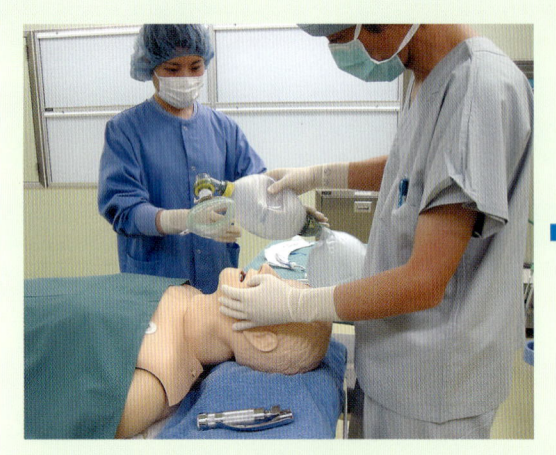

図15-3 蘇生用バッグマスクを受け取る

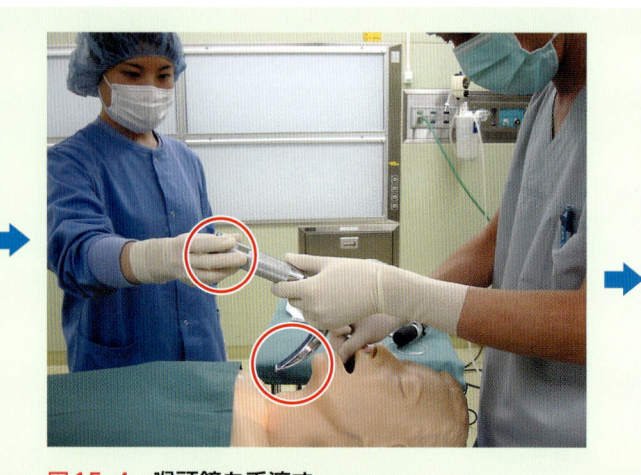

図15-4 喉頭鏡を手渡す
持つ位置とブレードの向きに注意する

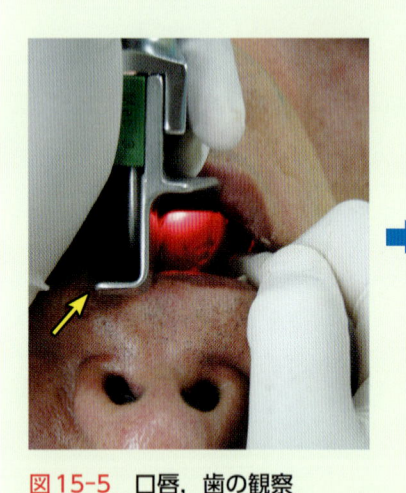

図15-5 口唇，歯の観察
ブレードによる口唇・歯の損傷の可能性が
ないか観察する

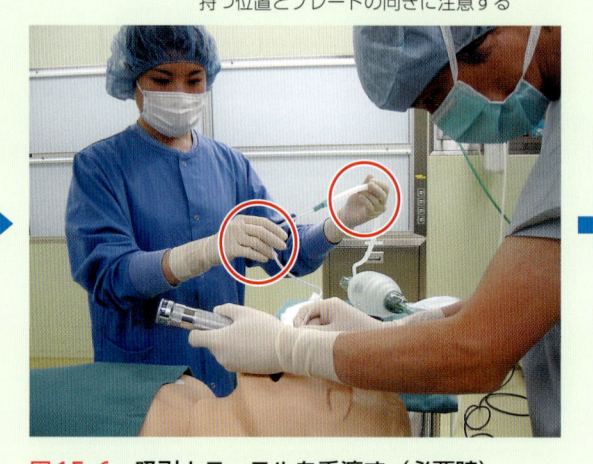

図15-6 吸引カテーテルを手渡す（必要時）
吸引操作をしやすいように，吸引管の途中を保持する

① 挿管者がバッグマスク換気を中止したら，蘇生用バッグとマスクを受け取る（図15-3）．

② 開口操作開始時に**喉頭鏡**の点灯を再確認して，挿管者の左手に手渡す（図15-4）．このとき，挿管者が口腔内から目を離さずに喉頭鏡を受け取ることができるように，持つ位置と，ブレードの向きに注意する．喉頭鏡は挿管者が自分で左手側に準備する場合もある（図15-3）．

③ ★ **観察・確認**：挿管者が喉頭鏡操作中は，ブレードによる口唇や歯の損傷が起こらないか観察し（図15-5），危険がある場合は，挿管者に伝える（図5-33→p130）．

④ 口腔・咽頭内の分泌物が多い場合，吸引装置に接続した**吸引カテーテル**を，挿管者の右手に手渡す．このとき挿管者がカテーテルを操作しやすいように，カテーテル，吸引チューブの途中を保持する（図15-6，図5-36→p131）．

⑤ 喉頭鏡の視野が悪く**外部喉頭圧迫操作**が必要な場合（図5-52〜58→p140〜142），挿管者に圧迫操作が必要かどうかを尋ねて（「のどを押しましょうか…」），必要時は施行する（図15-7A）．挿管者が介助者の手を誘導する場合もある（図15-7B）．**挿管の成否が介助者の圧迫の仕方にかかっている**．圧迫方法とその効果を頭に入れておく．

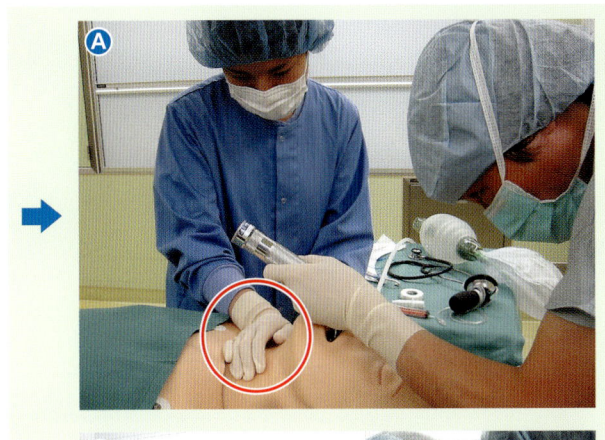
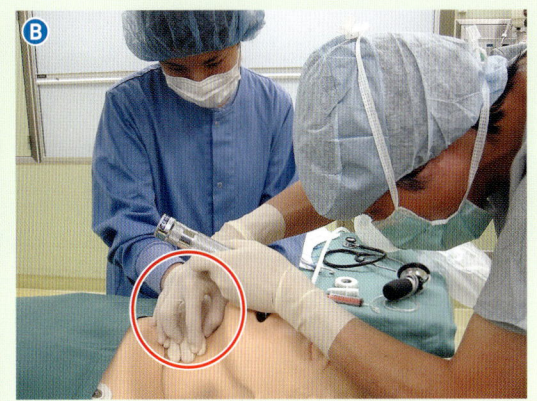
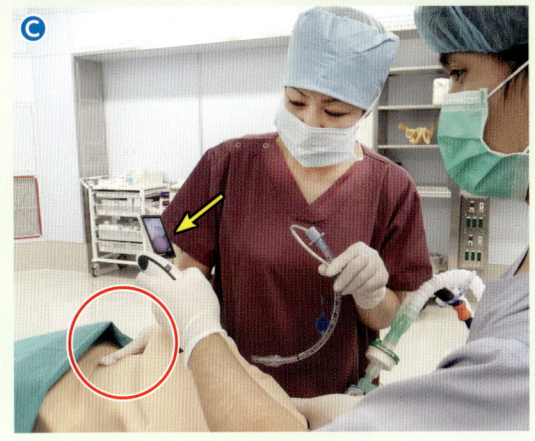

図15-7　外部喉頭圧迫操作
A）介助者が単独で行う
B）挿管者が介助者の手を誘導する
C）ビデオ喉頭鏡画面による外部喉頭圧迫操作の観察

★ **ビデオ喉頭鏡**では，喉頭鏡の視野，外部喉頭圧迫操作の効果を，介助者もビデオ画面で観察できる．画面上でよりよい喉頭の視野が得られるように操作を試みる（**図15-7C**）．

★ **観察・確認**：喉頭展開時，挿管者はブレードに力をかけている．ブレードにより口唇や歯の損傷の可能性はないか（**図5-44→p135**），を確認する．

3　気管チューブの挿入から完了までの介助

⑥ 喉頭展開により声門が観察でき，挿管者から気管チューブの指示があったら，スタイレットを装着して準備した**気管チューブを手渡す**（**図15-8**，**図5-64→p144**）．**挿管者が声門から目を離さずに**チューブの適切な位置を持つことができるように，気管チューブの持つ位置（**図2-30→p56**）に注意して手渡す．その後，指で**右上口唇を頭側へ引き上げて**視野を広げ，喉頭を観察しやすいように，またチューブを右口角から（口腔正中ではなく）挿入しやすいように介助する（**図15-9**，**図5-63→p144**）．

⑦ 気管チューブ先端が声門を1〜2cm通過したとき，挿管者の指示で**スタイレットを少し**（ちょい抜き，2〜3cm），**またはすべて抜去する**（**図15-10**）．このとき介助者はチューブの位置を動かさないように，左手でチューブをしっかりと保持して，スタイレットを抜去する（**図5-70→p148**）．挿管者が右手でチューブを保持しているのを確認し，「**スタイレット抜きます**」と声をかけて，挿管者と息を合わせることが大切である．せっかく挿管した**気管チューブをスタイレットと一緒に抜去しないように注意**する．

★ **ビデオ喉頭鏡**では，声門へのチューブの挿入やスタイレットの抜去を，介助者もビデオ画面で観察できる．挿管者とともに，確実に声門間へと気管チューブが挿入される（気管挿管である）ことを確認する（**図15-10B**）．

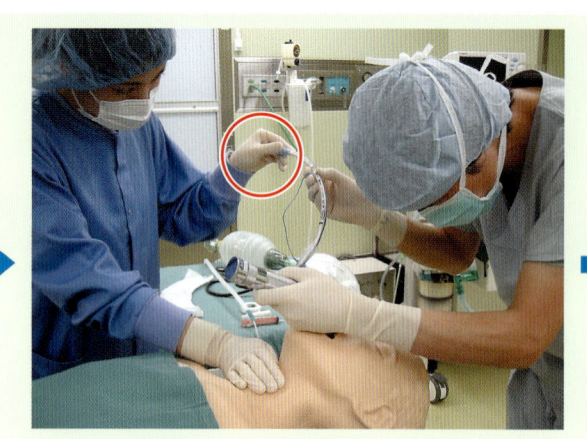

図15-8　気管チューブを手渡す
持つ位置に注意する．外部喉頭圧迫操作は継続して行う

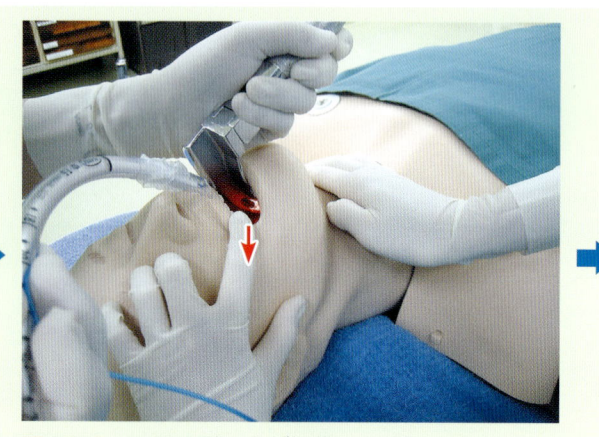

図15-9　口唇の引き上げ操作
チューブを挿入しやすくする

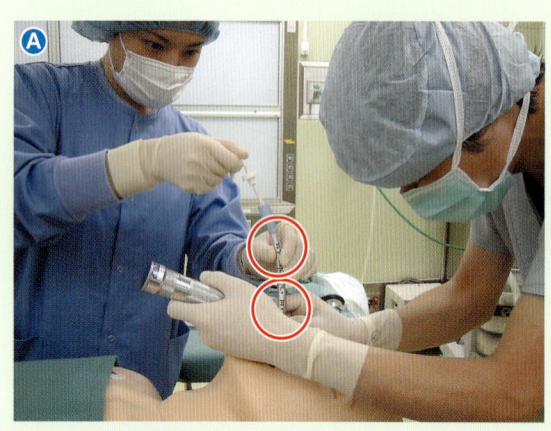

図15-10　スタイレットの抜去　A) 介助者は左手，挿管者は右手で気管チューブをしっかり保持する
B) ビデオ喉頭鏡画面によるスタイレットの抜去・気管挿管の観察

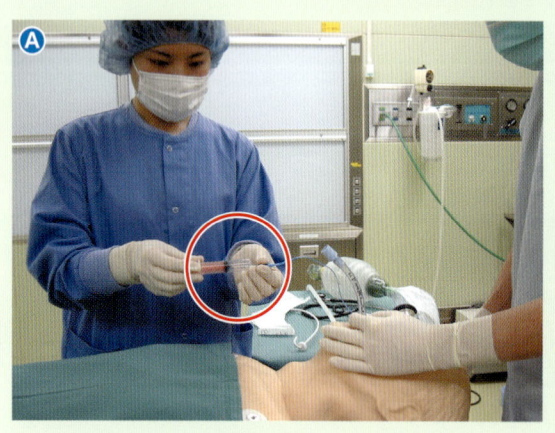

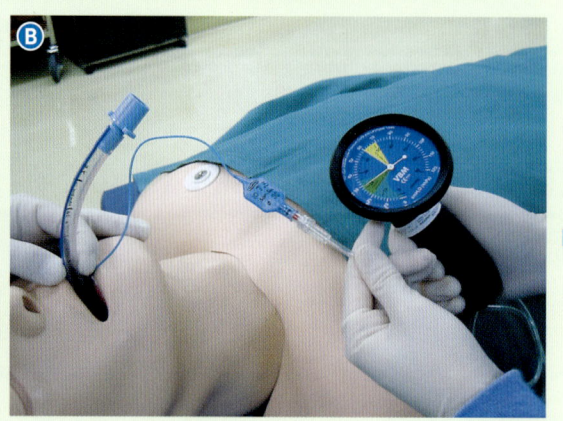

図15-11　カフへの空気注入　A) 注射器の使用　B) カフ圧計の使用

⑧ 気管チューブが正しく挿管された後，カフ注入口からパイロットバルーンを通して，注射器で**カフへと空気を注入**する（**図15-11A**）．カフ注入量は通常3〜8mL程度だが，個人差がある．必要最小限量に調節する（**図5-76・77**→p151）．カフ圧計（**図15-11B**，**図5-78**→p152）を使用するとより安全である．換気が再開されてカフ漏れがある場合は，カフへの追加注入が必要になる．バッグ換気を再開してからカフ注入を行うこともある．

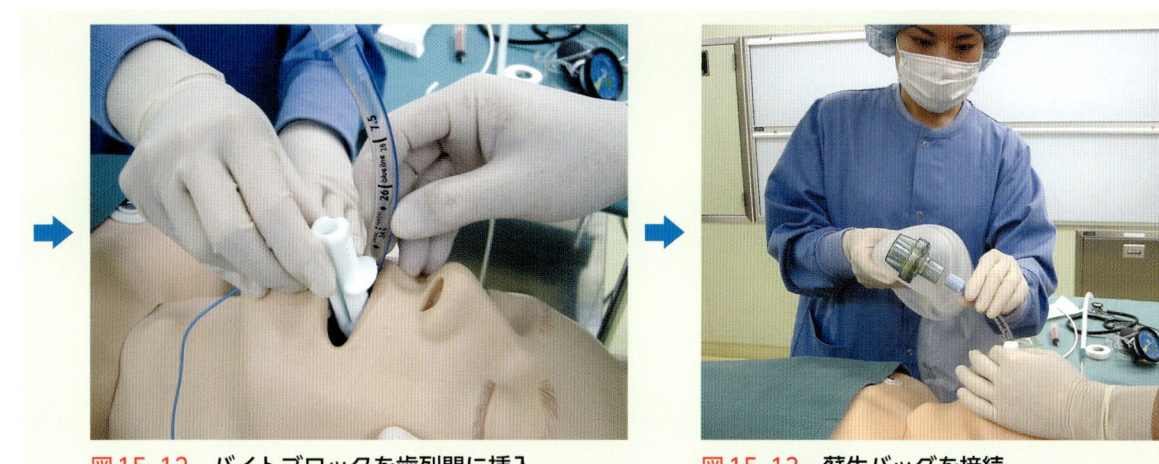

図15-12　バイトブロックを歯列間に挿入

図15-13　蘇生バッグを接続

⑨ 挿管者が喉頭鏡を抜去すると同時に，**バイトブロックを歯列間に挿入するか**（図15-12），挿管者に手渡す（図5-79→p153）.

⑩ 次に気管チューブのコネクターに，**蘇生バッグ**（フェイスマスクは外して）を接続する（図15-13）. 挿管者は片手で気管チューブを保持しているため，自分で接続するのは困難である. **バッグ接続時，介助者はチューブの位置を動かさないように注意**する.

4　気管挿管の確認から挿管後処置の介助

⑪ 挿管者の耳に**聴診器**を装着し，**5点聴診法**の部位〔①上腹部，②③左右前胸部（肺尖部），④⑤左右腋窩部〕に聴診器を当て（図15-14），気管挿管の確認を行う（図5-88→p157）. このとき介助者も，**挿管者と一緒に，確実に気管挿管であることを確認する必要がある**. これは非常に重要な確認であるが，ときに困難な場合があり注意が必要である. 気管挿管の**身体診察による確認方法**と（§5-10→p154），**機器を使用した確認方法**（§5-11→p158）を頭に入れておく. **食道挿管**（図5-83→p155）ではないこと，**気管支内挿管**（図5-84→p155）ではないことを必ず確認する. 必要に応じて，確認のための器具（定量的・定性的呼気二酸化炭素検知器，食道挿管検知器→p160〜）を用意し，使用する.

★ **観察・確認**：①視診により，蘇生バッグの加圧・解除時に，両側胸部が均等に膨らみ（胸部が上がる），下がること，上腹部（胃部）が膨隆しないことを確認する.

②気管チューブの深さも必ず確認する（チューブ先端から上顎前歯までの距離は，成人男性で21〜23cm，成人女性で20〜22cmが標準だが，個人差もある）.

⑫ その後，挿管者に気管チューブ固定用の**テープ**を手渡す（図15-15）. テープ先端を少し引き出して渡すと操作がしやすい. テープ固定時は蘇生バッグを一時外すか，挿管者に代わってバッグを押す（チューブの位置を動かさないように注意）. またチューブ固定時はパイロットバルーンを持ち，テープ操作を介助する（図15-16）.

⑬ 気管チューブの固定後，蘇生バッグを手渡し，バッグ換気を再開する. バイトブロックによる口唇の圧迫がないかを確認する（図15-17）.

⑭ 挿管困難で挿管不成功時は，再び蘇生バッグとマスクを手渡して，バッグマスク換気を再開する. 2〜3回の試技で挿管不成功の場合は，**挿管困難対策**を考慮（§12→p272〜）して，他の器材（ビデオ喉頭鏡，ファイバースコープ，声門上器具など），DAMカート（図12-3B→p279）の準備を考慮する.

PART
III
応用編

§15
気管挿管の介助

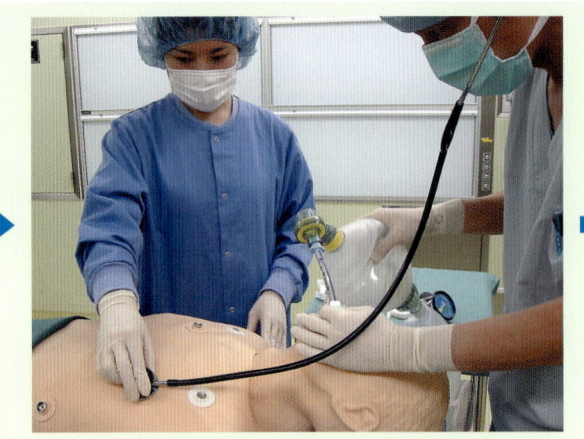

図15-14　5点聴診法による気管挿管の確認
介助者も胸部の視診により，気管挿管を確認する

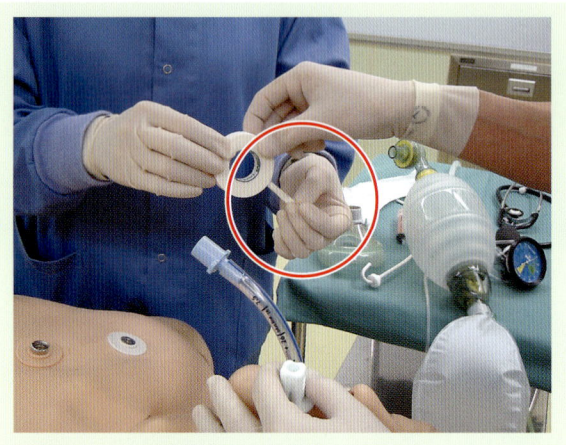

図15-15　固定用テープを渡す
テープを少し引き出して手渡す

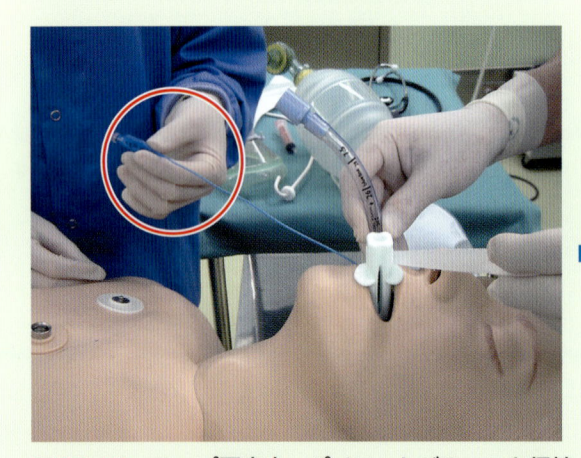

図15-16　テープ固定中，パイロットバルーンを保持

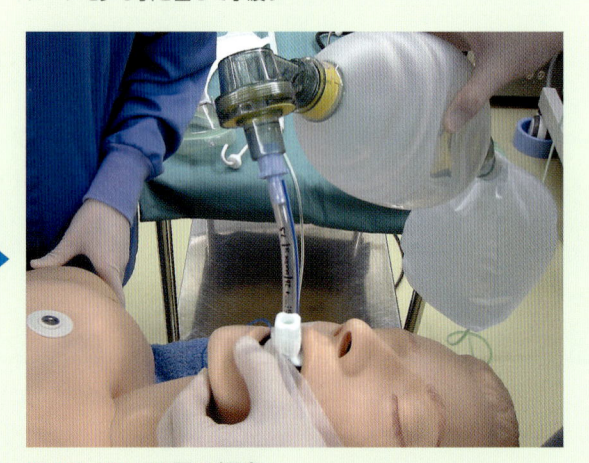

図15-17　口唇の観察
バイトブロックにより口唇の圧迫がないか確認する

◀ MEMO ▶

㊽ 輪状軟骨圧迫操作の介助

・誤嚥予防の目的で輪状軟骨圧迫操作（図4-22→p109）を行う場合は，器具を渡す介助者とは別の助手が施行する．この操作は，挿管操作前から挿管完了（カフ注入）まで続ける必要があるためである．輪状軟骨圧迫操作は，喉頭鏡視野を改善するために行う外部喉頭圧迫操作（図5-52〜58→p140〜142）とは，目的も方法も別である．輪状軟骨圧迫操作により喉頭鏡視野が悪くなる場合もある．輪状軟骨を触知するのが困難な場合もあり，注意が必要である．

ポイント　　1）気管挿管の介助は，介助操作と，合併症を防止するための観察・確認を行うことが重要である

　　　　　　　2）器具は，挿管者が患者から視線を離さなくてすむように手渡す

索 引

著者プロフィール

青山和義 （あおやま　かずよし）

北九州総合病院 麻酔科，副院長
愛知県蒲郡市出身

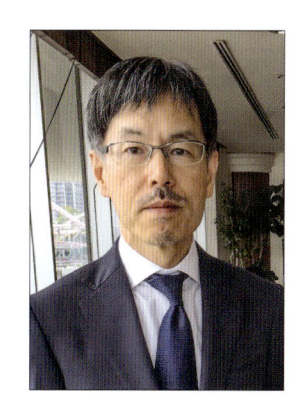

《略歴》

1987年	産業医科大学 医学部卒業，同大学麻酔科教室入局
'87年	九州厚生年金病院（現 JCHO 九州病院）麻酔科研修医
'89年	産業医科大学 麻酔科助手
'91年	新日鐵八幡製鉄所病院（現 製鉄記念八幡病院）麻酔科医員
'93年	門司労災病院（現 九州労災病院門司メディカルセンター）麻酔科 （1997年〜部長）
2000年	産業医科大学 麻酔科学教室 非常勤講師兼任（気道管理担当）
'04年	直方中央病院（現 JCHO 福岡ゆたか中央病院）麻酔科部長
'05年	新日鐵八幡記念病院（現 製鉄記念八幡病院）麻酔科主任医長
'15年	北九州総合病院 副院長

現在に至る

● 卒後から一般病院，大学病院での麻酔臨床に従事．気道管理に興味をもち，気管挿管，声門上器具，気管支ファイバースコープに関する研究成果を国内，海外の雑誌に発表してきた．気道管理は患者管理の第一歩であり，すべての医師に習得してほしいと願っている．今後も気道管理の実践，研究，教育に情熱を注いでいきたい．

日本麻酔科学会 指導医，気道管理学会 評議員

《主な著書・編集書籍》

『これならできるファイバー挿管』（青山和義，竹中伊知郎／著），メディカル・サイエンス・インターナショナル，2011

『カラー写真で一目でわかる 肺外科手術の麻酔』（佐多竹良／編），羊土社，2013［分担執筆］

『100倍楽しくなる麻酔科研修30日ドリル』（青山和義，讃岐美智義／著），羊土社，2015

『気道管理の疑問 Q&A70』（上嶋浩順，青山和義／編），中外医学社，2016［編集］

本書は『ビジュアル基本手技1　必ずうまくいく！気管挿管 改訂版』（2009年）に加筆修正を加えた改訂版です

見える！できる！　気管挿管
写真・イラスト・動画でわかる手技のコツ

『ビジュアル基本手技1
　必ずうまくいく！気管挿管』として

2004年　7月10日　第1版 第1刷発行		著　者	青山和義
2009年　4月10日　　　　第7刷発行		発行人	一戸裕子
2009年　8月20日　第2版 第1刷発行		発行所	株式会社 羊 土 社
2016年　3月10日　　　　第5刷発行			〒101-0052

『見える！できる！ 気管挿管』へ改題

2019年　2月15日　第1刷発行
2024年　5月　1日　第3刷発行

東京都千代田区神田小川町2-5-1
TEL　　03 (5282) 1211
FAX　　03 (5282) 1212
E-mail　eigyo@yodosha.co.jp
URL　　www.yodosha.co.jp/

ⓒ YODOSHA CO., LTD. 2019
　Printed in Japan

ISBN978-4-7581-1120-1　　　　　印刷所　三報社印刷株式会社

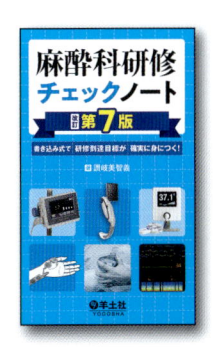
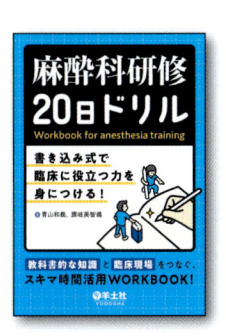
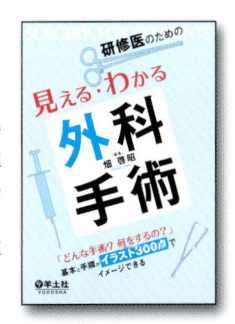
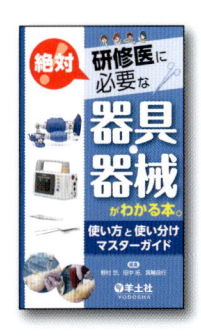

羊土社のオススメ書籍

麻酔科医として必ず知っておきたい 周術期の呼吸管理

解剖生理から気道評価・管理、抜管トラブル、
呼吸器系合併症の対策まで

磯野史朗／編

麻酔科専攻医が本格的に呼吸
管理を学ぶための入門書！呼吸
生理から気道評価、人工呼吸器
の設定、抜管、鎮静の考え方ま
で、手術の流れに沿った構成で
わかりやすい！周術期管理に携
わるすべての医師におすすめ！

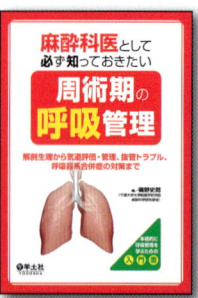

- 定価 8,140円（本体 7,400円＋税10%）　■ B5判
- 319頁　■ ISBN 978-4-7581-1118-8

麻酔科医として必ず知っておきたい 周術期の循環管理

循環モニタリングの原理、各種測定法から
手術別循環管理の実際と
トラブルシューティングまで

国沢卓之／編

麻酔科専門医をめざす専攻医は
必読の、本格的に循環管理を学
ぶための入門書！各種循環モニ
ターの原理と特徴、機器ごとの
違いがよくわかる！
周術期の麻酔に携わる医師や、
臨床工学技士、看護師など、幅
広い方におすすめ！

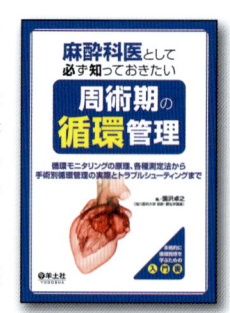

- 定価 8,140円（本体 7,400円＋税10%）　■ B5判
- 349頁　■ ISBN 978-4-7581-1116-4

あらゆる場面で使える 鎮静・鎮痛 Q&A96

安宅一晃／編

内視鏡検査室やカテーテル検査
室から歯科や小児の検査にいた
るまで、あらゆる場面で必要な鎮
静・鎮痛の基本が身につく！臨床
の現場でよくある悩みや知りたい
ことをQ&A形式でズバリ解説、
実践で役立つ入門書！

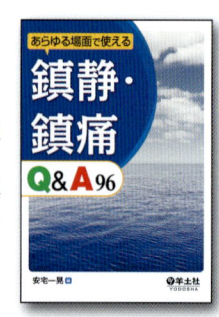

- 定価 4,950円（本体 4,500円＋税10%）　■ A5判
- 254頁　■ ISBN 978-4-7581-1117-1

必ずうまくいく！ PICC

末梢挿入型中心静脈カテーテルの
挿入テクニックから管理まで

徳嶺譲芳／監, 金井理一郎／編
一般社団法人医療安全全国共
同行動／協力

超音波ガイド下でPICCを確実
に挿入するコツや手技のトレー
ニング方法、合併症予防の知識
をわかりやすく解説。初心者はも
ちろん、PICCを臨床でもっと活
用したい医師・看護師にオススメ
です。web動画つき。

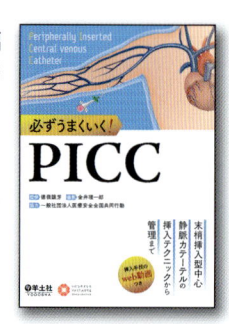

- 定価 4,180円（本体 3,800円＋税10%）　■ B5判
- 133頁　■ ISBN 978-4-7581-1818-7

発行　羊土社 YODOSHA　〒101-0052　東京都千代田区神田小川町2-5-1　TEL 03(5282)1211　FAX 03(5282)1212
E-mail：eigyo@yodosha.co.jp
URL：www.yodosha.co.jp/

ご注文は最寄りの書店、または小社営業部まで

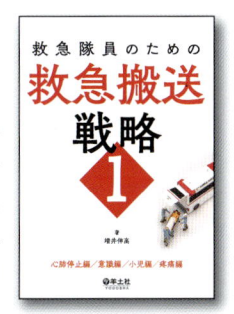
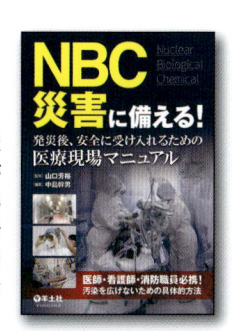
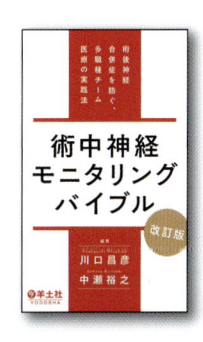
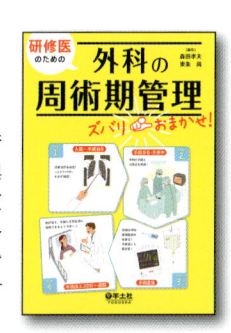

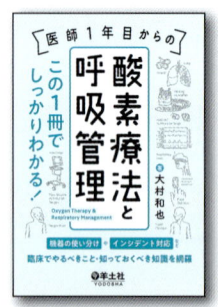
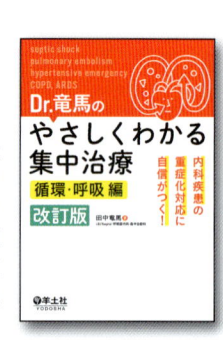
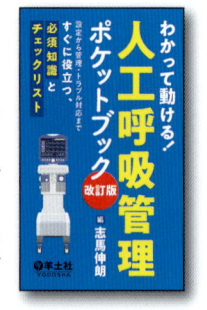
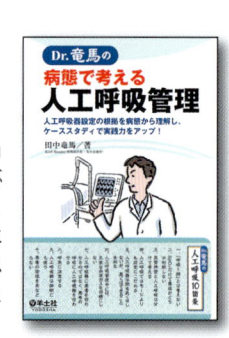

経口気管挿管と介助の手順

参照➡ §5-1 (p112), §15-1 (p296)

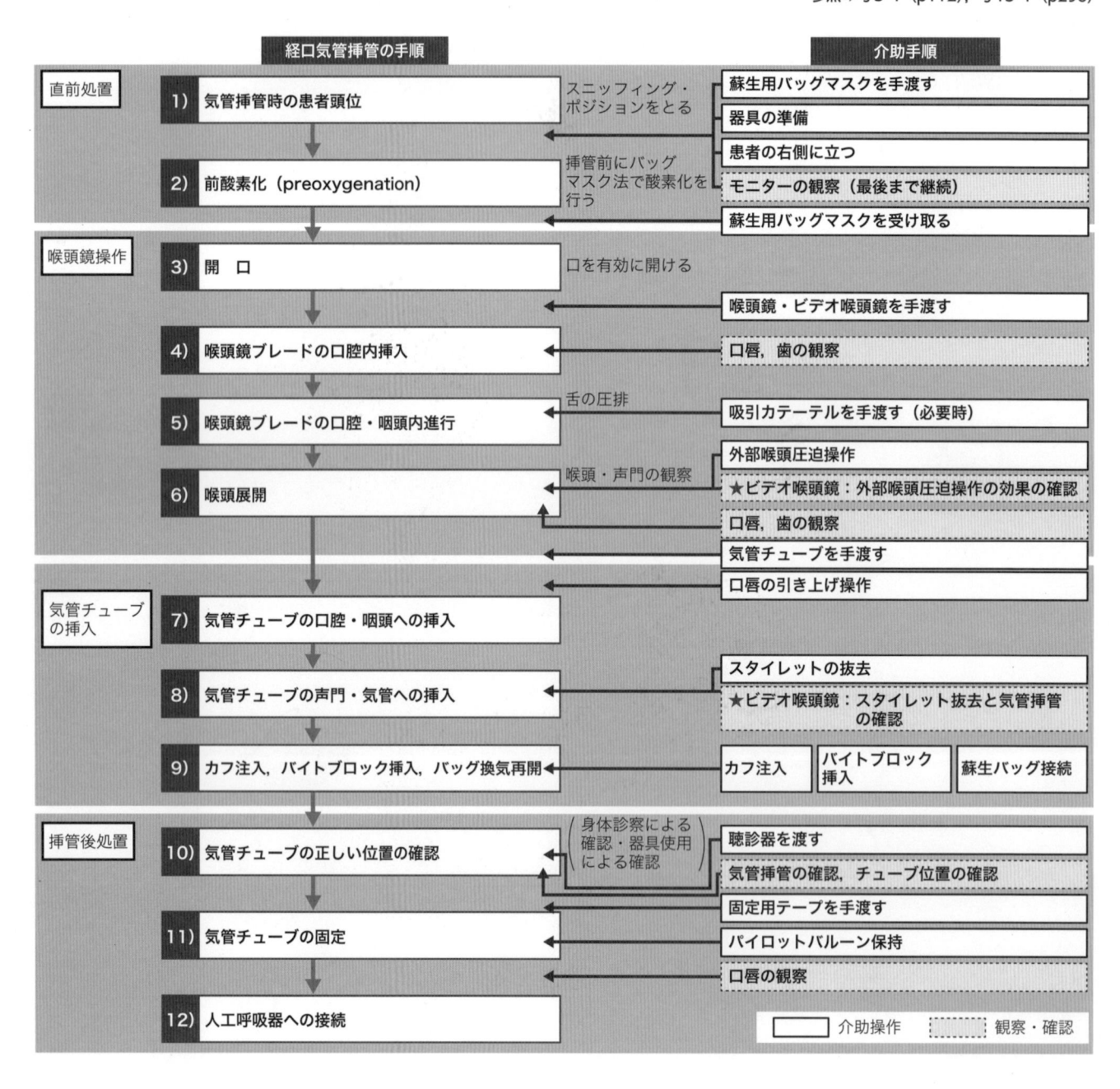